Clínica Psiquiátrica
de Bolso

MEDICINA USP

Hospital das Clínicas Fmusp

IPq INSTITUTO DE PSIQUIATRIA HCFMUSP

Clínica Psiquiátrica de Bolso

EDITORES

Euripedes Constantino Miguel
Beny Lafer
Helio Elkis
Orestes Vicente Forlenza

3ª EDIÇÃO

EDITORES DE ÁREA

Débora Pastore Bassitt
Flávio Guimarães-Fernandes
Florindo Stella
Guilherme Vanoni Polanczyk
Leandro da Costa Lane Valiengo
Monica Kayo
Sandra Scivoletto
Tânia Corrêa de Toledo Ferraz Alves

manole
editora

A edição desta obra foi financiada com recursos da Editora Manole Ltda., um projeto de iniciativa da Fundação Faculdade de Medicina em conjunto e com a anuência da Faculdade de Medicina da Universidade de São Paulo – FMUSP.

Capa: Ricardo Yoshiaki Nitta Rodrigues
Imagem da capa: Sirio Braz Cançado
Projeto gráfico: Departamento Editorial da Editora Manole
Produção editorial: Juliana Waku
Editoração eletrônica e ilustrações: R G Passo

CIP-BRASIL. CATALOGAÇÃO NA PUBLICAÇÃO
SINDICATO NACIONAL DOS EDITORES DE LIVROS, RJ

C969
3. ed.

Clínica psiquiátrica de bolso / Euripedes Constantino Miguel ... [et al.]. - 3. ed. - Santana de Parnaíba [SP] : Manole, 2023.
; 18 cm.

Inclui bibliografia e índice
ISBN 978-85-204-6254-6

1. Psiquiatria - Manuais, guias, etc. I. Miguel, Euripedes Constantino.

23-85159 CDD: 616.89
CDU: 616.89

Gabriela Faray Ferreira Lopes - Bibliotecária - CRB-7/6643

Editora Manole Ltda.
Alameda América, 876
Tamboré – Santana de Parnaíba – SP – Brasil
CEP: 06543-315
Fone: (11) 4196-6000
www.manole.com.br | https://atendimento.manole.com.br/

Impresso no Brasil | *Printed in Brazil*

Editores

Euripedes Constantino Miguel
Professor Titular do Departamento de Psiquiatria da Faculdade de Medicina da Universidade de São Paulo. Professor Associado Adjunto da Faculdade de Medicina da Universidade de Yale.

Beny Lafer
Professor Associado III da Faculdade de Medicina da Universidade de São Paulo. Professor Associado Adjunto da Faculdade de Medicina da Universidade de Toronto.

Helio Elkis
Professor Sênior do Departamento de Psiquiatria da Faculdade de Medicina da Universidade de São Paulo (FMUSP). Coordenador do Programa de Esquizofrenia (PROJESQ) do Instituto de Psiquiatria do Hospital das Clínicas da FMUSP.

Orestes Vicente Forlenza
Professor Associado, Livre-Docente e Chefe do Departamento de Psiquiatria da Faculdade de Medicina da Universidade de São Paulo.

Editores de área

Débora Pastore Bassitt

Médica pela Faculdade de Medicina da Universidade de São Paulo (FMUSP). Psiquiatra pela USP e IAMSPE. Psicogeriatra, Doutora em Ciências da Saúde pela FMUSP. Coordenadora da Enfermaria de Psicogeriatria do Instituto de Psiquiatria do Hospital das Clínicas da FMUSP (IPq-HCFMUSP). Professora colaboradora do Departamento de Psiquiatria da FMUSP.

Flávio Guimarães-Fernandes

Médico formado pela Faculdade de Medicina da Universidade de São Paulo (FMUSP). Psiquiatra pelo Instituto de Psiquiatria do Hospital das Clínicas da Faculdade de Medicina da Universidade de São Paulo (IPq-HCFMUSP). Coordenador do curso de Psicopatologia e Entrevista da Residência em Psiquiatria do IPq-HCFMUSP. Médico assistente do Hospital Dia e da Enfermaria de Agudos do IPq-HCFMUSP. Editor-chefe da *Revista Psicopatologia Fenomenológica Contemporânea.*

Florindo Stella

Pesquisador do Laboratório de Neurociências, Instituto e Departamento de Psiquiatria da Faculdade de Medicina da Universidade de São Paulo (IPq-HCFMUSP). Médico Assistente da Fundação Faculdade de Medicina, Hospital das Clínicas da FMUSP.

Guilherme Vanoni Polanczyk
Professor Associado Livre-Docente da Disciplina de Psiquiatria da Infância e Adolescência do Departamento de Psiquiatria da Faculdade de Medicina da Universidade de São Paulo (FMUSP). Coordenador do Programa de Diagnóstico e Intervenções Precoces e da Unidade de Internação do Serviço de Psiquiatria da Infância e Adolescência do Instituto de Psiquiatria do Hospital das Clínicas da FMUSP (IPq-HCFMUSP).

Leandro da Costa Lane Valiengo
Médico graduado pela Faculdade de Medicina da Universidade de São Paulo (FMUSP). Residência em Psiquiatria pelo Hospital das Clínicas da FMUSP (HCFMUSP). Doutor em Ciências Médicas pela FMUSP. Coordenador do Ambulatório de Psicogeriatria e do Serviço Interdisciplinar do Instituto de Psiquiatria do HCFMUSP. Professor da pós-graduação do Programa de Fisiopatologia Experimental da FMUSP.

Monica Kayo
Psiquiatra pela Universidade Federal de São Paulo (UNIFESP). Mestre em Ciências pela Faculdade de Medicina da Universidade de São Paulo (FMUSP). Membro do Programa Esquizofrenia (PROJESQ) do Instituto de Psiquiatria do Hospital das Clínicas da FMUSP (IPq-HCFMUSP).

Sandra Scivoletto (*in memoriam*)
Psiquiatra. Doutorado em Psiquiatria pela Faculdade de Medicina da Universidade de São Paulo (FMUSP). Professora de Psiquiatria da Infância e Adolescência do Departamento de Psiquiatria da FMUSP. Chefe do Serviço de Psiquiatria da Infância e Adolescência do Instituto de Psiquiatria do Hospital das Clínicas da FMUSP (IPq-HCFMUSP). Coordenadora do Programa de Residência em Psiquiatria da Infância e Adolescência do IPq-HCFMUSP. Coordenadora do Programa Equilíbrio e Chefe do Ambulatório de Adolescentes do IPq-HCFMUSP.

Tânia Corrêa de Toledo Ferraz Alves
Psiquiatra. Especialista em Psicogeriatria. Diretora das Unidades de Internação do Instituto de Psiquiatria do Hospital das Clínicas da Faculdade de Medicina da Universidade de São Paulo (IPq-HCFMUSP). Doutorado pelo Departamento de Psiquiatria da FMUSP.

Autores

Alan Campos Luciano

Psiquiatra. Residência de Psiquiatria pela Faculdade de Medicina da Universidade de São Paulo (FMUSP). Doutorando em Ciências Médicas pela FMUSP. Médico Assistente do Hospital das Clínicas da FMUSP. Psiquiatra e Docente do Programa de Ansiedade (AMBAN) do Instituto de Psiquiatria do Hospital das Clínicas da FMUSP (IPq-HCFMUSP).

Alexandre Pinto de Azevedo

Psiquiatra. Assistente do Programa de Transtornos do Sono do Instituto de Psiquiatria do Hospital das Clínicas da Faculdade de Medicina da Universidade de São Paulo (IPq-HCFMUSP). Coordenador do Grupo de Estudos em Comer Compulsivo e Obesidade do Programa de Transtornos Alimentares (AMBULIM) do IPq-HCFMUSP. Supervisor do Programa de Residência Médica em Medicina do Sono do HCFMUSP e do Programa de Residência Médica em Psiquiatria do HCFMUSP.

Alexandrina Maria Augusto da Silva Meleiro

Doutora em Medicina pelo Departamento de Psiquiatria da Faculdade de Medicina da Universidade de São Paulo (FMUSP). Médica Psiquiatra pela Associação Brasileira de Psiquiatria (ABP). Coordenadora da Comissão de Atenção à Saúde Mental do Médico – ABP. Membro da Associação Brasileira de Estudo e Prevenção de Suicídio (ABEPS). Membro do Conselho Científico da ABRATA.

Aline Siqueira de Souza

Médica Psiquiatra e Psicogeriatra. Graduação pela Faculdade Ciências Médicas de Minas Gerais (FCMMG). Residência Médica em Psiquiatria pelo Hospital das Clínicas da Universidade Federal de Minas Gerais (HC-UFMG). Residência em Psicogeriatria pelo Hospital das Clínicas da Faculdade de Medicina da Universidade de São Paulo (HCFMUSP).

Álvaro Cabral Araújo
Psiquiatra e Analista do Comportamento. Pesquisador do Programa de Ansiedade do Instituto de Psiquiatria do Hospital das Clínicas da Faculdade de Medicina da Universidade de São Paulo. Doutor em Neurociências e Comportamento pelo Instituto de Psicologia da USP.

Ana Carolina Oliveira de Carvalho
Psiquiatra pelo Instituto de Psiquiatria do Hospital das Clínicas da Faculdade de Medicina da Universidade de São Paulo (IPq-HCFMUSP). Colaboradora no Ambulatório de Gestantes do Grupo de Interconsulta do IPq-HCFMUSP.

Ana Gabriela Hounie
Psiquiatra. Doutorado e Pós-doutorado em Ciências pela Faculdade de Medicina da Universidade de São Paulo (FMUSP). Representante do Brasil no Conselho Consultivo da Associação Pan-Americana de Medicina Canabinoide.

Analin Ono Baraniuk
Psiquiatra formada pelo Hospital de Clínicas de Porto Alegre (HCPA). Psiquiatra da infância e adolescência formada pelo Instituto de Psiquiatria do Hospital das Clínicas da Faculdade de Medicina da Universidade de São Paulo (IPq-HCFMUSP).

Andre Brooking Negrão
Doutor em Ciências Médicas pela Faculdade de Medicina da Universidade de São Paulo (FMUSP). Médico assistente do Programa Interdisciplinar de Estudos de Álcool e Drogas (GREA) do Instituto e Departamento de Psiquiatria do Hospital das Clínicas da FMUSP.

Andre Malbergier
Médico formado pela Faculdade de Medicina da Universidade de São Paulo. Mestrado em Saúde Pública pela Faculdade de Saúde Pública da Universidade de Illinois em Chicago (EUA) – MPH. Doutorado pelo Departamento de Psiquiatria da Faculdade de Medicina da Universidade de São Paulo (FMUSP). Professor Colaborador Médico do Departamento de Psiquiatria da FMUSP. Coordenador executivo do Grupo Interdisciplinar de Estudos de Álcool e Drogas (GREA) do Instituto de Psiquiatria do Hospital das Clínicas da FMUSP.

Anne Fonseca Meira Brito
Psiquiatra e Psiquiatra da Infância e Adolescência pelo Instituto de Psiquiatria do Hospital das Clínicas da Faculdade de Medicina da Universidade de São Paulo (IPq-HCFMUSP). Especialização em Psiquiatria Intervencionista pelo IPq-HCFMUSP. Pesquisadora do Serviço Interdisciplinar de Neuromodulação do IPq-HCFMUSP (SIN-IPq). Psiquiatra do Hospital Sírio-Libanês e Hospital Israelita Albert Einstein.

Anny de Mattos Barroso Maciel
Psiquiatra. Ex-coordenadora da Equipe de Bulimia Nervosa no Hospital das Clínicas da Faculdade de Medicina da Universidade de São Paulo (HC-FMUSP). Terapeuta Interpessoal pelo PROVE – Universidade Federal de São Paulo (UNIFESP).

Antonio Paulo Rinaldi Asciutti
Médico Psiquiatra formado pela Universidade de São Paulo. Psiquiatra supervisor do Ambulatório de Transtornos Somáticos (SOMA) do Instituto de Psiquiatria do Hospital das Clínicas da Faculdade de Medicina da Universidade de São Paulo (IPq-HCFMUSP).

Arthur Guerra de Andrade
Graduado em Medicina pela Faculdade de Medicina do ABC e Doutorado em Psiquiatria pela Faculdade de Medicina da Universidade de São Paulo (FMUSP), com o tema Avaliação de Tratamentos do Alcoolismo. Pós-doutorado na School of Public Health, Johns Hopkins University (EUA), Fullbright Commission. Livre-docência pelo Departamento de Psiquiatria da FMUSP. Foi Presidente do International Council on Alcohol and Addictions (ICAA), e coordenador do Programa Redenção da Prefeitura Municipal de São Paulo de 05/2017 a 05/2022. Professor Titular de Psicologia Médica e Psiquiatria da Faculdade de Medicina do ABC. Professor Associado do Departamento de Psiquiatria da FMUSP. Presidente Executivo do Centro de Informações sobre Saúde e Álcool (CISA) e Presidente do Conselho Diretor do Instituto Perdizes do Hospital das Clínicas da FMUSP.

Belquiz S. Avrichir
Assistente do Instituto de Psiquiatria do Hospital das Clínicas da Faculdade de Medicina da Universidade de São Paulo (IPq-HCFMUSP). Mestre e Doutora pela FMUSP. Membro do Projeto Esquizofrenia e responsá-

vel pelo estágio do 2º ano da Residência na área de Esquizofrenia e outros Transtornos Psicóticos.

Beny Lafer
Professor Associado e Livre-Docente do Departamento de Psiquiatria da Faculdade de Medicina da Universidade de São Paulo (FMUSP). Coordenador do Programa de Transtorno Bipolar (PROMAN) do Instituto de Psiquiatria do Hospital das Clínicas da FMUSP. Professor Associado Adjunto do Departamento de Psiquiatria da Faculdade de Medicina da Universidade de Toronto, Canadá.

Bernardo Carramão Gomes
Professor Adjunto, Departamento de Psiquiatria e Psicologia Médica, Escola Paulista de Medicina da Universidade Federal de São Paulo (UNIFESP). Psicólogo (UFRJ), Mestre e Doutor em Psiquiatria (IPq-HCFMUSP). Pesquisador Voluntário do Programa de Transtorno Bipolar (PROMAN) do Instituto de Psiquiatria do Hospital das Clínicas da FMUSP.

Bruna Bartorelli
Psiquiatra assistente, fundadora e chefe do Ambulatório de Transtornos Somáticos (SOMA) do Instituto de Psiquiatria do Hospital das Clínicas da Faculdade de Medicina da Universidade de São Paulo.

Bruno Sakiyama
Médico colaborador do Ambulatório do Trauma (AMBAN) do Instituto de Psiquiatria do Hospital das Clínicas da Faculdade de Medicina da Universidade de São Paulo (IPq-HCFMUSP). Residência Médica em Psiquiatria pelo IPq-HCFMUSP.

Caio Augusto Rios Feola
Médico pela Faculdade de Medicina da Universidade de São Paulo. Médico Residente em Psiquiatria pelo Hospital das Clínicas da FMUSP.

Camila Nascimento Mantelli
Bióloga, Mestre em Biologia Celular e Tecidual e Doutora em Neurociência. Pesquisadora colaboradora do Programa de Transtorno Bipolar (PROMAN) do Instituto de Psiquiatria do Hospital das Clínicas da FMUSP e do Laboratório de Neuroendocrinologia da Universidade Federal de São Paulo (UNIFESP).

Carmita H. N. Abdo
Psiquiatra, Livre-Docente e Professora Associada do Departamento de Psiquiatria da Faculdade de Medicina da Universidade de São Paulo (FMUSP). Coordenadora do Programa de Estudos em Sexualidade (ProSex) do Instituto de Psiquiatria do Hospital das Clínicas da FMUSP. Membro do Comitê de Ética da International Society for Sexual Medicine.

Chei Tung Teng
Coordenador do Serviço de Interconsultas e Pronto-Socorro do Instituto de Psiquiatria do Hospital das Clínicas da Faculdade de Medicina da Universidade de São Paulo (IPq-HCFMUSP). Professor Colaborador do Departamento de Psiquiatria da FMUSP. Médico Supervisor do HCFMUSP. Membro da Associação Brasileira de Familiares, Amigos e Portadores de Transtornos Afetivos (ABRATA). Membro da Comissão de Emergência Psiquiátrica da Associação Brasileira de Psiquiatria (ABP). Doutorado pela FMUSP.

Claudia Ballestero Gracindo
Psicóloga clínica e Neuropsicóloga. Mestre em Ciências da Saúde pela Faculdade de Medicina da Universidade de São Paulo (FMUSP). Psicóloga colaboradora do Programa Ansiedade (AMBAN) do Instituto de Psiquiatria do Hospital das Clínicas da FMUSP.

Cristiana Castanho de Almeida Rocca
Psicóloga Supervisora do Serviço de Psicologia e Neuropsicologia, e em atuação no Hospital Dia Infantil do Instituto de Psiquiatria do Hospital das Clínicas da Faculdade de Medicina da Universidade de São Paulo (IPq-HCFMUSP). Mestre e Doutora em Ciências pela FMUSP. Professora Colaboradora na FMUSP e Professora nos cursos de Neuropsicologia do IPq-HCFMUSP.

Daniel Carr Ribeiro Gulassa
Psicólogo pela Pontifícia Universidade Católica de São Paulo (PUC-SP). Mestre em Ciências pela Faculdade de Medicina da Universidade de São Paulo (FMUSP) com foco em Transtorno de Escoriação. Psicodramatista Orientador/Supervisor pela Sociedade de Psicodrama de São Paulo (SOPSP). Colaborador dos setores de pesquisa e tratamento de Transtorno de Escoriação do Programa Ambulatorial Integrado dos Transtornos do Impulso (PRO-AMITI) no Instituto de Psiquiatria do Hospital das Clínicas da FMUSP (IPq-HCFMUSP).

Daniel Guilherme Suzuki Borges

Psiquiatra especialista em Medicina do Sono. Médico Assistente junto ao Laboratório do Sono e Ambulatório do Sono (ASONO) do Instituto de Psiquiatria do Hospital das Clínicas da Faculdade de Medicina da Universidade de São Paulo.

Daniel Kawakami

Psiquiatra. Coordenador de Psiquiatria do Pronto-Socorro do Instituto Central do Hospital das Clínicas da Faculdade de Medicina da Universidade de São Paulo (PS-ICHC-FMUSP). Assistente de Interconsultas de Psiquiatria do HCFMUSP (IPq-HCFMUSP).

Daniel Lucas da Conceição Costa

Psiquiatra. Doutorado e Pós-doutorado no Departamento de Psiquiatria da Faculdade de Medicina da Universidade de São Paulo (FMUSP). Médico Assistente do Instituto de Psiquiatria do Hospital das Clínicas da FMUSP.

Débora Luciana Melzer-Ribeiro

Médica Psiquiatra. Formada pela Faculdade de Medicina de Jundiaí. Mestre e Doutora pelo Departamento de Psiquiatria da Faculdade de Medicina da Universidade de São Paulo (FMUSP). Assistente do Serviço de Terapias Biológicas (ECT) e do PROJESQ do Instituto de Psiquiatria do Hospital das Clínicas da FMUSP (IPq-HCFMUSP). Colaboradora do Serviço de ECT do CAISM Vila Mariana – Universidade Federal de São Paulo (UNIFESP). Diretora Clínica da Clínica de Psiquiatria Intervencionista Neuromodula/SOS Psiquiatria.

Doris Hupfeld Moreno

Médica Psiquiatra. Mestre e Doutora em Medicina pelo Faculdade de Medicina da Universidade de São Paulo (FMUSP). Médica Assistente do Instituto de Psiquiatria do Hospital das Clínicas da FMUSP (IPq-HCFMUSP). Supervisora e pesquisadora do Programa de Transtornos Afetivos (GRUDA) do IPq-HCFMUSP.

Edson Luiz de Toledo

Psicólogo clínico. Mestre em Ciências pela Faculdade de Medicina da Universidade de São Paulo (FMUSP). Colaborador no atendimento a pacientes com tricotilomania do Programa Ambulatorial Integrado dos Transtornos do Impulso (PRO-AMITI) do Instituto de Psiquiatria do Hospital das Clínicas da FMUSP (IPq-HCFMUSP). Professor/Supervisor Clínico na Universidade Paulista (UNIP). Certificado pela Federação Brasileira de Terapias Cognitivas.

Eduardo Barretto Maia

Médico Psiquiatra. Residência em Psiquiatria pelo IPq-HCFMUSP. Psiquiatra pesquisador e assistente voluntário do Programa de Transtorno Bipolar (PROMAN) do IPq-HCFMUSP.

Eduardo Martinho Jr.

Doutor em Psiquiatria pelo Departamento de Psiquiatria da Faculdade de Medicina da Universidade de São Paulo (FMUSP). Um dos fundadores e coordenador do Ambulatório para o Desenvolvimento dos Relacionamentos e das Emoções (ADRE) do Serviço de Psiquiatria da Infância e Adolescência do Instituto de Psiquiatria do Hospital das Clínicas da FMUSP (SEPIA-IPq-HCFMUSP). Colaborador de pesquisa do Hospital McLean da Harvard Medical School. Treinador Oficial de *Good Psychiatric Management* pelo Gunderson Personality Disorders Institute do McLean Hospital (Harvard Medical School). Mentor em DBT pela Behavior Tech. Treinamento Avançado no Tratamento Baseado na Mentalização pelo Gunderson Personality Disorders Institute.

Eduardo Wagner Aratangy

Psiquiatra. Médico Supervisor do Instituto de Psiquiatria do Hospital das Clínicas da Faculdade de Medicina da Universidade de São Paulo.

Elizabeth Fortunatti Albregard

Psicóloga clínica. Graduada em Psicologia pela Universidade de São Paulo. Psicóloga colaboradora do Programa de Ansiedade (AMBAN) do Instituto de Psiquiatria do Hospital das Clínicas da Faculdade de Medicina da Universidade de São Paulo (IPq-HCFMUSP).

Fabienne Yaemi Cutrim Ohki

Psiquiatra colaboradora do SOMA, ambulatório especializado no atendimento de pacientes com transtornos somáticos e relacionados do Instituto de Psiquiatria do Hospital das Clínicas da Faculdade de Medicina da Universidade de São Paulo.

Fábio Moraes Corregiari

Médico Psiquiatra graduado pela Faculdade de Medicina da Universidade de São Paulo (FMUSP). Doutor pelo Departamento de Psiquiatria da FMUSP. Pesquisador do Programa de Ansiedade do Instituto de Psiquiatria do Hospital das Clínicas da FMUSP.

Fábio Sato

Psiquiatra da Infância e Adolescência. Coordenador Médico do Ambulatório dos Transtornos do Espectro Autista (PROTEA) do Serviço de Psiquiatria da Infância e Adolescência do Instituto de Psiquiatria do Hospital das Clínicas da Faculdade de Medicina da Universidade de São Paulo (IPq-HCFMUSP).

Fábio Tápia Salzano

Médico formado pela Faculdade de Medicina da Universidade de São Paulo (FMUSP). Residência médica em Psiquiatria pelo Instituto de Psiquiatria do Hospital das Clínicas da FMUSP (IPq-HCFMUSP). Mestrado em Ciências pela FMUSP. Vice-coordenador do Programa de Transtornos Alimentares (AMBULIM) do IPq-HCFMUSP.

Felipe Corchs

Professor Colaborador Médico do Departamento de Psiquiatria da Faculdade de Medicina da Universidade de São Paulo (FMUSP). Médico Assistente do Instituto de Psiquiatria do Hospital das Clínicas da FMUSP (IPq-HCFMUSP). Coordenador do Grupo de Trauma e do Núcleo de Análise do Comportamento do Serviço de Psicoterapia do IPq-HCFMUSP.

Fernanda Pisciolaro

Nutricionista. Especialista em Distúrbios Metabólicos e Risco Cardiovascular. Coordenadora da equipe de Nutrição Clínica e Supervisora do Programa de Transtornos Alimentares (AMBULIM) do Instituto de Psiquiatria do Hospital das Clínicas da Faculdade de Medicina da Universidade de São Paulo (IPq-HCFMUSP). Membro do Grupo Especializado em Nutrição e Transtornos Alimentares (GENTA) e Colaboradora do Instituto Nutrição Comportamental.

Flávia Barreto Garcez

Especialista em Geriatria pelo Hospital das Clínicas da Faculdade de Medicina da Universidade de São Paulo (HCFMUSP). Médica colaboradora do Serviço de Geriatria do HCFMUSP. Doutoranda em Ciências Médicas na FMUSP. Equipe de Retaguarda de Geriatria do Hospital Sírio-Libanês.

Florindo Stella
Pesquisador do Laboratório de Neurociências, Instituto e Departamento de Psiquiatria da Faculdade de Medicina da Universidade de São Paulo (IPq-HCFMUSP). Médico Assistente da Fundação Faculdade de Medicina, Hospital das Clínicas da FMUSP.

Francisco Lotufo Neto
Professor Associado da Faculdade de Medicina e do Instituto de Psicologia da Universidade de São Paulo.

Gabriel Henrique Beraldi
Psiquiatra pelo Instituto de Psiquiatria do Hospital das Clínicas da Faculdade de Medicina da Universidade de São Paulo (IPq-HCFMUSP). Preceptor do Departamento de Psiquiatria da FMUSP. Membro do Programa Esquizofrenia (PROJESQ) do IPq-HCFMUSP.

Gabriela Viegas Stump
Psiquiatra da Infância e Adolescência. Coordenadora de ensino do PROTEA do Instituto de Psiquiatria do Hospital das Clínicas da Faculdade de Medicina da Universidade de São Paulo (IPq-HCFMUSP).

Giuliana Franco Facco
Médica. Laboratório de Neurociências (LIM-27), Departamento e Instituto de Psiquiatria do Hospital das Clínicas da Faculdade de Medicina da Universidade de São Paulo.

Guilherme Vanoni Polanczyk
Professor Associado Livre-Docente da Disciplina de Psiquiatria da Infância e Adolescência do Departamento de Psiquiatria da Faculdade de Medicina da Universidade de São Paulo (FMUSP). Coordenador do Programa de Diagnóstico e Intervenções Precoces e da Unidade de Internação do Serviço de Psiquiatria da Infância e Adolescência do Instituto de Psiquiatria do Hospital das Clínicas da FMUSP (IPq-HCFMUSP).

Helena Brentani
Psiquiatra. Professora Doutora do Departamento de Psiquiatria da Faculdade de Medicina da Universidade de São Paulo (FMUSP).

Helio Elkis

Professor Sênior do Departamento de Psiquiatria da Faculdade de Medicina da Universidade de São Paulo (FMUSP). Coordenador do Programa de Esquizofrenia (PROJESQ) do Instituto de Psiquiatria do Hospital das Clínicas da FMUSP (IPq-HCFMUSP). Membro do *International Psychopharmacology Algorithm Project* (IPAP) e do *Treatment Response and Resistance in Psychosis (TRRIP) Working Group*.

Henrique Moura Leite Bottura

Psiquiatra. Mestre em Pedagogia da Motricidade Humana, Estados Emocionais no Esporte pela Universidade Estadual Paulista (UNESP). Colaborador do Ambulatório Integrado de Transtornos do Impulso do Instituto de Psiquiatria do Hospital das Clínicas da Faculdade de Medicina da Universidade de São Paulo (IPq-HCFMUSP). Fundador e Diretor do Instituto de Psiquiatria Paulista.

Hermano Tavares

Professor-Associado do Departamento de Psiquiatria da Faculdade de Medicina da Universidade de São Paulo (FMUSP). Coordenador do Programa Ambulatorial Integrado dos Transtornos do Impulso do Instituto de Psiquiatria do Hospital das Clínicas da FMUSP (IPq-HCFMUSP).

Joana Portolese

Neuropsicóloga. Doutoranda pelo Instituto de Psiquiatria do Hospital das Clínicas da Faculdade de Medicina da Universidade de São Paulo (IPq-HCFMUSP). Coordenadora do Programa de Diagnóstico do Ambulatório de Autismo (PROTEA) do Serviço de Psiquiatria da Infância e Adolescência do IPq-HCFMUSP.

João Afif Abdo

Urologista. Mestre em Urologia pela Escola Paulista de Medicina da Universidade Federal de São Paulo. Membro Titular da Sociedade Brasileira de Urologia (SBU). Responsável pelo Serviço de Urologia do Hospital Santa Cruz – SP. Professor do Curso de Especialização em Sexologia da Faculdade de Medicina da Universidade de São Paulo (FMUSP).

João Cronemberger Sá Ribeiro

Médico pela Faculdade de Medicina da Universidade de São Paulo (FMUSP). Psiquiatra pelo Instituto de Assistência Médica ao Servidor Público Estadual. Supervisor do Ambulatório para o Desenvolvimento dos Relacionamentos e das Emoções (ADRE) do Serviço de Psiquiatria da Infância e Adolescência (SEPIA) do Instituto de Psiquiatria do Hospital das Clínicas da FMUSP (IPq-HCFMUSP).

João Maurício Castaldelli-Maia

Professor Auxiliar de Psiquiatria do Departamento de Neurociência do Centro Universitário Saúde ABC. Orientador da Pós-graduação do Departamento de Psiquiatria da Faculdade de Medicina da Universidade de São Paulo. Pesquisador do Programa Interdisciplinar de Estudos de Álcool e Drogas (GREA). Presidente do Centro de Estudos em Saúde Mental do ABC.

Joel Rennó Jr.

Professor Colaborador Médico do Departamento de Psiquiatria da Faculdade de Medicina da Universidade de São Paulo (FMUSP). Diretor do ProMulher – Programa Saúde Mental da Mulher do Instituto de Psiquiatria do Hospital das Clínicas da FMUSP (IPq-HCFMUSP). Coordenador da Comissão de Saúde Mental da Mulher da Associação Brasileira de Psiquiatria (ABP).

Júlia Cunha Loureiro

Médica Psiquiatra. Graduação, Residência Médica e Subespecialidade em Psiquiatria Geriátrica pela Universidade Estadual de Campinas (UNICAMP). Pesquisadora do Laboratório de Neurociências LIM-27 do Hospital das Clínicas da Faculdade de Medicina da Universidade de São Paulo (HCFMUSP).

Karla Mathias de Almeida

Mestre em Saúde Comunitária pelo Instituto de Saúde Coletiva da Universidade Federal da Bahia. Doutora em Ciências pela Universidade de São Paulo (USP). Professora Colaboradora do Departamento de Psiquiatria da Faculdade de Medicina da USP (FMUSP). Médica Assistente e Supervisora de Residentes do Instituto de Psiquiatria do Hospital das Clínicas da FMUSP (IPq-HCFMUSP). Vice-Coordenadora do Programa de Transtorno Bipolar (PROMAN) do IPq-HCFMUSP.

Kelly dos Santos Prado

Psiquiatra pelo Instituto de Psiquiatria do Hospital das Clínicas da Faculdade de Medicina da Universidade de São Paulo (IPq-HCFMUSP). Colaboradora no Ambulatório de Gestantes do Grupo de Interconsulta do IPq-HCFMUSP.

Luara Nagata Otoch
Psiquiatra Geral e Psiquiatra da Infância e Adolescência pelo Instituto de Psiquiatria do Hospital das Clínicas da Faculdade de Medicina da Universidade de São Paulo (IPq-HCFMUSP). Colaboradora do Serviço de Psiquiatria da Infância e Adolescência do IPq-HCFMUSP.

Lucas Gandarela
Graduação em Medicina pela Fundação Bahiana de Desenvolvimento das Ciências. Residência em Psiquiatria pela Escola Paulista de Medicina da Universidade Federal de São Paulo (EPM-UNIFESP).

Luis Augusto Rohde
Professor Titular do Departamento de Psiquiatria e Medicina Legal da Universidade Federal do Rio Grande do Sul (UFRGS). Professor Colaborador da Pós-graduação em Psiquiatria da Universidade de São Paulo. Coordenador do Programa de TDAH do Hospital das Clínicas de Porto Alegre (HCPA) da UFRGS.

Luis Carlos Farhat
Acadêmico na Faculdade de Medicina da Universidade de São Paulo (FMUSP).

Luísa Shiguemi Sugaya
Psiquiatra da infância e adolescência. Psiquiatra Colaboradora do Programa de Diagnóstico e Intervenções Precoces do Serviço de Psiquiatria da Infância e Adolescência do Instituto de Psiquiatria do Hospital das Clínicas da Faculdade de Medicina da Universidade de São Paulo (IPq-HCFMUSP).

Luiz Fernando de Almeida Lima e Silva
Médico Psiquiatra. Mestre em Ciências Médicas pela Universidade Estadual de Campinas (UNICAMP). Assistente do Departamento de Psicologia Médica e Psiquiatria da FCM-UNICAMP.

Marcelo José Abduch Adas Brañas
Médico e Psiquiatra pela Faculdade de Medicina da Universidade de São Paulo (FMUSP). Cocoordenador e cofundador do Ambulatório para o Desenvolvimento dos Relacionamentos e das Emoções (ADRE) do Serviço de Psiquiatria da Infância e Adolescência (SEPIA) do Instituto de Psi-

quiatria do Hospital das Clínicas da FMUSP (IPq-HCFMUSP). *Research Fellowship* no Mclean Hospital, Harvard University. Treinador Oficial de *Good Psychiatric Management* pelo Gunderson Personality Disorders Institute (McLean Hospital).

Marcelo Queiroz Hoexter

Vice-coordenador do Programa Transtornos do Espectro Obsessivo-Compulsivo (PROTOC) e orientador do Programa de Pós-graduação do Departamento de Psiquiatria da Faculdade de Medicina da Universidade de São Paulo (FMUSP). Graduação em Medicina pela Universidade Federal de São Paulo (UNIFESP). Doutorado em Psiquiatria e Psicologia Médica pela UNIFESP. Pós-Doutorado pelo Departamento de Radiologia e pelo Departamento de Psiquiatria da FMUSP.

Márcia Radanovic

Médica Neurologista. Mestrado e Doutorado em Neurologia pela Faculdade de Medicina da Universidade de São Paulo (FMUSP). Pós-doutorado pelo Departamento de Psiquiatria da FMUSP. Pesquisadora do Laboratório de Neurociências (LIM-27), Departamento e Instituto de Psiquiatria do Hospital das Clínicas da FMUSP.

Márcio Antonini Bernik

Médico Psiquiatra graduado pela Faculdade de Medicina da Universidade de São Paulo (FMUSP). Doutor em Ciências pelo Departamento de Psiquiatria da FMUSP. Coordenador do Programa de Ansiedade do Instituto de Psiquiatria do Hospital das Clínicas da FMUSP.

Márcio Gerhardt Soeiro-de-Souza

Professor e orientador da Pós-graduação em Psiquiatria da Faculdade de Medicina da Universidade de São Paulo (FMUSP). Médico Pesquisador do GRUDA do Instituto de Psiquiatria do Hospital das Clínicas da FMUSP (IPq-HCFMUSP).

Marcionilo Gomes Laranjeiras Neto

Psiquiatra. Mestre pelo Departamento de Psiquiatria da Faculdade de Medicina da Universidade de São Paulo (FMUSP). Colaborador do Programa de Ansiedade do Instituto de Psiquiatria do Hospital das Clínicas da FMUSP.

Marco Antonio Nocito Echevarria

Psiquiatra. Doutorando de Psiquiatria no Hospital das Clínicas da Faculdade de Medicina da Universidade de São Paulo (HCFMUSP). Membro do Programa de Transtornos do Espectro Obsessivo-compulsivo (PROTOC).

Marcos Oliveira Carvalho Alves

Graduação em Medicina pela Universidade Federal da Bahia (UFBA). Residência médica em Psiquiatria pelo Instituto de Psiquiatria do Hospital das Clínicas da Faculdade de Medicina da Universidade de São Paulo (IPq-HCFMUSP). Médico psiquiatra colaborador e pesquisador do Grupo de Trauma do IPq-HCFMUSP.

Marcos Signoretti Croci

Médico e Psiquiatra pela Faculdade de Medicina da Universidade de São Paulo (FMUSP). Cocoordenador e cofundador do Ambulatório para o Desenvolvimento dos Relacionamentos e das Emoções (ADRE) do Serviço de Psiquiatria da Infância e Adolescência (SEPIA) do Instituto de Psiquiatria do Hospital das Clínicas da FMUSP (IPq-HCFMUSP). *Research Fellowship* no Mclean Hospital, Harvard University. Treinador Oficial de *Good Psychiatric Management pelo Gunderson Personality Disorders Institute* (McLean Hospital).

Marcos Vasconcelos Pais

Psiquiatra. Graduado pela Faculdade de Medicina da Universidade de Brasília (UnB). Residência Médica em Psiquiatria pelo Instituto de Assistência Médica ao Servidor Público Estadual em São Paulo (IAMSPE). Doutorando e pesquisador do Laboratório de Neurociências LIM-27 do Hospital das Clínicas da Faculdade de Medicina da Universidade de São Paulo (HCFMUSP).

Maria Alice Simões de Mathis

Psicóloga. Doutora em Ciências pela Universidade de São Paulo. Pós-doutoranda do Departamento de Psiquiatria da Faculdade de Medicina da Universidade de São Paulo.

Maria Conceição do Rosário

Professora Associada do Departamento de Psiquiatria da Universidade Federal de São Paulo (UNIFESP). Coordenadora da Unidade de Psiquiatria da Infância e Adolescência (UPIA) da UNIFESP. Coordenadora do Programa de Apoio a Primeira Infância (PAPI) da UPIA-UNIFESP.

Maria Paula Maziero

Médica colaboradora do Programa de Transtornos do Espectro Obsessivo-Compulsivo (PROTOC) do Instituto de Psiquiatria do Hospital das Clínicas da Faculdade de Medicina da Universidade de São Paulo. Assistente de pesquisa no Centro de Excelência em Transtornos do Humor da Universidade do Texas (UTHealth).

Mariana Verpa Sanches

Psicóloga, Mestre em Ciências pela Faculdade de Medicina da Universidade de São Paulo (FMUSP). Supervisora da Psicologia do Programa Interdisciplinar de Estudos de Álcool e Drogas (GREA) do Departamento e Instituto de Psiquiatria do Hospital das Clínicas da FMUSP. Tutora da Residência Multiprofissional em Saúde Mental com Ênfase em Dependência Química da FMUSP.

Marina Barsotti Stangorlini

Médica pela Faculdade de Medicina da Universidade de São Paulo (FMUSP). Psiquiatra pelo Instituto de Psiquiatria do Hospital das Clínicas da FMUSP (IPq-HCFMUSP). Preceptora dos alunos de graduação da FMUSP.

Mario Rodrigues Louzã Neto

Doutor em Medicina pela Universidade de Würzburg, Alemanha. Médico Assistente e Coordenador do Programa de Esquizofrenia (PROJESQ) e do Programa de Déficit de Atenção e Hiperatividade no Adulto (PRODATH) do Instituto de Psiquiatria do Hospital das Clínicas da Faculdade de Medicina da Universidade de São Paulo.

Michele de Oliveira Gonzalez

Psiquiatra com residência médica pela Faculdade de Medicina do ABC e título de especialista pela Associação Brasileira de Psiquiatria (ABP). Médica colaboradora do Programa de Transtornos Alimentares (AMBULIM) do Instituto de Psiquiatria do Hospital das Clínicas da Faculdade de Medicina da Universidade de São Paulo.

Mirella Martins de Castro Mariani

Graduação em Biologia e em Psicologia e Mestrado em Distúrbios do Desenvolvimento pela Universidade Presbiteriana Mackenzie. Especialista em Mediação de Conflitos pela Universidade de Salamanca e em Análise do Comportamento pela Pontifícia Universidade Católica (PUC) de São Paulo. Atualização em Álcool e Drogas (Einstein) e em Transtornos do Controle do Impulso (Hospital das Clínicas da Faculdade de Medicina da Universidade de São Paulo – HCFMUSP). Supervisora do Programa Ambulatorial do Jogo. Conselho Diretor da Associação Viver Bem. Assistente do Departamento de Psiquiatria da FMUSP. Partner da InfoGo do Brasil Plataforma NOCODE de Desenvolvimento Tecnológico.

Miriam Cristiane de Souza Campos
Psicóloga. Especialista em Neuropsicologia pelo Instituto de Psiquiatria do Hospital das Clínicas da Faculdade de Medicina da Universidade de São Paulo (IPq-HCFMUSP).

Monica Kayo
Psiquiatra pela Universidade Federal de São Paulo (UNIFESP). Mestre em Ciências pela Faculdade de Medicina da Universidade de São Paulo (FMUSP). Membro do Programa Esquizofrenia (PROJESQ) do Instituto de Psiquiatria do Hospital das Clínicas da FMUSP (IPq-HCFMUSP).

Nicole Rezende da Costa
Psiquiatra. Especialista em Dependência Química e Transtornos do Impulso pelo Instituto de Psiquiatria do Hospital das Clínicas da Faculdade de Medicina da Universidade de São Paulo (IPq-HCFMUSP). Colaboradora do Programa Ambulatorial Integrado dos Transtornos do Impulso (PRO-AMITI) e do Programa Ambulatorial do Jogo (PRO-AMJO) do IPq-HCFMUSP.

Orestes Vicente Forlenza
Professor Associado, Livre-Docente e Chefe do Departamento de Psiquiatria da Faculdade de Medicina da Universidade de São Paulo (FMUSP). Coordenador do Programa de Psiquiatria Geriátrica do LIM-27 (Laboratório de Neurociências), Instituto de Psiquiatria do Hospital das Clínicas da FMUSP.

Paulo Cenacchi
Psicólogo clínico. Mestrando pelo Programa de Pós-graduação em Neurociências e Comportamento (NEC) do Instituto de Psicologia da Universidade de São Paulo (USP). Participante do programa de Estágio de Pesquisador da Faculdade de Medicina da USP (FMUSP).

Pedro Fukuti
Médico formado na Faculdade de Medicina da Universidade de São Paulo (FMUSP). Residência Médica em Psiquiatria no Instituto de Psiquiatria do

Hospital das Clínicas da FMUSP (IPq-HCFMUSP). Professor de Psiquiatria da Faculdade de Medicina UNIMAX.

Priscila Dib Gonçalves

Psicóloga e Neuropsicóloga. Doutora pela Faculdade de Medicina da Universidade de São Paulo (FMUSP). Pós-doutorado pela Universidade da Califórnia, San Diego e T32-Substance Abuse Epidemiology Training Program na Columbia University.

Renato Teodoro Ramos

Psiquiatra. Residência médica, Doutorado e Livre-Docência pela Faculdade de Medicina da Universidade de São Paulo. Médico assistente do Frederick W. Thompson Anxiety Disorders Centre, Departamento de Psiquiatria, Sunnybrook Health Sciences Centre, Toronto. Professor Associado, Departamento de Psiquiatria, Faculdade de Medicina da Universidade de Toronto, Canadá.

Ricardo Abrantes do Amaral

Mestre e Doutor pela Faculdade de Medicina da Universidade de São Paulo (FMUSP). Professor Colaborador do Departamento de Psiquiatria da FMUSP. Médico Psiquiatra pela Faculdade de Medicina da Pontifícia Universidade Católica de São Paulo (PUC-SP). Preceptor do Ano Adicional em Psiquiatria (R4) da Residência Médica e Coordenador do setor de ensino do Programa Interdisciplinar de Estudos de Álcool e Drogas (GREA) do Instituto e Departamento de Psiquiatria do Hospital das Clínicas da FMUSP.

Ricardo Alberto Moreno

Médico Psiquiatra. Doutorado direto em Medicina pela Faculdade de Medicina da Universidade de São Paulo (FMUSP). Fundador e Diretor do Programa de Transtornos Afetivos (GRUDA) do Instituto de Psiquiatria do Hospital das Clínicas da FMUSP. Professor de disciplina e orientador da pós-graduação da FMUSP. Fundador da Associação Brasileira de Familiares, Amigos e Portadores de Transtornos Afetivos (ABRATA).

Ricardo Alexandre Toniolo

Médico Psiquiatra pela Faculdade de Medicina da Universidade de São Paulo (FMUSP). Doutor em Ciências pelo Departamento de Psiquiatria da FMUSP. Coordenador do Ambulatório de Adultos do PROMAN (IPq-HCFMUSP).

Ricardo Castilho da Silva
Médico Psiquiatra. Colaborador do Programa de Ansiedade (AMBAN) do Instituto de Psiquiatria do Hospital das Clínicas da Faculdade de Medicina da Universidade de São Paulo (IPq-HCFMUSP).

Ricardo Vieira Nasser
Médico Psiquiatra e Psicogeriatra. Residência Médica em Psiquiatria pela Universidade Santo Amaro. Residência em Psicogeriatria pelo Hospital das Clínicas da Faculdade de Medicina da Universidade de São Paulo.

Rodrigo Darouche Gimenez
Psiquiatra com graduação e residência médica pela Faculdade de Medicina da Universidade de São Paulo (FMUSP). Colaborador do Programa de Saúde Mental da Mulher (ProMulher) do Instituto de Psiquiatria do Hospital das Clínicas da FMUSP.

Rodrigo Menezes Machado
Psiquiatra. Psiquiatra Colaborador do Ambulatório Integrado dos Transtornos do Impulso (PRO-AMITI) do Instituto de Psiquiatria do Hospital das Clínicas da Faculdade de Medicina da Universidade de São Paulo (IPq-HCFMUSP). Residência Médica em Psiquiatria pela Santa Casa de São Paulo. Título de Especialista em Psiquiatria pela Associação Brasileira de Psiquiatria. Professor do Curso de Transtornos de Controle dos Impulsos, organizado pelo PRO-AMITI.

Romel Lenin Ibarra Fernandez
Médico Neurologista. Laboratório de Neurociências (LIM-27), Departamento e Instituto de Psiquiatria do Hospital das Clínicas da Faculdade de Medicina da Universidade de São Paulo.

Rosa Hasan
Médica neurologista. Especialista em Medicina do Sono. Coordenadora do Laboratório de Sono e do Ambulatório de Sono do Instituto de Psiquiatria do Hospital das Clínicas da Faculdade de Medicina da Universidade de São Paulo.

Roseli Gedanke Shavitt
Psiquiatra. Professora Colaboradora-Médica do Departamento de Psiquiatria da Faculdade de Medicina da Universidade de São Paulo (FMUSP). Coordenadora do Programa Transtornos do Espectro Obsessivo-Com-

pulsivo (PROTOC) do Instituto de Psiquiatria do Hospital das Clínicas da FMUSP.

Sérgio de Barros Cabral

Médico graduado e com residência médica pela Faculdade de Medicina da Universidade de São Paulo. Mestre pelo Departamento de Psiquiatria da Faculdade de Medicina da Universidade de São Paulo. Diretor substituto do serviço de ambulatório e médico assistente do Programa de Ansiedade do Instituto de Psiquiatria do Hospital das Clínicas da Faculdade de Medicina da Universidade de São Paulo.

Silvia Sztamfater

Psicóloga clínica. Doutora em Ciências da Saúde pela Faculdade de Medicina da Santa Casa de Misericórdia de São Paulo. Psicóloga colaboradora do Programa Ansiedade (AMBAN) do Instituto de Psiquiatria do Hospital das Clínicas da Faculdade de Medicina da Universidade de São Paulo (IPq-HCFMUSP). Docente de cursos do Programa Ansiedade (AMBAN) do IPq-HCFMUSP.

Sonia Borcato

Psicóloga clínica. Colaboradora do Programa Transtornos do Espectro Obsessivo-Compulsivo do Instituto de Psiquiatria do Hospital das Clínicas da Faculdade de Medicina da Universidade de São Paulo.

Táki Athanássios Cordás

Coordenador da Assistência Clínica do Instituto de Psiquiatria do Hospital das Clínicas da Faculdade de Medicina da Universidade de São Paulo (IPq-HCFMUSP). Coordenador do Programa de Transtornos Alimentares (AMBULIM) do IPq-HCFMUSP. Professor dos Programas de Pós-graduação do Departamento de Psiquiatria da FMUSP, do Programa de Neurociências e Comportamento do Instituto de Psicologia da USP e do Programa de Fisiopatologia Experimental da FMUSP.

Talita Di Santi

Médica pela Faculdade de Ciências Médicas Santa Casa de São Paulo (FCMSCSP). Psiquiatra pelo Instituto de Psiquiatria do Hospital das Clínicas da Faculdade de Medicina da Universidade de São Paulo (IPq-HCFMUSP). Supervisora do Programa da Mulher Dependente Química (PROMUD) do IPq-HCFMUSP.

Thais Barbieri
Médica pela Faculdade de Medicina da Universidade de São Paulo (FMUSP). Médica Residente em Psiquiatria pelo Hospital das Clínicas da FMUSP.

Thiago Junqueira Avelino da Silva
Doutor em Ciências pela Universidade de São Paulo. Professor Colaborador da Faculdade de Medicina da Universidade de São Paulo. Professor Assistente da Faculdade Israelita de Ciências da Saúde Albert Einstein.

Thiago Pacheco de Almeida Sampaio
Psicólogo. Doutor em Psicologia Clínica (IPUSP). Mestre em Ciências – área de concentração, psiquiatria (Faculdade de Medicina da Universidade de São Paulo – FMUSP). Professor e supervisor clínico do curso de especialização em terapia comportamental cognitiva dos transtornos psiquiátricos do Programa de Ansiedade (AMBAN) do Instituto de Psiquiatria do Hospital das Clínicas da FMUSP.

Vera Tess
Psiquiatra. Mestre em Medicina pela Faculdade de Medicina da Universidade de São Paulo (FMUSP). Assistente do Instituto de Psiquiatria do Hospital das Clínicas da FMUSP (IPq-HCFMUSP). Coordenadora do Ambulatório de Gestantes do Serviço de Interconsultas do IPq-HCFMUSP.

Vitor Vincenzo Tancredi
Psiquiatra Colaborador do Programa Ambulatorial Integrado dos Transtornos do Impulso (PRO-AMITI) e do Programa Ambulatorial do Jogo (PRO-AMJO) do Instituto de Psiquiatria do Hospital das Clínicas da Faculdade de Medicina da Universidade de São Paulo (IPq-HCFMUSP).

Wagner de Sousa Gurgel
Médico pela Universidade Federal do Ceará (UFC). Psiquiatra pelo Centro Psiquiátrico Rio de Janeiro (CPRJ). Formação em Terapia Cognitiva e Comportamental pela Central TCC-RJ. Psiquiatra da Infância e Adolescência pelo Instituto de Psiquiatria do Hospital das Clínicas da Faculdade de Medicina da Universidade de São Paulo (IPq-HCFMUSP) com Aprimoramento em Transtornos Alimentares pelo AMBULIM. Coordenador do Programa de Atendimento, Ensino e Pesquisa em Transtornos Alimentares na Infância e Adolescência (PROTAD) do IPq-HCFMUSP.

Sumário

Prefácio

É com imensa satisfação que dou as boas-vindas ao mais recente lançamento em nosso catálogo editorial: a terceira edição da obra *Clínica Psiquiátrica de Bolso*. Este livro é, como o nome sugere, um guia prático e simplificado para a vasta área da psiquiatria, composto por conhecimentos validados tanto pela comunidade científica quanto pela experiência prática de inúmeros colaboradores.

Inspirada pelos volumes da série *Clínica Psiquiátrica*, esta obra foi cuidadosamente criada para oferecer praticidade para o dia a dia daqueles que estão envolvidos na área de saúde mental. Os renomados editores, professores Euripedes Constantino Miguel, Beny Lafer, Helio Elkis e Orestes Vicente Forlenza, emprestam sua *expertise*, conferindo rigor científico a esta edição e servindo como uma fonte confiável para aprendizado da ciência e compartilhamento de conhecimentos adquiridos na Faculdade de Medicina da Universidade de São Paulo e no seu renomado Instituto de Psiquiatria do Hospital das Clínicas (IPq-HC).

A contribuição inegável do IPq para a sociedade é, mais uma vez, sublinhada por este projeto, que visa enriquecer a formação de médicos em geral, e de psiquiatras em particular, com foco na prática clínica e consulta de fácil acesso. Este livro é composto por 33 capítulos, cada um dedicado aos principais diagnósticos psiquiátricos, apresentados em um estilo contemporâneo e acessível. Cada capítulo é organizado em tópicos que fornecem informações sobre sua epidemiologia, fisiopatologia, abordagem clínica e laboratorial, bem como opções de tratamento. Isso o torna uma obra de referência indispensável para todos que lidam com pacientes psiquiátricos, oferecendo uma fonte prática e portátil para consultas em consultórios, clínicas ou até mesmo para ser transportado como material de consulta em sua bolsa.

Quero destacar ainda a colaboração com a Editora Manole, que se empenhou para tornar este projeto uma realidade e proporcionar educação médica de alta qualidade numa área que constantemente busca informações atualizadas.

Profa. Dra. Eloisa Bonfá
Diretora da Faculdade de Medicina da Universidade de São Paulo (FMUSP). Professora Titular da Disciplina de Reumatologia da FMUSP.

Apresentação

Temos grande satisfação em oferecer aos nossos colegas, alunos e colaboradores o livro *Clínica Psiquiátrica de Bolso*. Este manual é mais um desdobramento do Clínica Psiquiátrica (www.clinicapsiquiatrica.org.br), um projeto de educação continuada do Departamento de Psiquiaria da Faculdade de Medicina da Universidade de São Paulo (FMUSP) iniciado em 2010 e que já deu origem a inúmeros congressos, várias edições do curso e importantes publicações na área da saúde mental.

O livro *Clínica Psiquiátrica de Bolso* foi idealizado para ser uma fonte de pesquisa rápida, abrangente e atual. Nesse formato, procuramos dar prioridade aos temas relacionados diretamente à prática clínica, enfatizando as particularidades do diagnóstico, do manejo clínico e da terapêutica dos principais transtornos mentais no ciclo da vida. Este livro de bolso tem como base de referência os volumes 2 e 3 de nosso recente *Clínica Psiquiátrica*. Caso o leitor se interesse em aprofundar seu conhecimento, indicamos também a leitura dessa obra.

Destacamos que uma característica inovadora deste manual é o seu alinhamento ao DSM-5-TR. Para garantir a agilidade do acesso às informações mais relevantes para a tomada de decisão no ambiente clínico, o conteúdo textual deste manual é apresentado em itens, com parágrafos curtos e objetivos destacados por *bullets*. Procuramos também ressaltar as informações mais relevantes, sempre que possível, na forma de quadros, tabelas, figuras e fluxogramas.

Esperamos que esse novo formato da série *Clínica Psiquiátrica* possa contribuir com a difusão da boa prática médica no país e divulgar o trabalho rigoroso e incessante de um expressivo corpo de profissionais médicos e não médicos da nossa Instituição. Em nome do Departamento e Instituto de Psiquiatria do Sistema FMUSP-Hospital das Clínicas, queremos expressar nosso profundo agradecimento e admiração aos colaboradores diretos e indiretos deste livro, que garantiram a excelência do conteúdo e a eficiência do processo editorial. Em particular, agradecemos à Editora Manole, nossa parceira incondicional desde o início deste projeto, e à diretoria da FMUSP, que tem dado suporte irrestrito aos nossos objetivos educacionais. Reconhecemos, por fim, que esta publicação não aconteceria se não pudéssemos contar com o engajamento e a proficiência dos nossos editores de área, autores e revisores científicos, somados ao fundamental apoio operacional de diversos funcionários do Departamento e Instituto de Psiquiatria da FMUSP.

Editores

1 Deficiência intelectual

Luara Nagata Otoch
Cristiana Castanho de Almeida Rocca
Miriam Cristiane de Souza Campos

INTRODUÇÃO

- Deficiência intelectual (DI) é o termo atualmente utilizado para o que previamente se denominava retardo mental. Pessoas com DI, em comparação à população geral, apresentam maiores taxas de doenças crônicas, maior risco para transtornos mentais, maior utilização da atenção primária e secundária de saúde, além de taxas mais altas de mortalidade.
- Além disso, há escassez de informações e *expertise* nos cuidados de saúde aos pacientes com DI, o que pode resultar em um cuidado subótimo a esses indivíduos.

DEFINIÇÃO DE DEFICIÊNCIA INTELECTUAL

- A DI é atualmente entendida como um transtorno do neurodesenvolvimento, ou seja, é uma condição que se inicia precocemente, em um período no qual está havendo o desenvolvimento do cérebro e suas funções. Além disso, o termo desenvolvimento implica uma perspectiva de processos que, embora tenham início precocemente, permanecem ocorrendo durante toda a vida, e dá ênfase ao caráter dinâmico destes.

- Segundo a Associação Americana de Deficiências Intelectuais e do Desenvolvimento (AAIDD), a DI é caracterizada por prejuízos significativos tanto no funcionamento intelectual quanto nos comportamentos adaptativos. A manifestação de tais déficits ocorre antes dos 18 anos (AAIDD) (Tabela 1).

Tabela 1 Características do funcionamento intelectual e do comportamento adaptativo

Funcionamento intelectual	Comportamento adaptativo
Capacidade mental geral: • Aprendizado • Raciocínio • Solução de problemas etc.	Conjunto de habilidades nas esferas: • Social: habilidades interpessoais; empatia; responsabilidade social etc. • Prática: cuidados pessoais e com a saúde; habilidades ocupacionais; cumprimento de horários/rotinas; uso de dinheiro etc. • Conceitual: linguagem e alfabetização; conceitos de dinheiro, tempo e número etc.

EPIDEMIOLOGIA

- Em uma metanálise recente sobre a epidemiologia da DI, a prevalência encontrada foi de 1 a 2% e variou de acordo com a renda dos países: a maior prevalência ocorre em países de baixa e média rendas, nos quais as taxas são quase o dobro das dos países de alta renda.
- O maior acometimento é no sexo masculino, tanto na população adulta quanto na de crianças e adolescentes. Entre os adultos, a proporção entre sexo masculino e feminino variou em 0,9:0,7, enquanto nas crianças e adolescentes variou entre 1:0,4.

DIAGNÓSTICO

- Segundo o DSM-5, para se firmar o diagnóstico de DI, os três critérios a seguir devem ser atendidos (Quadro 1):
  - ▷ Presença de déficits em funções intelectuais.
  - ▷ Déficits em funções adaptativas.
  - ▷ Início no período de desenvolvimento.

Quadro 1 Critérios diagnósticos para deficiência intelectual segundo o DSM-5

Os três critérios a seguir devem ser preenchidos:
A. Déficits em funções intelectuais como raciocínio, solução de problemas, planejamento, pensamento abstrato, juízo, aprendizagem acadêmica e aprendizagem pela experiência confirmados tanto pela avaliação clínica quanto por testes de inteligência padronizados e individualizados.
B. Déficits em funções adaptativas que resultam em fracasso para atingir padrões de desenvolvimento e socioculturais em relação à independência pessoal e responsabilidade social. Sem apoio continuado, os déficits de adaptação limitam o funcionamento em uma ou mais atividades diárias, como comunicação, participação social e vida independente, e em múltiplos ambientes, como em casa, na escola, no local de trabalho e na comunidade.
C. Início dos déficits intelectuais e adaptativos durante o período do desenvolvimento.
Especificar a gravidade atual: • (F70) Leve • (F71) Moderada • (F72) Grave • (F73) Profunda

Fonte: American Psychiatric Association, 2013.

- O funcionamento intelectual pode ser mensurado por diversos testes de inteligência (avaliam o quociente de inteligência – QI), que devem ser culturalmente adequados à população do indivíduo a ser testado e ter validade psicométrica.

- Atualmente, os resultados dos testes são padronizados em relação a uma amostra representativa da população: os escores de QI para crianças são relativos a crianças da mesma idade. O resultado mediano é definido como 100 e o desvio-padrão é de 15 pontos; portanto, 95% da população possui escores dentro de dois desvios-padrão da média (ou seja, estão dentro de um intervalo de QI entre 70 e 130).
- Indivíduos com DI apresentam escores de QI em torno de dois ou mais desvios-padrão abaixo da média populacional, o que significa escores de QI ≤ 70.
- Cabe salientar que os escores de QI são aproximações do nível de funcionamento conceitual, porém podem ser insuficientes para a avaliação do raciocínio em situações da vida real. Dessa forma, apesar de a testagem ser necessária para definir o déficit no funcionamento intelectual, o nível de gravidade é definido com base no funcionamento adaptativo, e não em escores de QI (DSM-5).
- O funcionamento adaptativo refere-se a quão bem uma pessoa alcança os padrões de sua comunidade em termos de independência pessoal e responsabilidade social em comparação aos pares (idade e condições socioculturais similares). Como citado na Tabela 1, o funcionamento adaptativo envolve os domínios conceitual, social e prático. Considera-se déficit quando pelo menos um desses domínios encontra-se prejudicado, necessitando de apoio contínuo (ou intermitente, em caso de DI leve) para que a pessoa consiga desempenhar as tarefas de vida cotidiana em casa, na escola ou no trabalho.
- O funcionamento adaptativo é investigado tanto pela avaliação clínica quanto por medidas individualizadas, cultural e psicometricamente adequadas (DSM-5).

INSTRUMENTOS PARA AVALIAR NÍVEL INTELECTUAL E COMPORTAMENTO ADAPTATIVO

- Como já citado, avaliações cognitiva e funcional em indivíduos com DI são fundamentais para o diagnóstico e o tratamento, uma vez que fornecem informações fundamentais e permitem a validação de tal patologia. Para avaliar indivíduos com DI, é imprescindível que a bateria seja composta por testes que verifiquem o nível de inteligência, além de escalas que caracterizem o comportamento adaptativo, visto que são aspectos de grande comprometimento nessa população.
- Na descrição dos resultados da avaliação, além da apresentação dos resultados obtidos nas provas formais, geralmente corrigidas por tabelas de normatizações utilizadas para obtenção de dados quantitativos, é de fundamental importância registrar as observações qualitativas, as quais podem versar sobre como as tarefas propostas são realizadas, quais comentários espontâneos são emitidos a respeito do que está sendo feito ou de como o examinando se sente naquela situação, quais atitudes são emitidas ao enfrentar dificuldades e de que forma se estabelece a relação com o psicólogo que está conduzindo a avaliação.
- Há uma gama de instrumentos psicométricos no Brasil que verificam o nível intelectual na DI. A Tabela 2 mostra alguns dos instrumentos para a aquisição desse tipo de informação.

AVALIAÇÃO DA FUNCIONALIDADE

- No Brasil, já há a validação da Escala de Comportamento Adaptativo de Vineland (Vineland-3), a qual visa mensurar o comportamento adaptativo do indivíduo desde o nascimento até os 90 anos. Consiste em uma entrevista semiestruturada em formato de questionário que verifica cinco domínios do comportamento adaptativo: comunicação, habilidades cotidianas, socialização, habilidades motoras e comportamentos mal adaptados.

Tabela 2 Instrumentos para avaliação do nível intelectual

Instrumento	Autor(es)	Breve descrição
Escala Wechsler de Inteligência para Crianças (WISC-IV)	Wechsler, 2013	Instrumento clínico composto por 15 subtestes, divididos em quatro categorias que visam medir compreensão verbal, organização perceptual, memória operacional e velocidade de processamento. Abrange a faixa etária de 6 a 16 anos e 11 meses, sendo sua aplicação individual. O tempo de aplicação para concluir a bateria varia de acordo com as características individuais da criança (motivação, atenção e nível de engajamento), mas não é possível ser realizada em apenas um encontro.
Escala Wechsler de Inteligência para Adultos (WAIS)	Wechsler, 1997	Utilizada para avaliar adolescentes e adultos, abrangendo a faixa etária de 16 a 89 anos.
Escala Wechsler de Inteligência Abreviada (WASI)	Wechsler, 2014	Quando é possível apenas uma avaliação abreviada, com ênfase nas habilidades de raciocínio lógico, pode-se usar a escala abreviada, a qual é composta por quatro provas presentes nas outras duas escalas (WISC-IV e WAIS-III), isto é, vocabulário, semelhanças, cubos e raciocínio matricial, que apresentam forte associação com o fator geral de inteligência.
Neupsilin Instrumento de Avaliação Neuropsicológica Breve	Fonseca et al., 2009	Utilizado para fornecer um perfil neuropsicológico breve entre indivíduos de 12 a 90 anos. O teste é composto por 32 subtestes que visam mensurar as seguintes capacidades cognitivas: orientação temporoespacial, atenção concentrada, percepção visual, raciocínio aritmético, linguagem, fluência verbal, memória verbal, memória visual, praxias e funções executivas.

- Cada um desses domínios possui os subdomínios listados a seguir:
  - ▷ Comunicação: receptivo, expressivo e escrito.
  - ▷ Habilidades cotidianas: pessoal, doméstica e comunidade.
  - ▷ Socialização: relacionamentos interpessoais, brincadeira e lazer e habilidades de enfrentamento.
  - ▷ Habilidades motoras: coordenação motora grossa e fina.
  - ▷ Comportamentos mal adaptados: internalizantes e externalizantes.
- A Escala Vineland é um instrumento fundamental na avaliação funcional de DI e outros transtornos do neurodesenvolvimento. Além disso, ela auxilia na identificação das necessidades individuais, possibilitando que sejam elaboradas melhores intervenções clínicas e educacionais.
- O perfil comportamental e a possibilidade de quadros comórbidos podem ser investigados ainda pela *Child Behaviour Check-list* (CBCL), instrumento muito utilizado no mundo para identificar problemas de saúde mental em crianças e adolescentes a partir de informações dos pais.
- Atualmente, está disponível em português, nas versões pré-escolar (para crianças de 18 meses a 5 anos) e para crianças e adolescentes de 6 a 18 anos. A CBCL também pode ser empregada como instrumento auxiliar de identificação de comorbidade e sintomas psiquiátricos sobrepostos.

APRESENTAÇÃO CLÍNICA E CLASSIFICAÇÃO

- A apresentação clínica de pacientes com DI varia de acordo com a idade e com o grau de comprometimento do quadro. Quanto mais grave o comprometimento, maior a probabilidade de a DI se apresentar e ser diagnosticada mais cedo. Do mesmo modo, quanto mais leve o comprometimento, maior a probabilidade de os déficits serem reconhecidos em uma idade mais avançada, com o aumento das demandas de vida cotidianas.

- Uma criança com DI pode apresentar, inicialmente, atrasos no desenvolvimento da linguagem e dificuldade em se expressar, atrasos nas habilidades adaptativas (como ir ao banheiro, vestir-se sozinha), déficits motores finos, dificuldades nas habilidades de resolução de problemas, imaturidade social e dificuldades em controlar emoções, impulsos e agressividade.
- De acordo com a gravidade dos déficits adaptativos, a DI pode ser classificada em leve, moderada, severa e profunda. A Tabela 3 mostra o perfil geral de acordo com o nível de gravidade.

ETIOLOGIA

- A DI abrange um amplo grupo de condições heterogêneas que resultam em interferência significativa no crescimento e na maturação cerebral durante suas fases iniciais de desenvolvimento, incluindo os períodos pré-natal, perinatal e pós-natal.
- A Tabela 4 traz possíveis fatores etiológicos na DI.

INVESTIGAÇÃO CLÍNICA

- Existem diversas razões para se procurar por um diagnóstico específico em uma criança que se apresenta com DI. Como citado na Tabela 4, há condições muito heterogêneas que subjazem essa apresentação, portanto, encontrar um diagnóstico etiológico pode fornecer à família e à equipe pediátrica informações sobre evolução e prognóstico, discussão de planejamento familiar e risco de recorrência em gravidez futura, opções possíveis de tratamento, vigilância de complicações conhecidas, acesso à educação especial e assistência social necessárias.
- A investigação inicia-se pela avaliação clínica, que deve ser abrangente e incluir os seguintes aspectos:
  - História familiar (três gerações ou mais): buscar presença de consanguinidade ou outros membros conhecidos com quadro de DI.

Tabela 3 Perfil comportamental de acordo com o nível de gravidade da deficiência intelectual

Nível de gravidade (% de crianças com DI)	Escore de QI estimado associado	Domínio conceitual	Domínio social	Domínio prático	Nível de assistência requerida
Leve (85%)	55-70	Crianças pré-escolares: pode não haver diferenças conceituais óbvias Crianças em idade escolar e adultos: dificuldades em aprender habilidades acadêmicas, com necessidade de apoio	Imaturidade nas relações sociais A comunicação e o pensamento podem ser mais concretos Podem existir dificuldades de regulação emocional e comportamental	Podem funcionar de acordo com a idade em cuidados pessoais Podem precisar de apoio nas situações complexas da vida diária	Intermitente
Moderado (10%)	40-55	Habilidades conceituais são marcadamente prejudicadas em relação aos pares durante todo o desenvolvimento	Linguagem falada pobre Dificuldade em perceber ou interpretar com exatidão as pistas sociais Julgamento social e capacidade de tomar decisões limitados	Necessidade de período prolongado de ensino para desenvolver autonomia nas atividades pessoais cotidianas (alimentar-se, vestir-se, higiene)	Contínua

(continua)

Tabela 3 Perfil comportamental de acordo com o nível de gravidade da deficiência intelectual (*continuação*)

Nível de gravidade (% de crianças com DI)	Escore de QI estimado associado	Domínio conceitual	Domínio social	Domínio prático	Nível de assistência requerida
Severo (3-4%)	25-40	Pouca compreensão da linguagem escrita ou de conceitos que envolvam números, quantidade, tempo e dinheiro	Linguagem falada limitada e compreensão da linguagem falada ou gestual empobrecida Comunicação com foco no aqui e agora dos eventos diários	Necessidade de apoio/supervisão para todos os aspectos do cuidado pessoal e da vida diária	Extensiva
Profundo (1-2%)	< 25	Habilidades conceituais não vão além do concreto Podem manipular objetos de maneira direcionada	Compreensão muito limitada da comunicação simbólica na fala ou nos gestos	Dependência de apoio de um cuidador para todos os aspectos do cuidado físico diário, saúde e segurança	Pervasiva

Tabela 4 Fatores etiológicos na deficiência intelectual

Condições pré-natais	Condições perinatais	Condições pós-natais
Doenças genéticas: Distúrbios cromossômicos (p. ex., síndrome de Down) Deleções de um único gene (p. ex., síndrome do X frágil, síndrome de Rett) Exclusões contíguas de genes (p. ex., síndrome de Williams, síndrome de Angelman) Erros inatos do metabolismo (p. ex., fenilcetonúria) Influências ambientais adversas: Desnutrição materna grave Doenças infecciosas durante a gestação (p. ex., rubéola) Exposição gestacional a toxinas adversas (poluentes, radiação excessiva, uso de substâncias psicoativas, metais pesados, medicamentos nocivos etc.)	Complicações tardias da gravidez (p. ex., disfunção placentária) Complicações no parto (p. ex., asfixia, trauma no nascimento) Prematuridade grave Complicações neonatais (p. ex., icterícia grave; septicemia precoce)	Traumatismo cerebral Encefalopatias infecciosas Exposição crônica ao chumbo Desnutrição infantil grave e prolongada Falta de estimulação psicossocial grave e prolongada

Fonte: Purugganan, 2018; Bertelli et al., 2016.

- História gestacional: abortos prévios, uso de medicamentos/álcool/outras substâncias, doenças maternas prévias ou gestacionais, intercorrências gestacionais etc.
- História do período perinatal: prematuridade, traumas neonatais, hipoxemia, icterícia, malformações congênitas etc.
- História do período pós-natal: marcos do desenvolvimento neuropsicomotor, déficits sensoriais (auditivo, visual; devem ser corrigidos se identificados), presença de convulsões/epilepsia, admissões hospitalares, história de imunização etc.

  - ▷ Exame físico detalhado: avaliar parâmetros de crescimento, buscar dismorfismos – abordagem "da cabeça aos pés".
  - ▷ Exame neurológico e padrões de comportamentos: possibilidade de síndromes genéticas conhecidas.
- Se o clínico suspeitar de uma síndrome específica como etiologia para a DI, devem ser realizados exames laboratoriais para confirmar ou descartar essa síndrome. Para pacientes com suspeita de infecção por TORCH (toxoplasmose; outros agentes – sífilis, vírus varicela zoster, parvovírus B19 e VIH –; rubéola; citomegalovírus ou herpes simples) e Zika, recomendam-se testes sorológicos, neuroimagem, exame oftalmológico e testes auditivos.

Testes genéticos

Análise cromossômica por *microarray*

- A análise cromossômica por *microarray* é atualmente considerada um teste de diagnóstico de primeira linha para as crianças com DI nas quais não há indicador etiológico encontrado por meio da história clínica e do exame físico. Esse teste detecta uma ampla gama de causas cromossômicas, incluindo aneuploidias autossômicas (como a síndrome de Down), anomalias em cromossomos sexuais e deleções e duplicações de partes dos cromossomos (denominadas variantes do número de cópias – CNV, do inglês *copy number variation*).
- Essa técnica também detecta síndromes de microdeleção, como a síndrome de Williams (deleção 7q11.23) e a síndrome velocardiofacial (deleção 22q11.2). É importante que a interpretação do resultado do teste seja realizada em colaboração com o geneticista, particularmente quando "variantes de significado desconhecido" são identificadas.

Síndrome do X frágil

- A síndrome do X frágil afeta aproximadamente 1/5.000 nascimentos, geralmente causando DI moderada em meninos e um fenótipo variável em meninas. Embora ela seja responsável por menos de 1% da DI, firmar o diagnóstico é importante porque sua herança é ligada ao X e pelo consequente alto risco de recorrência nas famílias. A avaliação da síndrome do X frágil como teste de rotina de primeira linha permanece em debate atualmente.

Investigação metabólica e bioquímica

- Erros inatos do metabolismo são responsáveis por uma pequena porcentagem (0 a 5%) das crianças com DI sem fator etiológico conhecido. A maioria dessas condições está associada a sintomas neurológicos (hipotonia, ataxia, demência, epilepsia, espasticidade), déficits sensoriais (deficiência visual e auditiva), sintomas gastrintestinais, achados dermatológicos, odor atípico e problemas em crescimento.
- Uma revisão sistemática da literatura sobre distúrbios metabólicos realizada por van Karnebeek et al. identificou 81 distúrbios metabólicos genéticos tratáveis que se apresentam com DI como característica principal. Destes, 62% foram identificados por exames de urina e sangue rotineiramente disponíveis.
- Modalidades terapêuticas como dieta, suplementação de cofator/vitaminas, reposição de enzimas, entre outros tiveram efeito na melhora da regressão neurocognitiva. Esta literatura apoia a necessidade de considerar a triagem de crianças que apresentam DI para condições metabólicas tratáveis.

Condições associadas

- Crianças com DI apresentam maior risco de apresentar problemas de saúde comparadas à população geral. Dentre as condições clínicas, destacam-se epilepsia (22%), paralisia cerebral (20%), déficits sensoriais (problemas visuais e auditivos) e condições diversas, como doença pulmonar obstrutiva crônica (DPOC), doenças gástricas e esofágicas, doenças osteomusculares, entre outras.
- Em relação à saúde mental, crianças com DI, quando comparadas com crianças com desenvolvimento típico, apresentam taxas

significativamente mais altas de problemas comportamentais, dificuldades emocionais, hiperatividade, dificuldade no relacionamento com pares e comportamento pró-social.

- Em sua revisão da literatura, Oeseburg et al. encontraram ainda as seguintes taxas de prevalência para transtornos mentais em crianças com DI: transtornos de ansiedade (17%), transtorno opositor desafiador (12%), transtorno do espectro autista (10%) e transtorno de conduta (5%).

MANEJO

- Em todos os casos de pacientes com DI, o ponto crucial do tratamento é a detecção e a intervenção precoce. Quando um diagnóstico etiológico é encontrado, o tratamento para tal condição deve ser realizado. No entanto, na maioria dos casos, o objetivo do tratamento é minimizar os déficits, aumentar a funcionalidade do paciente, melhorar a qualidade de vida e apoiar a família.
- A fisioterapia e a terapia ocupacional podem contribuir para o tratamento, porque a DI é frequentemente acompanhada por tônus muscular inadequado, déficits de coordenação e das habilidades motoras. Crianças com DI geralmente apresentam também limitações significativas na fala e na linguagem.
- A fonoterapia auxilia na promoção da capacidade de fala, linguagem e comunicação. Um plano terapêutico detalhado e as modalidades de tratamento necessárias a cada indivíduo dependerão da etiologia, da gravidade da DI e das condições comórbidas.

Problemas comportamentais

- Problemas comportamentais (PC) é um termo usado para descrever comportamentos que interferem na vida cotidiana de indivíduos com DI e seus cuidadores, piorando sua qualidade de vida. Eles representam uma ampla gama de comportamentos que incluem agressividade, automutilação, destruição de objetos, comportamentos socialmente inadequados, entre outros.

- O manejo dos problemas comportamentais deve iniciar pela tentativa de identificação da causa subjacente ao comportamento. Pode haver muitas razões para os PC, como:
  - ▷ Desconfortos físicos/dor.
  - ▷ Dificuldade de comunicação em pacientes com déficits de linguagem.
  - ▷ Fatores internos, como dificuldade em lidar com experiências negativas, dificuldade de adaptação a mudanças, estratégias de enfrentamento inadequadas para uma situação.
  - ▷ Problemas no ambiente externo (casa, escola, trabalho etc.).
- Deb et al. sugerem que uma formulação diagnóstica multiaxial para o manejo dos PC deve compreender:
  - ▷ Lista dos PC a ser gerenciados.
  - ▷ Descrição clara do PC, incluindo frequência e gravidade.
  - ▷ Avaliação das causas que deram origem ao PC.
  - ▷ Registro de reações e resultados do comportamento.
  - ▷ Avaliação dos fatores de risco predisponentes, precipitantes e perpetuantes.
  - ▷ Consideração de todas as opções de gerenciamento e seus resultados.
  - ▷ A justificativa para a opção de gerenciamento proposta.
- Uma equipe multidisciplinar pode ser necessária durante a implementação e o monitoramento das opções de gerenciamento.

Farmacoterapia

- O uso de psicotrópicos para o gerenciamento dos PC, na ausência de outro diagnóstico psiquiátrico, é comum na prática clínica. Entretanto, as estratégias comportamentais, a partir de um plano de assistência centrado no indivíduo, devem ser a primeira escolha.
- O uso de medicação pode ser necessário em situações como: falha em intervenções não baseadas em medicamentos; risco de danos a si próprio ou a terceiros; alta frequência/intensidade dos PC. Sob tais circunstâncias, o medicamento deve ser utilizado na menor dose e pelo período mais curto possível.

- Atualmente, não há recomendação do tipo de medicamento para o tratamento de PC específicos, pois não existem evidências que sustentem essa especificidade.

INCLUSÃO E DEFICIÊNCIA INTELECTUAL

- As leis para defender a inclusão de indivíduos com deficiências são bem difundidas mundialmente e, no Brasil, houve maior avanço na garantia de direitos a essas pessoas a partir da Lei Brasileira de Inclusão da Pessoa com Deficiência (Estatuto da Pessoa com Deficiência). Essa lei assegura e promove às pessoas com deficiência a igualdade, a inclusão social e a cidadania, sendo garantido o direito ao acesso à saúde, educação e trabalho de maneira igualitária, sem sofrer qualquer discriminação (Lei n. 13.146/2015).
- Pessoas com deficiência, no geral, sofrem com a exclusão, entretanto, pessoas com DI são as que enfrentam um grau de dificuldade maior para serem inseridas no contexto social. No âmbito educacional, mesmo com leis nacionais e internacionais – como a Declaração de Salamanca, que determina as diretrizes básicas para o acesso à educação especial em um nível mundial, garantindo o acesso à educação –, observa-se pouca efetividade nas práticas inclusivas. O investimento na formação dos professores é bem reduzido e há poucos projetos que viabilizem melhorias nas condições de trabalho desses profissionais.
- Para que a inclusão escolar ocorra com eficácia, é necessária a adaptação curricular. Essa adaptação deve incluir situações de aprendizagem que estimulem e promovam maior desenvolvimento das pessoas com DI. O currículo deve ser pensado de maneira individualizada, considerando o nível de desenvolvimento cognitivo de cada aluno e organizado em etapas. Além disso, o método de aprendizagem comportamental tem se mostrado eficiente em alunos com DI, pois propõe a aquisição de novos comportamentos por meio da modelagem e do reforço de respostas desejadas.

- Assim como a inclusão escolar é um desafio para as pessoas com DI, a inserção no mercado de trabalho também se configura em mais um obstáculo na vida desses indivíduos. O ambiente de trabalho também favorece desenvolvimento e proporciona independência às pessoas com DI, mas elas encontram muitas dificuldades tanto na busca pelo emprego quanto para mantê-lo, visto que muitas empresas ainda enxergam a DI de maneira preconceituosa e reducionista. Além disso, a falta de escolaridade se configura em um critério excludente para a contratação de profissionais com DI, ressaltando a importância de ações efetivas para a inclusão no meio escolar e medidas de aperfeiçoamento profissional.
- Diante da importância de ações eficientes que proporcionem a inclusão das pessoas com DI na sociedade, a família possui papel fundamental na garantia dos direitos desses indivíduos. Todavia, é necessário que inicialmente haja um trabalho de psicoeducação que possibilite orientar no manejo e na conscientização sobre a importância da estimulação cognitiva para o melhor desenvolvimento deles, pois isso poderá trazer satisfação e autonomia.
- Também é necessário informar sobre os direitos existentes, para que a família consiga obter melhores recursos e propicie melhor qualidade de vida.

PREVENÇÃO

- A prevenção da DI é de extrema importância, uma vez que se trata de uma condição vitalícia, com alto impacto na saúde e na qualidade de vida dos indivíduos.
- As ações em prevenção são amplas e podem ser divididas em três níveis: primário, referente a um conjunto de abordagens que reduzem o risco para DI; secundário, que visa a diagnóstico e tratamento precoces; e terciário, que busca limitar as disfuncionalidades (Tabela 5).

Tabela 5 Prevenção da deficiência intelectual

Nível	Ação	Intervenção
Primário Prevenção da ocorrência de DI	Promoção de saúde	Educação em saúde Melhoria do estado nutricional na comunidade Acesso facilitado aos serviços de saúde Melhorias nos cuidados pré, peri e pós-natal
	Proteção específica	Iodização universal do sal Imunização contra rubéola para mulheres antes da gravidez Administração de ácido fólico no início da gravidez Aconselhamento genético Triagem pré-natal para malformação congênita e distúrbios genéticos Detecção e atendimento de gestantes de alto risco Prevenção de danos por incompatibilidade de Rh Imunização universal para crianças
Secundário Interromper a progressão da doença	Diagnóstico precoce e tratamento	Diagnóstico e tratamento precoces Triagem neonatal para distúrbios tratáveis Intervenção com bebês "em risco" Detecção e intervenção precoces de atraso no desenvolvimento
Terciário Prevenção de complicações e melhora do funcionamento	Limitar/reabilitar disfuncionalidades	Estimulação, treinamento, educação e oportunidades profissionais Integração à comunidade Apoio às famílias

Fonte: adaptada de IACAPAP, 2012.

BIBLIOGRAFIA

1. Achenbach TM, Edelbrock CS. Behavioral problems and competencies reported by parents of normal and disturbed children aged four through sixteen. Monogr Soc Res Child Dev. 1981;46(1):1-82.
2. Achenbach TM. Manual of the child behavior checklist 4-18 and 1991 profile. Burlington: University of Vermont Department of Psychiatry, 1991.
3. Alves ICB. R-1 Forma B teste não verbal de inteligência: manual. São Paulo: Vetor; 2004.
4. Alves ICB. R-1 Teste não verbal de inteligência: manual. 3. ed. ampl. São Paulo: Vetor; 2009.
5. American Association on Intellectual and Developmental Disabilities. Disponível em: www.aaidd.org/intellectual-disability/definition. Acesso em: 3 mar. 2020.
6. American Psychiatric Association (APA). Diagnostic and statistical manual of mental disorders (DSM-5). 5. ed. Arlington: American Psychiatric Publishing, 2013.
7. Amor DJ. Investigating the child with intellectual disability. J Paediatr Child Health. 2018;54(10):1154-8.
8. Barbosa AJG, Moreira PS. Deficiência mental e inclusão escolar: produção científica em Educação e Psicologia. Rev Bras Educ Espec. 2009;15(2):337-52.
9. Barbosa M, Duarte L. Deficiência intelectual e escolarização: uma análise das produções científicas. Comunicações. 2016;23(3):351-68.
10. Bertelli MO, Munir K, Harris J, Salvador-Carulla L. "Intellectual developmental disorders": reflections on the international consensus document for redefining "mental retardation-intellectual disability" in ICD-11. Adv Ment Health Intellect Disabil. 2016;10(1):36-58.
11. Boccalandro ER. G36: teste não verbal de inteligência – Manual. São Paulo: Vetor; 2003.
12. Boccalandro NER. V-47 Teste verbal de inteligência. São Paulo: Vetor; 1971.
13. Bordin IAS, Mari JJ, Caeiro MF. Validação da versão brasileira do "Child Behavior Checklist" (CBCL) (Inventário de Comportamentos da Infância e Adolescência): dados preliminares. Rev ABP-APAL. 1995;17(2):55-6.
14. Brasil. Lei n. 13.146, de 06 de julho de 2015. Estatuto da pessoa com deficiência. Brasília, D.O.U.; 2015. Lei Brasileira que assegura a inclusão de pessoas com Deficiência intelectual em todas as esferas da sociedade.
15. Cambraia SV. Teste dos relógios – Forma B e C. Manual. 4.ed. São Paulo: Vetor; 2002.
16. Campos AF, Malloy-Diniz LF, Nascimento já, de Amorim RHC. Aspectos neuropsicológico e neurológico de crianças nascidas prematuras e com peso inferior a 1.500 gramas. Psicologia: Reflexão e Crítica. 2011;24(4):630-9.
17. Carey IM, Hosking FJ, Harris T, DeWilde S, Beighton C, Cook DG. An evaluation of the effectiveness of annual health checks and quality of health care for adults with

intellectual disability: an observational study using a primary care database. Health Services and Delivery Research. 2017;5(25):1-170.

18. Carulla LS, Reed GM, Vaez-Azizi LM, Cooper S-A, Martinez-Leal R, Bertelli M, et al. Intellectual developmental disorders: towards a new name, definition and framework for "mental retardation/intellectual disability" in ICD-11. World Psychiatry. 2011;10(3):175-80.
19. De Kieviet JF, Zoetebier L, Van Elburg RM, Vermeulen RJ, Oosterlaan J. Brain development of very preterm and very low-birthweight children in childhood and adolescence: a meta-analysis. Developmental Medicine & Child Neurology. 2012;54:313-23.
20. Deb S, Kwok H, Bertelli M, Salvador-Carulla L, Bradley E, Torr J, et al. International guide to prescribing psychotropic medication for the management of problem behaviours in adults with intellectual disabilities. World Psychiatry. 2009;8(3):181-6.
21. Duarte CS, Bordin IAS. Instrumento de avaliação. Rev Bras Psiquiatr. 2000;22(suppl. 2):55-8.
22. Emerson E, Einfeld S, Stancliffe RJ. The mental health of young children with intellectual disabilities or borderline intellectual functioning. Social Psychiatry and Psychiatric Epidemiology. 2010;45(5):579-87.
23. Fernandez-Baizan C, Alcántara-Canabal L, Solis G, Mendez M. The association between perinatal and neonatal variables and neuropsychological development in very and extremely low-birth-weight preterm children at the beginning of primary school. Applied Neuropsychology. 2020;19(2):173-89.
24. Fonseca RP, Salles JF, Parente MAMP. Neupsilin – Instrumento de avaliação neuropsicológica breve. Manual. São Paulo: Vetor; 2009.
25. Freitas PM, Nishiyama PB, Ribeiro DO, Freitas LM. Adaptações curriculares para crianças com deficiência intelectual moderada: contribuições da neuropsicologia do desenvolvimento. Psicologia em Ação. 2016;8(2):Edição Especial – Dossiê.
26. Heslop P, Blair PS, Fleming P, Hoghton M, Marriott A, Russ L. The Confidential Inquiry into premature deaths of people with intellectual disabilities in the UK: A population-based study. Lancet. 2014;383(9920):889-95.
27. Houwen S, Visser L, van der Putten A, Vlaskamp C. The interrelationships between motor, cognitive, and language development in children with and without intellectual and developmental disabilities. Res Dev Disabil. 2016;53-54:19-31.
28. Júlio-Costa A, Lopes-Silva JB, Moura R, Rio-Lima B, Haase VG. Como avaliar suspeita de deficiência intelectual. In: Malloy-Diniz LF, Mattos P, Abreu N, Fuentes D (orgs.). Neuropsicologia: aplicações clínicas. Porto Alegre: Artmed; 2016. p.146-61.
29. Ke X, Liu J. Intellectual disability. In: Rey JM, Martin A (eds.). JM Rey's IACAPAP e-Textbook of child and adolescent mental health. Genebra: The International Association for Child and Adolescent Psychiatry and Allied Professions (Iacapap), 2012. p. 1-25. Disponível em: https://iacapap.org/iacapap-textbook-of-child-and-adolescent-mental-health/.

30. Laros JA, Tellegen PJ, Jesus GR, Karino GA. Teste não verbal de inteligência SON-R 2 ½-7 [a] Manual, 2.ed. São Paulo: Hogrefe; 2016.
31. Maturana APPM, Mendes EG. Inclusão e deficiência intelectual: escola especial e comum sob a óptica dos próprios alunos. Educ Rev. 2017;(66):209-26.
32. Maulik PK, Mascarenhas MN, Mathers CD, Dua T, Saxena S. Prevalence of intellectual disability: a meta-analysis of population-based studies. Res Dev Disabil. 2011;32(2):419-36.
33. Mithyantha R, Kneen R, McCann E, Gladstone M. Current evidence-based recommendations on investigating children with global developmental delay. Arch Dis Child. 2017;102(11):1071-6.
34. Moeschler JB, Shevell M, Committee on Genetics Comprehensive evaluation of the child with intellectual disability or global developmental delays. Pediatrics. 2014;134(3):e903-e918.
35. Ng N, Flygare Wallén E, Ahlström G. Mortality patterns and risk among older men and women with intellectual disability: a Swedish national retrospective cohort study. BMC Geriatrics. 2017;17(1):1-13.
36. Noronha APP, Santos AAAD, Sisto FF. Teste dos relógios e R-1 - Forma B: evidências de validade. PSICO. 2005;36(3):243-9.
37. Oeseburg B, Dijkstra GJ, Groothoff JW, Reijneveld SA, Jansen DEMC. Prevalence of chronic health conditions in children with intellectual disability: A systematic literature review. Intellectual and Developmental Disabilities. 2011;49(2):59-85.
38. Pasquali L. TNVRI: manual técnico e de aplicação. São Paulo: Vetor; 2005.
39. Pereira-Silva NL, Furtado AV, Andrade JFCM. A inclusão no trabalho sob a perspectiva das pessoas com deficiência intelectual. Trends in Psychology. 2018;26(2):1003-16.
40. Purugganan O. Intellectual disabilities. Pediatrics in Review. 2018;39(6):299-309.
41. Rosa HR, Alves ICB. R-2: teste não verbal de inteligência para crianças. Manual. São Paulo: Vetor; 2000.
42. Rosa HR, Pires MLN, Alves ICB, Esteves C. Estudo normativo do R-2: Teste não verbal de inteligência para crianças. Boletim Academia Paulista de Psicologia. 2013;33(85):373-87.
43. Rueda FJM Bateria psicológica para avaliação da atenção – BPA. São Paulo: Vetor; 2013.
44. Rueda FJM, Castro NR. Análise das variáveis idade e sexo no desempenho do teste de inteligência (TI). Psicologia: Teoria e Prática. 2013;15(2):166-79.
45. Rueda FJM, Castro NR. Teste de inteligência (TI): manual. São Paulo: Vetor; 2012.
46. Santarosa LMC, Wainstein O, Prado ZR. HTM – Teste de habilidade para o trabalho mental. São Paulo: Vetor; 1983.
47. Santos AAA, Noronha APP, Sisto FF. Teste de inteligência R1-Forma B e G36: evidência de validade convergente. Estud Psicol. 2005;10(2):191-7.
48. Santos AAA, Noronha APP, Sisto FF. TONI-3 Forma A – Teste de inteligência não verbal: manual. São Paulo: Vetor; 2006.

49. Santos AAA, Sisto FF, Noronha APP. TONI 3: Forma A e teste de Cloze: evidências de validade. Psic: Teor Pesq. 2010;26(3):399-405.
50. Santos EC, Rocca CCA, Achá MFF. Avaliação neuropsicológica nos transtornos da infância e da adolescência. In: Serafim AP, Rocca CCA, Saffi F, Yokomizo JE (orgs.). Psicologia hospitalar em psiquiatria. São Paulo: Vetor; 2017. p.95-118.
51. Silva MA, Alves ICB. Estudo normativo do R-1: Teste não verbal de inteligência para uma região da Bahia-Brasil. Estudos Interdisciplinares em Psicologia. 2018;9(3, Supl.1):38-53.
52. Sparrow SS, Cicchetti DV, Saulnier CA. Vineland-3 Escalas de Comportamento Adaptativo Vineland – Manual. 3.ed. São Paulo: Pearson Clinical Brasil; 2016.
53. Unesco. Declaração de Salamanca. Sobre princípios, políticas e práticas na área das necessidades educativas especiais. 1994. Disponível em: http://portal.mec.gov.br/seesp/arquivos/pdf/salamanca.pdf.
54. Van Karnebeek CDM, Stockler S. Treatable inborn errors of metabolism causing intellectual disability: a systematic literature review. Molecular Genetics and Metabolism. 2012;105(3):368-81.
55. Vasudevan P, Suri M. A clinical approach to developmental delay and intellectual disability. Clin Med. 2017;17(6):558-61.
56. Wechsler D. Escala de inteligência Wechsler para adultos (WAIS-III) – Manual. Adaptação brasileira: Elizabeth do Nascimento. São Paulo: Casa do Psicólogo; 1997.
57. Wechsler D. Escala Wechsler abreviada de inteligência (WASI). Adaptação brasileira: Trentini CM, Yates DB, Stumpf Heck V. Duprat ML (trad.). São Paulo: Casa do Psicólogo; 2014.
58. Wechsler D. Escala Wechsler de inteligência para crianças (WISC IV): manual de instruções para aplicação e avaliação. Trad. Maria de Lourdes Duprat. 4.ed. São Paulo: Casa do Psicólogo; 2013.

2 Transtorno do espectro autista

Fábio Sato
Gabriela Viegas Stump
Joana Portolese
Guilherme Vanoni Polanczyk
Helena Brentani

INTRODUÇÃO

- O transtorno do espectro autista (TEA) é um transtorno do neurodesenvolvimento caracterizado por prejuízos significativos na comunicação e interação social e padrões de comportamento restritos e repetitivos. Em 2013, na 5ª revisão do DSM, transtorno autista, transtorno de Asperger, transtorno de Rett e transtorno desintegrativo da infância passaram a ser parte de uma mesma categoria (espectro autista), pois passou-se a entender que as duas primeiras fazem parte de um mesmo diagnóstico cuja diferença é a gravidade dos sintomas e as duas últimas apresentam etiologia e curso específicos e distintos. A CID-11, implementada em 2022, seguiu a mesma modificação nos seus critérios diagnósticos.

ETIOPATOGENIA

- TEA é considerado um transtorno do neurodesenvolvimento com etiologia multifatorial, com estimativas de herdabilidade de 50 a 90%, que apresenta arquitetura genética complexa, ou seja, é associado a alterações genéticas de naturezas distintas. Pode estar associado a síndromes genéticas como X-frágil, esclerose tuberosa, entre outras, sugerindo um efeito monogênico. Há evidências também de que variantes de base única e estruturais muito raras ou *de novo* (não herdada dos pais), além de variantes comuns de pequeno efeito, mas agindo em conjunto, fazem parte da arquitetura genética do transtorno.

- Estudos recentes de genoma completo e exoma identificaram um número crescente de genes e vias na etiologia do TEA, destacando sua extrema heterogeneidade. Atualmente, a avaliação genética clínica é recomendada após o diagnóstico e estima-se que um fator etiológico seja identificado em 30 a 40% dos pacientes. Portanto, investigação ativa de história familial de transtornos psiquiátricos e exame físico detalhado com atenção a comorbidades com síndromes clássicas ou à presença de dismorfismos devem sempre ser feitos. A avaliação por geneticista ou solicitação de exames específicos é cada vez mais preconizada na prática clínica.

EPIDEMIOLOGIA

- Os estudos epidemiológicos atuais mostram uma variabilidade bastante grande entre diferentes regiões do mundo, baseada em função da metodologia dos estudos e no ano de realização. Um estudo norte-americano aponta para uma prevalência de 1 para 36 crianças aos 8 anos, já a Organização Mundial da Saúde indica 1 para 160. Observa-se aumento da prevalência ao longo dos anos, com prevalência estimada em, aproximadamente, 1 a cada 100 crianças no mundo.
- O aumento de prevalência é atribuído sobretudo a como os novos critérios diagnósticos são usados, além do maior conhecimento do quadro pelos profissionais de saúde e pela conscientização da população geral. Há maior prevalência no sexo masculino de 3,5:1, cujos motivos ainda não são plenamente conhecidos.

QUADRO CLÍNICO

Detecção precoce

- Um dos grandes esforços do momento é a detecção e o diagnóstico precoces de crianças de risco, pois entende-se que quanto mais cedo o tratamento for implementado, maiores serão as chances de melhor prognóstico. O diagnóstico de TEA é exclusivamente clínico, estabelecido por médico qualificado com subsídio de avaliações de equipe multiprofissional.
- O início do quadro se dá nos primeiros 3 anos de vida, podendo se apresentar com um atraso na aquisição dos marcos de desenvolvimento social, sendo que o atraso de fala tende a ser a primeira preocupação dos pais. Em aproximadamente 30% das crianças, ocorre regressão do desenvolvimento no segundo ano de vida, com perda de marcos já adquiridos como a fala, o brincar funcional, diminuição de interesse por sociabilização e início de comportamentos repetitivos.

Apresentação clínica

- Segundo o DSM-5, para que seja feito o diagnóstico, devem estar presentes todos os critérios (A) que se referem a alterações na comunicação e na interação social, ocorrendo em múltiplos contextos. Não é necessário que a criança apresente todos os sintomas antes dos 3 anos, pois nos quadros mais leves os prejuízos podem não estar plenamente manifestos até o final da idade pré-escolar, em razão de as demandas sociais ainda serem reduzidas. Crianças com TEA podem não responder à interação social ou terem menor busca por amigos para brincar e, quando o fazem, a aproximação é inadequada e há dificuldade em manter uma interação com troca de turno. O compartilhamento de interesses e emoções é diminuído.
- Nos quadros mais leves, quando as crianças buscam interação, é frequente que consigam brincar quando estão apenas com uma outra criança, mas encontrem dificuldades em interações mais comple-

xas com mais crianças. O compartilhar da atenção é diminuído ou pode estar ausente. A comunicação não verbal é diminuída e pouco compreendida, há pouca integração do uso de gestos, falas e expressão facial. Por exemplo, as crianças não aprendem ou demoram para utilizar gestos sociais, como mandar beijo ou dar tchau. A oscilação da prosódia tende a ser diminuída e pouco percebida.

- Os sintomas dos critérios (B) de comportamentos restritos e repetitivos consistem em dificuldades de sair da rotina, busca por padrões estereotipados de comportamentos e brincadeiras, além de inflexibilidade mental, por isso, normalmente indivíduos com TEA aderem às regras de forma rígida. Pode haver alterações sensoriais, que consistem na busca ou evitação a estímulos específicos, como intolerância a sons ou encostar objetos no rosto ou na boca, cheirar objetos e selecionar determinados tipos de alimentos com base em textura, cor ou sabor.
- Movimentos estereotipados são frequentes, porém "*flapping*" e balanceio são mais característicos de quadros graves. Em crianças com TEA leve, percebem-se movimentos mais sutis, como aqueles com mãos e dedos, pulos e movimentação da musculatura ocular.
- As ecolalias são consideradas estereotipias vocais, que podem ser imediatas, mas, por vezes, são repetições tardias de partes de falas de desenho animado, por exemplo, e podem ser usadas como forma de comunicação funcional.

Apresentação clínica e diagnóstico de TEA no adulto

- Pessoas com TEA que buscam avaliação apenas na idade adulta geralmente apresentavam sintomatologia e prejuízo sutis na infância, embora seja necessário que estivessem presentes. Nesses quadros, a linguagem e a cognição tendem a estar preservadas, podendo haver peculiaridades como diminuição da prosódia, uso de linguagem excessivamente correta e formal, com ausência ou pouco uso de gírias, dificuldade de abstração e percepção de ironias incompatíveis com a capacidade cognitiva.

- Normalmente, há busca ou desejo por contato social, mas dificuldade qualitativa na capacidade de iniciação, manutenção e compreensão das relações sociais. A conversa com uma pessoa com TEA pode ser truncada, limitada a respostas sobre o que lhe for perguntado, com a conversa circunscrita a seu tema de interesse, sem se atrair ou perguntar sobre o outro. Há dificuldade em perceber as intenções e necessidades afetivas dos outros quando não explicitadas, bem como corresponder a estas e compartilhar as suas.
- Os sintomas de inflexibilidade são muito confundidos com sintomas obsessivos e os focos de interesses restritos podem se tornar um facilitador para a profissão. A falta de flexibilidade mental compromete a adaptação social e a acomodação familiar. Alguns adolescentes e adultos apresentam o comportamento de camuflagem, que é o aprendizado de comportamentos pró-sociais, de forma a minimizar as suas dificuldades, que podem passar despercebidas.

Curso

- Atualmente, há grande preocupação com o desfecho dos tratamentos, a inserção sócio-ocupacional e a qualidade de vida daqueles cujo diagnóstico se deu na infância. Sabemos que parte dos pacientes permanece não verbal, enquanto outros poderão alcançar autonomia ao longo da vida.
- O surgimento dos sintomas nos primeiros 3 anos de idade persiste ao longo da vida. Na idade pré-escolar, as dificuldades de interação com os pares da mesma faixa etária se tornam mais evidentes e alguns dos sintomas de adaptação podem se agravar. Alguns pacientes acabam por ser diagnosticados após os 5 anos, com evoluções diferentes dos casos típicos, nos quais os déficits apresentados têm menos impacto na sua funcionalidade global, evidenciando, assim, as diferenças entre os tipos de crianças com TEA.
- Estudos mais recentes apontam que apenas 20% das pessoas com TEA alcançam independência e 56% precisam de auxílio em tempo integral. As questões de saúde como problemas tireoidianos, hipertensão, obesidade, diabetes, acidente vascular cerebral, epilep-

sia, Parkinson, perdas auditivas e visuais são mais frequentes que na população geral. Os antipsicóticos atípicos usados para melhora de sintomas alvos causam síndrome metabólica, e a dificuldade de comunicação diminui o acesso aos cuidados com a saúde, levando à importante perda em qualidade de vida.

- A expectativa de vida das pessoas com TEA é de aproximadamente 36 anos menos que a população geral, com aumento de risco de 2 a 10 vezes de morte prematura, sendo problemas neurológicos os responsáveis em pacientes mais graves e suicídio nos quadros leves. Dado isto, é de extrema importante a pesquisa ativa de risco suicida.
- Um período de vulnerabilidade que deve ser acompanhado e planejado é a transição da adolescência para a vida adulta, necessitando de apoios específicos para ingresso no ensino superior ou no mercado de trabalho. Outra questão a ser trabalhada é a sexualidade, sendo pouco abordada com base no falso pressuposto de que eles não têm interesse, deixando-os em maior risco de vitimização e infecções sexualmente transmissíveis, bem como abordagens inadequadas e interpretação errônea por parte de potenciais parceiros.
- É importante ressaltar que o paciente, não apenas seus cuidadores e/ou tutores, deve participar do planejamento de objetivos dos cuidados a serem implementados e priorizados.

DIAGNÓSTICO DIFERENCIAL

- Os diagnósticos diferenciais para o TEA, quando feitos na infância, são os outros transtornos do neurodesenvolvimento. Os transtornos específicos da linguagem devem ser especialmente considerados e envolvem atraso da aquisição da linguagem compreensiva e/ou expressiva, o que pode comprometer a sociabilidade. No entanto, não apresentam limitações na comunicação social, com o brincar imaginativo ou a intenção comunicativa preservados, mas faltam as habilidades necessárias para que esta ocorra de forma eficaz. No transtorno de comunicação social (pragmática), os critérios A do TEA se sobrepõem, porém estão ausentes os comportamentos restritos e repetitivos.

- Como no TEA são frequentes alterações atencionais e agitação psicomotora, o transtorno de déficit de atenção e hiperatividade (TDAH) deve ser considerado como diagnóstico diferencial. É importante considerar que muitas crianças com TDAH apresentam prejuízos da sociabilidade e, também, de linguagem, mas os déficits não são tão acentuados em termos da comunicação verbal e não verbal e não apresentam sintomas dos critérios B.
- No mutismo seletivo, há clara recusa em conversar com determinadas pessoas, mas a fala e o contato social são normais com pessoas próximas, em geral no ambiente familiar. É importante ainda que se façam avaliações auditivas e visuais, pois acarretam dificuldades de comunicação social.
- Por fim, a deficiência intelectual (DI) pode ser uma comorbidade ou um diagnóstico diferencial e quanto maior o déficit cognitivo global, menor é a especificidade dos prejuízos de cognição social. No entanto, quando a cognição social é mais prejudicada do que o esperado para o nível cognitivo, há comorbidade. A aplicação de testes neuropsicológicos é a maneira mais precisa para essa diferenciação. Em diagnósticos feitos na idade adulta, os diferenciais são transtornos de personalidade esquizoide, esquizotípico e evitativo, assim como TDAH e TOC.

COMORBIDADES

- A ocorrência de comorbidades é muito frequente no TEA, podendo ser comorbidades em função de síndromes genéticas, como X-frágil e síndrome de Angelman, epilepsia (que ocorre em até 25% dos casos), alterações de sono, intestinais e imunológicas, entre outras. As comorbidades psiquiátricas ocorrem em até 70% das pessoas com TEA e, muitas vezes, são responsáveis por alterações e piora de comportamentos já extintos, por exemplo, uma criança que passa a apresentar piora de estereotipias ou agressividade pode estar com um quadro de depressão ou ansiedade. A dificuldade de percepção de si mesmo e a incapacidade de comunicar seus sentimentos fazem com que muitos quadros emocionais não sejam diretamente identificados, a menos que haja grande suspeita pelo examinador.

- Estudos mostram que ansiedade e transtorno de déficit de atenção e hiperatividade (TDAH) são as comorbidades mais frequentes, ocorrendo em cerca de 50% dos pacientes. Depressão ocorre mais comumente em pessoas com TEA nível 1 de suporte. É também mais frequente que na população geral a ocorrência de transtorno obsessivo-compulsivo, tiques e síndrome de Tourette. Assim, frequentemente adolescentes e adultos com intensidade leve de sintomas de TEA não diagnosticado podem buscar avaliação psiquiátrica por alterações de humor, aumento de ansiedade ou outros sintomas comórbidos, que, muitas vezes, obscurecem os prejuízos de comunicação social ou se sobrepõem com sintomas da dimensão B.

INSTRUMENTOS DE AVALIAÇÃO

- Instrumentos padronizados foram desenvolvidos para facilitar a avaliação de risco para TEA em várias idades. O *Modified Checklist for Autism in Toddlers* (M-CHAT) é um questionário preenchido pelos pais, desenvolvido para identificar crianças em risco de autismo na população em geral utilizado entre 18 e 30 meses.
- O *Autism Screening Questionnaire* (ASQ), também preenchido pelos pais, examina as habilidades de comunicação, motricidade grossa, motricidade fina, resolução de problemas e adaptação pessoal. A Sociedade Brasileira de Pediatria recomenda aos pediatras e profissionais de saúde que trabalham com crianças da primeira infância o instrumento de rastreamento M-CHAT para monitorar sinais de risco ao longo do tempo.

Instrumentos diagnósticos

- O *Autism Diagnostic Interview-Revised* (ADI-R), administrado junto aos pais, é um instrumento de diagnóstico clínico para crianças e adultos. Ele foca em três áreas principais: interação social recíproca; comunicação e linguagem; interesses e comportamentos restritos e repetitivos e estereotipados. O ADI-R é apropriado a partir dos 18 meses.
- O *Autism Diagnostic Observation Schedule* (ADOS) é uma avaliação semiestruturada e padronizada da interação social, comunicação, brincadeira e uso imaginativo de materiais. A observação consiste em quatro módulos de 30 minutos, cada um projetado para ser administrado a diferentes indivíduos, de acordo com seu nível de linguagem expressiva. É importante ressaltar que tanto o ADOS quanto o ADI-R só podem ser utilizados por pessoas devidamente capacitadas com treino validado pelos autores. A modificação da forma de pontuação do ADOS-2 também permite a classificação da gravidade do quadro clínico.

Instrumentos de avaliação de sintomas

- A *Repetitive Behavior Scale-Revised* (RBS-R) é um questionário que avalia o comportamento repetitivo de cinco domínios: comportamento compulsivo, comportamento ritualístico, comportamento restrito, comportamento autolesivo e comportamento estereotipado.
- A *Social Responsiveness Scale-2* (SRS) é usada para avaliar a percepção social das crianças, cognição social e motivação social, bem como maneirismos motores.
- A *Childhood Autism Rating Scale* (CARS) é um instrumento utilizado para avaliação da gravidade dos sintomas de autismo para uso com crianças a partir de 2 anos. Avalia o comportamento do paciente por meio de um informante (pais ou responsáveis) em 15 domínios que incluem: relações pessoais, imitação, resposta emocional, uso corporal, uso de objetos, resposta a mudanças, resposta visual, resposta auditiva, resposta e uso do paladar, olfato e tato,

medo ou nervosismo, comunicação verbal, comunicação não verbal, nível de atividade, nível e consistência da resposta intelectual e impressões gerais do examinador. Escores entre 30 e 36 indicam autismo leve a moderado, e acima de 36 evidenciam autismo grave.

Instrumentos de avaliação de sintomas coocorrentes

- Pacientes com TEA podem apresentar deficiência intelectual, dificuldades de aprendizagem, TDAH, transtornos de ansiedade ou distúrbios de fala e linguagem, entre outros. Essas condições podem influenciar na apresentação dos sintomas do TEA, assim como no comprometimento social e funcional do indivíduo de diversas formas em diferentes idades. A avaliação da capacidade cognitiva e de linguagem é um componente importante da avaliação diagnóstica.

Teste cognitivo

- Uma série de medidas padronizadas é usada para determinar os níveis de desenvolvimento de crianças mais novas e o QI em crianças com mais de 3 anos. O teste de inteligência selecionado pelo psicólogo dependerá da idade e do nível de linguagem da criança. A administração de um teste cognitivo válido é importante para atribuir sintomas ao TEA como parte do diagnóstico inicial, mas também ajuda a estabelecer diagnósticos concomitantes com TEA, como deficiência intelectual. Existem testes válidos que podem ser usados em crianças que não são verbais.

Avaliação de linguagem

- A avaliação da comunicação por um fonoaudiólogo no momento do diagnóstico deve incluir as habilidades de linguagem expressiva e receptiva, bem como o uso pragmático ou de comunicação da linguagem.

Avaliação do funcionamento adaptativo

- Um relato do cuidador e/ou do professor sobre o funcionamento adaptativo complementa a avaliação cognitiva. Identificar o nível adaptativo contribui para reconhecer e monitorar as metas de desenvolvimento para o tratamento. As medidas adaptativas comumente usadas incluem as Escalas de Comportamento Adaptativo da Vineland e o Sistema de Avaliação de Comportamento Adaptativo.

Avaliação motora

- Crianças com TEA são mais propensas a ter atrasos leves nas habilidades motoras grossas e coordenação em comparação com crianças na população geral e podem atender aos critérios do DSM-5 para transtorno do desenvolvimento da coordenação além do TEA. Testes gerais de triagem ou medidas adaptativas podem sugerir atrasos motores que se beneficiariam de uma avaliação formal por um terapeuta ocupacional ou fisioterapeuta.

Avaliação sensorial

- O DSM-5 inclui sintomas sensoriais nos critérios diagnósticos para TEA. Ferramentas de avaliação comumente usadas (como o *Short Sensory Profile* e outros) quantificam a percepção dos pais de diferenças sensoriais em relação ao olfato, paladar, visão, audição e tato. Além de capturar o que é convencionalmente considerado um distúrbio sensorial, questionários usados para avaliar os sintomas sensoriais também capturam hiperatividade e hipoatividade motoras, como comportamentos de busca sensorial ou de evitação sensorial.

INTERVENÇÕES TERAPÊUTICAS

- Existem muitas recomendações sobre a natureza e a intensidade de intervenção que deve ser oferecida para apoiar o desenvolvimento de crianças com TEA. A intervenção deve ser instituída o mais cedo possível, começando no momento ou antes do diagnóstico na primeira infância; deve ser intensiva, fornecida por 25 a 40 horas por semana por um ano ou mais, e abrangente, visando a um desenvolvimento amplo. Essas recomendações são motivadas pela teoria de que as intervenções oferecidas na primeira infância têm o potencial de produzir efeitos mais positivos e que a intensidade da intervenção produziu ganhos cognitivos substanciais e que variavam de acordo com a idade no início da intervenção.

MODALIDADES TERAPÊUTICAS

- As abordagens variam em suas teorias sobre a natureza do TEA e do desenvolvimento, bem como em seus procedimentos e técnicas.
- Alguns estudos identificaram 28 práticas que atenderam aos critérios de classificação com base em evidências científicas. Destas, 24 práticas são baseadas em princípios da análise do comportamento aplicada, e as outras quatro encontram eficácia ao mesclarem seus objetivos com protocolos comportamentais. São elas: terapia cognitivo-comportamental; exercício e movimento; musicoterapia; e integração sensorial.

Análise do Comportamento Aplicada (ABA – *Applied Behavior Analysis*)

- Intervenções baseadas em ABA são oriundas de princípios básicos no campo da Análise Experimental do Comportamento (AEC). A análise do comportamento tem como objeto de estudo a observação de interações do indivíduo com aspectos variados do ambiente – físico e social –, com claras leis do comportamento descritas e tomando como central ao comportamento humano suas interações com a cultura e fenômenos relativos ao seu mundo privado, como sentimentos, emoções e cognições.
- Essas intervenções envolvem a análise funcional das relações entre ambiente e comportamento com base no conceito teórico de que o comportamento de um indivíduo é determinado pelas contingências ocorridas no passado e eventos ambientais atuais em con-

junto com uma base genética e variáveis fisiológicas. Assim, visa realizar mudanças nos eventos ambientais, incluindo estímulos antecedentes e consequências, a fim de produzir mudanças práticas e significativas no comportamento com o objetivo da promoção de habilidades que tornem esse indivíduo capaz de produzir relações saudáveis com o ambiente em que vive.

- Esse tipo de intervenção se aplica a crianças, adolescentes e adultos que, eventualmente, apresentem dificuldades circunstanciais como socialização, brincar, aprendizagem de conteúdos acadêmicos e aspectos gerais da rotina ligados à autonomia (como sono, alimentação, autocuidado, entre outros). Estudos controlados demonstraram que o ABA pode resultar em aumentos significativos no QI (quociente de inteligência), mesmo dentro da faixa normal, com maior probabilidade de integração na escola.
- A intervenção pode ocorrer em diversas frentes comportamentais, como acadêmica, profissional, social, verbal e atividades de vida diária (AVD), e pode envolver profissionais de diversas áreas – psicólogos, fonoaudiólogos, neurologistas, psiquiatras, pediatras, educadores físicos, terapeutas ocupacionais e tutores.
- Além disso, outras intervenções comportamentais incluem treinamento experimental discreto (DTT), sistema de comunicação de troca de imagens (PECS) e suportes comportamentais positivos (PBS), porém, os efeitos positivos associam-se à intervenção precoce (EIBI – *Early Intensive Behavioral Intervention*). Para garantir a eficácia da intervenção baseada em ABA, propõe-se que sejam considerados os seguintes aspectos: a característica de cada indivíduo, a intensidade da intervenção (30 horas/semana, sendo 20 horas com um aplicador e 10 horas com os pais) e a multiplicação das horas de intervenção por um tutor capacitado que seja capaz de seguir protocolos de intervenção.
- A intervenção não se trata apenas de terapia individualizada no modelo 1:1 (1 terapeuta ou aplicador para 1 criança), mas também de estender o que é aprendido nesse ambiente mais individualizado para momentos sociais típicos da rotina, garantindo a gene-

ralização dos repertórios aprendidos. Para isso, são fundamentais a capacitação, o treinamento e as orientações frequentes e contínuas para todas as pessoas que convivem com a criança nos diversos contextos: pais, cuidadores, familiares, professores, terapeutas etc. A generalização é um dos pilares que suportam a ABA, e deve ser programada e não apenas esperada, bem como a manutenção de novas habilidades e sua generalização para ambientes naturais.

Intervenções precoces: Atenção Compartilhada, Jogo Simbólico, Engajamento e Regulação (JASPER)

- O modelo JASPER é uma abordagem terapêutica baseada em uma combinação de princípios de desenvolvimento e comunicação. Concentra-se em fundamentos da comunicação social (atenção compartilhada, imitação e brincadeira) e usos de estratégias naturalísticas para melhorar a frequência, fluência e complexidade da comunicação social. Os cuidadores/pais treinam ativamente as atividades cotidianas das crianças, visando resultados de engajamento, atenção compartilhada, jogo simbólico e linguagem. Dessa forma, JASPER é uma ação fundamentada e baseada em práticas de jogos e brincadeiras, estimulando-as a interagirem com o terapeuta e com outras crianças.
- Revisões de literatura anteriores sugeriram que melhorias na atenção compartilhada, envolvimento conjunto, brincadeiras e linguagem podem permitir que crianças com autismo aprendam melhor com o seu ambiente. Além disso, parece que pais e profissionais são capazes de aprender pelo menos algumas técnicas JASPER e a curta duração e a baixa intensidade do tratamento também sugerem que pode ser relativamente fácil de implementar junto com as rotinas existentes. A intervenção JASPER é implementada por indivíduos que interagem frequentemente com a criança, como pais e professores, em contextos naturalistas, incluindo o aumento do número de oportunidades de aprendizado e as chances de manter as melhorias ao longo do tempo.

Intervenções comportamentais de desenvolvimento naturalista

- As intervenções comportamentais de desenvolvimento naturalista envolvem o uso de princípios comportamentais de aprendizagem para ensinar habilidades escolhidas a partir de uma sequência de desenvolvimento em ambientes naturalísticos e usando recompensas naturais.
- As habilidades selecionadas como relevantes para a intervenção são aquelas que permitem que a criança participe mais plenamente das interações recíprocas com o adulto. Essas intervenções são realizadas sobretudo no contexto da brincadeira, mas o controle das interações nesse contexto é compartilhado pela criança e pelo adulto, por meio de turnos equilibrados. As intervenções categorizadas como comportamentais de desenvolvimento naturalista incluem *Early Start Denver Model*; *Enhanced Milieu Teaching* (EMT); *Pivotal Response Treatment*; e Atenção Conjunta, Jogo Simbólico, Engajamento e Regulação (JASPER).
- O programa Tratamento e Educação de Crianças com Deficiência de Comunicação e Autismo (TEACCH) foi desenvolvido em 1972 por Eric Schopler. Essa intervenção específica é distinta de outras abordagens em razão do foco explícito no projeto ambiental estruturado e no automonitoramento, que não é a ênfase de nenhuma das outras intervenções. Os fundamentos teóricos do TEACCH não estão enraizados nas teorias de aprendizagem comportamentais nem de desenvolvimento. Em vez disso, os procedimentos TEACCH foram projetados de acordo com o perfil teorizado de Schopler dos pontos fortes de aprendizagem, preferências e necessidades de indivíduos com TEA, que incluem força visual relativa e conforto com rotinas consistentes. Assim, o programa TEACCH é caracterizado por rotinas de trabalho altamente estruturadas e uma forte dependência da apresentação visual de informações.
- Os "sistemas de trabalho" do TEACCH organizam as tarefas individuais dos alunos para transmitir visualmente quatro informações: (a) que atividade o aluno irá completar; (b) quantos itens precisam ser concluídos; (c) como identificar quando o trabalho

é concluído; e (d) o que acontecerá após a conclusão da tarefa. As salas de aula do TEACCH tendem a apresentar arranjos ambientais cuidadosamente planejados e estruturados, áreas de trabalho com distrações mínimas, rotinas consistentes e o uso extensivo de cronogramas e suportes visuais.

Pediatric Autism Communication Therapy (PACT)

- A terapia PACT é uma intervenção mediada pelos pais, naturalista e assistida por vídeo, nas quais são usadas técnicas como modelagem e prompt. É a primeira intervenção rigorosamente testada para mostrar um impacto sustentado na redução dos sintomas do TEA e provou ter efeito na redução significativa das dificuldades sociais, na comunicação e no comportamento repetitivo/interesses restritos e na melhoria das habilidades de iniciação da comunicação em longo prazo (6 anos após o término do tratamento).
- Os terapeutas da PACT treinam e supervisionam os pais/cuidadores incorporando a terapia nas interações naturalistas da criança na vida familiar, levando à "validade do mundo real", generalização e impacto na vida diária e no funcionamento da criança, sendo uma intervenção recomendada para os principais sintomas do autismo.

Intervenções de base sensorial

- As intervenções sensoriais são motivadas pela teoria de que a função sensorial é fundamental na natureza, e que as perturbações sensoriais, particularmente no início da vida, podem produzir efeitos em cascata no desenvolvimento em vários domínios, resultando em uma constelação de características básicas e relacionadas com TEA. Dentro dessa estrutura, é hipotetizado que os tratamentos direcionados podem, portanto, ter o potencial não apenas de melhorar as diferenças sensoriais relatadas, mas também de se traduzir em efeitos nas habilidades sociais, de comunicação e cognitivas de ordem superior em crianças com TEA.
- A mais conhecida dessas abordagens sensoriais para o tratamento é a terapia de integração sensorial, na qual as crianças são apre-

sentadas a uma série de experiências sensório-motoras individualizadas destinadas a construir habilidades fundamentais que irão facilitar o seu envolvimento e participação em uma série de atividades da vida diária. Abordagens sensoriais são mais frequentemente fornecidas por terapeutas ocupacionais em contextos clínicos.

Intervenções assistidas por animais

- Intervenções assistidas por animais são aquelas que dependem de interações com animais como o contexto principal para facilitar a mudança de desenvolvimento. Na literatura de intervenção de TEA, o destaque é a terapia assistida por cavalos. As intervenções assistidas por animais são teoricamente motivadas pela possibilidade de que as interações humano-animal sejam altamente motivadoras e forneçam contextos calmantes que possam apoiar o bem-estar psicológico e a função social.

Intervenções de base tecnológica

- As intervenções baseadas em tecnologia empregam uma ou mais de uma variedade de tecnologias (p. ex., computadores, vídeos, videogames, robôs) como o meio principal para a entrega de instrução. Essas intervenções tentam captar o interesse especial relatado que muitos indivíduos autistas têm em tecnologia de computador e formatos previsíveis de entrega de informações, que permitem aos usuários controlar o ritmo da interação.
- Estudos de alta qualidade também sugerem que a intervenção do desenvolvimento pode melhorar alguns desafios centrais associados ao TEA, particularmente as dificuldades na comunicação social, tais como DIR/*Floortime*, modelos *Hanen* e ensino responsivo.

Terapias voltadas para a comunicação

- As alterações na comunicação em indivíduos com TEA apresentam grande variabilidade; encontramos desde indivíduos não verbais, que jamais desenvolverão a fala, até aqueles que possuem fala fluente cujas inabilidades comunicativas estão restritas ao uso funcional, com falhas tanto para iniciar como responder às diferentes demandas da comunicação.

- Considerando que as alterações da comunicação são uma das características centrais do TEA, a avaliação e o acompanhamento fonoaudiológico são fundamentais. A intervenção terapêutica é individualizada e estruturada a partir dos dados colhidos na avaliação. Tais dados permitem que o profissional elabore um plano de intervenção específico, visando ao desenvolvimento de estratégias que capitalizem os pontos fortes e estimulem as dificuldades de cada indivíduo. Esse tipo de atuação em que o próprio fonoaudiólogo planeja e executa as estratégias terapêuticas necessárias para cada caso é denominada intervenção terapêutica direta.
- O foco da intervenção terapêutica direta é o trabalho com os aspectos relacionados à comunicação social (atenção compartilhada e reciprocidade social), linguagem e habilidades cognitivas e regulação emocional. A principal estratégia terapêutica utilizada pelo fonoaudiólogo é o jogo, a brincadeira compartilhada que tem a função de intermediar a relação dialógica entre paciente e terapeuta. É por meio da brincadeira que se constrói a linguagem da criança, a princípio observando sua exploração lúdica e, posteriormente, pelo incentivo às outras formas de brincar, de compartilhar a atenção e situações.
- As estratégias utilizadas variam de acordo com o estágio do desenvolvimento da linguagem e visam ajudar o indivíduo com TEA a construir a comunicação e habilidades sociais com diferentes parceiros e ambientes.
- Intervenções atuais se baseiam na análise aplicada do comportamento (ABA), como a intervenção comportamental intensiva precoce (EIBI), e sugerem que a intervenção será eficaz se for precoce, intensiva e de longo prazo. A intervenção requer atenção individual de um terapeuta treinado e estabelecimento de metas individualizadas com os pais como coterapeutas.
- Algumas intervenções concentram-se no contexto natural para aumentar a comunicação social e as habilidades emocionais, in-

cluindo o Modelo de Denver do Início Precoce (ESDM), enquanto outras envolvem treinamento de pares ou pais.

- Frequentemente, os médicos e a equipe multiprofissional são questionados pelos pais e familiares sobre o potencial de seus filhos com TEA e o curso do tratamento a seguir. As crianças que recebem intervenção precoce intensiva podem mudar substancialmente em suas taxas de desenvolvimento e gravidade do autismo ao longo do tempo. Outras perguntas se referem às recomendações de 35 a 40 horas por semana de tratamento comportamental. Ainda faltam evidências de alta qualidade de que um número tão alto de horas proporciona maior ganho para as crianças, mesmo aquelas com dificuldades mais graves.
- Talvez a mensagem mais importante que os profissionais possam fornecer desde o início é que, tanto para pessoas com TEA quanto para aquelas sem deficiência, a qualidade de vida, o relacionamento com os outros e o envolvimento em atividades pessoalmente satisfatórias proporcionam ganhos em seu desenvolvimento.

TRATAMENTO MEDICAMENTOSO

- Até o momento, uma medicação específica para o tratamento dos sintomas centrais (comunicação social e comportamentos ritualizados e repetitivos) dos TEA não existe. As medicações formalmente liberadas pelo Food and Drug Administration (FDA) são utilizadas para tratar apenas sintomas acessórios, como agitação e irritabilidade, e são a risperidona e o aripiprazol.

CONSIDERAÇÕES FINAIS

- O esforço para que a qualidade de vida dos indivíduos com TEA seja melhor no que se diz respeito à autonomia e independências está diretamente relacionado com o diagnóstico precoce, por meio de novas tecnologias e ferramentas de triagem; com as intervenções precoces, intensas e individualizadas; com a participação dos pais e familiares e com o uso de medicação (quando houver comorbidades). Além disso, as políticas nacionais de inclusão nos ambientes escolares e de trabalho, de forma realística e plenamente atuante, fortalecem e reasseguram a possibilidade da convivência em sociedade.

- No entanto, esclarecimentos futuros ainda são vários e continuam ativos nas pesquisas e trabalhos envolvendo pessoas com TEA no mundo inteiro, direcionando a atenção para indivíduos que ainda têm dificuldades substanciais, fornecendo caminhos para uma inclusão efetiva e maior autonomia pessoal. A ciência e as políticas públicas têm o potencial de contribuir para essas mudanças.

BIBLIOGRAFIA

1. Aishworiya R, Valica T, Hagerman R, Restrepo B. An Update on Psychopharmacological Treatment of Autism Spectrum Disorder. Neurotherapeutics. 2022;19(1):248-62.
2. American Psychiatry Association. Manual diagnóstico e estatístico de transtornos mentais, 5ª edição. Porto Alegre: Artmed; 2014.
3. Ayres AJ. Sensory integration and the child. Los Angeles: Western Psychological Services; 1979.
4. Ayres M, Parr JR, Rodgers J, Mason D, Avery L, Flynn D. A systematic review of quality of life of adults on the autism spectrum. Autism. 2018;22(7):774-83.
5. Baer DM, Wolf MM, Risley TR. Some current dimensions of applied behavior analysis. J Applied Behavior Analysis. 1968;1:91-7.
6. Bahrick LE, Todd JT. Multisensory processing in autism spectrum disorder: Intersensory processing disturbance as a basis for atypical development. In: Stein BE. The new handbook of multisensory processing. Cambridge: MIT Press; 2012. p.657-74.
7. Baron-Cohen S, Golan O, Ashwin E. Educational cognitive neuroscience: Designing autism-friendly methods to teach emotion recognition. Neuroscience in Education. Oxford University Press; 2012.
8. Baum WM. Multiscale behavior analysis and molar behaviorism: an overview. J Experimental Analysis of Behavior. 2018;110(3):302-22.
9. Baum WM. Three laws of behavior: allocation, induction and covariance. Behavior Analysis: Research and Practice. 2018;18(3):329-351.
10. Berument SK, Rutter M, Lord C, Pickles A, Bailey A. Autism Screening Questionnaire: diagnostic validity. Br J Psychiatry. 1999;175:444-51.
11. Bhat AN, Galloway JC, Landa RJ. Relationship between early motor delay and later communication delay in infants at risk for autism. Infant Behav Dev. 2012;35(4):838-46.

12. Bodfish JW, Symons FJ, Lewis MH. The repetitive behavior scale. Western Carolina Center Research Reports. 1999.
13. Bölte S, Poustka F, Constantino JN. Assessing autistic traits: cros-cultural validation of the Social Responsiveness Scale (SRS). Autism Research. 2008;1(6):354-363.
14. Brentani H, Paula CS, Bordini D, Rolim D, Sato F, Portolese J, et al. Autism spectrum disorders: an overview on diagnosis and treatment. Rev Bras Psiq. 2013;35:62-72.
15. Brugha TS, et al. Validating two survey methods for identifying cases of autism spectrum disorder among adults in the community. Psychol Med. 2012;42:647-56.
16. Bryson SE, Bradley EA, Thompson A, Wainwright A. Prevalence of autism among adolescents with intellectual disabilities. Can J Psychiatry. 2008;53(7):449-59.
17. Carter AS, Messinger DS, Stone WL, Celimli S, Nahmias AS, Yoder P. A randomized controlled trial of Hanen's 'More Than Words' in toddlers with early autism symptoms. J Child Psychol Psychiatry. 2011;52(7):741-52.
18. Cascio CJ, Woynaroski TG, Baranek GT, Wallace MT. Toward an interdisciplinary approach to understanding sensory function in autism spectrum disorder. Autism Res. 2016;9(9).
19. Cheak-Zamora NC, Yang X, Farmer JE, Clark M. Disparities in transition planning for youth with autism spectrum disorder. Pediatrics. 2013;131(3):447-54.
20. Dawson G, Rogers S, Munson J, Smith M, Winter J, Greenson J, et al. Randomized, controlled trial of an intervention for toddlers with autism: the Early Start Denver Model. Pediatrics. 2010;125(1):e17-e23.
21. Departamento Científico de Pediatria do Desenvolvimento e Comportamento da Sociedade Brasileira de Pediatria. Manual de orientação do transtorno do espectro autista. 2019;5.
22. Drmic IE, Szatmari P, Volkmar F. Handbook of life course health development. In: Halfon N, et al. (eds.). 2018.
23. Fernandez BA, Scherer SW. Syndromic autism spectrum disorders: moving from a clinically defined to a molecularly defined approach. Dialogues in Clinical Neuroscience. 2017;19(4):353.
24. First MB, Reed GM, Hyman SE, Saxena S. The development of the ICD-11 clinical descriptions and diagnostic guidelines for mental and behavioral disorders. World Psychiatry. 2015;14(1):82-90.
25. Gabriels RL, Agnew JA, Holt KD, Shoffner A, Zhaoxing P, Ruzzano S, et al. Pilot study measuring the effects of therapeutic horseback riding on school-age children and adolescents with autism spectrum disorders. Research in Autism Spectrum Disorders. 2012;6(2):578-88.
26. Greenspan SI, Wieder S. The developmental individual-difference, relationship-based (DIR/Floortime) model approach to autism spectrum disorders. In: Hollander E, Anagnostou E (eds.). Clinical manual for the treatment of autism. Washington: American Psychiatric Publishing; 2007. p. 179-209.

27. Grove J, Ripke S, Als TD, Mattheisen M, Walters R, Won H, et al. Common risk variants identified in autism spectrum disorder. BioRxiv. 2017;224-774.
28. Grynszpan O, Weiss PL, Perez-Diaz F, Gal E. Innovative technology- based interventions for autism spectrum disorders: a meta-analysis. Autism. 2013;18(4).
29. Halfon N, Forrest CB, Lerner RM, et al. (eds.). Handbook of life course health development. Cham: Springer; 2018.
30. Hyman SL, et al. Identification, evaluation, and management of children with autism spectrum disorder. Pediatrics. 2020;145(1).
31. Ismail F, Shapiro B. What are neurodevelopmental disorders?. Curr Opin Neurol. 2019;32(4):611-6.
32. Jones RM, Pickles A, Lord C. Evaluating the quality of peer interactions in children and adolescents with autism with the Penn Interactive Peer Play Scale (PIPPS). Mol Autism. 2017;8:28.
33. Kaiser AP. Parent-implemented language intervention: an environmental perspective. In: Kaiser AP, Gray DB (eds.). Enhancing children's communication: research foundations for intervention, Vol. 2. Baltimore: Paul H. Brookes; 1993. p. 63-84.
34. Kanne SM, Gerber AJ, Quirmbach LM, Sparrow SS, Cicchetti DV, Saulnier CA. The role of adaptive behavior in autism spectrum disorders: implications for functional outcome. J Autism Dev Disord. 2011;41(8):1007-18.
35. Kasari C, Freeman S, Paparella T. Joint attention and symbolic play in young children with autism: a randomized controlled intervention study. J Child Psychology and Psychiatry. 2006;47(6):611-20.
36. Kasari C, Gulsrud AC, Wong C, Kwon S, Locke J. Randomized controlled caregiver mediated joint engagement intervention for toddlers with autism. J Autism Develop Disord. 2010;40(9):1045-56.
37. Kenworthy L, Case L, Harms MB, Martin A, Wallace GL. Adaptive behavior ratings correlate with symptomatology and IQ among individuals with high- functioning autism spectrum disorders. J Autism Dev Disord. 2010;40(4):416-23.
38. Klintwall L, Eldevik S, Eikeseth S. Narrowing the gap: effects of intervention on developmental trajectories in autism. Autism. 2015;19(1):53-63.
39. Klintwall L, Gillberg C, Bolte S, Fernell E. The efficacy of intensive behavioral intervention for children with autism: a matter of allegiance? J Autism Develop Disord. 2012;42(1):139-40.
40. Knight VF, Mckissick BR, Saunders AF. A review of technology-based interventions to teach academic skills to students with autism spectrum disorder. J Autism Develop Disord. 2013;43(11).
41. Koegel LK, Koegel R, Harrower J, Carter CM. Pivotal response intervention: overview of approach: research and practice for persons with severe disabilities. J Association for Persons with Severe Handicaps. 1999;24(3):174-85.
42. Lai M-C, Lombardo MV, Baron-Cohen S. Autism. Lancet. 2014;383(9920):896-910.

43. Lai MC, Kassee C, Besney R, Bonato S, Hull L, Mandy W, et al. Prevalence of co--occurring mental health diagnoses in the autism population: a systematic review and meta-analysis. Lancet Psychiatry. 2019;6(10):819-29.
44. Lam KS, Aman MG. The Repetitive Behavior Scale-Revised: independent validation in individuals with autism spectrum disorders. J Autism Develop Disord. 2007;37(5):855-866.
45. Linstead E, Dixon DR, Hong E, Burns CO, French R, Novack MN, et al. An evaluation of the effects of intensity and duration on outcomes across treatment domains for children with autism spectrum disorder. Translational Psychiatry. 2017;7(9):e1234-6.
46. Lord C, Brugha TS, Charman T, Cusack J, Dumas G, Frazier T, et al. Autism spectrum disorder. Nature Reviews Disease Primers. 2020;6(1):1-23.
47. Lord C, Elsabbag M, Baird G, Veenstra-Vanderweele J. Autism spectrum disorder. Lancet. 2018;392(10146):508-20.
48. Lord C, Rutter M, Dilavore P, Risi S. The Autism Diagnostic Observation Schedule: manual. Los Angeles: Western Psychological Corporation; 1999.
49. Lord C, Rutter ML, Le Couteur A. Autism Diagnostic Interview – Revised: a revised version of a diagnostic interview for caregivers of individuals with possible pervasive developmental disorders. J Autism Dev Disord. 1994;24:659-85.
50. Lovaas OI. Behavioral treatment and normal educational and intellectual functioning in young autistic children. J Consulting & Clinical Psychology. 1987;55:3-9.
51. Maenner MJ, Shaw K, Bakian A, et al. Prevalence and characteristics of autism spectrum disorder among children aged 8 years: Autism and Developmental Disabilities Monitoring Network, 11 Sites, United States, 2020. Surveill Summ. 2023;72(2):1-14.
52. Magiati I, Tay XW, Howlin P. Cognitive, language, social, and behavioral outcomes in adults with autism spectrum disorders: a systematic review of longitudinal follow-up studies in adulthood. Clin Psychol Rev. 2014;34(1):73-86.
53. McConachie H, Wilson C, Mason D, et al. What is important in measuring quality of life? Reflections by autistic adults in four countries. Autism in Adulthood. 2019;1-9.
54. McCormick C, Hepburn S, Young GS, Rogers SJ. Sensory symptoms in children with autism spectrum disorder, other developmental disorders and typical development: a longitudinal study. Autism. 2016;20(5):572-9.
55. McEachin JJ, Smith T, Lovaas OI. Long-term outcome for children with autism who received early intensive behavioral treatment. Am J Mental Retardation. 1993;97:359-72.
56. Mehzabin P, Stokes MA. Self-assessed sexuality in young adults with high-functioning autism. Res Autism Spectr Disord. 2011;5(1):614-21.
57. Mesibov GB, Shea V, Schopler E. The TEACCH approach to autism spectrum disorders. New York: Springer; 2004.
58. O'Haire M. Research on animal-assisted intervention and autism spectrum disorder, 2012-2015. Applied Developmental Science. 2017;21(3):1-17.

59. O'Hare A, Bremner L. Management of developmental speech and language disorders: part 1. Arch Dis Child. 2016;101(3):272-7.
60. Ortega JV. Applied behavior analytic intervention for autism in early childhood: Meta-analysis, meta-regression and dose-response meta-analysis of multiple outcomes. Clin Psychol Rev. 2010;30(4):387-99.
61. Palmer N, et al. Association of sex with recurrence of autism spectrum disorder among siblings. JAMA Pediatrics. 2017;171(11):1107-12.
62. Pepperdine CR, McCrimmon AW. Test Review: Vineland Adaptive Behavior Scales, (Vineland-3). In: Sparrow SS, Cicchetti DV, Saulnier CA. Can J School Psychol. 2018;33(2):157-63.
63. Perissinoto J, Tamanaha AC, Isotoni SM. Evidência científica de terapia fonoaudiológica nos distúrbios do espectro do autismo. In: Terapia fonoaudiológica baseada em evidências. v.1. São Paulo: Pró-Fono; 2013. p. 261-82.
64. Perissinoto J, Tamanaha AC. Intervenção terapêutica fonoaudiológica. In: Transtornos do espectro do autismo, implementando estratégias para a Comunicação. Riberão Preto: Book Toy; 2019. p. 157-64.
65. Peters-Scheffer N, Didden R, Korzilius H, Sturmey P. A meta-analytic study the effectiveness of comprehensive ABA-based early intervention programs for children with autism spectrum disorders. Res Autism Spectr Disord. 2011;5(1):60-9.
66. Pickles A, Anderson DK, Lord C. Heterogeneity and plasticity in the development of language: a 17-year follow-up of children referred early for possible autism. J Child Psychol Psychiatry. 2014;55:1354-62.
67. Provost B, Lopez BR, Heimerl S. A comparison of motor delays in young children: autism spectrum disorder, developmental delay, and developmental concerns. J Autism Dev Disord. 2007;37(2):321-8.
68. Reichow B, Barton EE, Boyd B A, Hume K. Early Intensive Behavioral Intervention (EIBI) for young children with autism spectrum disorders (ASD). Cochrane Database Syst Rev. 2012;10:CD009260.
69. Richler J, Huerta M, Bishop SL, Lord C. Developmental trajectories of restricted and repetitive behaviors and interests in children with autism spectrum disorders. Develop Psychopathol. 2010;22(1):55-69.
70. Robins DL, Fein D, Barton ML, Green JA. The Modified Checklist for Autism in Toddlers: an initial study investigating the early detection of autism and pervasive developmental disorders. J Autism Dev Disord. 2001;31:131-44.
71. Rogers SJ, et al. A multisite randomized controlled trial comparing the effects of intervention intensity and intervention style on outcomes for young children with autism. J Am Acad Child Adolescent Psychiatry. 2021;60(6):710-22.
72. Rogers SJ, Hepburn S, Wehner E. Parent reports of sensory symptoms in toddlers with autism and those with other developmental disorders. J Autism Dev Disord. 2003;33(6):631-42.

73. Rylaarsdam L, Guemez-Gamboa A. Genetic causes and modifiers of autism spectrum disorder. Front Cell Neurosci. 2019;13:385.
74. Sallows GO, Graupner. Intensive behavioral treatment for children with autism: four-year outcome and predictors. Am J Ment Retard. 2005;110(6):417-38.
75. Samsunlu CA. Evidence based therapies and non-medical treatments in ASD. Psychiatry and Clinical Psychopharmacology. 2019;29:355.
76. Sandbank M, Bottema-Beutel K, Crowley S, Cassidy M, Dunham K, Feldman JI, et al. Project AIM: Autism intervention meta-analysis for studies of young children. Psychological Bulletin. 2020;146(1):1-29.
77. Sandin S, Lichtenstein P, Kuja-HalkolaR, Larsson H, Hultman CM, Reichenberg A. The familial risk of autism. JAMA. 2014;311(17):1770-7.
78. Scherck KA, Richdale AL. Sleep problems, behaviour and psychopathology in autism: inter-relationships across the lifespan. Curr Opin Psychol. 2019;34:105-111.
79. Schopler E, Reichler RJ, DeVellis RF, Daly K. Toward objective classification of childhood autism: Childhood Autism Rating Scale (CARS). J Autism Dev Disord. 1980;10:91-103.
80. Schreibman L, Dawson G, Stahmer AC, Landa R, Rogers SJ, et al. Naturalistic developmental behavioral interventions: empirically validated treatments for autism spectrum disorder. J Autism Dev Disord. 2015;45(8):2411-28.
81. Shi B, et al. Cognitive, language, and behavioral outcomes in children with autism spectrum disorders exposed to early comprehensive treatment models: a meta-analysis and meta-regression. Frontiers in Psychiatry. 2021;12:691148.
82. Shire SY, et al. Exploring coaching and follow-up supports in community-implemented caregiver-mediated JASPER intervention. Autism. 2022;26(3):654-65.
83. Sparrow S, Balla D, Cicchetti D. Vineland Adaptive Behavior Scales: Interview edition, survey form. Circle Pines: American Guidance Service; 1984.
84. Steinbrenner JR, Hume K, Odom SL, Morin KL, Nowell SW, Tomaszewski B, et al. Evidence-based practices for children, youth, and young adults with Autism. The University of North Carolina at Chapel Hill, Frank Porter Graham Child Development Institute, National Clearinghouse on Autism Evidence and Practice Review Team. 2020.
85. Swetlik C, Earp SE, Franco KE. Adults with autism spectrum disorder: Updated considerations for healthcare providers. Cleveland Clin J Med. 2019;86(8):543-553.
86. Tassé MJ, Schalock RL, Balboni G, Bersani H, Jr, Borthwick-Duffy SA, Spreat S, et al. The construct of adaptive behavior: its conceptualization, measurement, and use in the field of intellectual disability. Am J Intellectual and Developmental Disabilities. 2012;117:291-303.
87. Thapar A, Coorper M, Rutter M. Neurodevelopmental disorders. Lancet Psychiatry. 2017;4(4):339-46.
88. The Council of Autism Service Providers (CASP). Applied behavior analysis treatment of autism spectrum disorder: practice guidelines for healthcare funders and managers. 2.ed. The Council of Autism Service Providers ("CASP"), 2020.

89. Tiede G, Walton KM. Meta-analysis of naturalistic developmental behavioral interventions for young children with autism spectrum disorder. Autism. 2019;23(8):2080-2095.
90. Tiura M, Kim J, Detmers D, Baldi H. Predictors of longitudinal ABA treatment outcomes for children with autism: a growth curve analysis. Research in Developmental Disabilities. 2017;70(SupplC):185-97.
91. Tourinho EZ, Borba A, Vichi C, Leite FL. Contributions of contingencies in modern societies to "privacy" in the behavioral relations of cognition and emotion. The Behavior Analyst. 2011;34:171-80.
92. Tourinho EZ. A produção de conhecimento em Psicologia: a Análise do Comportamento. Psicologia Ciência e Profissão. 2003;23(2):30-41.
93. Tourinho EZ. Private stimuli, covert responses and private events: conceptual remarks. The Behavior Analyst. 2006;29:13-31.
94. Trzmiel T, Purandare B, Michalak M, Zasadzka E, Pawlaczyk M. Equine assisted activities and therapies in children with autism spectrum disorder: a systematic review and a meta-analysis. Complement Ther Med. 2019;42:104-13.
95. Tupou J, et al. Preschool interventions for children with autism spectrum disorder: a review of effectiveness studies. Rev J Autism Develop Disord. 2019;6(4):381-402.
96. Virués-ortega J. Applied behavior analytic intervention for autism in early childhood: Meta-analysis, meta-regression and dose-response meta-analysis of multiple outcomes. Clin Psychol Rev. 2010;30(4):387-99.
97. Wetherby AM, Prizant BM, Schuler AL. Enhancing language and communication: Theoretical foundations. In: Cohen D, Volkmar F (eds.). 2.ed. Handbook of autism and pervasive developmental disorders; 1997.
98. Whitehouse AJO, et al. Effect of preemptive intervention on developmental outcomes among infants showing early signs of autism: a randomized clinical trial of outcomes to diagnosis. JAMA Pediatrics. 2021;175(11):e213298-e213298.
99. Wise EA. Aging in autism spectrum disorder. Am J Geriatric Psychiatry. 2019.
100. Zeidan J, Fonbonne E, Scorah J et al. Global prevalence of autism: a systematic review update. Autism Research. 2022;15:778-90.

3 Transtorno de déficit de atenção/hiperatividade

Analin Ono Baraniuk
Luis Carlos Farhat
Luis Augusto Rohde
Guilherme Vanoni Polanczyk

INTRODUÇÃO

- O transtorno de déficit de atenção/hiperatividade (TDAH) é um transtorno do neurodesenvolvimento de origem multifatorial caracterizado por prejuízos atencionais, hiperatividade motora e impulsividade. Os comportamentos não são esperados em relação ao momento do desenvolvimento do indivíduo, manifestam-se de forma persistente e estão associados a prejuízos nos âmbitos social, familiar, acadêmico e ocupacional, indicando a importância do diagnóstico precoce e do tratamento.

ASPECTOS EPIDEMIOLÓGICOS

- Os primeiros estudos epidemiológicos realizados nas décadas de 1970 e 1980 mostraram grande variação na taxa estimada de prevalência do TDAH. Em paralelo, a partir daquele momento, muitas crianças e adolescentes passaram a ser reconhecidas com TDAH. Assim, criou-se um cenário de preocupação sobre um possível excesso de diagnósticos, surgindo conflitos e debates inclusive com relação à validade do transtorno.

- Entretanto, metanálises demonstram que a variabilidade nas taxas de prevalência é decorrente de diferentes características metodológicas entre os estudos individuais, especialmente em relação aos critérios diagnósticos utilizados, fontes de informação dos sintomas e exigência de prejuízo funcional para o diagnóstico. Verificou-se que a prevalência mundial de TDAH é estável quando os métodos dos estudos são consistentes, sem grandes variações entre as diferentes localizações geográficas, com prevalência estimada de 5,29% entre crianças e adolescentes ao redor do mundo, e de 2,5 a 3,4% em adultos.
- Em relação à evolução do transtorno, a literatura indica que dois terços das crianças diagnosticadas com TDAH na idade escolar continuam apresentando sintomas na vida adulta associados a prejuízos funcionais, mesmo que não mantenham critérios diagnósticos plenos. Meninos são mais comumente afetados do que meninas, com proporções que variam de 2:1 a 3:1. No entanto, essa diferença é acentuada pelo baixo reconhecimento do TDAH em meninas, uma vez que a proporção de meninas com o transtorno é maior em amostras comunitárias do que em amostras clínicas. Crianças do sexo feminino geralmente apresentam mais sintomas de desatenção do que de hiperatividade ou impulsividade, o que pode dificultar o reconhecimento ou gerar menor motivação para a busca de tratamento.
- Evidências indicam associação entre baixo nível socioeconômico e aumento do risco de TDAH. Contudo, pelos possíveis prejuízos nos âmbitos educacional e ocupacional secundários à condição, há a possibilidade de causalidade reversa desse achado. Em relação à raça, não há evidências consistentes que indiquem variações da prevalência, embora taxas de diagnóstico e tratamento tendam a ser menores em negros e latinos.

ETIOPATOGENIA

Fatores de risco

- A etiologia do TDAH é entendida como multifatorial, incluindo fatores genéticos, neurobiológicos e ambientais, que interagem entre si por meio de mecanismos complexos e variáveis e que, em conjunto, elevam o risco do transtorno. Estudos de famílias e gêmeos portadores de TDAH estimam que o coeficiente de herdabilidade (isto é, a proporção da variância do traço que pode ser explicada por fatores genéticos) encontra-se entre 70 e 80%.
- Uma metanálise que incluiu amostras populacionais de estudos de diferentes países e alcançou um total de 20.183 indivíduos portadores de TDAH e 35.191 controles identificou 12 *loci* que abrigam variantes do genoma que aumentam o risco de TDAH. Os estudos de genética demonstram que o TDAH é o extremo de um traço contínuo presente na população em geral e que o risco para tal condição também é dimensional. Assim, as variantes de DNA associadas ao TDAH também estão presentes em indivíduos sem o transtorno, e aqueles com TDAH teriam um número maior de variantes suficientes para o seu surgimento.
- Apesar do forte impacto de influências genéticas, é provável que fatores ambientais, também interagindo com risco genético, contribuam para a ocorrência do transtorno. Entre os fatores ambientais com evidências mais consistentes de causalidade destacam-se prematuridade, baixo peso ao nascer e institucionalização com privação extrema na primeira infância.
- Sugere-se um aumento na suscetibilidade ao transtorno com fatores como exposição intrauterina ao tabaco e exposição a toxinas ambientais, como chumbo, pesticidas e policloretos de bifenil, mas as evidências disponíveis não permitem concluir causalidade. Há evidências inconclusivas e insuficientes em relação à exposição intrauterina ao álcool e a drogas, às condições psicológicas maternas durante a gestação e às complicações no período pré e perinatal.

Substrato neuropsicológico e neurobiologia

- Estudos neuropsicológicos e de neuroimagem demonstram um claro substrato biológico para o TDAH, envolvendo sistemas neurais e áreas cerebrais que são relacionados a múltiplos domínios cognitivos. As disfunções executivas foram amplamente estudadas em indivíduos com TDAH e são vistas principalmente em controle inibitório, memória de trabalho visuoespacial e verbal, vigilância e planejamento. Além disso, podem apresentar alteração na sensibilidade à recompensa, notando-se preferência por uma gratificação menor e imediata em detrimento à espera por uma gratificação maior.
- Esse comportamento pode ser controlado por dois componentes: uma preferência incondicional pelo imediatismo, associada a uma sinalização deficitária de recompensas futuras (*delay discounting*), e uma reação emocional negativa à imposição em aguardar (*delay aversion*). É importante destacar que há uma heterogeneidade substancial no substrato cognitivo de indivíduos com TDAH e nenhuma alteração cognitiva é necessária ou suficiente para o estabelecimento do diagnóstico.
- As áreas corticais mais frequentemente associadas ao TDAH são o córtex pré-frontal dorsolateral, associado à memória de trabalho e atenção seletiva; o córtex pré-frontal ventromedial, associado ao planejamento e à tomada de decisão; e o córtex parietal, associado à orientação da atenção. As áreas subcorticais envolvidas são o córtex cingulado anterior e o posterior, responsáveis pelo processamento afetivo e cognitivo do controle executivo, e os gânglios da base. Adicionalmente, estudos apontam acometimentos estruturais e funcionais na amígdala e no cerebelo. O papel do circuito estriatal ventral mesolímbico também tem despertado interesse, particularmente em função de déficits relacionados aos processos de recompensa e motivação.
- No campo de estudos dos sistemas neuroquímicos envolvidos no TDAH, há evidências principalmente sobre o comprometimento de vias dopaminérgicas e noradrenérgicas. O sistema dopaminér-

gico desempenha um papel importante em funções como atenção, planejamento, tomada de decisão e preparo de respostas motoras, e atua no sistema de recompensa do cérebro. A noradrenalina tem ação excitatória e, também, se relaciona com processos cognitivos de aprendizagem. A ação terapêutica de medicamentos que agem nesses sistemas é um dos fatores que corrobora para o envolvimento desses neurotransmissores na etiologia do TDAH. Os sistemas de outros neurotransmissores, como glutamato, serotonina e acetilcolina, também parecem ser associados ao transtorno.

QUADRO CLÍNICO E DIAGNÓSTICO

- O TDAH é caracterizado por um padrão persistente de desatenção, hiperatividade e impulsividade, que podem manifestar-se de forma isolada ou coexistir. O diagnóstico de TDAH é estabelecido a partir da avaliação clínica, com base em critérios gerados por sistemas classificatórios como o Manual Diagnóstico e Estatístico de Transtornos Mentais (recentemente, o DSM-5-TR, com texto revisado), conforme apresentado no Quadro 1. A última versão da Classificação Internacional de Doenças (CID-11), proposta pela Organização Mundial da Saúde (OMS), descreve somente as características principais da doença, sem especificar critérios operacionais como a idade de início, duração e número de sintomas.
- A avaliação clínica deve incluir o exame direto do paciente, a caracterização da história do desenvolvimento, da psicopatologia ampla e do seu funcionamento nos diversos contextos, bem como a identificação de prejuízo funcional. Informantes como pais, professores e outros cuidadores são fundamentais para o diagnóstico de crianças e adolescentes.
- A manifestação dos sintomas de desatenção, hiperatividade e impulsividade é influenciada pela estruturação do ambiente, pelo nível de motivação do indivíduo e de desenvolvimento. O indivíduo com TDAH apresenta de forma característica uma dificuldade para regular voluntariamente a sua atenção, ou seja, para man-

Quadro 1 Critérios diagnósticos da 5ª edição do DSM (texto revisado) para o transtorno de déficit de atenção/hiperatividade

A. Presença de pelo menos seis dos sintomas a seguir*, de desatenção e/ou de hiperatividade/impulsividade, por pelo menos 6 meses, em um grau que seja inconsistente com o nível de desenvolvimento e que tenha impacto negativo diretamente nas atividades sociais e acadêmicas/profissionais: * Para indivíduos com mais de 17 anos, pelo menos cinco sintomas são necessários.
Desatenção: a) Frequentemente presta atenção em detalhes ou comete erros por descuido em tarefas escolares, no trabalho ou durante outras atividades. b) Frequentemente tem dificuldade de manter a atenção em tarefas ou atividades lúdicas. c) Com frequência parece não escutar quando alguém lhe dirige a palavra diretamente. d) Frequentemente não segue instruções até o fim e não consegue terminar trabalhos escolares, tarefas ou deveres no local de trabalho. e) Frequentemente tem dificuldade de organizar tarefas e atividades. f) Frequentemente evita, não gosta ou reluta em se envolver em tarefas que exijam esforço mental prolongado. g) Frequentemente perde coisas necessárias para tarefas ou atividades. h) Frequentemente é distraído por estímulos externos. i) Frequentemente é esquecido em relação a atividades cotidianas.
Hiperatividade e impulsividade: a) Frequentemente remexe ou batuca as mãos ou os pés, ou se contorce na cadeira. b) Frequentemente se levanta da cadeira em situações em que se espera que permaneça sentado. c) Frequentemente corre ou sobe nas coisas em situações em que isso é inapropriado (em adolescentes, pode se limitar a sensações de inquietude). d) Com frequência é incapaz de brincar ou se envolver em atividades de lazer calmamente. e) Frequentemente "não para", agindo como se estivesse "com o motor ligado". f) Frequentemente fala demais. g) Frequentemente deixa escapar uma resposta antes que a pergunta tenha sido concluída. h) Frequentemente tem dificuldade de esperar a sua vez. i) Frequentemente interrompe ou se intromete.

(continua)

Quadro 1 **Critérios diagnósticos da 5ª edição do DSM (texto revisado) para o transtorno de déficit de atenção/hiperatividade (*continuação*)**

B. Vários sintomas de desatenção ou hiperatividade/impulsividade estavam presentes antes dos 12 anos.
C. Vários sintomas de desatenção ou hiperatividade/impulsividade estão presentes em dois ou mais ambientes (p. ex., em casa e na escola).
D. Há evidências claras de que os sintomas interferem no funcionamento social, acadêmico ou ocupacional, ou de que reduzem sua qualidade.
E. Os sintomas não ocorrem exclusivamente com o curso da esquizofrenia ou outro transtorno psicótico, ou não são mais bem explicados por outro transtorno mental.

Fonte: American Psychiatric Association, 2022.

ter ou redirecionar a atenção quando considera necessário. Tarefas divertidas, prazerosas, dinâmicas e que oferecem recompensas rápidas aumentam a motivação e, consequentemente, tendem a receber maior atenção. Há, ainda, a possibilidade de existir um hiperfoco, em que o indivíduo é capaz de ficar horas com excesso de concentração em determinada atividade. Em geral, isso ocorre no engajamento em uma atividade de entretenimento, como, por exemplo, ao usar o computador, assistir televisão ou envolver-se em atividade de maior preferência.

- Muitos indivíduos desenvolvem estratégias compensatórias para lidar com os sintomas do TDAH, podendo fazer com que passem despercebidos. Crianças com TDAH que possuem maiores habilidades cognitivas e de funções executivas, que estão inseridas em ambientes familiar e escolar organizados, podem ter bom rendimento escolar e, também, desenvolver estratégias que atenuem as dificuldades geradas pelo transtorno.
- Adolescentes e adultos podem aprender a controlar sintomas ou compensá-los de diferentes maneiras, a exemplo de uma maior quantidade de tempo programada para a execução de determinadas tarefas. Os prejuízos podem emergir a partir de um aumento

da complexidade e volume de tarefas diárias ao longo da vida, associado a um menor suporte familiar para conquistarem autonomia e independência, dificultando os mecanismos compensatórios. A busca pelo tratamento pode ocorrer quando o prejuízo de habilidades em funções executivas se torna mais aparente, como a dificuldade de organização e hierarquização das tarefas, e diante de desregulação emocional, um aspecto marcante na apresentação clínica desse transtorno.

- Conforme o número de sintomas em cada uma das duas dimensões (desatenção e hiperatividade/impulsividade), há três possíveis apresentações de TDAH no momento da avaliação: apresentação predominantemente desatenta, predominantemente hiperativa/impulsiva e combinada. Porém, ressalta-se que há uma baixa estabilidade dessa classificação ao longo do desenvolvimento, possibilitando mudanças na forma de manifestação da doença em um mesmo indivíduo.
- A avaliação da audição e visão deve ser realizada na suspeita de TDAH, pois o atraso no desenvolvimento e o prejuízo no desempenho escolar podem ser justificados pela presença de uma deficiência sensorial. O padrão de sono também deve ser investigado, pois sintomas de TDAH podem ocorrer em estados de privação de sono e exaustão excessiva. Condições médicas como hipertireoidismo e encefalite podem cursar com sintomas centrais do TDAH. Outros transtornos psiquiátricos, a exemplo de transtornos depressivos, de ansiedade, de aprendizagem e deficiência intelectual, também devem ser considerados no diagnóstico diferencial pela possibilidade de manifestação de prejuízo atencional e déficits em domínios cognitivos em tais condições.
- Escalas e inventários de sintomas não são fundamentais para o diagnóstico, mas podem ser úteis para a avaliação como ferramentas de auxílio e forma de análise objetiva da evolução dos sintomas com o tratamento. Exames complementares, como avaliação neuropsicológica e eletroencefalograma, podem ser solicitados con-

forme a necessidade clínica individual, e não são recomendados para todos os pacientes.

COMORBIDADES

- O TDAH apresenta alta taxa de comorbidades. A prevalência de crianças e adolescentes que possuem outros transtornos mentais associados varia de 40 a 80%, com taxa ainda maior naqueles que são encaminhados para tratamento (67 a 87%). O padrão de comorbidades varia de acordo com o estágio de desenvolvimento. Em crianças com TDAH, os transtornos disruptivos são as comorbidades mais frequentes: 50 a 60% são diagnosticadas com transtorno opositor desafiante (TOD), e 20 a 50% têm transtorno de conduta. A literatura mostra que 13 a 51% das crianças com TDAH apresentam transtornos de ansiedade comórbidos, como fobias específicas, ansiedade social e transtorno de ansiedade generalizada, e os transtornos depressivos acometem cerca de 16 a 26% dessas crianças, com o transtorno do humor bipolar sendo identificado em menor proporção.
- Estudos demonstram que a deficiência intelectual ocorre cerca de 10 a 20 vezes mais em crianças com diagnóstico de TDAH em relação aos indivíduos sem o transtorno. A comorbidade entre TDAH e transtornos de aprendizagem também é frequente, com o acometimento de uma proporção estimada de 25 a 40% dos casos. A suspeita deve ser feita quando há dificuldades específicas em leitura, escrita ou cálculos, por exemplo, ou quando o desempenho escolar está bastante prejudicado, principalmente em crianças com adequada capacidade cognitiva, que, apesar da redução dos sintomas centrais do TDAH com o tratamento, não obtiveram melhora do desempenho escolar. Os transtornos de tique também são comuns, podendo estar presentes em até 20% dos pacientes com TDAH.
- Em relação aos adolescentes, 50% também preenchem critérios para os transtornos disruptivos, e há um aumento do risco, tan-

to nessa faixa etária quanto em adultos, para desenvolvimento de transtornos por uso de substâncias, além de transtornos de personalidade, ansiedade e humor.

TRATAMENTO

- O planejamento terapêutico no TDAH deve ser feito de maneira individualizada, considerando-se fatores como idade, comorbidades, gravidade, contexto familiar e escolar. A abordagem deve contemplar, além dos sintomas, os diferentes domínios do desenvolvimento e funcionamento acometidos. Deve-se integrar psicoeducação a respeito da doença com o paciente, a família e a escola (esta última, em casos de crianças e adolescentes), garantindo que entendam o que é o TDAH, de que forma pode trazer impactos e quais são as intervenções disponíveis para o tratamento.
- Em crianças na idade escolar, adolescentes e adultos com sintomas moderados ou graves, a medicação é indicada. Os agentes farmacológicos para TDAH são classicamente divididos na literatura em dois grupos: estimulantes e não estimulantes. Os estimulantes são considerados os medicamentos de primeira linha e representados no Brasil pelo metilfenidato e lisdexanfetamina (Tabela 1). Embora a eficácia de ambas as classes seja similar, a resposta e tolerabilidade podem variar de acordo com cada indivíduo, sem preditores consistentes para isso.
- Os efeitos colaterais dos estimulantes incluem perda de apetite, cefaleia, irritabilidade, insônia, tremores e náuseas. Eles tendem a ser leves, dose-dependentes e transitórios, e a maioria pode ser revertida com o ajuste da dose ou alteração do medicamento estimulante. Supressão de crescimento é uma possível reação adversa de longo prazo. Dados de acompanhamento de pacientes com TDAH mostraram que o tratamento de longo prazo com estimulantes pode levar à mudança de trajetória de crescimento, com redução da altura na vida adulta de cerca de 2,5 cm e aumento do índice

de massa corpórea (IMC). Por esse motivo, é necessária a monitorização da taxa de crescimento, peso e IMC durante o tratamento.

- Em casos de redução na curva de crescimento, faz-se necessário discutir, com o paciente e sua família, a relação custo-benefício da continuidade da intervenção para a tomada de uma decisão conjunta. Estimulantes podem estar associados ao aumento de frequência cardíaca, em média 1 a 2 bpm, e pressão arterial, em média 1 a 4 e 1 a 2 mmHg para pressão sistólica e diastólica, respectivamente. Assim, tais sinais vitais devem ser monitorados. Não é necessária a realização de eletrocardiograma de rotina antes da introdução de estimulantes. No entanto, caso existam indícios de alterações cardiovasculares ou história de evento cardiovascular significativo em familiar próximo, recomenda-se avaliação com cardiologista previamente ao tratamento.
- O metilfenidato está disponível nas formulações de liberação imediata ou prolongada. Nesta última, há maior tempo de ação, com administração em menor frequência durante o dia, além de possível atenuação de reações adversas ou efeito rebote que podem ser secundários à formulação de liberação imediata. Não há consenso sobre a dose máxima de estimulantes, mas evidências indicam que a titulação deve ser progressiva, a partir da resposta do paciente, até que não haja efeitos terapêuticos adicionais ou que surjam efeitos adversos limitantes.
- Os não estimulantes englobam os medicamentos de segunda linha, como atomoxetina, guanfacina e clonidina, geralmente prescritos após falha de resposta, intolerância ou contraindicação aos estimulantes. Outros fármacos *off-label* que têm sido utilizados são os antidepressivos tricíclicos, bupropiona e modafinila, com eficácia limitada.
- As abordagens não farmacológicas podem ser usadas como alternativa ou associadas à medicação nas seguintes situações: quando os pacientes não respondem aos agentes farmacológicos ou têm efeitos adversos significativos, no tratamento de comorbidades, quando não há acesso ao tratamento medicamentoso ou quando

Tabela 1 Estimulantes disponíveis no Brasil

Nome comercial	Formulação	Duração da ação	Número de tomadas	Doses disponíveis
Ritalina®	Liberação imediata	3 a 5 horas	2 a 3 vezes ao dia	10 mg
Ritalina LA®	Liberação prolongada	6 a 8 horas	1 vez ao dia	10, 20, 30, 40 mg
Concerta®	Liberação prolongada	8 a 12 horas	1 vez ao dia	18, 36, 54 mg
Venvanse®	Liberação prolongada	13 horas	1 vez ao dia	30, 50, 70 mg

o paciente está na faixa etária dos pré-escolares. Ressalta-se que, se não houver melhora com as medidas psicossociais e se os sintomas forem graves, deve-se considerar o tratamento medicamentoso mesmo nessa faixa etária. Recentemente, um ensaio clínico randomizado com metodologia rigorosa demonstrou que o metilfenidato é eficaz e seguro para pré-escolares na redução de sintomas e melhora da funcionalidade, enquanto o treino parental é eficaz para a melhora da funcionalidade.

- As intervenções comportamentais são recomendadas e amplamente utilizadas, envolvendo treinamento parental, desenvolvimento de habilidades sociais e abordagens focadas na escola para a melhora do foco atencional e comportamento da criança/adolescente. Tendo em vista que a manifestação dos sintomas do TDAH é influenciada pela estruturação do ambiente e nível de motivação do indivíduo, algumas medidas podem ser favoráveis, tais como: rotina diária estruturada, regras claras e objetivas, consequências positivas (reforçadores) para os comportamentos adequados, sentar-se à frente na sala de aula para a redução de estímulos distratores, pausas regulares nas atividades, monitorização frequente e auxílio em estratégias de organização para os estudos. Para adolescentes e adultos, a terapia cognitivo-comportamental (TCC) pode ser considerada. Medidas de acomodação no ambiente acadêmico, seja em relação a estratégias de ensino, seja de avaliação, são amplamente conhecidas e já regulamentadas por lei, devendo ser implementadas sempre que necessário.

- Há inúmeros ensaios clínicos randomizados que demonstram a eficácia de medicações estimulantes para o tratamento do TDAH em crianças, adolescentes e adultos. Esses estudos são geralmente de curto prazo, variando de semanas a meses, e há necessidade de estudos controlados de longo prazo. Inúmeras dificuldades metodológicas se impõem como barreiras para a realização destes, mas existem estudos observacionais e de registros, a partir dos quais evidências crescentes indicam o benefício do tratamento medicamentoso sobre desfechos funcionais, como melhora do desempenho acadêmico, redução de taxas de comorbidades e de acidentes, dentre outros.
- Como transtorno do neurodesenvolvimento, entende-se o TDAH como uma condição crônica. Há tendência de melhora de sintomas ao longo do tempo, embora a maior parte dos indivíduos persista com sintomas e desenvolva comorbidades, levando a prejuízos funcionais. Assim, é fundamental o acompanhamento médico continuado, com revisão de sintomas, possíveis comorbidades e prejuízos, para adequação do plano terapêutico.

BIBLIOGRAFIA

1. American Psychiatric Association (APA). Diagnostic and Statistical Manual of Mental Disorders, 5.ed., Text Revision (DSM-5-TR). Arlington: APA; 2022.
2. Asherson P, Akehurst R, Kooij JJ, Huss M, Beusterien K, Sasane R, et al. Under diagnosis of adult ADHD: cultural influences and societal burden. J Atten Disord. 2012;16(5 Suppl):20S-38S.
3. Asherson P, Buitelaar J, Faraone SV, Rohde LA. Adult attention-deficit hyperactivity disorder: key conceptual issues. Lancet Psychiatry. 2016;3(6):568-78.
4. Buitelaar JK, van der Meer D, Richards J. Understanding the essentials of the ADHD neurobiology. In: Rohde LA, Buitelaar JK, Gerlach M, Faraone SV (eds.). The World Federation of ADHD guide. Porto Alegre: Artmed; 2019.
5. Caye A, Swanson JM, Coghill D, Rohde LA. Treatment strategies for ADHD: an evidence-based guide to select optimal treatment. Mol Psychiatry. 2019;24(3):390-408.

6. Cénat JM, Blais-Rochette C, Morse C, Vandette MP, Noorishad PG, Kogan C, et al. Prevalence and risk factors associated with attention-deficit/hyperactivity disorder among US black individuals: a systematic review and meta-analysis. JAMA Psychiatry. 2021;78(1):21-8.
7. Chang Z, Ghirardi L, Quinn PD, Asherson P, D'Onofrio BM, Larsson H. Risks and benefits of attention-deficit/hyperactivity disorder medication on behavioral and neuropsychiatric outcomes: a qualitative review of pharmacoepidemiology studies using linked prescription databases. Biol Psychiatry. 2019;86(5):335-43.
8. Coker TR, Elliott MN, Toomey SL, Schwebel DC, Cuccaro P, Tortolero Emery S, et al. Racial and ethnic disparities in ADHD diagnosis and treatment. Pediatrics. 2016;138(3):e20160407.
9. de Sousa AF, Coimbra IM, Castanho JM, Polanczyk GV, Rohde LA. Attention deficit hyperactivity disorder. In: Rey JM, Martin A (eds.), JM Rey's IACAPAP e-Textbook of child and adolescent mental health (edição em Português; Dias Silva F, ed). Genebra: International Association for Child and Adolescent Psychiatry and Allied Professions, 2020.
10. Demontis D, Walters RK, Martin J, Mattheisen M, Als TD, Agerbo E, et al. Discovery of the first genome-wide significant risk loci for attention deficit/hyperactivity disorder. Nat Genet.2019;51(1):63-75.
11. Faraone SV, Asherson P, Banaschewski T, Biederman J, Buitelaar JK, Ramos-Quiroga JA, et al. Attention-deficit/hyperactivity disorder. Nat Rev Dis Primers. 2015;1:15020.
12. Faraone SV, Cruz LP, de la Peña Olvera FR. Understanding the essentials of the etiology of ADHD. In: Rohde LA, Buitelaar JK, Gerlach M, Faraone SV, editores. The world federation of ADHD guide. Porto Alegre: Artmed, 2019. p. 1-16.
13. Faraone SV, Larsson H. Genetics of attention deficit hyperactivity disorder. Mol Psychiatry. 2019;24(4):562-75.
14. Farhat LC, Flores JM, Behling E, Avila-Quintero VJ, Lombroso A, Cortese S, et al. The effects of stimulant dose and dosing strategy on treatment outcomes in attention-deficit/hyperactivity disorder in children and adolescents: a meta-analysis. Mol Psychiatry. 2022;27:1562-72.
15. Fayyad J, Sampson NA, Hwang I, Adamowski T, Aguilar-Gaxiola S, Al-Hamzawi A, et al. The descriptive epidemiology of DSM-IV adult ADHD in the World Health Organization World Mental Health Surveys. Atten Defic Hyperact Disord. 2017;9(1):47-65.
16. Franke B, Michelini G, Asherson P, Banaschewski T, Bilbow A, Buitelaar JK, et al. Live fast, die young? A review on the developmental trajectories. Eur Neuropsychopharmacol. 2018;28(10):1059-88.
17. Galanter CA, Leibenluft E. Frontiers between attention deficit hyperactivity disorder and bipolar disorder. Child Adolesc Psychiatr Clin N Am. 2008;17(2):325-46, viii-ix.
18. Gallo EF, Posner J. Moving towards causality in attention-deficit hyperactivity disorder: overview of neural and genetic mechanisms. Lancet Psychiatry. 2016;3(6):555-67.

19. Greenhill LL, Swanson JM, Hechtman L, Waxmonsky J, Arnold LE, Molina BSG, et al. Trajectories of growth associated with long-term stimulant medication in the multimodal treatment study of attention-deficit/hyperactivity disorder. J Am Acad Child Adolesc Psychiatry. 2020;59(8):978-89.
20. Hammerness PG, Perrin JM, Shelley-Abrahamson S, Wilens TE. Cardiovascular risk of stimulant treatment in pediatric attention-deficit/hyperactivity disorder: update and clinical recommendations. J Am Acad Child Adolesc Psychiatry. 2011;50(10):978-90.
21. Hennissen L, Bakker MJ, Banaschewski T, Carucci S, Coghill D, Danckaerts M, et al. Cardiovascular effects of stimulant and non-stimulant medication for children and adolescents with adhd: a systematic review and meta-analysis of trials of methylphenidate, amphetamines and atomoxetine. CNS Drugs. 2017;31(3):199-215.
22. Hupfeld KE, Abagis TR, Shah P. Living "in the zone": hyperfocus in adult ADHD. Atten Defic Hyperact Disord. 2019;11(2):191-208.
23. Katzman MA, Bilkey TS, Chokka PR, Fallu A, Klassen LJ. Adult ADHD and comorbid disorders: clinical implications of a dimensional approach. BMC Psychiatry. 2017;17(1):302.
24. Kieling R, Rohde LA. ADHD in children and adults: diagnosis and prognosis. Curr Top Behav Neurosci. 2012;9:1-16.
25. Larsson H, Sariaslan A, Långström N, D'Onofrio B, Lichtenstein P. Family income in early childhood and subsequent attention deficit/hyperactivity disorder: a quasi-experimental study. J Child Psychol Psychiatry. 2014;55(5):428-35.
26. Mattos P, Palmini A, Salgado CA, Segenreich D, Grevet E, Oliveira IR, et al. Painel brasileiro de especialistas sobre diagnóstico do transtorno de déficit de atenção/hiperatividade (TDAH) em adultos. Rev Psiquiatr Rio Gd Sul. 2006;28(1):50-60.
27. Melegari MG, Bruni O, Sacco R, Barni D, Sette S, Donfrancesco R. Comorbidity of attention deficit hyperactivity disorder and generalized anxiety disorder in children and adolescents. Psychiatry Res. 2018;270:780-5.
28. National Institute for Health and Care Excellence. Attention deficit hyperactivity disorder: diagnosis and management. Disponível em: https://www.nice.org.uk/guidance/ng87. Acesso em: 20 set.2020.
29. Nussbaum NL. ADHD and female specific concerns: a review of the literature and clinical implications. J Atten Disord. 2012;16(2):87-100.
30. Pliszka S. Practice parameter for the assessment and treatment of children and adolescents with attention-deficit/hyperactivity disorder. J Am Acad Child Adolesc Psychiatry. 2007;46(7):894-921.
31. Polanczyk G, de Lima MS, Horta BL, Biederman J, Rohde LA. The worldwide prevalence of ADHD: a systematic review and metaregression analysis. Am J Psychiatry. 2007;164(6):942-8.
32. Polanczyk GV, Willcutt EG, Salum GA, Kieling C, Rohde LA. ADHD prevalence estimates across three decades: an updated systematic review and meta-regression analysis. Int J Epidemiol. 2014;43(2):434-42.

33. Posner J, Polanczyk GV, Sonuga-Barke E. Attention-deficit hyperactivity disorder. Lancet. 2020;395(10222):450-62.
34. Reale L, Bartoli B, Cartabia M, Zanetti M, Costantino MA, Canevini MP, et al. Comorbidity prevalence and treatment outcome in children and adolescents with ADHD. Eur Child Adolesc Psychiatry. 2017;26(12):1443-57.
35. Rohde LA, Coghill D, Asherson P, Banaschewski T. ADHD assessment across the life span. In: Rohde LA, Buitelaar JK, Gerlach M, Faraone SV (eds.). The World Federation of ADHD guide. Porto Alegre: Artmed; 2019. p. 42-62.
36. Sayal K, Prasad V, Daley D, Ford T, Coghill D. ADHD in children and young people: prevalence, care pathways, and service provision. Lancet Psychiatry. 2018;5(2):175-86.
37. Sciberras E, Mulraney M, Silva D, Coghill D. Prenatal risk factors and the etiology of ADHD: review of existing evidence. Curr Psychiatry Rep. 2017;19(1):1.
38. Simon V, Czobor P, Bálint S, Mészáros A, Bitter I. Prevalence and correlates of adult attention-deficit hyperactivity disorder: meta-analysis. Br J Psychiatry. 2009;194(3):204-11.
39. Sonuga-Barke EJS, Sergeant JA, Nigg J, Willcutt E. Executive dysfunction and delay aversion in attention deficit hyperactivity disorder: nosologic and diagnostic implications. Child Adolesc Psychiatr Clin N Am. 2008;17(2):367-84.
40. Sugaya LS, Salum GA, de Sousa Gurgel W, de Morais EM, Del Prette G, Pilatti CD, et al. Efficacy and safety of methylphenidate and behavioural parent training for children aged 3-5 years with attention-deficit hyperactivity disorder: a randomised, double--blind, placebo-controlled, and sham behavioural parent training-controlled trial. Lancet Child Adolesc Health. 2022:S2352-4642(22)00279-6.
41. Thapar A, Cooper M. Attention deficit hyperactivity disorder. Lancet. 2016;387(10024):1240-50.
42. Thapar A. Discoveries on the genetics of ADHD in the 21st century: new findings and their implications. Am J Psychiatry. 2018;175(10):943-50.

4 Tiques e síndrome de Tourette

Maria Alice Simões de Mathis
Maria Conceição do Rosário
Maria Paula Maziero
Sonia Borcato
Marcelo Queiroz Hoexter
Ana Gabriela Hounie

INTRODUÇÃO

- A síndrome de Tourette (ST) também pode ser chamada de síndrome de Gilles de la Tourette.
- A ST tem início na infância, e a gravidade dos tiques pode variar desde muito branda a gravíssima.
- Em alguns casos, os tiques causam impacto no funcionamento social, acadêmico e familiar, não apenas pelos tiques, mas também pelas altas taxas de comorbidade com outros transtornos psiquiátricos.
- Atualmente, considera-se que o modelo mais adequado é o multifatorial, ou seja, poligênico em combinação com fatores ambientais.

EPIDEMIOLOGIA

- Na infância, estudos relataram altas taxas de prevalência de tiques simples e transitórios, afetando cerca de 6 a 12% das crianças em idade escolar, e alguns estudos chegam a apresentar 24% de prevalência.
- A ST tem seu pico de incidência entre 4 e 10 anos, sendo mais frequente no sexo masculino.

- A remissão completa e espontânea dos tiques ao longo da vida adulta pode ocorrer em até 30% dos casos.

QUADRO CLÍNICO

Tiques

- Os tiques são contrações bruscas e involuntárias que podem resultar em movimentos (tiques motores) ou na produção de sons e palavras (tiques fônicos).
- Os tiques, em geral, não diferem de movimentos, sons ou palavras normais, exceto por sua frequência, intensidade e pelo caráter involuntário ou semivoluntário.
- Eles podem ser simples (p. ex., piscar um dos olhos, levantar os ombros, chutar, fazer caretas, tossir, pigarrear, fungar etc.) ou complexos (p. ex., dar uma volta completa no próprio eixo, agachar e levantar, emitir palavras, repetir a última palavra ou frase etc.).
- Podem apresentar diferentes graus de intensidade, variando de quase imperceptíveis até tão intensos que podem machucar a própria pessoa e/ou causar lesões em músculos ou outras partes do corpo.
- Os tiques ocorrem de forma repetitiva, porém não ritmada e, apesar do caráter involuntário, podem ser controlados com esforço por algum tempo, mas não abolidos nem controlados permanentemente. Eles ocorrem de forma intermitente e frequentemente em "surtos" (ocorrência de vários tiques em um curto espaço de tempo).
- Após a puberdade, os tiques tendem a diminuir de intensidade e frequência e podem até desaparecer sem qualquer necessidade de intervenção.
- Durante a evolução do quadro, ocorrem períodos de melhora e de piora com ou sem desencadeantes observáveis. Também não é infrequente que ocorram períodos de dias a meses sem qualquer tique aparente.
- Pacientes com tiques com frequência descrevem que eles são precedidos e/ou acompanhados por sensações desconfortáveis que

antecedem a sua realização e são subsequentemente aliviadas. São também conhecidos como fenômenos sensoriais ou premonitórios.

- O caráter intermitente e a ocorrência em "surtos" são elementos que ajudam a diferenciar os tiques de outros transtornos do movimento.

Síndrome de Tourette

- A ST é caracterizada pela presença de múltiplos tiques motores e de ao menos um tique fônico – o qual não precisa ocorrer concomitantemente com os demais tiques.
- Os sintomas podem flutuar, mas frequentemente se tornam persistentes por pelo menos um ano com intervalos de remissão inferiores a 3 meses.
- Tipicamente, a ST se inicia com salvas intermitentes de tiques motores simples em olhos, face ou cabeça e, com frequência, avança para grupos musculares dos ombros, tronco e extremidades. Apesar de o curso não ser previsível, alguns pacientes apresentam progressão craniocaudal dos sintomas motores (cabeça-pescoço-ombros-tronco-membros).
- Os tiques podem ser precipitados ou exacerbados por emoções (discussões, animação por situações agradáveis, provas escolares ou exposições públicas). Outras condições que despertam ou pioram os sintomas são episódios de febre ou doenças infecciosas.
- Na maioria dos casos, os tiques fônicos se iniciam de 1 a 2 anos após os primeiros tiques motores, e na sua maioria são tiques simples como "pigarrear", "fungar" ou dar um grunhido.
- Os tiques complexos podem se iniciar após alguns anos do surgimento dos primeiros sintomas.
- Apesar de ocorrer em uma minoria dos pacientes com ST, é comum que a coprolalia seja veiculada pela mídia como uma das características centrais e necessárias para o diagnóstico dessa síndrome, o que geralmente assusta muito os pacientes e/ou seus familiares.
- Em um pequeno número de casos, os tiques motores complexos podem se tornar autoagressivos: desde simples tapas no rosto até

golpes na face, mordidas nos punhos e lesões oculares, com risco de perda da visão.

- Os critérios diagnósticos para a ST de acordo com o DSM-5 são os seguintes:
  - ▷ Múltiplos tiques motores e um ou mais tiques fônicos estiveram presentes em algum momento durante o quadro, embora não necessariamente ao mesmo tempo.
  - ▷ Os tiques podem aumentar e diminuir em frequência, mas persistiram por mais de um ano desde o início do primeiro tique.
  - ▷ O início ocorre antes dos 18 anos.
  - ▷ A perturbação não é atribuível aos efeitos fisiológicos de uma substância (p. ex., cocaína) ou a outra condição médica (p. ex., doença de Huntington, encefalite pós-viral).

COMORBIDADES

- A idade de maior risco para o aparecimento dos transtornos psiquiátricos comórbidos nos pacientes com ST é entre 4 e 10 anos, com exceção dos transtornos alimentares e de abuso de substâncias, iniciados na adolescência.
- A grande maioria dos pacientes com ST apresenta comorbidade com diversos transtornos: transtorno de déficit de atenção/hiperatividade (TDAH) (até 60%), transtorno obsessivo-compulsivo (TOC) (até 30%), sintomas obsessivo-compulsivos (até 90%) e/ou depressão maior (até 45%).
- No Manual diagnóstico e estatístico de transtornos mentais – 5ª edição (DSM-5), o TOC associado a tiques é um dos especificadores desse transtorno.
- Atualmente, o transtorno de tiques crônicos (TTC) e a ST são considerados parte dos transtornos do espectro obsessivo-compulsivo (TEOC), ao lado de TOC, tricotilomania e transtorno dismórfico corporal.

- Além disso, a prevalência de TOC nos familiares de pacientes com ST também é mais elevada. Os sintomas relacionados às dimensões de simetria e exatidão, impulsos agressivos e medo de causar dano foram mais frequentes em pacientes com ST + TOC.
- Alterações no sono foram relatadas, como dificuldade de iniciar o sono e aumento da atividade motora durante esse período.
- Pacientes com ST apresentam maior frequência de sintomas de ansiedade do que a população geral.
- Os transtornos de humor também são mais prevalentes em pacientes com ST. Estudos demonstraram variação entre 13 e 76% para a incidência de distimia e transtorno depressivo maior em pacientes com ST. A depressão nos pacientes com ST está fortemente relacionada com a gravidade dos tiques, coexistência de ansiedade, transtorno de conduta e problemas de comportamento.
- Alguns estudos relataram taxas mais altas de transtornos do espectro autista (TEA) entre crianças com ST.

DIAGNÓSTICO

- O diagnóstico é clínico. Não há testes laboratoriais que confirmem a ST, nem o risco de seu surgimento.
- Recomenda-se o uso de escalas para graduar a gravidade dos sintomas e acompanhar seu curso ao longo do tempo. Uma das mais usadas é a *Yale Global Tic Severity Scale* (YGTSS).
- Ao considerar a hipótese de ST, deve-se diferenciar seu quadro clínico do transtorno de tiques transitórios e do transtorno de tiques motor ou vocal crônico. No primeiro caso, os sintomas ocorrem por mais de 4 semanas, mas por menos de 12 meses consecutivos, sendo os episódios únicos ou recorrentes. No segundo, os sintomas têm duração maior que 12 meses e o paciente tem tiques motores ou fônicos.

DIAGNÓSTICO DIFERENCIAL

- Algumas condições médicas podem vir acompanhadas de movimentos anormais. É importante pesquisar outros sinais e sintomas neurológicos para descartar causas secundárias.
- Deve-se atentar para o subdiagnóstico ou a falsa interpretação de que os tiques se devem a fatores psicológicos.
- Na avaliação de movimentos anormais, é importante considerar: acatisia, balismo, coreias, distonias, mioclonias, estereotipias, movimentos da síndrome das pernas inquietas, sensação de inquietação e compulsões.
- Às vezes, torna-se difícil distinguir compulsões de tiques. As compulsões são precedidas por preocupações persistentes, enquanto os tiques são precedidos por tensões físicas transitórias em uma determinada parte do corpo. Entretanto, os movimentos executados podem ser uma resposta a uma obsessão ou a regras que devem ser rigidamente aplicadas (compulsões *tic-like*).

ETIOPATOGENIA

- Atualmente, acredita-se que a ST seja uma condição de causa multifatorial.

Fatores genéticos

- ST é um transtorno altamente hereditário.
- O risco de um indivíduo ter ST ou tique crônico quando este tem um irmão(ã) com ST é 15 vezes maior em comparação com a população geral.
- A hipótese atual é que a ST seja um transtorno poligênico, com variabilidade fenotípica explicada pela combinação de variantes comuns, variantes raras e fatores ambientais.

Fatores neurobiológicos

- Circuitos córtico-estriado-tálamo-corticais compostos por estruturas cerebrais do córtex frontal e regiões subcorticais estão envolvidos na ST.
- Neurotransmissores cerebrais que regulam o funcionamento desses circuitos, incluindo serotonina, dopamina, glutamato e acetilcolina, podem estar alterados na ST.

Fatores infecciosos e imunológicos

- Indícios crescentes vinculam a interferência entre as vias neurais e imunes à patogênese da ST.
- Fatores pré-natais e perinatais podem aumentar a suscetibilidade genética, desencadeando a ativação da micróglia.
- O efeito dos estressores psicossociais na gravidade dos tiques torna-se mais forte quando uma infecção (como uma faringite estreptocócica do grupo Areincide com o aumento do estresse psicossocial.
- Essa influência imunológica pode ser sustentada por interações funcionais com circuitos córtico-estriado-tálamo-corticais, variando desde influências precoces na sinaptogênese e formação de circuitos até influências após o neurodesenvolvimento nesses mesmos circuitos.

TRATAMENTO

- Para realizar um planejamento terapêutico adequado e eficaz, é necessária uma avaliação detalhada e abrangente do paciente e de seus familiares.
- O tratamento para tiques e ST deve ser individualizado, pois os tiques variam muito de um paciente para outro e no mesmo paciente ao longo do tempo de tratamento.
- O planejamento terapêutico deve sempre envolver estratégias de psicoeducação para o paciente e seus familiares.

- Para casos brandos e moderados, o tratamento psicoterápico é indicado (especialmente a terapia cognitivo-comportamental) e deve ser a primeira escolha onde estiver disponível.
- O tratamento farmacológico deve ser considerado caso a psicoterapia não esteja disponível ou não tenha sido eficaz, caso os tiques sejam graves o suficiente para já se iniciar o tratamento.
- Caso o paciente tenha comorbidades com outros transtornos, como ansiedade ou depressão, é importante avaliar se esses sintomas comórbidos necessitam ser tratados primeiro.
- A terapia cognitivo-comportamental é a intervenção com mais evidências de benefício sem riscos conhecidos em médio e longo prazos. Uma das principais técnicas comportamentais para o tratamento dos tiques é a reversão de hábito (RH).
- A RH consiste em um treinamento para controle dos tiques por meio da melhora da capacidade de discriminar os fenômenos sensoriais que antecedem os tiques, no treinamento de respostas que competem com os tiques (cuja realização é incompatível com a realização simultânea do tique), em reforço diferencial e treino de generalização.
- Além da RH, outras técnicas comportamentais tentam modificar o contexto no qual os tiques ocorrem a partir da identificação de desencadeantes. A junção dessas técnicas com o treino de relaxamento e o treino motivacional compõe um protocolo de tratamento conhecido como intervenção global comportamental para tiques (CBIT, *comprehensive behavioral intervention for TIC*), que se mostrou efetivo na redução da frequência dos tiques.
- Em crianças e adolescentes em idade escolar, além do monitoramento clínico, é essencial acompanhar o desempenho escolar, dado que tanto os tiques como alguns efeitos colaterais das medicações usadas para o tratamento dos tiques, como sedação e lentificação do pensamento, podem comprometer o aprendizado.
- As substâncias com excelente evidência de benefício para o tratamento dos tiques são os agonistas alfa-adrenérgicos (clonidina e

guanfacina) e os neurolépticos (ou antipsicóticos) típicos e atípicos, descritos a seguir.

- Dentre os agonistas alfa-adrenérgicos, apenas a clonidina está disponível para uso no Brasil. Sua dose inicial deve ser de 0,05 mg/dia (meio comprimido de 0,1 mg), de modo que o aumento da dose seja feito gradualmente e com o uso fracionado em três doses diárias (manhã, tarde e noite). A dose eficaz pode variar entre 0,1 e 0,3 mg/dia, e a dose máxima total é de 0,3 mg/dia (3 comprimidos de 0,1 mg, a cada 8 horas). Os efeitos colaterais mais frequentes são sonolência, tontura, bradicardia, hipotensão ortostática e boca seca, que devem ser monitorados regularmente. Pode também haver piora de sintomas de depressão. É também importante reforçar para o paciente e sua família que a clonidina não pode ser suspensa abruptamente pelo risco de o paciente apresentar um pico hipertensivo.
- Os neurolépticos típicos (haloperidol e pimozida) têm como mecanismo de ação o bloqueio de receptores dopaminérgicos. Frequentemente, a dose inicial é de 0,5 mg/dia, com aumentos gradativos de 0,25 a 0,5 mg, a cada 5 a 7 dias. A dose eficaz varia de 2 a 10 mg/dia. Os efeitos colaterais mais frequentes incluem ganho de peso, tontura, sedação excessiva, acatisia, sintomas extrapiramidais e hiperprolactinemia. Apesar de menos frequente, o risco de discinesia secundária ao uso de neurolépticos típicos é alto. Apesar de sua eficácia demonstrada em vários estudos, a pimozida saiu do mercado brasileiro no final de 2019.
- Na prática clínica, quando possível, deve-se priorizar o uso de neurolépticos atípicos (p. ex., risperidona, aripiprazol, ziprasidona, olanzapina), pelo menor risco de efeitos colaterais, principalmente a discinesia. Alguns dos efeitos colaterais mais frequentes dos neurolépticos atípicos são: ganho de peso, dislipidemia, distúrbios relacionados ao eixo hipotálamo-hipofisário (p. ex., galactorreia, amenorreia) e alterações da condução cardíaca.

- Geralmente, as doses inicial e final dos neurolépticos para o tratamento de tiques e ST são inferiores às empregadas no tratamento de outros quadros psiquiátricos, como a esquizofrenia.
- Para tiques muito intensos ou dolorosos ou que possam causar lesão muscular ou outro tipo de injúria física, o uso de toxina botulínica em um grupamento muscular pode ser uma alternativa.
- Pacientes com tiques muito graves, persistentes na vida adulta e refratários a múltiplos tratamentos são raros. Porém, quando a refratariedade a múltiplos tratamentos é comprovada ou os tratamentos tradicionais não tolerados, e os tiques causam prejuízo substancial nas áreas acadêmica, profissional, social e familiar, o tratamento com a estimulação cerebral profunda (ECP) pode ser indicado.
- Casos refratários aos tratamentos tradicionais podem também ser tratados com canabinoides (uso compassivo) antes de indicar a estimulação cerebral profunda.
- Como tratamento adjuvante na área médica, alguns estudos apontam a acupuntura e a meditação como práticas eficientes para o controle dos tiques.

CONSIDERAÇÕES FINAIS

- A ST é um transtorno relativamente raro em sua forma completa.
- Entretanto, os transtornos de tiques como um todo atingem um número considerável de indivíduos, principalmente na faixa pediátrica (infância e adolescência).
- Embora em muitos casos os sintomas sofram remissão espontânea, a ST e TT podem ter curso crônico e grave. A ST e o TTC são hoje compreendidos como transtornos do espectro obsessivo-compulsivo, pois compartilham com o TOC diversas características clínicas, genéticas e etiopatológicas.
- O DSM-5 coloca a ST no grupo de transtornos do neurodesenvolvimento.

BIBLIOGRAFIA

1. American Psychiatric Association. Manual diagnóstico e estatístico de transtornos mentais: DSM-5. 5. ed. Porto Alegre: Artmed; 2014.
2. Baizabal-Carvallo JF, Jankovic J. The clinical features of psychogenic movement disorders resembling tics. J Neurol Neurosurg Psychiatry. 2014;85(5):573-5.
3. Bienvenu O, Samuels JF, Riddle MA, Hoehn-Saric R, Liang KY, Cullen BA, Grados MA, Nestadt G. The relationship of obsessive-compulsive disorder to possible spectrum disorders: results from a family study. Biol Psychiatry. 2005;48:287-93.
4. Bloch MH, Panza KE, Landeros-Weisenberger A, Leckman JF. Meta-analysis: treatment of attention-deficit/hyperactivity disorder in children with comorbid tic disorders. J Am Acad Child Adolesc Psychiatry. 2009;48(9):884-93.
5. Ganos C, Münchau A, Bhatia KP. The semiology of tics, Tourette's, and their associations. Mov Disord Clin Pract. 2014;1(3):145-53.
6. Hirschtritt ME, Lee PC, Pauls DL, Dion Y, Grados MA, Illmann C, et al. Lifetime prevalence, age of risk, and etiology of comorbid psychiatric disorders in Tourette syndrome. JAMA Psychiatry. 2015;72(4):325-33.
7. Hounie AG, Alvarenga PG, Diniz JB, Miguel EC. Transtornos do espectro obsessivo-compulsivo. In: Alvarenga PG, Andrade AG (orgs.). Fundamentos em psiquiatria (Vol. 1). Barueri: Manole, 2008. p. 117-40.
8. Kurlan R, Como PG, Miller B, Palumbo D, Deeley C, Andresen EM, Eapen S, McDermott MP. The behavioral spectrum of tic disorders: a community-based study. Neurology. 2002;59:414-20.
9. Kurlan R, McDermott MP, Deeley C, Como PG, Brower C, Eapen S, et al. Prevalence of tics in schoolchildren and association with placement in special education. Neurology. 2001;57(8):1383-8.
10. Leckman JF. Tourette's syndrome. Lancet. 2002;360(9345):1577-86.
11. Muellner J, Delmaire C, Valabrégue R, Schüpbach M, Mangin JF, Vidailhet M, et al. Altered structure of cortical sulci in Gilles de la Tourette syndrome: further support for abnormal brain development. Mov Disord. 2015;30(5):655-61.
12. Piacentini J, Woods DW, Scahill L, Wilhelm S, Peterson AL, Chang S, et al. Behavior therapy for children with Tourette disorder: a randomized controlled trial. JAMA. 2010;303(19):1929-37.
13. Prado HS, Rosário-Campos MC, Lee J, Hounie AG. Sensory phenomena in obsessive-compulsive disorder and tic disorders: a review of the literature. CNS Spectrums. 2008;13(5):425-32.
14. Pringsheim T, Okun M, Müller-Vah KI, Martino D, Jankovic J, Cavanna A, et al. Neurology. 2019;92(19):896-906.
15. Quezada J, Coffman KA. Current approaches and new developments in the pharmacological management of Tourette syndrome. CNS Drugs. 2018;32(1):33-45

16. Rawji V, Modi S, Latorre A, Rocchi L, Hockey L, Bhatia K, et al. Impaired automatic but intact volitional inhibition in primary tic disorders. Brain. 2020:pii: awaa024.
17. Robertson M, Eapen V, Singer S, Martino D, Scharf M, Paschou P, et al. Gilles de la Tourette syndrome. Nat Rev Dis Primers. 2017;3:16097.
18. Singer HS. Tics and Tourette syndrome. Continuum (Minneap Minn). 2019;25(4):936-58.
19. Staley D, Wand R, Shady G. Tourette disorder: a cross-cultural review. Compr Psychiatry. 1997;38(1):6-16.
20. Wilhelm S, Deckersbach T, Coffey BJ, Bohne A, Peterson AL, Baer L. Habit reversal versus supportive psychotherapy for Tourette's disorder: a randomized controlled trial. Am J Psychiatry. 2003;160(6):1175-7.
21. Zafeiriou DI, Ververi A, Vargiami E. Childhood autism and associated comorbidities. Brain Dev. 2007;29(5):257-72.

5 Transtornos disruptivos do comportamento

Luísa Shiguemi Sugaya
Wagner de Sousa Gurgel
Guilherme Vanoni Polanczyk

PONTOS-CHAVE

- Os transtornos disruptivos se caracterizam por um padrão persistente e pervasivo "de comportamentos que violam direitos básicos de terceiros e/ou colocam o indivíduo em conflito significativo com normas sociais ou figuras de autoridade".
- Os transtornos disruptivos apresentam continuidade homo e heterotípica e estão associados a diversos desfechos negativos ao longo da vida.
- O diagnóstico dos transtornos disruptivos deve ser feito por meio de uma avaliação detalhada do quadro clínico e do contexto familiar e sociocultural.
- Terapias comportamentais e intervenções psicossociais são a primeira linha de tratamento.

INTRODUÇÃO E DEFINIÇÃO

- Os transtornos disruptivos envolvem problemas na regulação emocional e comportamental, e se caracterizam por um padrão persistente e pervasivo "de comportamentos que violam direitos básicos de terceiros e/ou colocam o indivíduo em conflito significativo com normas sociais ou figuras de autoridade".

- Os principais transtornos disruptivos são o transtorno de oposição desafiante (TOD) e o transtorno de conduta (TC). Estes abrangem uma grande variedade de comportamentos, incluindo: humor irritável, ataques de raiva, comportamentos desafiadores, agressão a pessoas e animais, atos de vandalismo, comportamento desonesto, roubo e graves violações a regras. Ambos os transtornos são tipicamente diagnosticados durante a infância e a adolescência, embora possam ocorrer também na idade adulta.

EPIDEMIOLOGIA

- Na infância e na adolescência, a prevalência do TOD é estimada em 3,6% (CI 95%; 2,8-4,7), e do TC, em 2,1% (CI 95%; 1,6-2,9). Entre os pré-escolares, o TOD é mais frequente, enquanto o diagnóstico de TC aumenta na adolescência.
- A distribuição por sexo é variável. Comportamentos delinquentes originados na infância são mais frequentes em meninos (10:1), porém essa proporção é menor nos casos que se iniciam na adolescência (1,5:1).
- A trajetória dos problemas de conduta ao longo do desenvolvimento também pode variar, sendo os quadros com início na infância e curso persistente associados a maior gravidade de sintomas e pior prognóstico.
- Na infância, a comorbidade entre TOD/TC e transtorno de déficit de atenção e hiperatividade (TDAH) é comum e costuma ocorrer em casos mais graves, refratários e de abertura mais precoce.
- Indivíduos com TOD/TC também apresentam chance maior de desenvolverem outros transtornos mentais ao longo da adolescência e da idade adulta, como transtorno relacionado ao uso de substâncias e, particularmente entre os indivíduos do sexo feminino, depressão.

- Indivíduos com TOD/TC e, principalmente, aqueles que apresentam emoções pró-sociais limitadas (conceito detalhado em "Quadro clínico e diagnóstico") também apresentam risco maior de receberem o diagnóstico de transtorno de personalidade antissocial. No entanto, a relação entre TOD, TC e transtorno de personalidade antissocial é mais complexa do que se sugeriu no passado. Embora o TOD já tenha sido considerado um precursor do TC, as evidências mostram que somente uma parte das crianças com TOD apresenta TC na adolescência. E, embora o TC seja um fator de risco importante para o transtorno de personalidade antissocial, a maior parte das crianças e dos adolescentes com TC não desenvolve o transtorno de personalidade antissocial na idade adulta.
- Estudos longitudinais também mostram que indivíduos com TOD/TC podem apresentar, ao longo da vida, prejuízos em diversos domínios, como saúde física e mental, relacionamentos interpessoais e desempenho acadêmico.
- Os efeitos deletérios na idade adulta podem ser tão amplos quanto os observados na infância e na adolescência, incluindo escolaridade mais baixa, envolvimento com criminalidade, comportamento sexual de risco e pior qualidade de vida. Como TOD/TC estão associados a fatores de risco individuais (como baixo QI e problemas atencionais) e familiares (como baixo nível socioeconômico e maus-tratos parentais), é possível que os desfechos negativos vivenciados na idade adulta sejam decorrentes desses fatores. No entanto, estudos prospectivos sugerem que muitos dos efeitos do TOD/TC persistem ao longo da vida mesmo após a contabilização desses fatores de risco, com associações mais significativas com criminalidade e desfechos negativos de saúde mental.
- O impacto negativo dos transtornos disruptivos não está restrito ao indivíduo e pode também afetar pais, familiares e outras pessoas que convivem com o paciente. Dessa forma, os transtornos disruptivos representam um alto custo para o indivíduo, sua família e toda a sociedade. Esses pacientes frequentemente neces-

sitam de atendimento em múltiplos serviços, incluindo cuidados de saúde, suporte educacional e serviço social.

ETIOPATOGENIA

- A etiologia dos transtornos disruptivos não é completamente estabelecida. Estudos apontam para uma origem multifatorial, composta por fatores genéticos, ambientais e interações gene-ambiente.
- A herdabilidade dos comportamentos disruptivos já foi estimada em 72%, e do TC, em 50%.
- Evidências apontam para a existência de fatores genéticos comuns a diferentes transtornos externalizantes, como TOD, TC, TDAH e transtornos relacionados ao uso de substância.
- Estudos mostram que a influência genética é maior entre aqueles que apresentam limitada emoção pró-social.
- Embora seja necessário cuidado para se estabelecer relações causais, diversos fatores de risco ambientais já foram associados ao TOD/TC.
- Entre os fatores perinatais, são descritas associações com estresse materno, tabagismo e uso de álcool durante a gestação, complicações obstétricas, desnutrição e exposição a metais pesados.
- Entre os fatores familiares, são descritas associações com práticas parentais inadequadas, incluindo parentalidade autoritária, disciplina inconsistente, baixo calor afetivo, exposição à violência doméstica, negligência e maus-tratos. Em relação aos fatores de risco no ambiente familiar, é importante considerar que, assim como práticas parentais inadequadas podem contribuir para a ocorrência de comportamentos disruptivos, crianças e adolescentes mais agressivos e impulsivos podem evocar reações mais negativas dos pais. Além disso, fatores genéticos relacionados tanto à psicopatologia parental como à psicopatologia da criança ou do adolescente também podem atuar como fatores confundidores.

- Outros fatores de risco associados aos transtornos disruptivos incluem: situações de vulnerabilidade socioeconômica, rejeição por pares e envolvimento com pares com problemas de conduta.
- Em relação à interação gene-ambiente, estudos mostram que variantes do gene MAO-A, quando associadas a maus-tratos durante a infância, apresentam associação com comportamentos antissociais na vida adulta. Outras interações gene-ambiente já foram identificadas, mas ainda precisam ser replicadas.

FISIOPATOLOGIA

- A heterogeneidade do quadro clínico, a baixa especificidade dos fatores de risco, bem como a falta de relações causais observáveis, dificultam o estabelecimento de uma fisiopatologia clara. Na literatura, já foram descritos fatores cognitivos; neurobiológicos e neuroendocrinológicos
- Os estudos mostram que indivíduos com TOD/TC podem apresentar déficits em funções executivas e aprendizagem instrumental, menor resposta a punições e resposta mais acentuada a recompensas. Dessa forma, esses indivíduos estão mais propensos a apresentar comportamentos impulsivos e a tomar decisões com menor probabilidade de atingirem seus objetivos. A frustração, por sua vez, aumenta a probabilidade de ocorrerem reações de raiva e agressividade.
- Além disso, já foram identificadas alterações no processamento de emoções, que variam de acordo com subgrupos de pacientes. Indivíduos com transtornos disruptivos e emoções pró-sociais preservadas tendem a interpretar estímulos neutros como hostis e apresentam respostas exacerbadas frente a estímulos de ameaça, favorecendo reações agressivas em situações inadequadas. Por outro lado, aqueles que apresentam transtornos disruptivos e emoções pró-sociais limitadas não reconhecem de forma adequada o sofrimento de terceiros, e apresentam reações de empatia ou re-

morso restritas, o que pode prejudicar os relacionamentos interpessoais de maneira significativa.

- Estudos de neuroimagem funcional corroboram esses achados e mostram que indivíduos com emoção pró-social preservada apresentam um aumento da atividade da amígdala em resposta a estímulos de ameaça. Enquanto indivíduos com emoção pró-social limitada apresentam menor ativação da amígdala diante de estímulos de medo ou que evoquem reações de empatia. Adicionalmente, indivíduos com comportamentos disruptivos, diante de estímulos de recompensa, apresentam uma resposta diminuída no estriado e no córtex pré-frontal ventromedial. Enquanto diante estímulos punitivos, observa-se um aumento da resposta neural nessas mesmas regiões.
- Estudos realizados com indivíduos com TC e comportamento delinquente evidenciam hiporreatividade do cortisol em resposta a situações de estresse. Estudos também mostram associação entre comportamentos antissociais, menor frequência cardíaca (FC) basal e menor resposta da FC em situações estressoras. Em relação à condutância da pele, níveis basais baixos e menor reatividade também foram associados a problemas de conduta e traços de limitada emoção pró-social; enquanto maior reatividade foi associada a comportamentos agressivos.

QUADRO CLÍNICO E DIAGNÓSTICO

- O Manual Diagnóstico e Estatístico de Transtornos Mentais (DSM-5) e a Classificação Estatística Internacional de Doenças e Problemas Relacionados à Saúde (CID-11) descrevem o TOD como um padrão de comportamento desafiador, desobediente, rancoroso e vingativo, associado a sintomas de irritabilidade atípicos para indivíduos de idade, desenvolvimento, gênero e contexto sociocultural semelhantes. São crianças e adolescentes que frequentemente discutem com adultos, não seguem regras, questionam figuras de autoridade, provocam deliberadamente outras pessoas, são facilmente incomodadas pelos outros e apresentam humor irritável ou ataques de raiva. Também podem apresentar comportamento maldoso e vingativo.

- Para se fazer o diagnóstico de TOD, a duração do quadro deve ser superior a 6 meses, os sintomas não devem ser restritos a interações com irmãos, e devem causar prejuízos no desenvolvimento e no funcionamento esperado para a faixa etária. Os sintomas também não devem ser explicados por outro diagnóstico psiquiátrico. Como destaca a CID-11, é necessário excluir comportamentos que ocorram por dificuldades no relacionamento com uma pessoa em particular, como um adulto que atue de forma deliberadamente antagônica ou que apresente demandas inadequadas.
- Ambos os sistemas de classificação apontam ainda que, para se justificar o diagnóstico de TOD, os comportamentos disruptivos devem ter frequência e gravidade atípicas para estágio do desenvolvimento, gênero e cultura do indivíduo. Como destaca o DSM-5, isso é particularmente relevante para crianças menores de 5 anos, em que comportamentos como desobediência e ataques de raiva ocorrem de forma normativa.
- A CID-11, em particular, descreve dois especificadores para o TOD: a presença de emoções pró-sociais limitadas (descrita a seguir) e a presença de irritabilidade/raiva crônica, caracterizada por humor irritável e explosões de raiva recorrentes e intensas, ambos não utilizados no DSM-5. Nesse sentido, há uma divergência conceitual entre os dois sistemas classificatórios, uma vez que, de acordo com o DSM-5, pacientes com a sintomatologia de TOD e irritabilidade crônica grave devem ser hierarquicamente diagnosticados com transtorno disruptivo da desregulação do humor (TDDH), condição clínica inexistente na CID-11.
- Para TC, o DSM-5 e a CID-11 descrevem um padrão persistente e repetitivo de comportamentos em que os direitos básicos dos outros, ou normas socioculturais, regras e leis são violados, causando impacto significativo no funcionamento social, acadêmico ou profissional do indivíduo. Dentre as dimensões comporta-

mentais descritas estão: agressão contra pessoas e animais (p. ex., intimidação, *bullying*, dano físico, atividade sexual forçada); destruição de propriedade (p. ex., incêndio, destruir pertences, arranhar carros); falsidade ou roubo; e violação grave de regras (p. ex., dormir fora apesar de proibição, fugir de casa, não ir à escola). Particularmente, o DSM-5 indica que os comportamentos de dormir fora de casa e fugir da escola devem se iniciar antes dos 13 anos para justificarem o diagnóstico.

- Ambas as classificações apontam que os sintomas devem ter duração de 12 meses ou mais e incluem especificadores para os casos de início na infância (até 10 anos) e para a presença de emoções pró-sociais limitadas (Quadro 1), sendo ambos considerados indicadores de maior gravidade e pior prognóstico.

Quadro 1 Critérios para emoções pró-sociais limitadas
Pouca ou nenhuma empatia e sensibilidade pelos sentimentos ou sofrimentos de outras pessoas; o indivíduo demonstra mais preocupação sobre como os comportamentos afetam a ele próprio do que como afetam os demais, ainda que causem danos substanciais.
Pouco ou nenhum remorso, vergonha ou culpa pelo próprio comportamento (ou que só surjam quando repreendido); pouca consideração com as consequências de suas ações aos outros, com relativa indiferença quanto à possibilidade de punição.
Pouca ou nenhuma preocupação com desempenho ruim ou problemático na escola, trabalho ou atividades importantes; pode se esforçar pouco ou culpar os demais pelo resultado ruim.
Pouca ou superficial expressão das emoções, em especial sentimentos positivos ou amorosos direcionados a outros; a expressão afetiva pode parecer rasa, superficial, falsa ou instrumental.

- Atualmente, as duas classificações permitem o diagnóstico comórbido de TC e TOD, o que é mais comum na adolescência. E somente o DSM-5 exclui o diagnóstico de TC em indivíduos com 18 anos ou mais que preencham critérios para transtorno de personalidade antissocial. Em contrapartida, de acordo com o DSM-5, para se fazer o diagnóstico de transtorno de personalidade antissocial, deve haver evidência de transtorno de conduta antes dos 15 anos.

- O diagnóstico dos transtornos disruptivos é, portanto, clínico e deve ser feito por meio de avaliação clínica abrangente.
- As informações devem ser obtidas por múltiplos informantes, incluindo pacientes, familiares e outros profissionais. No entanto, em razão da característica disruptiva dos sintomas, associada a conflitos com figuras de autoridade, deve-se ter atenção ao vínculo com o paciente e a família e à postura estabelecida no contato com os demais informantes.
- A caracterização dos sintomas deve ser feita de forma minuciosa, incluindo: idade de início, evolução e características dos comportamentos disruptivos, como frequência, intensidade, duração, eventos desencadeantes e consequências desses comportamentos. Traços de limitada emoção pró-social também devem ser investigados.
- É ainda necessário realizar uma história detalhada sobre o desenvolvimento e uma investigação ampla sobre a presença de comorbidades e a funcionalidade do paciente.
- A avaliação sobre a dinâmica familiar e práticas parentais é fundamental. Deve-se investigar a presença de psicopatologia parental, situações de negligência, maus-tratos e violência doméstica.

DIAGNÓSTICOS DIFERENCIAIS

- Na avaliação de pacientes com comportamentos disruptivos, é necessário considerar que muitos desses sintomas são inespecíficos e podem ser encontrados em outros transtornos como TDAH, transtorno relacionado ao uso de substâncias e transtornos de humor, comorbidades frequentes do TOD/TC, assim como transtornos ansiosos e outros transtornos do neurodesenvolvimento.
- Pacientes com TDAH podem ter dificuldades para seguir regras e apresentar sintomas de irritabilidade. Contudo, o diagnóstico de TOD deve ser feito se houver um padrão persistente de irritabili-

dade, comportamentos opositores e desafiadores que não seja explicado somente pelo diagnóstico de TDAH. Em contrapartida, um padrão recorrente de atitudes que firam os direitos dos demais não é esperado e sugere a comorbidade com TC.

- Na deficiência intelectual também é comum haver comportamentos opositores e sintomas de irritabilidade. No entanto, o diagnóstico de um transtorno disruptivo comórbido deve ser feito apenas se esses sintomas forem pronunciados considerando o nível cognitivo esperado para aquele paciente.
- Quadros ansiosos graves também podem mimetizar quadros de TOD/TC quando há irritabilidade significativa ou quando a atitude de esquiva adotada pelo paciente para evitar a situação ansiosa é particularmente agressiva. Por exemplo, uma criança ou adolescente pode apresentar irritabilidade e recusa escolar decorrente de um medo intenso relacionado à ansiedade social, e não de um transtorno disruptivo.
- O TDDH se caracteriza por explosões de raiva recorrentes e desproporcionais, associadas a um humor irritável entre os episódios. Esses sintomas também podem ocorrer em pacientes com TOD. Entretanto, no TDDH, a gravidade, a frequência e a cronicidade dos sintomas são maiores do que no TOD. Assim, somente uma parte das crianças e dos adolescentes que preenchem os critérios para TOD também preenchem critérios para TDDH. Caso a criança preencha critérios para TOD e TDDH, de acordo com o DSM-5, somente o diagnóstico de TDDH deve ser feito.
- Na infância e na adolescência, a depressão pode se manifestar por humor irritável. Recusa em fazer atividades também é comum. No entanto, nesses casos, os comportamentos disruptivos ocorrem durante o curso de um episodio depressivo e estão associados a outras alterações psicopatológicas, como prejuízos na volição, pensamentos de morte, ideação suicida, entre outras.
- Assim como o transtorno da conduta, o transtorno explosivo intermitente (TEI) envolve altas taxas de agressividade. No entanto, nos pacientes com TEI, o comportamento agressivo apresenta-

-se somente como uma agressividade reativa. Não é premeditado ou realizado para atingir determinado objetivo. Além disso, não estão presentes outros sintomas existentes no TC, como mentir, roubar ou cometer graves violações de regras.

TRATAMENTO

- Uma vez estabelecido o diagnóstico de TOD ou TC, o planejamento terapêutico deve ser individualizado, levando-se em consideração a idade e o contexto familiar e sociocultural do paciente.
- Deve-se iniciar o tratamento pela comunicação diagnóstica e pela psicoeducação; e a abordagem deve ser multidisciplinar.
- A ênfase do tratamento não deve estar apenas em extinguir comportamentos disruptivos, mas também em propiciar o desenvolvimento de habilidades sociais, aprendizagem e de outras capacidades individuais.
- O treino parental de base comportamental é uma das principais intervenções disponíveis para pacientes com transtornos disruptivos. Diversos programas – como *Incredible Years, Triple P – Positive Parenting Program*, dentre outros – apresentam alto nível de evidência no tratamento do TOD, especialmente durante a infância. Essas intervenções podem ser oferecidas em diferentes formatos. Porém, em geral, são conduzidas em sessões semanais em que os pais aprendem a não reforçar comportamentos disruptivos e a reforçar positivamente comportamentos adequados; e, em paralelo, desenvolvem estratégias para estabelecer limites de forma clara e aplicar consequências construtivas em respostas a comportamentos indesejáveis mais graves.
- Pacientes com quadros mais graves, em especial adolescentes com TC, podem se beneficiar de programas com múltiplas abordagens, incluindo intervenções familiares, cognitivo-comportamentais e sistêmicas. Já existem níveis bem estabelecidos de evidência para essas intervenções. Pacientes com emoções pró-sociais limitadas também podem se beneficiar desses programas. No entanto, con-

siderando a psicopatologia distinta, é possível que o desenvolvimento de intervenções direcionadas a déficits específicos, como o treinamento de reconhecimento de emoções, possa contribuir para o tratamento dessa população.

- O uso de psicofármacos não é considerado primeira linha de tratamento para crianças e adolescentes com transtornos disruptivos. No entanto, são importantes no tratamento de comorbidades, e devem ser considerados para pacientes que não responderam às intervenções comportamentais ou que apresentem sintomas graves de agressividade ou desregulação emocional.
- As evidências mostram que o uso de antipsicóticos atípicos, em particular de risperidona, pode reduzir comportamentos agressivos e problemas de conduta. Os fatores limitantes seguem sendo a eficácia e a segurança questionáveis do uso em longo prazo de antipsicóticos atípicos nessa população, em função do ganho de peso, da síndrome metabólica e, em evidências recentes, da associação a um risco aumentado de morte repentina. Desse modo, a menor dose efetiva deve ser administrada pelo menor tempo possível e os efeitos adversos devem ser monitorados e discutidos com os pacientes e familiares.
- Particularmente, para pacientes com TDAH comórbido, há evidências de que o uso de estimulantes pode contribuir para a redução de comportamentos disruptivos. Dados do estudo MTA (*Multimodal Treatment Study of Children With ADHD*) mostram que o uso de estimulantes reduz sintomas de irritabilidade em pacientes com TDAH. Além disso, estudos avaliando o uso de risperidona ou divalproato como tratamento adjuvante para pacientes com TDAH, TOD/TC e comportamento agressivo indicam que ao menos uma parte destes pacientes apresenta melhora da agressividade somente com o uso de doses adequadas de estimulantes e treinamento parental, o que reforça a importância da otimização do tratamento com estimulantes antes da associação com outros medicamentos, como antipsicóticos atípicos.

- Mesmo sabendo que somente parte das crianças com TOD/TC desenvolve transtorno de personalidade antissocial na idade adulta, é importante destacar que esses indivíduos apresentam prejuízos funcionais significativos e provocam um custo desproporcional aos sistemas de saúde, justiça, educacional e de assistência social.
- Não há, até o momento, evidências robustas que demonstrem a eficácia de tratamentos farmacológicos ou não farmacológicos para pacientes com transtorno de personalidade antissocial. Em consequência, identificar e fornecer tratamentos eficazes, que possam potencialmente modificar a trajetória de pacientes com transtornos disruptivos, é fundamental e pode trazer grandes benefícios aos pacientes, a suas famílias e à sociedade.

BIBLIOGRAFIA

1. American Psychiatric Association. Diagnostic and statistical manual of mental disorders, 5.ed. (DSM-5). Washington: American Psychiatric Publishing, 2013.
2. Blader JC, Pliszka SR, Kafantaris V, Foley CA, Carlson GA, Crowell JA, Margulies DM, et al. Stepped treatment for attention-deficit/hyperactivity disorder and aggressive behavior: A randomized, controlled trial of adjunctive risperidone, divalproex sodium, or placebo after stimulant medication optimization. J Am Acad Child Adolesc Psychiatry. 2021;60(2):236-251.
3. Blair RJR, Leibenluft E, Pine DS. Conduct disorder and callous-unemotional traits in youth. N Engl J Med. 2014;371(23):2207-16.
4. Blair RJR, Veroude K, Buitelaar JK. Neuro-cognitive system dysfunction and symptom sets: A review of fMRI studies in youth with conduct problems. Neurosci Biobehav Rev. 2018;91:69-90.
5. Bornovalova MA, Hicks BM, Iacono WG, McGue M. Familial transmission and heritability of childhood disruptive disorders. Am J Psychiatry. 2010;167(9):1066-74.
6. Caspi A, McClay J, Moffitt TE, Mill J, Martin J, Craig IW, Poulton R, et al. Role of genotype in the cycle of violence in maltreated children. Science. 2002;297(5582):851-4.
7. Comer JS, Chow C, Chan PT, Cooper-Vince C, Wilson LA. Psychosocial treatment efficacy for disruptive behavior problems in very young children: a meta-analytic examination. J Am Acad Child Adolesc Psychiatry. 2013;52(1):26-36.
8. Copeland WE, Shanahan L, Costello EJ, Angold A. Childhood and adolescent psychiatric disorders as predictors of young adult disorders. Arch Gen Psychiatry. 2009;66(7):764-72.

9. De Brito SA, Forth AE, Baskin-Sommers AR, Brazil IA, Kimonis ER, Pardini D, Viding E, et al. Psychopathy. Nat Rev Dis Primers. 2021;7(1):49.
10. Fairchild G, Hawes DJ, Frick PJ, Copeland WE, Odgers CL, Franke B, De Brito SA, et al. Conduct disorder. Nat Rev Dis Primers. 2019;5(1):43.
11. Fergusson DM, Horwood LJ, Ridder EM. Show me the child at seven: the consequences of conduct problems in childhood for psychosocial functioning in adulthood. J Child Psychol Psychiatry. 2005;46(8):837-49.
12. Haslam D, Mejia A, Sanders MR, de Vries PJ. Parenting programs-IACAPAP e-textbook of child and adolescent mental health. International Association for Child and Adolescent Psychiatry and Allied. 2016.
13. Jaffee SR, Strait LB, Odgers CL. From correlates to causes: can quasi-experimental studies and statistical innovations bring us closer to identifying the causes of antisocial behavior? Psychol Bull. 2012;138(2):272-95.
14. McCart MR, Sheidow AJ. Evidence-based psychosocial treatments for adolescents with disruptive behavior. J Clin Child Adolesc Psychol. 2016;45(5):529-63.
15. Latimer K, Wilson P, Kemp J, Thompson L, Sim F, Gillberg C, Minnis H, et al. Disruptive behaviour disorders: a systematic review of environmental antenatal and early years risk factors. Child Care Health Dev. 2012;38(5):611-28.
16. Lorber MF. Psychophysiology of aggression, psychopathy, and conduct problems: a meta-analysis. Psychol Bull. 2004;130(4):531-52.
17. Loy JH, Merry SN, Hetrick SE, Stasiak K. Atypical antipsychotics for disruptive behaviour disorders in children and youths. Cochrane Database of Systematic Reviews. 2017;(8).
18. Maughan B, Rowe R, Messer J, et al. Conduct disorder and oppositional defiant disorder in a national sample: developmental epidemiology. J Child Psychol Psychiatry. 2004;45(3):609-21.
19. Moffitt TE, Caspi A. Childhood predictors differentiate life-course persistent and adolescence-limited antisocial pathways among males and females. Dev Psychopathol. 2001;13(2):355-75.
20. Odgers CL, Moffitt TE, Broadbent JM, Dickson N, Hancox RJ, Harrington H, Caspi A, et al. Female and male antisocial trajectories: from childhood origins to adult outcomes. Dev Psychopathol. 2008;20(2):673-716.
21. Polanczyk GV, Salum GA, Sugaya LS, Caye A, Rohde LA. Annual research review: A meta-analysis of the worldwide prevalence of mental disorders in children and adolescents. J Child Psychol Psychiatry. 2015;56(3):345-65.
22. Raine A. Antisocial personality as a neurodevelopmental disorder. Annu Rev Clin Psychol. 2018;14:259-89.
23. Ray WA, Stein CM, Murray KT, Fuchs DC, Patrick SW, Daugherty J, Cooper WO, et al. Association of antipsychotic treatment with risk of unexpected death among children and youths. JAMA Psychiatry. 2019;76(2):162-71.

24. Rivenbark JG, Odgers CL, Caspi A, Harrington H, Hogan S, Houts RM, Moffitt TE, et al. The high societal costs of childhood conduct problems: evidence from administrative records up to age 38 in a longitudinal birth cohort. J Child Psychol Psychiatry. 2018;59(6):703-10.
25. Viding E, Jones AP, Frick PJ, Moffitt TE, Plomin R. Heritability of antisocial behaviour at 9: do callous-unemotional traits matter? Dev Sci. 2008;11(1):17-22
26. Wilkinson S, Waller R, Viding E. Practitioner review: involving young people with callous unemotional traits in treatment: does it work? A systematic review. J Child Psychol Psychiatry. 2016;57(5):552-65.
27. World Health Organization. International classification of diseases for mortality and morbidity statistics (11th revision); 2018. Disponível em: https://icd.who.int/browse11/l-m/en.

6 Esquizofrenia

Monica Kayo
Gabriel Henrique Beraldi
Mario Rodrigues Louzã Neto
Helio Elkis

INTRODUÇÃO E DEFINIÇÕES

- A esquizofrenia é um transtorno psiquiátrico crônico, que se manifesta como uma combinação de sintomas psicóticos (delírios, alucinações e desorganização) e disfunções motivacionais e cognitivas.
- O prejuízo do funcionamento social é componente essencial da esquizofrenia.

ASPECTOS EPIDEMIOLÓGICOS

- A incidência e prevalência da esquizofrenia variam nas diferentes partes do mundo.
- A incidência mediana é de 15,2/100.000/ano.
- A prevalência pontual mediana estimada é de 0,46%.
- Maior incidência em migrantes e minorias étnicas.
- A incidência é maior em áreas urbanas que em áreas rurais.
- A esquizofrenia reduz a expectativa de vida em 10 a 25 anos.

- Entre as causas de mortalidade, destacam-se o suicídio, doenças cardiovasculares e comorbidades decorrentes da falta de autocuidados.

PRINCIPAIS SINTOMAS

- A esquizofrenia é classificada como um transtorno psicótico pelas classificações internacionais, mas, na realidade, seus principais sintomas abrangem várias dimensões psicopatológicas, de acordo com a predominância de certos sintomas (Tabela 1).

Tabela 1 Dimensões psicopatológicas da esquizofrenia

Dimensão	Sintomas
Positiva ou psicótica	Delírios e alucinações
Desorganização do pensamento e da conduta	Desorganização conceitual do pensamento, perda das associações, incoerência, comportamento bizarro, catatonia
Negativa	Afeto inapropriado ou embotado, déficit volitivo
Humor (alterações de humor e ansiedade)	Depressão, sentimento de culpa, ansiedade psíquica e autonômica, mania
Cognitiva	Perda da capacidade de abstração e *insight*, comprometimento das funções executivas

Especificidades da infância, adolescência e idade avançada

- O quadro psicótico da esquizofrenia inicia-se no adulto jovem, geralmente após os 18 anos.
- O início na infância e na idade avançada é raro.
- A esquizofrenia é considerada de início tardio quando ocorre entre 40 e 60 anos. O início após os 60 anos é raro e pode ser considerado muito tardio.

ETIOPATOGENIA

Fatores de risco

- O risco de desenvolver esquizofrenia ao longo da vida é de aproximadamente 1% para a população geral, 10% para quem tem um irmão com esquizofrenia, 18% para quem tem um gêmeo dizigótico e quase 50% para quem tem um irmão gêmeo monozigótico ou o pai e a mãe afetados pela doença.
- Oitenta e cinco por cento das pessoas com esquizofrenia não têm parente de primeiro grau com a doença.
- Há vários genes que podem ter participação na etiopatogenia: neurregulina 1 (cromossomo 8p), disbindina (6p), gene de catecol-ortometiltransferase (COMT) (22q), receptor 5HT2A (13q), proteína G72 (13q) e DISC (*disrupted in schizophrenia*), entre outros.
- A Tabela 2 resume os principais fatores de risco para a esquizofrenia.

Tabela 2 Fatores de risco para desenvolvimento da esquizofrenia

Fator de risco ou período	Características
Gênero	Idade de início um pouco mais tardia no sexo feminino
Genético	Maior risco em parentes de primeiro grau Risco de 50% em pessoas com gêmeo monozigótico afetado
Período perinatal	Complicações na gestação (infecção materna, hemorragias, diabetes, estresse, desnutrição, incompatibilidade do fator Rh, idade gestacional < 37 semanas Complicações obstétricas Estação do ano no nascimento (inverno no hemisfério norte)
Desenvolvimento infantil	Retardo de desenvolvimento neuropsicomotor, abuso físico e sexual, traumatismo cranioencefálico Baixo rendimento escolar, déficits cognitivos e baixo QI
Adolescência	Uso de drogas, dificuldades de socialização, isolamento social
Outros fatores biológicos	Anomalias físicas menores Anomalias neuroanatômicas cerebrais
Outros fatores ambientais	Urbanidade, migração, condição socioeconômica, eventos vitais, minoria étnica

Mecanismos fisiopatológicos

- A hipótese dopaminérgica é o modelo mais utilizado para explicar a sintomatologia da esquizofrenia e pode ser resumida da seguinte forma:
  - Os sintomas psicóticos estão associados a um excesso de transmissão dopaminérgica nos receptores D2 nas regiões límbicas do cérebro.
  - Os medicamentos antipsicóticos promovem melhora dos sintomas por causa do bloqueio da transmissão dopaminérgica.
  - A síndrome extrapiramidal (SEP) decorre do bloqueio dopaminérgico.
- O aumento da atividade dopaminérgica altera a percepção dos estímulos, promovendo uma "saliência aberrante" dos esquemas cognitivos preexistentes, gerando, por exemplo, delírios e alucinações.
- Por outro lado, a redução da transmissão dopaminérgica em receptores dopaminérgicos do tipo D1 no lobo frontal está associada às manifestações deficitárias (sintomas negativos).
- O sistema glutamatérgico também pode estar envolvido na fisiopatologia da esquizofrenia.
  - Antagonistas de receptores de glutamato do tipo NMDA (N-metil-D-aspartato) (p. ex., cetamina e fenciclidina) podem induzir estados psicóticos e déficits cognitivos que se assemelham à esquizofrenia.
- A serotonina também pode estar associada à gênese das psicoses.
  - Substâncias serotoninérgicas, como o LSD, podem causar quadros psicóticos.
  - Antipsicóticos de segunda geração têm importante ação serotoninérgica, como o bloqueio de receptores 5-HT2A, que reduz o risco de desenvolvimento de sintomas extrapiramidais.

Particularidades em crianças, adolescentes e idosos

- Quando tem início precoce, a doença está associada a um maior comprometimento do funcionamento social do que a esquizofrenia que se inicia na fase adulta.

- Pessoas com esquizofrenia apresentam baixo desempenho em tarefas cognitivas como memória de trabalho e funções executivas, associadas à redução da atividade do córtex pré-frontal e baixo desempenho em testes como o de Wisconsin.
- Pessoas com a doença de início tardio apresentam desempenho pior em várias funções, como aprendizado, capacidade motora e verbal; entretanto, mostram-se menos comprometidas em termos de funções executivas.
- Os indivíduos com início mais tardio (após os 60 anos) mantêm a capacidade de aprendizado preservada, o que os distingue de pessoas com demência.

Principais achados de neuroimagem estrutural e funcional

Estruturais

- O achado estrutural mais frequente é o alargamento do sistema ventricular, principalmente ventrículos laterais e terceiro ventrículo.
- Este alargamento pode ser observado em crianças e adolescentes com esquizofrenia.
- Reduções volumétricas no córtex frontal, amígdala, cíngulo, hipocampo, giro para-hipocampal, regiões mesiais do lobo temporal e giro temporal superior foram observadas com frequência.
- As anormalidades estruturais não são específicas da esquizofrenia e podem ocorrer, por exemplo, no transtorno bipolar.

Funcionais

- Vários estudos demonstraram a presença de menor fluxo sanguíneo em regiões cerebrais frontais (hipofrontalidade).
- A redução do fluxo no córtex pré-frontal esquerdo e medial correlacionou-se com a gravidade da síndrome negativa e foi relacionada a uma diminuição da atividade dopaminérgica, com prejuízo na função executiva, memória e atenção sustentada.

- O aumento do fluxo na região medial pré-frontal direita e a diminuição na área de Broca correlacionaram-se com a gravidade da síndrome de desorganização.
- O aumento do fluxo em áreas límbicas apresentou correlação com a gravidade dos sintomas psicóticos.

QUADRO CLÍNICO E DIAGNÓSTICO

Principais achados clínicos

- A esquizofrenia pode ser dividida nas fases: pré-mórbida, prodrômica, progressiva e crônica (Tabela 3).
- A fase pré-mórbida é importante e desafiadora, pois raramente se procura ajuda nesse momento em que a intervenção em fatores de risco talvez pudesse ter grande impacto na vida do indivíduo.
- A fase prodrômica precede o início dos sintomas. Nessa fase, observam-se alterações no humor, na personalidade e no comportamento (p. ex.: isolamento), ideias bizarras, dificuldade de concentração, queda no rendimento escolar e alterações do sono.
- O período prodrômico culmina no primeiro episódio psicótico, iniciando a fase progressiva da esquizofrenia.
- Uma vez desenvolvida, a esquizofrenia se manifesta por uma série de sintomas, que podem ser classificados em diferentes dimensões (Tabela 1).
- Os sintomas negativos podem ser detectados desde o início, mesmo antes do aparecimento dos sintomas psicóticos ("surtos"), sendo considerados *primários*. Já os que surgem posteriormente, por exemplo, em decorrência dos sintomas psicóticos, são considerados *secundários*.
- Quanto maior o tempo de psicose não tratada, pior o prognóstico.

Particularidades da esquizofrenia na infância e adolescência

- Maior comprometimento do ajustamento pré-mórbido, sendo comum o atraso no desenvolvimento e sintomas autísticos.

Tabela 3 As fases da esquizofrenia

	Pré-mórbida	Prodrômica	Progressiva	Crônica
Características	Vulnerabilidade genética Exposição a fatores ambientais	Deficiências cognitivas, comportamentais e sociais	Anormalidades no pensamento, afeto e comportamento Remissões e recaídas	Perda de funções executivas Complicações clínicas
Diagnóstico	Sequenciamento genético História familiar	Escalas para rastreamento do pródromo Avaliação cognitiva Neuroimagem	Anamnese Exame psíquico Perda do *insight*	Anamnese Exame psíquico Avaliação da disfunção sócio-ocupacional
Disfunção	Nenhum/pouco comprometimento cognitivo	Mudanças de comportamento social e escolar	Perda de funções sócio-ocupacionais Impacto sobre a família	Alterações funcionais crônicas Desemprego Situação de rua
Intervenção	Evitar fatores de risco, na medida do possível Acompanhamento	Treino cognitivo? Ácidos graxos poli-insaturados? Apoio familiar? Antipsicóticos	Antipsicóticos Intervenções psicossociais	Antipsicóticos Intervenções psicossociais Programas de reabilitação

- As alucinações visuais são mais frequentes que em adultos. As experiências alucinatórias refletem o período de desenvolvimento da criança.
- Delírios podem estar presentes, porém são menos frequentes, sobretudo antes dos 10 anos.
- Pior evolução, maiores taxas de refratariedade.

- Na criança, pode ser difícil diferenciar as fantasias próprias da infância e os delírios e alucinações.
  - As fantasias aparecem nos momentos lúdicos das crianças, enquanto delírios e alucinações não costumam ter horários preferenciais.
  - As fantasias costumam ter conteúdo amigável, enquanto delírios e alucinações costumam ter significados negativos.
  - As fantasias não prejudicam o funcionamento global da criança; os delírios e alucinações são pervasivos e prejudiciais em diversas esferas.
  - As fantasias são congruentes com os desejos ou sentimentos (p. ex., medo de monstro quando está escuro); delírios e alucinações surgem independentemente do contexto.

Particularidades da esquizofrenia no idoso

- Menor gravidade de certos sintomas, como o afeto embotado ou transtornos formais do pensamento.
- A alucinações visuais, táteis e olfatórias são mais comuns, bem como delírios acompanhados de alucinações de cunho persecutório.
- Nos casos de início após os 60 anos, transtornos formais do pensamento ou afeto embotado são muito raros.
- Geralmente, há maior preservação do afeto.

Exames complementares

- Não há exames específicos para o diagnóstico de esquizofrenia.
- Os exames são necessários para descartar outras possíveis etiologias (ver seção "Diagnóstico diferencial") e diagnosticar comorbidades.
- Pacientes em tratamento com antipsicóticos devem ser monitorados principalmente quanto a alterações da série sanguínea e ao desenvolvimento de síndrome metabólica.

Critérios diagnósticos

- Os critérios diagnósticos mais utilizados são:

  - ▷ Classificação Internacional de Doenças (CID), da Organização Mundial da Saúde (OMS), atualmente na sua 11ª edição (CID-11) (Quadro 1).
  - ▷ Associação Americana de Psiquiatria, o Manual Diagnóstico e Estatístico de Transtornos Mentais, 5ª edição (DSM-5) (Quadro 2).
- Tanto a CID-11 como a DSM-5 não incluem os subtipos de esquizofrenia que constavam na CID-10 (paranoide, hebefrênica, catatônica, simples e residual).

Diagnóstico diferencial

- Condições genéticas, clínicas, neurológicas e psiquiátricas podem apresentar manifestações semelhantes às da esquizofrenia.
- No primeiro episódio psicótico, é recomendável fazer um rastreamento sistemático de causas primárias, incluindo:
  - ▷ Exame físico e neurológico minuciosos.
  - ▷ Hemograma, funções tireoidianas a hepáticas.
  - ▷ Pesquisa de substâncias psicoativas na urina.
  - ▷ Tomografia ou ressonância magnética do encéfalo.
  - ▷ Cálcio e cobre séricos.
  - ▷ Sorologia para sífilis e HIV.

Quadro 1 Critérios diagnósticos da esquizofrenia de acordo com a CID-11 (resumo)

Pelo menos dois dos seguintes sete sintomas devem estar presentes pelo período de um mês, sendo que, necessariamente, um deles deve situar-se entre os itens a-d
a. Delírios persistentes b. Alucinações persistentes c. Pensamento desorganizado d. Experiências de influência, passividade e controle e. Sintomas negativos f. Comportamento desorganizado ou bizarro g. Distúrbios psicomotores (agitação, inquietação catatônica, negativismo, flexibilidade cérea, negativismo, mutismo ou estupor)

Quadro 2 Critérios diagnósticos da esquizofrenia de acordo com o DSM-5 (resumo)

A. No mínimo dois dos seguintes sintomas, cada qual presente por uma porção significativa de tempo durante o período de 1 mês (ou menos, se tratado com sucesso). Ao menos um destes deve ser (1), (2) ou (3):
1. Delírios 2. Alucinações 3. Discurso desorganizado ou incoerente (descarrilamentos ou incoerência) 4. Comportamento desorganizado ou catatônico 5. Sintomas negativos (diminuição da expressão emocional ou avolição)
B. Disfunção social/ocupacional: uma porção significativa do tempo desde o início do transtorno, uma ou mais áreas, tais como trabalho, relações interpessoais ou cuidados pessoais, relações interpessoais estão acentuadamente abaixo do nível alcançado antes do início do transtorno (quando o início se dá na infância ou na adolescência, incapacidade de atingir o nível esperado de realização interpessoal, acadêmica ou profissional)
C. Sinais contínuos pelo período de 6 meses. Esse período deve incluir 1 mês (ou menos, se tratado com sucesso) de sintomas do critério A, podendo incluir sintomas prodrômicos ou residuais. Sintomas prodrômicos ou residuais podem incluir sintomas negativos ou dois ou mais dos presentes no critério "A" de forma atenuada (p. ex., crenças estranhas, experiências perceptuais incomuns)
D. Transtorno esquizoafetivo ou transtorno de humor depressivo ou bipolar psicótico devem ser excluídos em razão de: (1): nenhum episódio depressivo maior, maníaco ou misto ocorreu durante a fase ativa ("A"); (2) se os episódios de humor ocorreram durante a fase ativa (sintomas "A"), a duração foi breve com relação à duração dos períodos ativo e residual
E. O transtorno não pode ser atribuído aos efeitos fisiológicos de substâncias (abuso de drogas, medicações) ou qualquer outra condição médica. Se existir história de transtorno do espectro do autismo ou de transtorno de comunicação de início na infância, o diagnóstico adicional de esquizofrenia pode ser feito somente se houver alucinações ou delírios proeminentes e se os outros sintomas requeridos para o diagnóstico de esquizofrenia estiverem presentes há pelo menos um mês (ou menos se tratados com sucesso)

- Exames que devem ser solicitados mediante suspeita clínica específica:
  - ▷ Cariótipo.
  - ▷ Pesquisa de erros inatos do metabolismo.
  - ▷ Líquido cefalorraquidiano (LCR).
  - ▷ Provas reumatológicas.
  - ▷ Eletroencefalografia.
- Diversos medicamentos podem induzir quadros psicóticos, como, por exemplo, antivirais, antibióticos, levodopa, ansiolíticos, antidepressivos, anticonvulsivantes, corticosteroides, digitálicos e psicoestimulantes (especialmente a anfetamina).
- A Tabela 4 mostra os principais diagnósticos diferenciais da esquizofrenia.

Tabela 4 Principais diagnósticos diferenciais da esquizofrenia

Doenças de transmissão genética	Doença de Huntington, leucodistrofia metacromática, porfiria aguda intermitente, calcificação familial dos gânglios da base, doença de Niemann-Pick, doença de Gaucher
Doenças gerais e neurológicas	Epilepsias, infecções no SNC (HIV, sífilis, encefalites, herpes), TCE, tumores cerebrais, esclerose múltipla, lúpus eritematoso sistêmico
Outros transtornos psiquiátricos	Transtorno bipolar tipo I, transtorno psicótico breve, depressão com sintomas psicóticos, transtorno esquizoafetivo, transtornos de personalidade, abuso de substâncias psicoativas, transtornos do espectro autista, transtorno delirante, transtorno de estresse pós-traumático, retardo mental

SNC: sistema nervoso central; TCE: traumatismo cranioencefálico.

TRATAMENTO

- O tratamento da esquizofrenia compreende o tratamento farmacológico e psicossocial.
- Os medicamentos antipsicóticos devem ser utilizados em todo o curso da doença, tanto na fase aguda como na fase de manutenção.

- Existem diversas diretrizes de tratamento, sendo que todas elas têm alguns pontos em comum:
  - O uso de antipsicótico é recomendado em monoterapia.
  - O paciente é considerado resistente a tratamento após duas ou três tentativas de tratamento antipsicótico em doses adequadas e por tempo adequado (4 a 6 semanas).
  - A adesão ao tratamento é fundamental e deve ser monitorada.
- O algoritmo original do IPAP (*International Psychopharmacology Algorithm Project*) (www.ipap.org) sintetiza essas condutas: o paciente é considerado resistente a tratamento se não houver resposta adequada (i.e., persistência de sintomas psicóticos) após dois tratamentos completos, isto é, com doses adequadas de antipsicóticos (Tabela 5), e no mínimo de 4 a 6 semanas em monoterapia.
- Recentemente, o Consenso TRRIP (*Treatment Response and Resistance in Psychosis*) propôs que, para se evitar a chamada pseudorresistência (falta de resposta ao tratamento por má adesão), deve ser considerada a introdução de um antipsicótico injetável de longa ação (AILA) em um terceiro tratamento.
- Outras causas de pseudorresistência são o uso concomitante de medicações indutoras do metabolismo, como carbamazepina, fenobarbital e alguns antirretrovirais, além do tabagismo, bem como a ingestão concomitante de alimentos que afetam a absorção, no caso da ziprasidona.
- Além disso, o TRRIP estabeleceu o critério de definição para esquizofrenia resistente à clozapina (ERC), a saber: persistência de sintomas psicóticos, apesar do tratamento com clozapina por pelo menos 3 meses, com doses mínimas de 400 mg ao dia.
- A Figura 1 apresenta o algoritmo de tratamento da esquizofrenia com base no IPAP e no TRRIP.
- Pacientes resistentes ao tratamento têm indicação para uso de clozapina em monoterapia.
- Nos pacientes com ERC são recomendadas estratégias de potencialização, sendo consideradas as mais eficazes a adição de aripiprazol, amissulprida ou ECT.

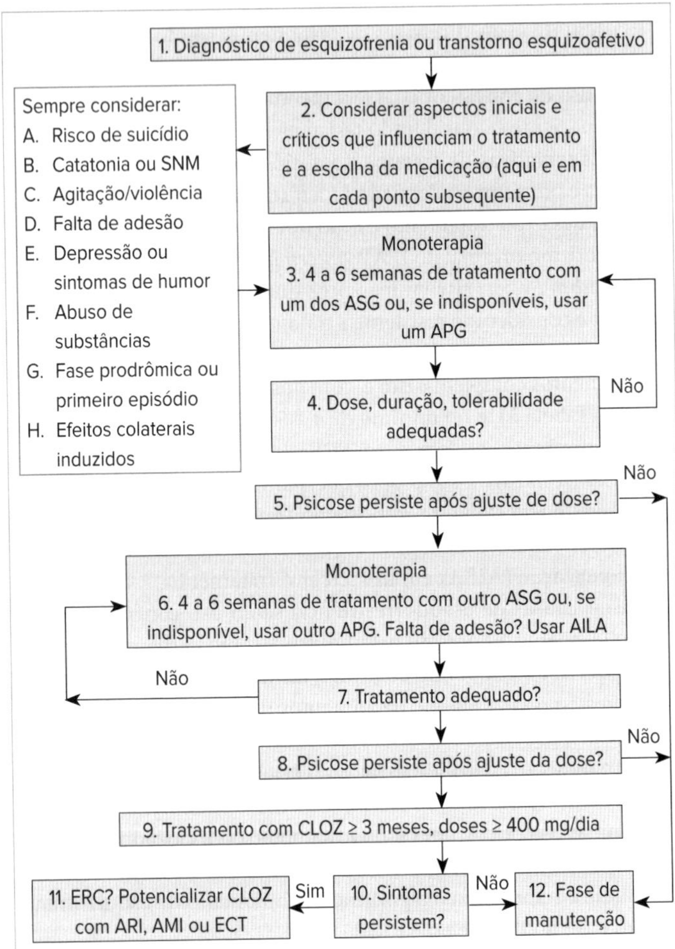

Figura 1 Algoritmo de tratamento da esquizofrenia.

AILA: antipsicótico injetável de longa ação; AMI: amissulprida; APG: antipsicótico de primeira geração; ARI: aripiprazol; ASG: antipsicótico de segunda geração; CLOZ: clozapina; ECT: eletroconvulsoterapia; ERC: esquizofrenia resistente à clozapina; SNM: síndrome neuroléptica maligna. Fonte: IPAP e TRRIP.

- A cada passo do tratamento, devem ser avaliados risco de suicídio, presença de sintomas catatônicos, risco de agitação, adesão ao tratamento, uso de substâncias psicoativas e efeitos adversos dos antipsicóticos. Cada um desses aspectos deve ser abordado adequadamente. Os sintomas positivos são os que mais respondem ao tratamento.
- Os sintomas negativos secundários melhoram com o tratamento antipsicótico, o que não acontece com os sintomas primários.
- A Tabela 5 mostra os principais antipsicóticos disponíveis no Brasil.

Tratamento da esquizofrenia resistente

- A clozapina deve ser utilizada no tratamento da esquizofrenia resistente.
- Antes de se iniciar a clozapina, deve-se fazer um exame físico, laboratorial (hemograma, perfil lipídico e glicemia de jejum) e eletrocardiográfico.
- Não se deve iniciar o tratamento em pacientes com níveis de leucócitos < 3.500/mm^3 ou de neutrófilos < 2.000/mm^3.
- A clozapina pode causar agranulocitose, potencialmente, em até 1% dos pacientes. Entretanto, a monitoração hematológica reduz o risco para 0,03%.
- Aproximadamente 75% dos casos de agranulocitose ocorrem nas primeiras 18 semanas.
- Os exames hematológicos devem ser semanais nas primeiras 18 semanas e mensais após esse período.
- Deve-se iniciar o tratamento com baixas doses, não mais que 1 ou 2 comprimidos de 25 mg no primeiro dia de tratamento.
- A dose deve ser ajustada individualmente, com aumento lento a gradual (25 a 50 mg a cada 2 dias).
- Dados recentes mostram que, em populações de origem asiática, essas doses devem ser ainda menores, introduzidas ainda mais lentamente, sendo as doses eficazes em geral 50% menores do que aquelas prescritas em populações não asiáticas.

Tabela 5 Antipsicóticos mais comumente prescritos no Brasil

Antipsicóticos de primeira geração (APG)	Antipsicóticos	Doses recomendadas (mg/dia, exceto nos injetáveis, conforme especificado)	Principais efeitos adversos
	Clorpromazina	100-1.000	Sedação, hipotensão, efeitos anticolinérgicos
	Haloperidol	5-15	SEP
	Haloperidol decanoato (injetável de ação prolongada)	50-150 mg aplicados mensalmente. Em casos mais graves, pode-se chegar a 300 mg	SEP
	Levomepromazina	100-600	Sedação, hipotensão, efeitos anticolinérgicos
	Pimozida	6-12	Aumento do intervalo QTc
	Tioridazina	100-800	Aumento do intervalo QT
	Trifluoperazina	2-30	Sedação, SEP
Antipsicóticos de segunda geração (ASG)	Amissulprida	300-600	Aumento da prolactina e do intervalo QT
	Aripiprazol	10-30	SEP, acatisia
	Clozapina	100-900	Alterações da crase sanguínea, SM, anticolinérgicos
	Lurasidona	40-160	Sonolência, acatisia, SEP
	Olanzapina	5-20	SM
	Paliperidona	6-12	Sonolência, taquicardia, hipotensão e aumento de prolactina
	Paliperidona injetável de ação prolongada	Ampolas com 50 a 150 mg, aplicadas mensalmente	Sonolência, taquicardia, hipotensão e aumento de prolactina
	Quetiapina	300-750	Sedação, SM
	Risperidona	4-6	SEP, aumento da prolactina, SM
	Risperidona injetável de ação prolongada	25 a 50 mg, aplicadas quinzenalmente	SEP, aumento da prolactina, SM
	Ziprasidona	80-160	Náusea, sedação

QT: intervalo QT do ECG; SEP: síndrome extrapiramidal; SM: síndrome metabólica (ganho de peso, alterações do perfil lipídico, aumento da glicemia).

- É preciso ter cautela com doses acima de 600 mg/dia, pois aumentam o risco de convulsões.
- O cigarro, um indutor enzimático, pode reduzir em até 40% os níveis séricos de clozapina e, por isso, deve ser considerado nos ajustes de dose. Por outro lado, fluoxetina e fluvoxamina podem aumentar consideravelmente o nível sérico da clozapina, devendo ser associadas com muita cautela.
- De acordo com o Protocolo Clínico e Diretrizes Terapêuticas do Ministério da Saúde (PCDT), o tratamento deve ser interrompido em caso de leucócitos < 3.000/mm^3 ou neutrófilos < 1.500/mm^3 ou plaquetas < 100.000. No entanto, países como os Estados Unidos têm adotado somente o número de neutrófilos como critério, inclusive para o monitoramento mensal.
- Apesar do risco de agranulocitose, estudos de longo prazo mostram que a clozapina está associada a uma redução da mortalidade geral, sobretudo por conta da redução do risco de suicídio.

Particularidades nos idosos

- Pacientes idosos em geral requerem doses menores de antipsicóticos; o aumento da dose deve ser feito mais lentamente.
- Pacientes com esquizofrenia de início muito tardio (acima de 60 anos) requerem doses muito menores, podendo chegar a 1/10 da dose usual de pacientes mais jovens.
- Com exceção da clozapina, cujo uso pode ser problemático em idosos, os antipsicóticos de segunda geração devem ser preferidos em relação aos de primeira geração, porque idosos têm maior propensão ao desenvolvimento de sintomas extrapiramidais, especialmente discinesia tardia.

Intervenções psicossociais

- As intervenções psicossociais são indispensáveis no tratamento da esquizofrenia.

- Podemos destacar as psicoterapias individuais, o treino de habilidades sociais, a terapia ocupacional, a reabilitação cognitiva e a psicoeducação.
- A terapia cognitivo-comportamental (TCC) demonstrou eficácia no tratamento de sintomas positivos persistentes e na melhora de sintomas gerais da esquizofrenia, incluindo pacientes super-resistentes (ou seja, na ERC).

BIBLIOGRAFIA

1. Charlson FJ, Ferrari AJ, Santomauro DF, et al. Global epidemiology and burden of schizophrenia: Findings from the global burden of disease study 2016. Schizophr Bull. 2018;44:1195-203.
2. Correll CU, Agid O, Crespo-Facorro B, et al. A guideline and checklist for initiating and managing clozapine treatment in patients with treatment-resistant schizophrenia. CNS Drugs. 2022;36:659-79.
3. Elkis H, Kayo M, Freitas RR, et al. Esquizofrenia. In: Miguel EC, Lafer B, Elkis H, Forlenza OV (eds.). Clínica psiquiátrica: as grandes síndromes psiquiátricas. 2.ed. Barueri: Manole; 2020. p.30-44.
4. Elkis H, Meltzer HY. Refractory schizophrenia. Rev Bras Psiquiatr. 2007;29:S41-7.
5. Howes OD, McCutcheon R, Agid O, et al. Treatment-resistant schizophrenia: Treatment response and resistance in psychosis (TRRIP) working group consensus guidelines on diagnosis and terminology. Am J Psychiatry. 2017;174:216-29.
6. Huhn M, Nikolakopoulou A, Schneider-Thoma J, et al. Comparative efficacy and tolerability of 32 oral antipsychotics for the acute treatment of adults with multi-episode schizophrenia: a systematic review and network meta-analysis. Lancet. 2019;394: 939-51.
7. Jauhar S, Johnstone M, McKenna PJ. Schizophrenia. Lancet. 2022;399:473-86.
8. Kahn RS, Sommer IE, Murray RM, et al. Schizophrenia. Nat Rev Dis Prim. 2015.
9. Kirkpatrick B, Cohen A, Bitter I, Strauss GP. Primary negative symptoms: refining the research target. Schizophr Bull. 2021;47:1207-10.
10. McCutcheon RA, Reis Marques T, Howes OD. Schizophrenia: an overview. JAMA Psychiatry. 2019.
11. McGrath J, Saha S, Chant D, Welham J. Schizophrenia: a concise overview of incidence, prevalence, and mortality. Epidemiol Rev. 2008;30:67-76.
12. Melzer-Ribeiro DL, et al. Efficacy of electroconvulsive therapy augmentation or partial response to clozapine: a pilot randomized ECT – sham controlled trial. Arch Clin Psychiatry (São Paulo). 2017;44:45-50.

13. Meyer J, Stahl SM. The cozapine handbook. Nova York: Cambridge University Press; 2020.
14. Ministério da Saúde. Protocolo clínico e diretrizes terapêuticas: esquizofrenia. Brasília; 2013.
15. Wagner E, Kane JM, Correll CU, et al. TRRIP Working Group. Clozapine combination and augmentation strategies in patients with schizophrenia - Recommendations from an International Expert Survey Among the Treatment Response and Resistance in Psychosis (TRRIP) Working Group. Schizophr Bull. 2020;46:1459-70.

7 Transtorno esquizoafetivo

Gabriel Henrique Beraldi
Belquiz S. Avrichir
Helio Elkis

DEFINIÇÃO

- Desde que foi designado com esse nome, em 1933 por Kasanin, o transtorno esquizoafetivo sempre foi alvo de discussão acerca de sua definição e seus limites.
- O termo transtorno esquizoafetivo remete a um quadro composto por sintomas da esquizofrenia (EQZ) e dos transtornos do humor.

EPIDEMIOLOGIA

- A prevalência do transtorno esquizoafetivo tem sido estimada em 0,5 a 0,8% na população geral, ou seja, menos comum do que a EQZ.
- As taxas de recuperação no transtorno esquizoafetivo são bastante variáveis (29 a 83%), e cerca de 20 a 30% dos pacientes apresentam curso deteriorante e persistência de sintomas psicóticos.
- O transtorno esquizoafetivo costuma apresentar prognóstico intermediário entre a EQZ e o transtorno bipolar (TB).

QUADRO CLÍNICO E DIAGNÓSTICO

- O indivíduo com transtorno esquizoafetivo apresenta sintomas psicóticos e afetivos sequencial ou concomitantemente, dependendo de qual manual classificatório das doenças for utilizado: o Manual diagnóstico e estatístico de transtornos mentais, atualmente em sua 5ª edição (DSM-5) (Quadro 1), ou a Classificação Internacional das Doenças, em sua 11ª versão (CID-11) (Quadro 2).
- A maioria dos estudos mostra que o transtorno esquizoafetivo tem mais semelhanças com a EQZ do que com os transtornos do humor. Pacientes com transtorno esquizoafetivo parecem apresentar mais sintomas depressivos e positivos e menos sintomas negativos do que indivíduos com EQZ. O funcionamento psicossocial mostrou-se semelhante em ambas as condições.

Quadro 1 Critérios diagnósticos do DSM-5 para transtorno esquizoafetivo
A. Um período ininterrupto de doença durante o qual há um episódio depressivo maior ou maníaco concomitante com o Critério A da esquizofrenia.
Nota: o episódio depressivo maior deve incluir o Critério A1: humor deprimido.
B. Delírios ou alucinações por 2 semanas ou mais na ausência de episódio depressivo maior ou maníaco durante a duração da doença ao longo da vida.
C. Os sintomas que satisfazem os critérios para um episódio de humor estão presentes na maior parte da duração total das fases ativa e residual da doença.
D. A perturbação não pode ser atribuída aos efeitos de uma substância (p. ex., droga de abuso, medicamento) ou a outra condição médica.
Determinar o subtipo: • Tipo bipolar (equivalente ao CID-F25.0): esse subtipo aplica-se caso um episódio maníaco faça parte da apresentação. Podem também ocorrer episódios depressivos maiores. • Tipo depressivo (equivalente ao CID-F25.1): esse subtipo aplica-se somente se episódios depressivos maiores fizerem parte da apresentação.
Especificar se: Com catatonia (consultar os critérios para catatonia associada a outro transtorno mental)

Quadro 2 Critérios diagnósticos da CID-11 para transtorno esquizoafetivo e seus subtipos

6A21 – Transtorno esquizoafetivo Transtorno esquizoafetivo é um distúrbio episódico no qual os requisitos diagnósticos da esquizofrenia e um episódio depressivo maníaco, misto ou moderado ou grave são atendidos no mesmo episódio da doença, simultaneamente ou em poucos dias um do outro. Sintomas proeminentes de esquizofrenia (p. ex., delírios, alucinações, desorganização na forma de pensamento, experiências de influência, passividade e controle) são acompanhados por sintomas típicos de um episódio depressivo (p. ex., humor deprimido, perda de interesse, energia reduzida), um episódio maníaco (p. ex., humor elevado, aumento da qualidade e velocidade da atividade física e mental) ou um episódio misto. Perturbações psicomotoras, incluindo catatonia, podem estar presentes. Os sintomas devem ter persistido por pelo menos um mês. Os sintomas não são uma manifestação de outra condição de saúde (p. ex., um tumor cerebral) e não são devidos ao efeito de uma substância ou medicamento no sistema nervoso central (p. ex., corticosteroides), incluindo a retirada (p. ex., retirada de álcool).
6A21.0 – Transtorno esquizoafetivo, primeiro episódio Transtorno esquizoafetivo, primeiro episódio deve ser usado para identificar indivíduos com sintomas que atendem aos requisitos de diagnóstico para o transtorno esquizoafetivo (incluindo duração), mas que nunca experimentaram um episódio durante o qual os requisitos de diagnóstico para o transtorno esquizoafetivo ou a esquizofrenia foram atendidos.
Especificar se: atualmente sintomático, em remissão parcial, em remissão total ou não especificado.
6A21.1 – Transtorno esquizoafetivo, episódios múltiplos Transtorno esquizoafetivo, múltiplos episódios, deve ser usado para identificar indivíduos com sintomas que atendem aos requisitos de diagnóstico do transtorno esquizoafetivo (incluindo duração) e que também tiveram episódios anteriores nos quais os requisitos diagnósticos para o transtorno esquizoafetivo ou esquizofrenia foram atendidos, com remissão substancial de sintomas entre episódios. Alguns sintomas atenuados podem permanecer durante o período de remissão e remissões podem ter ocorrido em resposta a medicamentos ou outros tratamentos.
Especificar se: atualmente sintomático, em remissão parcial, em remissão total ou não especificado.

(continua)

Quadro 2 Critérios diagnósticos da CID-11 para transtorno esquizoafetivo e seus subtipos (*continuação*)

6A21.2 - Transtorno esquizoafetivo contínuo Os sintomas que atendem a todos os requisitos de definição do transtorno esquizoafetivo estão presentes em quase todo o curso da doença durante um período de pelo menos 1 ano, sendo os períodos de sintomas sublimiares muito breves em relação ao curso geral.
Especificar se: atualmente sintomático, em remissão parcial, em remissão total ou não especificado.
6A21.Y – Outro transtorno esquizoafetivo especificado
6A21.Z – Transtorno esquizoafetivo não especificado

- O transtorno esquizoafetivo parece estar em um espectro de transtornos psicóticos, com os pacientes com TB em um extremo e os com EQZ no outro.

EXAMES COMPLEMENTARES

- Não há exame disponível para uso clínico com sensibilidade ou confiabilidade suficientes para o diagnóstico de transtorno esquizoafetivo. Dessa forma, o diagnóstico continua sendo clínico.
- O profissional deve basear sua impressão diagnóstica em dados da história do paciente, observação do comportamento, relatos de terceiros e exame do estado mental.
- Exames de neuroimagem, eletroencefalográfico, genéticos ou toxicológicos em geral são realizados em pacientes de primeiro episódio psicótico ou pessoas com sintomas associados a doenças preexistentes, como afecções neurodegenerativas, outras causas médicas ou abuso de substâncias.

ETIOPATOGENIA

- A descoberta de marcadores genéticos, neuroanatômicos e neurocognitivos proporcionou a validação do transtorno esquizoafetivo como uma entidade biologicamente distinta da EQZ e do TB.

- Genética: a concordância entre gêmeos monozigóticos é de 39,1% para transtorno esquizoafetivo, comparado a um valor próximo de zero em gêmeos dizigóticos. Isso equivale a uma herdabilidade estimada de 85%, que é discretamente maior no subtipo depressivo (87%) do que no subtipo maníaco (80%).
- Neuroimagem estrutural: há poucos estudos de neuroimagem específicos para transtorno esquizoafetivo. Os dados existentes até o momento permitem dizer que pacientes com EQZ e transtorno esquizoafetivo apresentam redução no volume da substância cinzenta em diversas áreas cerebrais mais acentuada que aqueles com TB. Dessa forma, o padrão de acometimento estrutural de pacientes com transtorno esquizoafetivo os aproximava mais da EQZ do que do TB.
- Neuroimagem funcional: as principais alterações encontradas em indivíduos com transtorno esquizoafetivo foram entre as conexões funcionais ligando os córtices frontal e fusiforme. A Figura 1 resume os principais achados neuroanatômicos estruturais e funcionais encontrados em pacientes com transtorno esquizoafetivo.
- Neurocognição: os dados disponíveis sugerem que o comprometimento cognitivo na EQZ e no transtorno esquizoafetivo pode ser maior do que no TB. No entanto, os padrões de comprometimento cognitivo parecem semelhantes nos três transtornos, sem expressiva melhora após a remissão dos sintomas.

PRINCÍPIOS DO TRATAMENTO

- Os antipsicóticos, em monoterapia, são a classe de medicação mais bem estabelecida para tratamento do transtorno esquizoafetivo.
- A paliperidona é a única medicação com aprovação do Food and Drug Administration (FDA) para tratamento do transtorno esquizoafetivo.

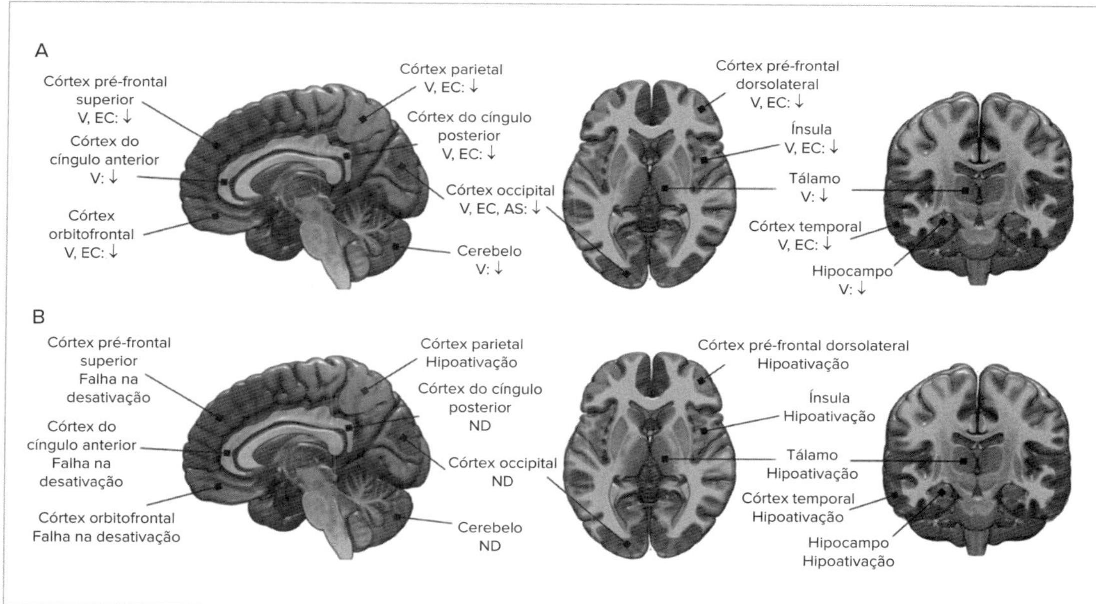

Figura 1 Principais regiões alteradas em estudos de (A) neuroimagem estrutural e (B) neuroimagem funcional no transtorno esquizoafetivo. AS: área da superfície, EC: espessura cortical, V: volume. Fonte: Madre, et al. 2016.

- O tratamento da fase aguda normalmente requer o uso de antipsicóticos, que, em geral, são mantidos no tratamento de longo prazo.
- Após os antipsicóticos, os estabilizadores de humor parecem ser a classe com melhor evidência para o tratamento combinado, seja nos subtipos bipolar ou depressivo do transtorno esquizoafetivo.
- Os antidepressivos, dado o baixo nível de evidência disponível até o momento, têm seu uso justificado apenas em pacientes que persistam com sintomas depressivos mesmo após tentativas de troca do antipsicótico e potencialização do tratamento com um estabilizador do humor.
- Quadros refratários podem se beneficiar do uso da clozapina ou eletroconvulsoterapia (ECT).

Antipsicóticos

- Em razão de sua alegada propriedade estabilizadora de humor, os antipsicóticos atípicos podem ser particularmente úteis como monoterapia no transtorno esquizoafetivo.
- Alguns estudos abertos com pacientes com transtorno esquizoafetivo demonstraram a eficácia da risperidona, olanzapina, aripiprazol, paliperidona, lurasidona e, em casos refratários, clozapina. Contudo, as únicas medicações que foram comparadas ao placebo em ensaios clínicos randomizados foram paliperidona oral, paliperidona injetável, ziprasidona e aripiprazol. A risperidona e a olanzapina também contam com ensaios clínicos randomizados, mas foram comparadas ao haloperidol, e não ao placebo.
- Com base em ensaios clínicos randomizados, o Food and Drug Administration (FDA) aprovou o uso de paliperidona, um antipsicótico de segunda geração (ASG), como monoterapia no tratamento da fase aguda do transtorno esquizoafetivo, além de seu uso como adjuvante a estabilizadores de humor e/ou antidepressivos. Estudos que demonstraram sua eficácia foram conduzidos tanto com a formulação oral de liberação prolongada quanto a injetável de aplicação mensal. Dessa forma, a paliperidona torna-se

a única medicação com aprovação de órgãos reguladores para o tratamento do transtorno esquizoafetivo.

- Existem dados de estudos observacionais e um ensaio clínico randomizado que evidenciam a eficácia da clozapina em pacientes com transtorno esquizoafetivo refratário.

Estabilizadores do humor

- O uso de estabilizadores do humor no transtorno esquizoafetivo deve ser considerado quando os pacientes apresentam sintomas depressivos agudos ou de mania.
- Lítio e carbamazepina parecem ser eficazes e não induzem mudança de fase, embora seus estudos em pacientes com transtorno esquizoafetivo estejam exclusivamente na fase de manutenção. Outros estudos menores evidenciaram ainda a eficácia da combinação de lítio com clozapina em pacientes refratários e sua eficácia na fase de mania do transtorno esquizoafetivo.
- Em revisão do tratamento farmacológico, Muñoz-Negro et al. apontaram a escassez de estudos com valproato e outros estabilizadores do humor para o transtorno esquizoafetivo. Eles encontraram um estudo naturalístico que abordou a eficácia do ácido valproico em 20 pacientes com transtorno esquizoafetivo, subtipo bipolar, evidenciando uma melhora de 75% na Escala de Impressão Clínica Global (CGI). Nesse estudo, nenhum paciente piorou ou interrompeu o tratamento em razão de efeitos adversos.
- Um ensaio clínico randomizado duplo-cego falhou em demonstrar a eficácia do topiramato, na faixa de 100 a 400 mg/dia, para pacientes com transtorno esquizoafetivo subtipo bipolar. Por fim, houve uma série de casos anedóticos que relataram a possível efetividade da lamotrigina em sintomas obsessivos, afetivos e paranoicos no transtorno esquizoafetivo.

Antidepressivos

- Há apenas dois ensaios clínicos que avaliaram a eficácia dos antidepressivos no transtorno esquizoafetivo. Em um deles, pacientes em monoterapia com risperidona foram comparados com um grupo que usou uma associação de sertralina com haloperidol. O grupo tratado com risperidona apresentou resultados superiores e menores taxas de efeitos colaterais. Em outro estudo, a clorpromazina foi mais eficaz que a amitriptilina ou a combinação de ambas. Dessa forma, não é possível afirmar que a combinação de antidepressivos com antipsicóticos é superior ao tratamento antipsicótico em monoterapia.

- Na prática clínica, no entanto, os antidepressivos podem ser úteis em casos de fraca resposta ao tratamento antipsicótico em monoterapia, ainda mais se se considerar o baixo nível de evidência que os estudos atuais sustentam.
- Deve-se atentar ainda ao fato de que, tanto quanto preconizado no transtorno bipolar, a utilização de antidepressivos no transtorno esquizoafetivo pode estar associada à indução de mania ou ciclagem rápida.

Eletroconvulsoterapia

- Jëger et al. encontraram apenas um estudo que avaliou a eletroconvulsoterapia (ECT) para tratamento do transtorno esquizoafetivo, uma série de casos com a descrição de oito pacientes que obtiveram sucesso no tratamento de manutenção com ECT. Artigos mais recentes incluem apenas relato ou série de casos, mas não ensaios clínicos randomizados, para tratamento do transtorno esquizoafetivo. Dessa forma, a ECT só deve ser considerada para aqueles que estão gravemente doentes e não responderam adequadamente à medicação.
- A ECT é especialmente relevante na presença de sintomas agudos, sejam depressivos ou maníacos, ainda mais se houver o agravamento dos sintomas psicóticos. Em especial, o subtipo bipolar com resposta terapêutica limitada pode se beneficiar do emprego de ECT, uma vez que parece responder mal à estratégia de potencialização com antidepressivos.

BIBLIOGRAFIA

1. Alphs L, Fu D-J, Turkoz I. Paliperidone for the treatment of schizoaffective disorder. 2016.
2. Amann BL, Canales-Rodríguez EJ, Madre M, Radua J, Monte G, Alonso-Lana S, et al. Brain structural changes in schizoaffective disorder compared to schizophrenia and bipolar disorder. Acta Psychiatr Scand. 2016;133(1):23-33.
3. American Psychiatric Association (APA). DSM-5 Task Force. Diagnostic and statistical manual of mental disorders: DSM-5. 5.ed. Washington: American Psychiatric Association; 2013. xliv, 947 p.
4. Baethge C. Long-term treatment of schizoaffective disorder: Review and recommendations. Pharmacopsychiatry. 2003;36(2).
5. Berg JE. Intractable schizo-affective disorder successfully treated with electroconvulsive treatment over six years. Mental Illness. 2012;4(2). Disponível em: https://www.ncbi.nlm.nih.gov/pubmed/25478121.
6. Bogan AM, Brown ES, Suppes T. Efficacy of divalproex therapy for schizoaffectived. J Clin Psychopharmacol. 2000;20(5).
7. Bossie CA, Turkoz I, Alphs L, Mahalchick L, Fu DJ, et al. Paliperidone palmitate once--monthly treatment in recent onset and chronic illness patients with schizoaffective disorder. J Nervous Mental Dis. 2017;205(4).
8. Brockington IF, Kendell RE, Kellett JM, Curry SH, Wainwright S, et al. Trials of lithium, chlorpromazine and amitriptyline in schizoaffective patients. Br J Psychiatry. 1978;133.
9. Canuso CM, Lindenmayer JP, Kosik-Gonzalez C, Turkoz I, Carothers J, Bossie CA, et al. A randomized, double-blind, placebo-controlled study of 2 dose ranges of paliperidone extended-release in the treatment of subjects with schizoaffective disorder. J Clin Psychiatry. 2010;71(5).
10. Canuso CM, Schooler N, Carothers J, Turkoz I, Kosik-Gonzalez C, Bossie CA, et al. Paliperidone extended-release in schizoaffective disorder: A randomized, controlled study comparing a flexible dose with placebo in patients treated with and without antidepressants and/or mood stabilizers. J Clin Psychopharmacology. 2010;30(5).
11. Ciapparelli A, Dell'Osso L, Bandettini di Poggio A, Carmassi C, Cecconi D, Fenzi M, et al. Clozapine in treatment-resistant patients with schizophrenia, schizoaffective disorder, or psychotic bipolar disorder: A naturalistic 48-month follow-up study. J Clin Psychiatry. 2003;64(4).
12. Du Y, Pearlson GD, Lin D, Sui J, Chen J, Salman M, et al. Identifying dynamic functional connectivity biomarkers using GIG-ICA: Application to schizophrenia, schizoaffective disorder, and psychotic bipolar disorder. Hum Brain Mapp. 2017;38(5):2683-708.
13. Erfurth A, Walden J, Grunze H. Lamotrigine in the treatment of schizoaffective disorder. Neuropsychobiology. 1998;38(3).
14. Fu DJ, Turkoz I, Simonson RB, Walling DP, Schooler NR, Lindenmayer JP, et al. Paliperidone palmitate once-monthly reduces risk of relapse of psychotic, depressive, and

manic symptoms and maintains functioning in a double-blind, randomized study of schizoaffective disorder. J Clin Psychiatry. 2015;76(3).

15. Glick ID, Mankoski R, Eudicone JM, Marcus RN, Tran QV, Assunção-Talbott S. The efficacy, safety, and tolerability of aripiprazole for the treatment of schizoaffective disorder: results from a pooled analysis of a sub-population of subjects from two randomized, double-blind, placebo-controlled, pivotal trials. J affective Disorders. 2009;115(1-2).
16. Goldberg JF, Nassir Ghaemi S. Benefits and limitations of antidepressants and traditional mood stabilizers for treatment of bipolar depression. Bipolar Dis. 2005;7(Suppl 5). Disponível em: https://www.ncbi.nlm.nih.gov/pubmed/16225555.
17. Greil W, Ludwig-Mayerhofer W, Erazo N, Engel RR, Czernik A, Giedke H, et al. Lithium vs carbamazepine in the maintenance treatment of schizoaffective disorder: A randomised study. Eur Arch Psychiatry Clin Neuroscience. 1997;247(1).
18. Iancu I, Pick N, Seener-Lorsh O, Dannon P. Patients with schizophrenia or schizoaffective disorder who receive multiple electroconvulsive therapy sessions: Characteristics, indications, and results. Neuropsychiatric Dis Treat. 2015;11.
19. Izáková L, Andre I, Halaris A. Combination therapy or monotherapy for the depressed type of schizoaffective disorder. Neuropsychiatr Dis Treat. 2009;5: 91-101.
20. Jäger M, Becker T, Weinmann S, Frasch K. Treatment of schizoaffective disorder: a challenge for evidence-based psychiatry. Acta psychiatrica Scandinavica. 2010;121(1).
21. Janicak PG, Keck PE Jr, Davis JM, Kasckow JW, Tugrul K, Dowd SM, et al. A double-blind, randomized, prospective evaluation of the efficacy and safety of risperidone versus haloperidol in the treatment of schizoaffective disorder. J Clin Psychopharmacol. 2001;21(4).
22. Kasanin J. The acute schizoaffective psychoses. 1933. Am J Psychiatry. 1994;151(6 Suppl).
23. Keck PE Jr, Reeves KR, Harrigan EP; Ziprasidone Study Group. Ziprasidone in the short-term treatment of patients with schizoaffective disorder: Results from two double-blind, placebo-controlled, multicenter studies. J Clin Psychopharmacology. 2001;21(1).
24. Kempf L, Hussain N, Potash JB. Mood disorder with psychotic features, schizoaffective disorder, and schizophrenia with mood features: Trouble at the borders. Int Rev Psychiatry. 2005;17(1).
25. Lake CR, Hurwitz N. Schizoaffective disorders are psychotic mood disorders; there are no schizoaffective disorders. Psychiatry Res. 2006;143(2-3):255-87.
26. Lindenmayer JP, Kaur A. Antipsychotic management of schizoaffective disorder: a review. Drugs. 2016;76(5).
27. Madre M, et al. Neuropsychological and neuroimaging underpinnings of schizoaffective disorder: a systematic review. Acta Psychiatr Scand. 2016;134:16-30.
28. Malhi GS, Green M, Fagiolini A, Peselow ED, Kumari V. Schizoaffective disorder: diagnostic issues and future recommendations. Bipolar Dis. 2008;10(1 Pt 2).

29. McElroy SL, Dessain EC, Pope HG Jr, Cole JO, Keck PE Jr, Frankenberg FR, et al. Clozapine in the treatment of psychotic mood disorders, schizoaffective disorder, and schizophrenia. J Clin Psychiatry. 1991;52(10).
30. Miller JN, Black DW. Schizoaffective disorder: A review. Ann Clin Psychiatry. 2019;31(1):47-53. Disponível em: http://dx.doi.org/.
31. Munoz-Negro JE, Cuadrado L, Cervilla JA. Current evidences on psychopharmacology of schizoaffective disorder. Actas Esp Psiquiatr. 2019;47(5):190-201.
32. Nardi AE, Nascimento I, Freire RC, de-Melo-Neto VL, Valença AM, Dib M, et al. Demographic and clinical features of schizoaffective (schizobipolar) disorder--A 5-year retrospective study. Support for a Bipolar Spectrum Disorder. J Affect Dis. 2005;89(1-3).
33. Poyurovsky M, Glick I, Koran LM. Lamotrigine augmentation in schizophrenia and schizoaffective patients with obsessive-compulsive symptoms. J Psychopharmacology. 2010;24(6).
34. Roy Chengappa K, Kupfer DJ, Parepally H, John V, Basu R, Buttenfield J, et al. A placebo-controlled, random-assignment, parallel-group pilot study of adjunctive topiramate for patients with schizoaffective disorder, bipolar type. Bipolar Dis. 2007;9(6).
35. Small JG, Klapper MH, Malloy FW, Steadman TM. Tolerability and efficacy of clozapine combined with lithium in schizophrenia and schizoaffective disorder. J Clin Psychopharmacol. 2003;23(3).
36. Swoboda E, Conca A, König P, Waanders R, Hansen M. Maintenance electroconvulsive therapy in affective and schizoaffective disorder. Neuropsychobiology. 2001;43(1).
37. Tohen M, Zhang F, Keck PE, Feldman PD, Risser RC, Tran PV, et al. Olanzapine versus haloperidol in schizoaffective disorder, bipolar type. J Affect Dis. 2001;67(1-3).
38. Tran PV, Tollefson GD, Sanger TM, Lu Y, Berg PH, Beasley CM Jr, et al. Olanzapine versus haloperidol in the treatment of schizoaffective disorder: acute and long-term therapy. Br J Psychiatry. 1999;174.

8 Transtorno bipolar

Beny Lafer
Bernardo Carramão Gomes
Camila Nascimento Mantelli
Eduardo Barretto Maia
Ricardo Alexandre Toniolo
Karla Mathias de Almeida

INTRODUÇÃO E DEFINIÇÕES

- O transtorno bipolar (TB) é uma doença caracterizada pela presença de episódios de hipomania ou mania, intercalados por períodos de normalidade do humor (eutimia), geralmente acompanhados por episódios de depressão. Sintomas psicóticos estão presentes durante as alterações de humor em torno de 30% dos pacientes com TB. Assim, diferentemente do entendimento da antiga terminologia "psicose maníaco-depressiva", episódios depressivos ou psicóticos são frequentes, mas não são condições necessárias para seu diagnóstico.
- Os tipos principais são chamados de tipo I e tipo II, e a prevalência ao longo da vida estimada é de cerca de 0,9 a 2,1%, respectivamente. No tipo I, temos a presença de episódios de mania, enquanto no tipo II, apenas de hipomania (ver seção "Quadro clínico e diagnóstico"). O TB inicia-se, em até 60% dos casos, no fim da adolescência ou no início da vida adulta.
- É recorrente, com alterações de humor frequentemente presentes durante diversos momentos ao longo da vida, sendo as depressões mais prevalentes do que a euforia, ocorrendo em até um terço do

tempo da vida dos pacientes. As taxas de morbidade e mortalidade são altas, incluindo risco de suicídio, que chega a 15%.

ETIOPATOGENIA

- Apesar de se tratar de um transtorno grave e recorrente, a causa do TB ainda é pouco compreendida. Evidências sugerem que a etiologia do TB seja complexa, envolvendo fatores genéticos e ambientais múltiplos, que podem variar amplamente entre os indivíduos afetados (Figura 1).

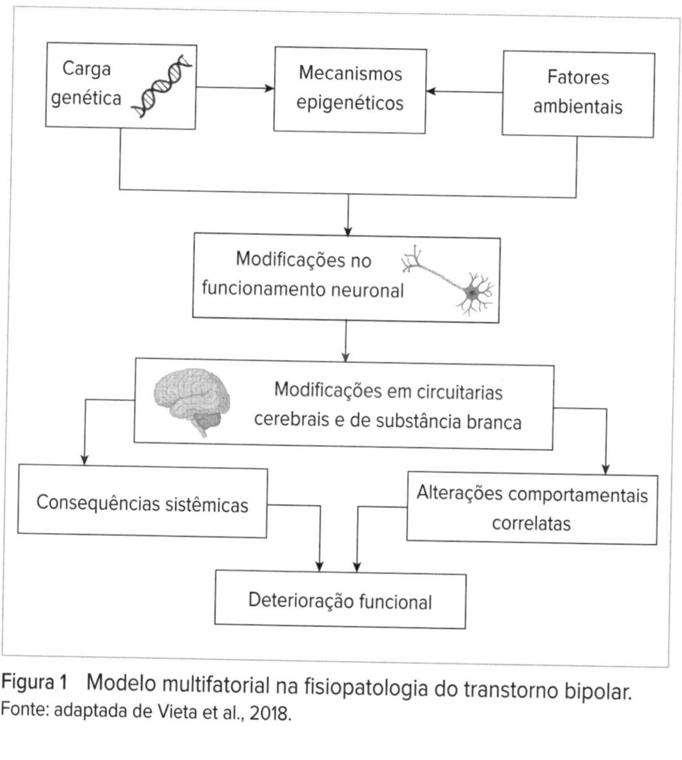

Figura 1 Modelo multifatorial na fisiopatologia do transtorno bipolar.
Fonte: adaptada de Vieta et al., 2018.

- A contribuição de fatores genéticos para o desenvolvimento do TB já foi parcialmente identificada com estudos de gêmeos monozigóticos mostrando uma concordância entre 40 e 70%, e o risco relativo para familiares de primeiro grau é de 5 a 10%, aproximadamente sete a treze vezes maior do que o risco geral na população. No entanto, essa contribuição genética não apresenta padrão de herança mendeliano.
- A hipótese mais aceita é a contribuição de variações genéticas raras *de novo* e/ou de variações comuns, mais especificamente polimorfismos de nucleotídeos únicos, que, de forma isolada, têm pequeno tamanho de efeito, mas juntos podem favorecer mudanças fenotípicas. Esses achados sugerem que o TB apresenta um modelo genético de risco poligênico agregado.
- Além disso, as alterações genéticas sofrem influências ambientais que também contribuem para o desenvolvimento do fenótipo por meio de alterações gene-ambiente e epigenéticas. Como resultado das alterações genéticas e ambientais, ocorrem alterações da expressão gênica que, por sua vez, modificariam a circuitaria cerebral, os domínios de sintomas e, então, desencadeariam a síndrome clínica e a deterioração funcional.
- Além das alterações genéticas, sabe-se que há alterações biológicas em sistemas específicos. Dentre eles, destacam-se disfunção do eixo hipotálamo-hipófise-adrenal, aumento da atividade pró-inflamatória, diminuição da neuroproteção, aumento do estresse oxidativo, disfunção na transdução de sinais intracelulares, alterações estruturais e funcionais do córtex pré-frontal dorsoventral e do sistema límbico anterior.
- Em relação aos fatores de risco ambientais, maus-tratos na infância (como abuso e negligência emocional), estressores psicológicos (como divórcio, desemprego e incapacidade, perda recente dos pais e pós-parto) e abuso de drogas têm se mostrado fatores de risco para o desenvolvimento do TB.

QUADRO CLÍNICO E DIAGNÓSTICO

Critérios de acordo com o DSM-5 e a CID-11

Episódio maníaco/depressivo

- Para o estabelecimento do diagnóstico de TB é essencial a identificação de episódios maníacos ou hipomaníacos (Tabela 1). Como os portadores de TB passam a maior parte do tempo de doença em depressão e os episódios de elevação do humor nem sempre são considerados por eles como patológicos, muitos buscam tratamento apenas durante os episódios depressivos e não informam sobre sintomas pertencentes ao outro polo da doença
- Por esse motivo, é imprescindível que o clínico, diante do paciente com depressão, sistematicamente investigue a presença de episódios hipo/maníacos ao longo da sua vida, sendo necessário, muitas vezes, obter essas informações de familiares ou pessoas próximas a fim de estabelecer o diagnóstico correto.

Episódio depressivo

- Não há distinção na apresentação clínica e psicopatológica do episódio depressivo bipolar em relação ao unipolar. Portanto, para a descrição detalhada do quadro clínico do episódio depressivo, ver capítulo "Transtorno depressivo e distimia".

Estados mistos

- A CID-11 define o episódio misto como a presença de muitos e proeminentes sintomas maníacos e depressivos ocorrendo simultaneamente ou alternando-se muito rapidamente, no mesmo dia ou de um dia para o outro por ao menos duas semanas ou menos se duração encurtada por um tratamento. Já o grupo que desenvolveu o DSM-5 entendeu que os estados mistos não constituíam um episódio por si só e seriam mais bem representados pelo especificador de episódio denominado "com características mistas" (Tabela 2).

Tabela 1 Critérios diagnósticos para episódios maníaco e hipomaníaco (DSM-5)

Episódio maníaco	Episódio hipomaníaco
A. Um período distinto de humor anormal e persistentemente elevado, expansivo ou irritável e energia e atividade dirigida a objetivos persistentemente aumentadas durando pelo menos uma semana (ou qualquer duração, se a hospitalização for necessária).	**A.** Um período distinto de humor persistentemente elevado, expansivo ou irritável e energia e atividade persistentemente aumentadas durando todo o tempo ao longo de pelo menos quatro dias consecutivos.
B. Durante o período de perturbação do humor, três (ou mais) dos seguintes sintomas persistiram (quatro, se o humor for apenas irritável) e estiveram presentes em um grau significativo:	
1) Autoestima inflada ou grandiosidade.	
2) Necessidade de sono diminuída (p. ex., sente-se repousado depois de apenas três horas de sono).	
3) Mais loquaz que o habitual ou pressão por falar.	
4) Fuga de ideias ou experiência subjetiva de que os pensamentos estão correndo.	
5) Distratibilidade (isto é, a atenção é desviada com excessiva facilidade para estímulos externos insignificantes ou irrelevantes).	
6) Aumento da atividade dirigida a objetivos (socialmente, no trabalho, na escola ou sexualmente) ou agitação psicomotora.	
7) Envolvimento excessivo em atividades prazerosas com um alto potencial para consequências dolorosas (p. ex., envolvimento em surtos incontidos de compras, indiscrições sexuais ou investimentos financeiros tolos).	
C. Prejuízo acentuado no funcionamento social ou profissional, hospitalização ou aspectos psicóticos.	**C.** O episódio está associado a uma inequívoca alteração no funcionamento, que não é característica da pessoa quando assintomática.
D. Os sintomas não se devem aos efeitos fisiológicos diretos de uma substância (p. ex., uma droga de abuso, um medicamento ou outro tratamento).	**D.** A perturbação do humor e a mudança no funcionamento são observáveis por outros.

(continua)

Tabela 1 Critérios diagnósticos para episódios maníaco e hipomaníaco (DSM-5) (*continuação*)

Episódio maníaco	Episódio hipomaníaco
	E. O episódio não é suficientemente grave para causar prejuízo acentuado no funcionamento social ou ocupacional, ou para exigir a hospitalização.
	F. Os sintomas não se devem aos efeitos fisiológicos diretos de uma substância.
Nota: um episódio maníaco ou hipomaníaco completo que surge durante tratamento antidepressivo, mas que persiste em um nível de sinais e sintomas além do efeito fisiológico desse tratamento, é evidência suficiente para um episódio maníaco ou hipomaníaco.	
	Nota: recomenda-se cautela para que um ou dois sintomas (principalmente aumento da irritabilidade, nervosismo ou agitação) após uso de antidepressivo não sejam considerados suficientes para o diagnóstico de episódio hipomaníaco, nem necessariamente indicativos de uma diátese bipolar.

Tabela 2 Critérios para diagnóstico de episódio maníaco, hipomaníaco ou depressivo com características mistas (DSM-5)

Especificador	Tipo de episódio	Pelo menos três dos seguintes sintomas
Episódio maníaco/ hipomaníaco com características mistas	Episódio maníaco ou hipomaníaco	Disforia proeminente ou humor deprimido
		Diminuição do interesse ou prazer nas atividades
		Retardo psicomotor percebido por outros
		Fadiga ou falta de energia

(continua)

Tabela 2 Critérios para diagnóstico de episódio maníaco, hipomaníaco ou depressivo com características mistas (DSM-5) (*continuação*)

Especificador	Tipo de episódio	Pelo menos três dos seguintes sintomas
		Sentimento de inutilidade ou culpa excessiva
		Ideação suicida ou tentativa de suicídio
Episódio depressivo com características mistas	Episódio depressivo	Humor elevado, expansivo
		Autoestima aumentada, grandiosidade
		Mais falante, pressão de discurso
		Fuga de ideias ou pensamento acelerado
		Aumento de energia ou atividades direcionadas a objetivos
		Envolvimento excessivo em atividades de risco
		Diminuição da necessidade de sono (diferente de insônia)
Sintomas mistos são observáveis por outras pessoas e representam uma mudança em relação ao comportamento habitual do indivíduo.		

Especificadores de episódio ou curso do TB de acordo com o DSM-5

- Com características mistas.
- Com catatonia.
- Com características psicóticas congruentes ou incongruentes com o humor.
- Com início no periparto (gestação ou 4 semanas que se seguem ao parto).
- Com sintomas ansiosos – 2 ou +: (1) sentir-se nervoso ou tenso, (2) sentir-se incomumente inquieto, (3) dificuldade de concentrar-se por estar preocupado, (4) medo de que algo terrível pos-

sa acontecer, (5) sensação de que a pessoa pode perder o controle de si mesma.

- Com características atípicas ou melancólicas apenas para episódios depressivos.
- Com padrão sazonal (TB I e II).
- Com ciclagem rápida (TB I e II) – ocorrência de quatro ou mais episódios maníacos/hipomaníacos ou depressivos em um período de doze meses.

Subtipos de transtorno bipolar

- Ver Tabela 3.

Tabela 3 Definição dos subtipos de transtorno bipolar (TB) de acordo com o DSM-5 e a CID-11

DSM-5		CID-11	
TB tipo I	Presença de ao menos um episódio maníaco	TB tipo I	Presença de ao menos um episódio maníaco
TB tipo II	Presença de ao menos um episódio hipomaníaco e ao menos um episódio depressivo maior	TB tipo II	Presença de ao menos um episódio hipomaníaco e ao menos um episódio depressivo maior
Transtorno ciclotímico	Ao menos dois anos (um ano em crianças e adolescentes) de períodos com sintomas hipomaníacos e depressivos, na ausência de episódios	Transtorno ciclotímico	Ao menos dois anos (um ano em crianças e adolescentes) de períodos com sintomas hipomaníacos e depressivos, na ausência de episódios
TB e transtorno relacionado induzido por substância/medicamento	Presença de episódio maníaco induzido por substância ou medicamento	Transtorno de humor por uso de substância (TB apenas se síndrome maníaca/hipomaníaca persiste por um tempo substancial após a cessação do uso da substância)	

(continua)

Tabela 3 Definição dos subtipos de transtorno bipolar (TB) de acordo com o DSM-5 e a CID-11 (*continuação*)

DSM-5		CID-11	
TB e transtorno relacionado decorrente de outra condição médica	Presença de episódio maníaco induzido por outra condição médica	Síndrome de humor secundária (não é TB)	
Outro TB e transtorno relacionado especificado	1. Episódios maníacos de curta duração (2-3 dias) e episódios depressivos 2. Episódios hipomaníacos com sintomas insuficientes e episódios depressivos 3. Episódios hipomaníacos sem episódio depressivo maior anterior 4. Ciclotimia de curta duração	Outro TB especificado	As informações existentes são muito específicas, mas não estão de acordo com as descrições de TB I, II ou ciclotimia
TB e outro transtorno relacionado não especificado	Clínico opta por não especificar as razões pelas quais os critérios são insuficientes para diagnóstico	TB não especificado	As informações necessárias para selecionar uma categoria específica podem não estar disponíveis

Fontes: DSM-5 e CID-11.

Comorbidades psiquiátricas e clínicas

- As comorbidades psiquiátricas no TB são extremamente frequentes. Estudos mostram que cerca de 75% dos portadores de TB apresentam ao menos uma comorbidade e mais da metade deles apresenta ao menos três.

- Em geral, a condição comórbida mais comum são os transtornos de ansiedade, especialmente ataques de pânico, seguidos dos transtornos por uso de substâncias. Transtornos alimentares, de personalidade e transtorno de déficit de atenção e hiperatividade (TDAH) também são frequentes em comorbidade com TB.
- Comorbidade com doenças clínicas é comum em portadores de TB e causa grande impacto na saúde física e mental, bem como na diminuição da expectativa de vida dessa população. As principais comorbidades encontradas são as doenças endócrinas e cardiovasculares. Dentre elas, destacam-se *diabetes mellitus* e síndrome metabólica (SM), mais frequentes entre portadores de TB do que na população geral.

Transtorno bipolar de início na infância e na adolescência

- A maioria das crianças e adolescentes com TB apresenta oscilações rápidas do humor, frequência maior de episódios com características mistas, padrão de cronicidade e quadros variados que dependem da idade e do nível de maturidade de cada um, o que torna o diagnóstico de TB nessa população um grande desafio. Irritabilidade, sintomas psicóticos e uso de substâncias são frequentes e o risco de suicídio alto, com taxas de até 72% de tentativas de suicídio.

Transtorno bipolar de início no idoso

- O TB de início tardio ocorre quando os primeiros sintomas aparecem somente após os 50 anos. Assim como no TB de início na infância, os quadros são marcados por maior frequência de irritabilidade. Os quadros maníacos são mais leves e em menor número e há menor frequência de história familiar positiva para TB. Nesses casos, é imprescindível atentar para diagnóstico diferencial com sintomas decorrentes de uma causa orgânica ou outra condição médica (ver "Diagnóstico diferencial").

DIAGNÓSTICO DIFERENCIAL

Tabela 4 Principais diagnósticos diferenciais do transtorno bipolar (TB)

Depressão unipolar	A investigação ativa de episódio maníaco/hipomaníaco no passado é imprescindível para o diagnóstico diferencial. Algumas características clínicas parecem ocorrer em maior frequência nos episódios depressivos bipolares: primeiro episódio depressivo em idade precoce (< 25 anos), antecedente familiar de TB, duração curta dos episódios (< 6 meses), múltiplas recorrências de episódios depressivos (> 5) e episódios com início e fim abruptos.
Esquizofrenia	Os sintomas psicóticos presentes na esquizofrenia acontecem na ausência de sintomas de humor salientes.
Transtorno esquizoafetivo	Indicado pela presença de sintomas psicóticos por pelo menos 2 semanas na ausência de episódio de humor.
Transtorno de personalidade *borderline*	A instabilidade de humor presente nesse transtorno resulta de reatividade principalmente a estressores interpessoais. Autolesões não suicidas, relacionamentos interpessoais instáveis e intensos, sentimentos crônicos de vazio e distúrbios na identidade são mais sugestivos de transtorno de personalidade *borderline*. No TB, há episódios bem delimitados de mania/hipomania (curso episódico, geralmente com períodos de remissão).
Transtornos de ansiedade	Diferenciar ruminações ansiosas de pensamentos acelerados; diferenciar esforços para minimizar ansiedade de comportamento impulsivo; diferenciar irritabilidade e comportamentos explosivos crônicos do transtorno de estresse pós-traumático com a natureza episódica dos sintomas no TB, além de buscar história de trauma como desencadeante.
TDAH	A fala rápida, os pensamentos acelerados, a distratibilidade e a menor necessidade de sono são crônicos no TDAH e episódicos no TB (hipomania/mania).
Doenças clínicas e neurológicas	Acidente vascular encefálico, trauma, epilepsia, demências, encefalites, tumores cerebrais, esclerose múltipla, neurossífilis, HIV, alterações do cortisol, lúpus eritematoso sistêmico, infecções generalizadas, uremia, doença de Wilson, hipotireoidismo, hipertireoidismo
Medicamentos	Corticosteroides, levotiroxina, agonistas dopaminérgicos
Abuso ou abstinência de substâncias	Álcool, cocaína, metanfetamina, opioides

EXAMES COMPLEMENTARES

- Apesar da busca por identificação de fatores biológicos associados a uma doença com tanta importância genética e presença sintomática ao longo de quase toda a vida, não existem ainda exames que tragam o diagnóstico inequívoco de TB.
- Exames complementares de neuroimagem (p. ex., tomografia computadorizada ou ressonância magnética de encéfalo) são usados, na prática clínica, exclusivamente para descartar patologias de outra natureza e estão indicados normalmente apenas nos casos de apresentação ou idade de início incomum. O mesmo vale para exames como eletroencefalograma, liquor, entre outros.
- Exames como ressonância magnética funcional, pesquisa genética e de neuroimagem molecular têm o seu uso indicado apenas em pesquisa.
- Exames de sangue, normalmente, estão indicados para todos os pacientes com sintomas característicos do TB e servem para descartar patologias de outra natureza e para monitoramento de segurança de uso dos medicamentos. Devem incluir:
  - T4 livre, TSH.
  - Hemograma.
  - Glicemia de jejum.
  - TGO, TGP, gama-GT.
  - Sódio, potássio, creatinina, ureia, cálcio.
  - Colesterol total, HDL e triglicérides.
- Em alguns casos, podem ser solicitados também:
  - Prolactina.
  - Anti-HIV, entre outros.
- Observação: alguns clínicos gostam de utilizar escalas para mensuração dos sintomas agudos. Escalas de avaliação mais utilizadas para quantificação de sintomas no TB incluem a de depressão de Hamilton ou Montgomery-Asberg e a escala de mania de Young.

TRATAMENTO

- Objetivos gerais do tratamento:
  - Os objetivos do tratamento do TB consistem na remissão completa dos sintomas agudos do transtorno (maníacos, hipomaníacos e depressivos), na prevenção de novos episódios de humor ao longo do tempo, na recuperação da funcionalidade, no aumento de resiliência e na melhoria geral da qualidade de vida do indivíduo.
  - O tratamento do TB deve incluir: (1) tratamento farmacológico, (2) intervenções psicossociais e mudança no estilo de vida. Em alguns casos, o tratamento com técnicas de (3) neuromodulação também pode ser utilizado de forma adjuvante.
  - Frequentemente, o TB apresenta comorbidade com outros transtornos psiquiátricos. A investigação e o tratamento correto dessas comorbidades devem ser realizados de maneira sistemática para desfechos mais satisfatórios.

Tratamento farmacológico

- Em razão da natureza crônica e recorrente do TB, o tratamento farmacológico deve ser instituído de forma precoce e levando em consideração que o manejo será de longo prazo.
- A escolha do tratamento farmacológico deve considerar: (1) o episódio de humor atual (se maníaco, depressivo ou com a apresentação de características mistas), (2) a priorização de medicamentos que tenham a função de prevenção de novos episódios, (3) o histórico de sintomas do paciente (polarização predominante), (4) a presença de comorbidades psiquiátricas, além de (5) demais condições médicas e particularidades do indivíduo. Medicamentos que atuam tanto nas fases agudas quanto na prevenção de novos episódios devem ser priorizados na hierarquia de escolha.

Tratamento farmacológico da mania

- O tratamento farmacológico é fundamental no manejo da mania. Os medicamentos devem ser administrados em regime ambulatorial ou de internação hospitalar a depender da gravidade dos sintomas atuais. Garantir a segurança do paciente é fundamental nessa fase. Os riscos (comportamento agressivo/impulsivo, acidentes, suicídio) devem ser devidamente endereçados.
- Estabilizadores de humor como o lítio e o valproato de sódio e antipsicóticos (especialmente antipsicóticos de segunda geração) são eficazes no tratamento da mania e devem ser priorizados.
- Eles podem ser utilizados em monoterapia ou em combinação. Antipsicóticos em monoterapia e em combinação com estabilizadores de humor apresentam resposta mais rápida do que o uso de estabilizadores de humor em monoterapia.
- Antipsicóticos com melhores níveis de evidência no tratamento da mania incluem quetiapina, aripiprazol, risperidona, asenapina, paliperidona e cariprazina (indisponível no Brasil). Apesar de também eficazes, olanzapina, haloperidol e ziprasidona devem ser reservados como opções posteriores, em razão do maior risco de efeitos colaterais.
- Lítio e valproato de sódio podem ser utilizados em monoterapia ou combinados com antipsicóticos.
- Carbamazepina, apesar de eficaz, apresenta maior grau de efeitos colaterais e de interação com outros fármacos.
- Em termos gerais, alguma resposta antimaníaca é esperada entre 1 e 2 semanas do início do tratamento farmacológico. Caso nenhuma resposta seja alcançada após esse período, a troca ou combinação com outro medicamento deve ser considerada.

Tratamento farmacológico da depressão bipolar

- Apesar dos avanços, o tratamento farmacológico da depressão bipolar ainda é um desafio na prática clínica. Alguns medicamentos foram aprovados e outros são utilizados de forma *off-label*. A escolha deve levar em consideração o perfil de eficácia, a tolerabilidade e a segurança, idealmente priorizando medicamentos que tenham efeito em longo prazo na prevenção de novos episódios de humor.

- Dentre as opções com maiores níveis de evidência estão os antipsicóticos de segunda geração: quetiapina, combinação de olanzapina com fluoxetina, lurasidona, cariprazina (indisponível no Brasil) e, mais recentemente (2021), lumateperona (indisponível no Brasil).
- Alguns estabilizadores de humor também são usados no tratamento da depressão bipolar. Lítio e anticonvulsivantes (lamotrigina) podem ser utilizados, porém possuem menos dados robustos nos estudos publicados para esse propósito. Podem ser utilizados em monoterapia, ou em combinação com antipsicóticos.
- Antidepressivos devem ser idealmente evitados ou, caso utilizados, sempre em combinação com estabilizadores de humor e com rigoroso monitoramento para o surgimento de sintomas maníacos ou instabilidade de humor (sintomas mistos ou ciclagem rápida). Apesar de pouca evidência de efeito, alguns pacientes podem se beneficiar do uso combinado de antidepressivos com medicamentos estabilizadores de humor. Inibidores seletivos da recaptura de serotonina e bupropiona são preferidos em relação às demais classes de antidepressivos.

Tratamento farmacológico na fase de manutenção

- Nessa fase, o foco do tratamento farmacológico é manter a eutimia e a estabilidade de humor alcançada, ou seja, prevenir novos episódios de humor ao longo do tempo, além da recuperação funcional e da qualidade de vida. Como o tratamento é de longo prazo, além da eficácia, grande atenção deve ser dada à tolerabilidade, segurança e adesão do paciente ao esquema proposto.
- A escolha deve priorizar medicamentos que promovam prevenção tanto de episódios maníacos quanto de episódios depressivos. A polaridade predominante do paciente (histórico de episódios) auxilia no refinamento dessa escolha.
- Lítio, valproato de sódio, quetiapina, lamotrigina, asenapina (indisponível no Brasil) e aripiprazol são os medicamentos com mais

suporte na literatura para o tratamento de manutenção. A combinação de estabilizadores de humor com antipsicóticos também pode ser utilizada, especialmente nos primeiros meses após um episódio agudo.

- A Tabela 5 lista os exames mais importantes que devem ser solicitados de acordo com a medicação prescrita visando aumentar a segurança e minimizar os efeitos colaterais de curto e longo prazos.

Tabela 5 Monitoramento seguro no transtorno bipolar de acordo com a medicação

Medicação	Incluir na abordagem inicial	Monitoramento na manutenção	Níveis séricos
Lítio	Ca e TSH	U, Crea, Na e K a cada 3-6 m* Ca, TSH e peso após 6 m e anualmente*	Duas litemias consecutivas para estabelecer dose terapêutica Litemia a cada 3-6 m*
Valproato	História de doença hematológica e hepática	Hemograma, função hepática e peso (história menstrual) a cada 3 m no primeiro ano e anualmente* Densitometria***	Dois níveis séricos para estabelecer dose adequada e posteriormente**
Carbamazepina	Alerta sobre falha de AO e risco de SSJ/NET História de doença hematológica e hepática	Hemograma, função hepática, Na, K, U, Crea mensal nos primeiros 3 m e anualmente* Densitometria***	Dois níveis séricos para estabelecer dose adequada (4 sem) e posteriormente**

(continua)

Tabela 5 Monitoramento seguro no transtorno bipolar de acordo com a medicação (*continuação*)

Medicação	Incluir na abordagem inicial	Monitoramento na manutenção	Níveis séricos
Lamotrigina	Alerta sobre risco de falha de AO e *rash* cutâneo Titulação segura: semanas 1 e 2: 25 mg/dia, semanas 3 e 4: 50 mg/dia, semana 5: 100 mg/dia, semana 6: 200 mg/dia	_	_
Antipsicóticos atípicos	Investigar história de morte súbita na família	Peso mensalmente nos primeiros 3 m e a cada 3 m PA e glicemia de jejum a cada 3 m no primeiro ano e anualmente* Perfil lipídico após 3 m e anualmente* ECG e prolactina**	_

AO: anticoncepcional oral; Ca: cálcio sérico; Crea: creatinina sérica; ECG: eletrocardiograma; K: potássio sérico; Na: sódio sérico; NET: necrólise epidérmica tóxica; PA: pressão arterial; SSJ: síndrome de Stevens-Johnson; TSH: hormônio tireoestimulante; U: ureia sérica. * Em frequência menor, quando clinicamente indicado. ** Quando clinicamente indicado. *** Se fatores de risco. Adaptada de Ng et al., 2009.

Populações especiais

Idosos

- O tratamento na população idosa pressupõe adequado manejo das comorbidades médicas e polifarmácia (interações farmacológicas). A cognição deve ser sempre avaliada e a escolha dos medicamentos deve priorizar aqueles com menor ação anticolinérgica. Há poucos estudos específicos nessa faixa etária e, em geral, os medicamentos usados em adultos são extrapolados para os idosos. Deve haver um controle ainda mais rígido de doses e efeitos colaterais, tendo em vista a menor tolerabilidade aos medicamentos nessa população.

Infância e adolescência

- O tratamento segue os mesmos princípios do tratamento em adultos, com atenção especial para os efeitos colaterais nessa faixa etária. As evidências cientificas são mais limitadas, baseadas em estudos menores e experiência clínica.
- No tratamento da mania, lítio, risperidona, aripiprazol, asenapina e quetiapina são mais recomendados. Na fase de depressão bipolar, lurasidona demonstrou evidência positiva.
- Lítio, lamotrigina e quetiapina podem ser usados, apesar de pouca evidência nessa faixa etária.
- Olanzapina em combinação com fluoxetina, apesar de evidência positiva de eficácia, apresenta alto risco metabólico e deve ser utilizada apenas em casos em que demais medicamentos tenham falhado. O cuidado com o uso de antidepressivos segue o mesmo princípio da população adulta.
- Para a manutenção, as opções incluem lítio, valproato de sódio e aripiprazol. Risperidona e lamotrigina podem ser opções em combinação com os estabilizadores de humor.
- O tratamento deve ser multidisciplinar, com intervenções como psicoeducação e psicoterapia, além de terapia familiar.

Neuromodulação

- No tratamento da mania, a eletroconvulsoterapia (ECT) pode ser utilizada em casos refratários aos tratamentos de primeira linha, com até 80% dos pacientes apresentando resposta terapêutica.
- Na fase depressiva, ECT é uma opção em pacientes refratários ou quando uma resposta mais rápida é necessária a depender da gravidade dos sintomas (p. ex.: catatonia, sintomas psicóticos, risco iminente de suicídio).
- A estimulação magnética transcraniana (EMT) é segura e potencialmente eficaz (de forma adjunta aos medicamentos) na depressão bipolar, apesar de ter sido menos estudada do que no transtorno depressivo maior. Mais estudos são necessários para melhor embasamento do seu uso no TB.

Abordagens psicossociais

- Diferentes abordagens psicoterápicas foram desenvolvidas especificamente para o tratamento do TB, sempre em condição aditiva ao tratamento farmacológico já discutido. Essas abordagens, ainda que diferentes, compartilham diversos elementos em comum, em especial a chamada educação sobre o TB, que objetiva ensinar ao paciente e a seus familiares observar, reconhecer e prevenir tanto sintomas como o começo de novos episódios.
- As principais abordagens desenvolvidas para manejo de sintomas e prevenção de recaídas de humor foram a terapia cognitivo-comportamental (TCC), psicoeducação em grupo, terapia interpessoal (TIP) e terapia focada no familiar (TFF), sendo as duas primeiras aquelas que mais produziram ensaios clínicos controlados e randomizados.
- Recentemente, uma nova linha de pesquisa em psicoterapia vem sendo desenvolvida, a fim de tratar do prejuízo cognitivo observado com frequência nesses pacientes, comumente agrupados sob o nome de reabilitação cognitiva.

CONSIDERAÇÕES FINAIS

- O TB é uma doença que acomete o indivíduo por toda a sua vida, com períodos de euforia e mais frequentemente depressão, associada a importante incapacitação e a aumento na mortalidade, em especial por suicídio. Comorbidades clínicas e psiquiátricas são frequentes.
- O tratamento é complexo, varia conforme a sintomatologia dos pacientes e deve ser focado tanto nas fases agudas quanto na manutenção (profilaxia).
- Melhores resultados são vistos em pessoas que respondem à combinação de um esquema medicamentoso simples, com menos efeitos colaterais e intervenções psicoeducacionais e psicoterapêuticas associadas.

- Apesar dos inúmeros esforços feitos até o momento, ainda são necessárias novas perspectivas terapêuticas para melhorar a prevenção de recaídas, assim como a qualidade de vida das pessoas e de todos ligados a elas.

BIBLIOGRAFIA

1. Goodwin FK, Jamison KR. Manic-depressive illness: bipolar disorder and recurrent depression. 2.ed. New York: Oxford University Press; 2007.
2. Gordovez FJA, McMahon FJ. The genetics of bipolar disorder. Mol Psychiatry. 2020;25(3):544-59.
3. Grande I, Berk M, Birmaher B, Vieta E. Bipolar disorder. Lancet. 2016;387(10027): 1561-72.
4. Kowatch RA, Youngstrom EA, Danielyan A, Findling RL. Review and meta-analysis of the phenomenology and clinical characteristics of mania in children and adolescents. Bipolar Disord. 2005;7(6):483-96.
5. Malhi GS, Bell E, Bassett D, Boyce P, Bryant R, Hazell P, et al. The 2020 Royal Australian and New Zealand College of Psychiatrists clinical practice guidelines for mood disorders. Aust N Z J Psychiatry. 2021;55(1):7-117
6. McIntyre RS, Berk M, Brietzke E, Goldstein BI, López-Jaramillo C, Kessing LV, Malhi GS, Nierenberg AA, Rosenblat JD, Majeed A, Vieta E, Vinberg M, Young AH, Mansur RB. Bipolar disorders. Lancet. 2020;396(10265):1841-56.
7. Miskowiak KW, Burdick KE, Martinez-Aran A, Bonnin CM, Bowie CR, Carvalho AF, et al. Assessing and addressing cognitive impairment in bipolar disorder: the International Society for Bipolar Disorders Targeting Cognition Task Force recommendations for clinicians. Bipolar Disord. 2018; 20(3):184-194.
8. Ng F, Mammen OK, Wilting I, et al. The International Society for Bipolar Disorders (ISBD) consensus guidelines for the safety monitoring of bipolar disorder treatments. Bipolar Disord. 2009;11:559-95.
9. Sajatovic M, Chen P. Geriatric bipolar disorder. Psychiatr Clin North Am. 2011;34(2): 319-33.
10. Stein DJ, Szatmari P, Gaebel W, Berk M, Vieta E, Maj M, et al. Mental, behavioral and neurodevelopmental disorders in the ICD-11: an international perspective on key changes and controversies. BMC Med. 2020;18(1):21.
11. Vieta E, Berk M, Schulze TG, Carvalho AF, Suppes T, Calabrese JR, et al. Bipolar disorders. Nat Rev Dis Primers. 2018;4:18008.
12. Yatham LN, Kennedy SH, Parikh SV, Schaffer A, Bond DJ, Frey BN, et al. Canadian Network for Mood and Anxiety Treatments (CANMAT) and International Society for Bipolar Disorders (ISBD) 2018 guidelines for the management of patients with bipolar disorder. Bipolar Disord. 2018;20(2):97-170.

9 Transtorno depressivo e distimia

Doris Hupfeld Moreno
Ricardo Alberto Moreno
Márcio Gerhardt Soeiro-de-Souza

INTRODUÇÃO

- A forma patológica da depressão é caracterizada por humor depressivo, alterações afetivas, cognitivas, comportamentais e nos ritmos biológicos. Figura entre as primeiras causas de incapacitação por conta da elevada prevalência do transtorno depressivo maior (TDM), altas taxas de morbidade e mortalidade, e natureza recorrente com sintomatologia persistente, levando a graus variáveis de sofrimento, incapacitação e risco de suicídio.

EPIDEMIOLOGIA

- O TDM é um problema de saúde pública.
- No Brasil, as prevalências-vida e nos 12 últimos meses foram estimadas em 18,4 e 10,4%, respectivamente. A prevalência-vida da distimia foi estimada em uma média mundial de 1,55%.
- Antes dos 20 anos, 40% já desenvolveram o primeiro episódio:
  - ▷ A prevalência do TDM em crianças é de 1 a 2%, e em adolescentes, 11%.

  - ▷ Em idosos da comunidade, 7% apresentam TDM e 3,5% distimia; 26% apresentam depressão subsindrômica, que atinge 50% dos que vivem em instituições de longa permanência.
- Mulheres em idade fértil tem risco 2 a 3 vezes maior de desenvolver depressão e distimia.
- Idade média de início: 24 anos.
- Outros fatores de risco: estado civil solteiro e separado, baixa renda.
- Consequências: não terminar a escolarização, maior absenteísmo, queda na renda, comprometimento da capacidade de cuidar dos filhos, suicídio.

CURSO E EVOLUÇÃO

- O TDM é de natureza episódica e recorrente em 50% dos casos, e o risco aumenta com a progressão da doença: 20% cronificam.
- O início pode ser abrupto ou insidioso.
- Sintomas ansiosos e hipomaníacos reduzem as chances de recuperação em até 55%.
- Sintomas hipomaníacos aparecem em 50% das depressões recorrentes e agravam o prognóstico: cronificação, menor resposta a antidepressivos e maior risco de suicídio.
- Mais de 95% dos pacientes com distimia desenvolverão algum episódio depressivo ao longo da vida e não foi encontrada distinção clínica com a depressão maior.
- Em torno de 15% morrem por suicídio; o principal fator de risco é a presença de tentativas prévias.
- Comparando com a população geral, indivíduos com TDM e distimia tentam suicídio 3,5 vezes mais ao longo da vida. O risco também é maior em idosos.

ETIOPATOGENIA

- Apesar de grandes avanços, a etiopatogenia permanece não totalmente conhecida, e múltiplos fatores contribuem para seu risco, desenvolvimento e agravamento:
  - ▷ Envelhecimento biológico mais acelerado em vários sistemas do organismo: evidências apontam para comprimento telomérico menor, maior envelhecimento epigenético e envelhecimento cerebral avançado. Tal desgaste acelerado seria um dos mecanismos fisiopatológicos para a ocorrência de tantas comorbidades no TDM.
  - ▷ Múltiplos sistemas distintos participariam das mudanças que antecedem o aparecimento do TDM: alterações estruturais e funcionais do cérebro, em neurometabólitos cerebrais, imunológicas, de ritmo circadiano, hormonais, genéticas, do trato gastrointestinal e nos sistemas de fatores neurotróficos e estresse oxidativo.
  - ▷ O peso da genética é indiscutível, principalmente na infância e na adolescência; em idosos, eventos cardiovasculares e cerebrais sempre devem ser considerados na etiologia; vias moleculares envolvidas: mecanismos associados à plasticidade sináptica, sinalização por canais de cálcio e inflamação.
  - ▷ Ativação de vias inflamatórias, por meio de um aumento nos níveis de citocinas inflamatórias, como as interleucinas IL-1β, IL-2, IL-6, interferon-gama, fator de necrose tumoral alfa (TNF-alfa) e cortisol. O tratamento antidepressivo parece se associar à diminuição dos níveis de IL-2, IL-10 e cortisol.
  - ▷ Alterações volumétricas corticais na região paralímbica, córtex pré-frontal dorsomedial, córtex orbitofrontal e rostral, além do cíngulo anterior; existe grande variabilidade entre os estudos. Menor volume hipocampal, principalmente na depressão crônica e com ideação suicida.
  - ▷ Alterações no glutamato, principal neurometabólito excitatório cerebral: deprimidos têm menores níveis de glutamato e

glutamina (Glx) no cíngulo anterior e no córtex medial frontal; o tratamento da depressão com antidepressivos, eletroconvulsoterapia e cetamina leva ao aumento de Glx no córtex pré-frontal medial.

QUADRO CLÍNICO E DIAGNÓSTICO

- O diagnóstico se faz pela observação dos sinais e sintomas da depressão e pela pesquisa ativa de sintomas de depressão atuais e ao longo da vida por meio do exame psíquico (Tabela 1). Deve-se evitar a compreensão subjetiva das queixas, pois o deprimido avalia a realidade de modo negativo.
- A distimia é um estado depressivo crônico e de intensidade leve (duração maior que 2 anos), marcada por mau humor, desânimo, infelicidade e pessimismo (Quadro 1). Sintomas físicos e alterações psicomotoras dificilmente ocorrem, e o indivíduo não chega a preencher critérios diagnósticos de depressão, retardando sua identificação.
- Em crianças, sintomas subclínicos são mais prevalentes e vão se agravando até a adolescência. A irritabilidade é comum. Os principais sintomas são tristeza e anedonia, mas sintomas gastrointestinais e musculoesqueléticos também ocorrem.
- Idosos identificam menos a depressão. Predominam sintomas subclínicos, déficits cognitivos, desinteresse e queixas somáticas em detrimento do humor depressivo.

CLASSIFICAÇÃO E CRITÉRIOS DIAGNÓSTICOS

- Na 11ª edição da Classificação Estatística Internacional de Doenças e Problemas Relacionados à Saúde (CID-11), os transtornos depressivos (TD) foram agrupados com os transtornos bipolares e relacionados, constituindo os transtornos do humor. Na 5ª edição do Manual Diagnóstico e Estatístico de Transtornos Mentais, da Associação Psiquiátrica Americana (DSM-5), eles foram clas-

Tabela 1 Exame psíquico da depressão

Sintomas principais	Redução de energia, fadiga Humor depressivo ou irritável Anedonia (falta de prazer) Falta de interesse, apatia
Aparência	Fácies abatido, triste, andar curvado, choro fácil, descuidado
Afetividade	Sentimentos e sensações negativas: • Desânimo, tristeza, vazio, tédio, melancolia, indiferença, angústia, desespero, mal-estar difuso, medo, temor, insegurança, ignorância, fracasso, inferioridade, insuficiência, doença grave, sentimento de que a vida não vale a pena.
Cognição	Pensamentos negativos: • Pessimismo, desesperança, culpa, remorso, baixa autoestima, ser um peso para outros, morte, suicídio. • Generalizações negativas: nada dá certo, faço tudo errado. Ruminações negativas: reverberar de ideias de cunho negativo Falta de hierarquização de problemas e necessidades Lentificação de pensamentos Dificuldade de concentração, queixas mnésticas
Psicomotricidade	Lentificação ou inquietação/agitação psicomotoras
Juízo e crítica	Distorção negativa da realidade passada, atual e futura: • Aumentar ou criar problemas.
Volição	Redução ou falta de iniciativa, procrastinação, indecisão
Sensopercepção	Na depressão psicótica: • Alucinações, ilusões visuais (raras) ou auditivas. • Delírios congruentes com o humor: pecado, pobreza, culpa, doença, ruína financeira etc. • Incongruentes: paranoides.
Alteração em ritmos Sintomas físicos	Sono: não reparador; insônia com despertar precoce ou hipersonia (+ de 10 h); piora vespertina Aumento ou redução de apetite/peso Redução de libido; disfunção erétil; queixas físicas

Quadro 1 Critérios diagnósticos de depressão maior segundo o DSM-5

A. No mínimo cinco dos sintomas seguintes estiveram presentes durante o mesmo período de duas semanas e representam uma alteração a partir do funcionamento anterior; no mínimo um dos sintomas é (1) humor deprimido ou (2) perda de interesse ou prazer.
Nota: não incluir sintomas nitidamente causados por outra condição médica.
(1) Humor deprimido na maior parte do dia, quase todos os dias, indicado pelo relato subjetivo (p. ex., diz sentir-se triste, vazio, sem esperança) ou por observações feitas por terceiros (p. ex., parece choroso). Nota: em crianças e adolescentes, pode ser humor irritável. (2) Acentuada diminuição do interesse ou prazer em todas ou quase todas as atividades, na maior parte do dia, quase todos os dias (indicado pelo relato subjetivo ou observações de terceiros). (3) Perda ou ganho significativo de peso sem estar de dieta (p. ex., alteração de mais de 5% do peso corporal em 1 mês), ou aumento ou diminuição do apetite quase todos os dias. Nota: em crianças, considerar a incapacidade de ganhar o peso esperado. (4) Insônia ou hipersonia quase todos os dias. (5) Agitação ou retardo psicomotor quase todos os dias (observáveis pelos outros, não apenas sensações subjetivas de inquietação ou de estar mais lento). (6) Fadiga ou perda de energia quase todos os dias. (7) Sentimentos de inutilidade ou culpa excessiva ou inadequada (que pode ser delirante) quase todos os dias (não apenas autorrecriminação ou culpa por estar doente). (8) Capacidade diminuída de pensar ou se concentrar, ou indecisão, quase todos os dias (por relato subjetivo ou observação de outros). (9) Pensamentos recorrentes de morte (não apenas medo de morrer), ideação suicida recorrente sem um plano específico, tentativa de suicídio ou plano específico de cometer suicídio.
B. Os sintomas causam sofrimento clinicamente significativo ou comprometimento social, ocupacional ou em outras áreas importantes do funcionamento.
C. O episódio não é atribuível aos efeitos fisiológicos de uma substância ou outra condição médica.
D. O episódio de depressão maior não *é mais bem* explicado por transtorno esquizoafetivo, esquizofrenia, transtorno esquizofreniforme, transtorno delirante ou outros transtornos especificados ou não do espectro da esquizofrenia e outros psicóticos.
E. Nunca houve um episódio maníaco ou hipomaníaco.

sificados em categorias distintas. O diagnóstico de TDM requer ao menos 5 dos 9 sintomas (Quadro 1) e o de distimia (transtorno depressivo persistente), 2 dentre 6 (Quadro 2). Os sintomas devem causar sofrimento significativo e não ser atribuíveis a outras condições médicas gerais ou psiquiátricas.

Quadro 2 Critérios diagnósticos do transtorno depressivo persistente (distimia) no DSM-5
Humor deprimido na maior parte do dia, na maioria dos dias, indicado por relato subjetivo ou observação feita por terceiros, pelo período mínimo de 2 anos. Nota: em crianças e adolescentes, o humor pode ser irritável, com duração mínima de 1 ano.
Presença, enquanto deprimido, de duas (ou mais) das seguintes características: • Apetite diminuído ou hiperfagia • Insônia ou hipersonia • Baixa energia ou fadiga • Baixa autoestima • Concentração fraca ou dificuldade em tomar decisões • Sentimentos de desesperança

TRANSTORNO MISTO DE ANSIEDADE E DEPRESSÃO

- O transtorno misto de ansiedade e depressão da CID-11 é caracterizado por sintomas de ansiedade e depressão não suficientemente graves, numerosos ou persistentes para o diagnóstico de episódio depressivo, distimia ou transtorno de ansiedade ou fóbico-ansioso.
- O humor deprimido ou o interesse diminuído nas atividades devem estar presentes, acompanhados de sintomas depressivos adicionais, bem como múltiplos sintomas de ansiedade.

SUBTIPOS DEPRESSIVOS

- As depressões são condições clínicas heterogêneas, cujos subtipos são classificados de acordo com a sintomatologia (melancólica, psicótica, atípica), a polaridade (bipolar ou unipolar), o curso (recorrente, persistente), fatores desencadeantes (sazonal, puerperal) e gravidade (leve, moderada ou grave) (Tabela 2).
- CID-11 e DSM-5 definem a gravidade como se segue: depressão leve não incapacita, mas causa sofrimento significativo; depressão moderada afeta parcialmente as funções do indivíduo; e a grave incapacita social e/ou profissionalmente. Os diferentes subtipos de depressão são importantes na escolha do tratamento antidepressivo mais adequado.

Tabela 2 Especificadores do transtorno depressivo maior no DSM-5 e equivalência com a CID-11

Especificador no DSM-5	Características/critérios operacionais no DSM-5	Equivalência na CID-11
Sofrimento ansioso	≥ 2 sintomas	6A80.0 Sintomas de ansiedade proeminentes
Observado no TDM e na depressão bipolar Associado a maior risco de suicídio Maior duração da doença e pior resposta a tratamentos	Sentir-se tenso ou ligado Sentir-se inquieto Falta de concentração causada por preocupação Medo de acontecer algo horrível Sensação de que a pessoa possa perder o controle de si mesma	
Características mistas	≥ 3 sintomas	–

(continua)

Tabela 2 Especificadores do transtorno depressivo maior no DSM-5 e equivalência com a CID-11 (*continuação*)

Especificador no DSM-5	Características/critérios operacionais no DSM-5	Equivalência na CID-11
24% do TDM Fator de risco importante de TB tipo I ou II Necessário no planejamento terapêutico e monitoração da resposta aos antidepressivos, que podem agravar a doença Depressões mais graves com maior risco de suicídio Maior confusão diagnóstica com transtornos ansiosos e de personalidade	Humor elevado, expansivo Autoestima aumentada ou grandiosidade Mais falante que o habitual ou pressão para continuar falando Fuga de ideias ou aceleração de pensamentos Aumento de energia ou de atividade dirigida a objetivos Envolvimento aumentado ou excessivo em atividades de risco para consequências ruins (p. ex., compras desenfreadas, indiscrições sexuais, investimentos em negócios insensatos) Redução da necessidade de sono	
Melancólica	Anedonia ou humor depressivo não reativo a estímulos prazerosos e ≥ 3 sintomas	6A80.3 Episódio atual com melancolia
Depressão grave, frequente em internados	Tristeza de qualidade distinta da normal, morosidade, sensação de vazio Depressão pior de manhã Despertar precoce (2 h ou mais antes do que o habitual) Retardo ou agitação psicomotora acentuados Acentuada diminuição de apetite, perda de peso Sentimentos de culpa excessivos ou inapropriados	

(continua)

Tabela 2 Especificadores do transtorno depressivo maior no DSM-5 e equivalência com a CID-11 (*continuação*)

Especificador no DSM-5	Características/critérios operacionais no DSM-5	Equivalência na CID-11
Atípica	Reatividade do humor a estímulos prazerosos e ≥ 2 sintomas	–
Mais comum em deprimidos bipolares	Aumento de apetite e/ou ganho de peso Hipersonia Exaustão (sensação de peso nas pernas e nos braços) Padrão duradouro de sensibilidade à rejeição interpessoal	
Psicótica Presença de delírios e/ou alucinações Principal fator de risco de depressão bipolar	Congruentes com o humor – inadequação pessoal, culpa, doença, morte, niilismo, punição merecida	6A70.2 e 6A70.4 Episódio depressivo único moderado/grave com sintomas psicóticos 6A71.2 e 6A71.4 Episódio depressivo recorrente moderado/grave com sintomas psicóticos
	Incongruentes com o humor – persecutórios, religiosos, em geral associados a delírios/alucinações de conteúdos depressivos	
Com catatonia	Comportamentos ou movimentos estranhos, como imobilidade, atividade motora excessiva despropositada, rigidez ou adoção de posturas bizarras, imitação de gestos e palavras; quadro raro	
Início no periparto	3-6% das mulheres apresentam TDM durante a gestação até as primeiras quatro semanas após o parto, em geral em primíparas;	6E20 Transtornos mentais ou de comportamento associados à

(continua)

Tabela 2 Especificadores do transtorno depressivo maior no DSM-5 e equivalência com a CID-11 (*continuação*)

Especificador no DSM-5	Características/critérios operacionais no DSM-5	Equivalência na CID-11
Início no periparto	50% delas apresentam depressão desde a gestação Quando psicótica, está associada ao TB tipo I e história familiar de TB; nestes casos, 30-50% recidivam em novas gestações	gestação, parto e puerpério sem sintomas psicóticos 6E20.0 Depressão pós-parto 6E21 Transtornos mentais ou de comportamento associados à gestação, parto e puerpério com sintomas psicóticos
Padrão sazonal Associado a TDM e depressão bipolar, mais comum no TB tipo II Depressões do inverno são mais frequentes em jovens	TDM recorrente no qual, por 2 anos seguidos, houve início e remissão em determinadas estações do ano, geralmente começando no outono ou inverno e remitindo na primavera Remissões totais ou ciclagem para mania ou hipomania também acontecem em determinado período do ano. Devem predominar episódios sazonais em relação aos não sazonais durante a vida	6A80.4 Início do episódio com padrão sazonal
		6A80.1 Com ataques de pânico
Transtorno depressivo persistente		6A80.2 Episódio depressivo atual persistente

TDM: transtorno depressivo maior; TB: transtorno bipolar.

DIAGNÓSTICO DIFERENCIAL

- O principal diagnóstico diferencial do TDM é a depressão do TB; as idades médias de início são 30 e 20 anos, respectivamente, portanto depressões de início na infância/adolescência devem levantar a suspeita de primeiro episódio de TB (Tabela 3). Alguns subtipos depressivos são fatores de risco de depressão bipolar (Quadro 3).
- Existem diagnósticos diferenciais com várias condições clínicas e medicações suspeitas de serem associadas a quadros depressivos, mas nem todas vieram a ser comprovadas em estudos controlados (Quadro 3). Deve-se notar se há relação cronológica entre a introdução ou o aumento de dose do fármaco e o início dos sintomas afetivos.

Tabela 3 Diagnóstico diferencial do episódio depressivo

Depressão bipolar	Sintomatologia é a mesma, ver Tabela 4; diagnóstico depende da lembrança de episódios de (hipo)mania prévios e habilidade diagnóstica do clínico; uso de antidepressivos/estimulantes agrava o prognóstico
Luto	Sintomas superpostos ao TDM; diagnóstico se for grave e durar além do período agudo de luto
Transtorno de ajustamento	Início 2-3 meses após o estressor, sem preencher critérios de TDM
Esquizofrenia	Depressão pós-esquizofrênica não é um episódio de depressão, mas o TDM pode se superpor à esquizofrenia
	Depressão psicótica – alucinações menos floridas ou ilusões restritas a um episódio depressivo grave, de temática negativa, com ausência de crítica e confusão mental
Condições clínicas	Síndrome depressiva limitada temporalmente à presença de doenças médico-sistêmicas não controladas/tratadas ou uso de determinados medicamentos (Quadro 3)

Quadro 3 Principais condições clínicas associadas à depressão
Cardiovasculares: infarto agudo do miocárdio e circulação extracorpórea
Doenças autoimunes, principalmente lúpus eritematoso sistêmico
Endocrinológicas: hipo e hipertireoidismo, doença de Addison, síndrome de Cushing, hipopituitarismo, hiperparatireoidismo
Hematológicas e metabólicas: anemias, deficiência de folato, deficiência de vitamina B12, deficiência de tiamina, insuficiência hepática, doença de Wilson, porfiria, hipo ou hipercalcemia
Infecções: mononucleose, hepatites, influenza, HIV e infecções do SNC
Neurológicas: lesões cerebrais (p. ex., tumores, lesões vasculares, trauma cranioencefálico, abscesso e outras lesões infecciosas), principalmente acometendo região frontal esquerda; meningites e meningoencefalites; neurolúpus; esclerose múltipla; hidrocefalia; epilepsia; demências; doença de Parkinson
Neoplasias: câncer de pâncreas e de pulmão, síndromes paraneoplásicas
Medicações: reserpina e metildopa (anti-hipertensivos); corticosteroides; anti-inflamatórios não hormonais; interferona; vigabatrina e topiramato (antiepilépticos); uso prolongado de benzodiazepínicos e barbitúricos; intoxicação por depressores do SNC (p. ex., álcool) e abstinência de psicoestimulantes (p. ex., cocaína) e opiáceos

SNC: sistema nervoso central.

- Existem várias doenças crônicas comórbidas com TDM, inclusive cardiovasculares, artrites, hepatites, asma, dor lombar, doenças pulmonares crônicas, hipertensão e enxaqueca. A depressão aumenta em 80% a mortalidade por causas somáticas, principalmente cardiovasculares, em especial coronariopatias, mas também decorrentes de diabetes, hipertensão, AVC, doença de Alzheimer e obesidade.
- A depressão é um fator de risco independente de doença cardíaca isquêmica e mortalidade cardiovascular, inclusive em jovens, e fatores de risco cardiovasculares também estão associados ao início da depressão na idade avançada. A depressão de um lado afeta a adesão aos tratamentos e a prevenção primária, e de outro doenças médicas gerais comprometem a qualidade de vida dos deprimidos e a resposta aos antidepressivos.

EXAMES COMPLEMENTARES

- No TDM, os exames complementares deverão ser solicitados sempre que houver comorbidades médicas ou condições clínicas que estejam associadas a síndromes depressivas (Tabela 4). Devem ser excluídas antes do diagnóstico de TDM.

Tabela 4 Exames complementares de rotina para depressão unipolar

Exame	Justificativa – diagnóstico diferencial
Hemograma	Anemia e infecções – também podem levar à letargia e fadiga
TSH, T4 livre, T4, T3	Hipo ou hipertireoidismo – podem causar sintomas semelhantes aos da depressão
Creatinina, ureia	Doenças renais – capazes de mimetizar sintomas depressivos; necessárias ao ajuste da dose dos AD no caso de insuficiência renal
AST, ALT, FA, GGT, TP, KTTP	Hepatopatias – também podem causar sintomas semelhantes aos da depressão, como fadiga e letargia. Recomenda-se investigar a função hepática antes do início dos AD
Glicemia de jejum, HbA1c	Pacientes com diabetes apresentam maior risco de depressão. Recomenda-se avaliar a glicemia de jejum antes de iniciar associação de AD com antipsicóticos atípicos pelo risco de síndrome metabólica
Colesterol total e frações	Alguns AD do tipo ISRS podem alterar o perfil lipídico e, por isso, recomenda-se uma avaliação basal no início do tratamento
Ácido fólico e vitamina B12	Baixos níveis podem mimetizar sintomas depressivos e até mesmo dificultar a resposta antidepressiva
Tomografia ou ressonância magnética cerebral	Para descartar causas secundárias como acidente vascular cerebral, neoplasias e outras lesões de massa, especialmente em idosos ou em casos associados a sintomas neurológicos

AD: antidepressivos; ISRS: inibidores seletivos de recaptação da serotonina.

TRATAMENTO

- No TDM, antidepressivos são o tratamento de escolha no episódio agudo e no tratamento de manutenção em casos que requeiram farmacoterapia para a prevenção de novas recorrências. Entre os fatores de bom prognóstico estão menor tempo de doença não tratada e tempo de resposta ao antidepressivo (< 15 dias), ao passo que a presença de comorbidades psiquiátricas e clínicas gerais (dolorosas, neurológicas, cardiovasculares e cumulativas) indica má resposta clínica.

PRINCÍPIOS GERAIS DO TRATAMENTO ANTIDEPRESSIVO

- Objetivos: remissão máxima possível dos sintomas e recuperação funcional do paciente; sintomas residuais subsindrômicos se associam com maior risco de recorrências.
- Tempo de resposta: depois de 2 semanas; muitos vão necessitar de 6 semanas ou mais para responder adequadamente.
- Tempo do tratamento de continuação após remissão: manter dose eficaz por 6 a 12 meses.
- Tempo de retirada: de forma gradativa, sendo 50% da dose inicialmente e 25% a cada 3 dias.
- O paciente assintomático por 6 meses é considerado recuperado do episódio atual.
- Tratamento de manutenção: pelo menos 3 a 5 anos se houver risco de recorrência ao longo da vida, (Quadro 4).
- Retirada da manutenção: ao longo de 3 a 4 meses para evitar os sintomas de descontinuação; observar sintomas de recidiva; monitorar por até 2 meses após a suspensão completa da medicação.

Quadro 4 Fatores associados com aumento do risco de recorrência no transtorno depressivo

≥ 3 episódios depressivos
Elevada taxa pregressa de recorrências (p. ex., dois episódios em 5 anos)
Episódios prévios nos anos anteriores
Sintomas residuais durante a fase de continuação do tratamento
Sintomas residuais subsindrômicos na remissão
Transtorno distímico concomitante (depressão dupla) – atualmente denominado transtorno depressivo persistente
Gravidade dos episódios (inclui ideação suicida e psicose)
Longos episódios anteriores
Recaída após retirada da medicação
Abuso de substâncias concomitantes atualmente
Transtorno de ansiedade concomitante
História familiar de TDM em parentes de primeiro grau
Início antes dos 30 anos

ESCOLHA DO ANTIDEPRESSIVO, MODO DE USAR, FORMAS DE APRESENTAÇÃO E POSOLOGIA

- Atualmente, há mais de 20 antidepressivos diferentes comercializados no Brasil (Tabela 5). São agrupados em várias classes de drogas com pequenas diferenças nos mecanismos de ação. A escolha do antidepressivo deve se basear em características do paciente e do medicamento:
  - ▷ Características do paciente: aspectos clínicos e dimensionais do episódio atual e do histórico longitudinal, presença de comorbidades psiquiátricas ou clínicas, história pessoal, resposta e efeitos colaterais de determinada medicação e preferência do paciente.
  - ▷ Características do medicamento: eficácia comparativa, potencial de efeitos colaterais, risco de interação com outras medi-

Tabela 5 Forma da apresentação e faixa terapêutica dos principais antidepressivos

Medicamentos	Apresentações (mg)	Faixa terapêutica (mg/dia)
Tranilcipromina	Drágea: 10	20-60
Imipramina	Drágeas: 10 e 25	150-300
Pamoato de imipramina	Cápsulas: 75 e 150	150-300
Amitriptilina	Comprimido: 25	150-300
Nortriptilina	Cápsulas: 10, 25, 50 e 75	25-150
Clomipramina	Drágeas: 10 e 25; comprimidos: 75; ampola (2 mL): 25	150-300
Maprotilina	Comprimidos: 25 e 75; ampola (5 mL): 25	75-225
Mianserina	Comprimido: 30	30-90
Fluoxetina	Cápsula: 20	20-80
Paroxetina	Cápsula: 20	20-40
Citalopram	Comprimido: 20	20-40
Escitalopram	Comprimido: 10	20-60
Sertralina	Comprimido: 50	50-200
Fluvoxamina	Comprimido: 100	50-300
Trazodona	Comprimido: 100	150-300
Venlafaxina	Cápsulas XR: 37, 5, 75 e 150	75-375
Desvenlafaxina	Comprimidos: 50 e 100	50-200
Duloxetina	Cápsulas: 30 e 60	60-120
Mirtazapina	Comprimidos: 30 e 45	15-45
Tianeptina	Comprimido: 12,5	12,5-50
Agomelatina	Comprimido: 25	25-50
Vortioxetina	Comprimido: 10	10-20

Tabela 6 Eficácia de antidepressivos de acordo com o subtipo depressivo

Subtipo depressivo	Tratamento
Depressão de intensidade grave	ADT; IMAO; venlafaxina; duloxetina; mirtazapina; escitalopram; sertralina; eletroconvulsoterapia (ECT)
Depressão de intensidade moderada	Todos os antidepressivos
Depressão de intensidade leve	Todos os antidepressivos; considerar outras opções de abordagem, como a psicoterapia
Depressão subsindrômica	Todos os antidepressivos; terapia com luz brilhante em caso de depressão subsindrômica sazonal
Depressão com sofrimento ansioso	Não há diferença entre ISRS, ISRSN e bupropiona; usar antidepressivo com eficácia comprovada no transtorno de ansiedade generalizada
Depressão com características melancólicas	Antidepressivos tricíclicos; ISRSN; potencialização com lítio; nenhum antidepressivo específico demonstrou superioridade
Depressão com características atípicas	IMAO superiores a antidepressivos tricíclicos; atualmente nenhum antidepressivo específico mostrou superioridade
Depressão com características psicóticas	Combinação de antidepressivo e antipsicótico (nível 1 de evidência); há poucos estudos com o uso de antipsicóticos
Depressão com características mistas	Lurasidona; ziprasidona; não há estudos comparativos
Depressão com padrão sazonal	ISRS; agomelatina; bupropiona; moclobemida; terapia de luz; nenhum antidepressivo específico demonstrou superioridade
Depressão com disfunção cognitiva	Vortioxetina (nível 1 de evidência); bupropiona; duloxetina; ISRS; Moclobemida; os dados são limitados quanto ao efeito cognitivo de outros antidepressivos e na eficácia entre eles
Depressão com distúrbios do sono	Agomelatina (nível 1 de evidência); mirtazapina; quetiapina; trazodona; o efeito benéfico no sono deve ser balanceado com o potencial de efeitos colaterais (p. ex., sedação ou sonolência diurna)

cações, simplicidade de uso, custo e disponibilidade; indicações em crianças, adolescentes, idosos, durante a gravidez e durante a lactação.

- A eficácia aumenta quando se levam em conta os subtipos depressivos e as comorbidades, mas existem poucas evidências para a escolha do antidepressivo em função do subtipo clínico; as mais robustas para a escolha do antidepressivo em função de gravidade e de apresentação clínica estão listadas na Tabela 6.
- Os medicamentos antidepressivos devem ser usados em dose terapêutica; as doses são aumentadas de acordo com eficácia e tolerabilidade até a máxima indicada pela posologia, por tempo adequado (mínimo de 6 a 8 semanas) antes de considerar que o paciente seja não respondedor ao composto. Se não houver qualquer resposta depois de 2 semanas, pode-se trocar o antidepressivo. Recomenda-se retirada e início do novo tratamento concomitantemente de forma gradual.

TOLERABILIDADE (EFEITOS COLATERAIS) E INTERAÇÃO COM OUTROS MEDICAMENTOS

- Os potenciais efeitos colaterais dos medicamentos antidepressivos estão associados com sua afinidade pelos receptores muscarínicos, histaminérgicos, serotoninérgicos, noradrenérgicos e alfa-1 adrenérgicos (Tabela 7).
- Muitos pacientes com transtorno depressivo tomam outros medicamentos para tratar comorbidade médica ou psiquiátrica. A interação medicamentosa pode reduzir a eficácia do antidepressivo ou de outros medicamentos ou, ainda, aumentar os efeitos adversos. Por outro lado, vários antidepressivos e antipsicóticos atuam como inibidores específicos de isoenzimas do CYP. Interações medicamentosas clinicamente relevantes em geral são causadas por potentes inibidores do CYP, como fluoxetina (CYP 2D6), paroxetina (CYP 2D6) e fluvoxamina (CYP 1A2, 2C19 e 3A4). Interações com inibidores moderados do CYP, como bupropiona, duloxeti-

Tabela 7 Efeitos colaterais relacionados ao bloqueio de receptores

Anticolinérgicos	Boca seca; vista turva; aumento da pressão ocular; taquicardia; constipação; diaforese; tontura; aumento da sudorese; insônia; ganho de peso; confusão mental, convulsão; diminuição da libido, retardo de orgasmo, ou anorgasmia, retardo ejaculatório; hesitação ou retenção urinária; disfunção de memória
Serotoninérgicos (5-HT2)	Náusea, vômito, dispepsia; dor abdominal (cólicas), diarreia; perda ou ganho de peso; ansiedade, agitação, inquietação; nervosismo, insônia; tontura, sonolência; ciclagem para mania; cefaleia, tremores, alterações de sono (insônia, sonolência); sudorese; diminuição da libido, retardo de orgasmo, ou anorgasmia, retardo ejaculatório; fadiga, tontura, hipotensão; irritabilidade, ideação intensa e intrusiva de suicídio, síndrome de *rash* cutâneo, artralgia e linfadenopatia, inchaço de face e mãos, síndrome extrapiramidal (acatisia, discinesia, distonia)
Alfa-1 adrenérgicos	Hipotensão postural; taquicardia reflexa; coriza; tontura; disfunção erétil e ejaculatória; vertigens; tremores
Histaminérgicos	Sonolência, sedação; fadiga; tontura; náusea; aumento de apetite, ganho de peso; hipotensão postural; potencialização de drogas depressoras centrais

na e sertralina (CYP 2D6), raramente possuem relevância clínica, exceto em doses altas.

OUTROS TRATAMENTOS DISPONÍVEIS E SUAS INDICAÇÕES NO TRANSTORNO DEPRESSIVO MAIOR

- Antipsicóticos típicos ou de primeira geração: associados com antidepressivos, apresentam efeito modesto.
- Antipsicóticos de segunda geração (APSG): associados a antidepressivos ISRS e inibidores seletivos da recaptação da serotonina e da noradrenalina (ISRSN), têm boas evidências no aumento do efeito de medicamentos antidepressivos no tratamento do TDM resistente e na depressão do transtorno bipolar (Tabela 5).

- Terapias de neuromodulação – estimulação cerebral
  - São indicadas no tratamento das depressões resistentes a tratamentos (DRT) convencionais. As terapias de neuromodulação aprovadas são a eletroconvulsoterapia (ECT) e a estimulação magnética transcraniana (rTMS).
  - A ECT possui eficácia no tratamento da DRT na depressão psicótica, na depressão bipolar e em outras condições psiquiátricas; é um tratamento de primeira escolha quando se necessita com urgência de uma resposta rápida e definitiva. O tratamento consiste em uma série de aproximadamente 12 sessões administradas 2 a 3 vezes por semana.
  - A rTMS, assim como a sua forma aperfeiçoada, a *theta-burst stimulation* (TBS), é utilizada nas depressões que não responderam aos tratamentos farmacológicos convencionais; seu uso mais adequado vem sendo investigado.
- Cetamina e compostos moduladores de glutamato: a cetamina é eficaz em depressão resistente a tratamento com ideação suicida em infusão única, mas a recaída ocorre em até 10 dias na maior parte dos pacientes. O tratamento endovenoso de manutenção, bem como aplicações nasais, orais e sublinguais possuem baixo grau de evidências. O uso via IV tem distintas complicações, como dissociações, sintomas eméticos, custos elevados e necessidade de ampla estrutura assistencial.
- Tratamentos psicológicos (psicoterapias): a escolha do tipo de tratamento psicológico deve levar em conta a eficácia, a qualidade e a disponibilidade do tratamento, assim como a preferência do paciente. Problemas metodológicos dificultam comparações entre as diversas formas de abordagem psicológicas. Psicoterapias com maior base de evidências de eficácia: terapia cognitivo-comportamental, terapia interpessoal e ativação comportamental.
- Cannabis: o uso de cannabis não apresenta evidências positivas e até se associa à piora dos quadros clínicos.

- Psicodélicos serotonérgicos: evidências insuficientes sobre eficácia e segurança no tratamento do TD. A psilocibina permanece sendo um tratamento experimental.

Tabela 8 Recomendações de medicamentos adjuntos para pacientes com resposta parcial ou não respondedores a um antidepressivo

Recomendação	Medicamento	Dosagens
Primeira linha	Aripiprazol	2-15 mg
	Quetiapina	150-300 mg
	Risperidona	1-3 mg
Segunda linha	Brexpiprazol	0,5-3 mg
	Bupropiona	150-300 mg
	Lítio	600-1.200 mg (nível terapêutico)
	Mirtazapina/mianserina	30-60 mg
	Modafinila	100-400 mg
	Olanzapina	2,5-10 mg
Terceira linha	Outros antidepressivos	Vários
	Outros estimulantes (metilfenidato, lisdexanfetamina etc.)	Vários
	ADT (p. ex., desipramina)	Vários
	Ziprasidona	20-80 mg (2 vezes ao dia)
Experimental	Cetamina	0,5 mg/kg, dose única intravenosa*
Não recomendado	Pindolol	Falta de eficácia; não se aplica

* Tratamento agudo; ADT: antidepressivos tricíclicos.

MANEJO DO TRANSTORNO DEPRESSIVO MAIOR RESISTENTE A TRATAMENTO

- Existe uma série de procedimentos e combinações de fármacos indicados no tratamento da depressão resistente a tratamentos (DRT) (Tabela 8).
- 20 a 40% dos pacientes respondem minimamente e não conseguem atingir remissão completa.
- Destes, 50% responderão com o segundo tratamento medicamento antidepressivo.
- 10 a 30% vão apresentar sintomas residuais resistentes ao tratamento, disfunção social e ocupacional, declínio da saúde física, pensamentos suicidas e/ou aumento da utilização de cuidados de saúde.
- Recomendações – reavaliação diagnóstica (depressão bipolar mais associada à falha de resposta a antidepressivos); afastar fatores clínicos gerais (exames laboratoriais); checar adesão ao tratamento, interações farmacológicas, adequação das doses dos antidepressivos.

CONSIDERAÇÕES FINAIS

- Transtornos depressivos afetam mais de 20% da população geral ao longo da vida, incapacitando parcial ou totalmente as relações pessoais, no trabalho e no lazer, e podem levar ao suicídio. Mulheres são duas a três vezes mais acometidas.
- Metade dos casos tem curso recorrente, e o risco de outro episódio aumenta a cada nova recorrência; 20% cronificam e mantêm sintomas sindrômicos ou residuais.
- O quadro clínico se caracteriza por humor depressivo e/ou falta de motivação, anedonia e pensamentos e sentimentos negativos; sintomas físicos são expressão sintomática comum, além de alterações de apetite/peso, sono e dos ritmos biológicos.
- O diagnóstico diferencial é importante, principalmente com depressão bipolar, porque o tratamento com antidepressivos pode agravar o prognóstico.

- Antidepressivos são o tratamento de escolha e devem ser iniciados o quanto antes para reduzir o ônus.

BIBLIOGRAFIA

1. American Psychiatric Association (APA). Diagnostic and Statistical Manual of Mental Disorders, Fifth Edition (DSM-5). Washington: APA; 2013.
2. Fernandes BM, Scotti-Muzzi E, Soeiro-de-Souza MG. Effects of antidepressant drug therapy with or without physical exercise on inflammatory biomarkers in major depressive disorder: a systematic review and meta-analysis of randomized controlled trials. Eur J Clin Pharmacol. 2022;78(3):339-349.
3. Godfrey KEM, Gardner AC, Kwon S, Chea W, Muthukumaraswamy SD. Differences in excitatory and inhibitory neurotransmitter levels between depressed patients and healthy controls: a systematic review and meta-analysis. J Psychiatr Res. 2018;105: 33-44.
4. Gureje O. Dysthymia in a cross-cultural perspective. Curr Opin Psychiatry. 2011;24(1):67-71.
5. Han LKM, Dinga R, Hahn T, Ching CRK, Eyler LT, Aftanas L, et al. Brain aging in major depressive disorder: results from the ENIGMA major depressive disorder working group. Mol Psychiatry. 2021;26(9):51.
6. Harder A, Nguyen TD, Pasman JA, Mosing MA, Hägg S, Lu Y. Genetics of age-at-onset in major depression. Transl Psychiatry. 2022;12(1):124.
7. IsHak WW, Steiner AJ, Klimowicz A, Kauzor K, Dang J, Vanle B, et al. Major depression comorbid with medical conditions: analysis of quality of life, functioning, and depressive symptom severity. Psychopharmacol Bull. 2018;15;48(1):8-25.
8. Lam RW, McIntosh D, Wang J, Enns MW, Kolivakis T, Michalak EE, et al.; CANMAT Depression Work Group. Canadian Network for Mood and Anxiety Treatments (CANMAT) 2016 Clinical Guidelines for the Management of Adults with Major Depressive Disorder: Section 1. Disease Burden and Principles of Care. Can J Psychiatry. 2016;61(9):510-23.
9. Li QS, Morrison RL, Turecki G, Drevets WC. Meta-analysis of epigenome-wide association studies of major depressive disorder. Sci Rep. 2022;12(1):18361.
10. Malhi GS, Mann JJ. Depression. Lancet. 2018;392(10161):2299-312.
11. Moreno DH, Moreno RA, Soeiro-de-Souza, MG. Transtorno depressivo e distimia. In: Clínica psiquiátrica: as grandes síndromes psiquiátricas. Miguel EC, Lafer B, Elkis H, Forlenza OV (eds.). 2.ed. Barueri: Manole; 2021.
12. Moreno RA, Moreno DH, Soeiro-de-Souza MG. Tratamento dos transtornos depressivos. In: Clínica psiquiátrica: a terapêutica psiquiátrica. Miguel EC, Lafer B, Elkis H, Forlenza OV (eds.). 2.ed. Barueri: Manole; 2021.

13. Piccin J, Caye A, Kieling C. Depressão na infância e adolescência. In: Clínica psiquiátrica: as grandes síndromes psiquiátricas. Miguel EC, Lafer B, Elkis H, Forlenza OV (eds.). 2.ed. Barueri: Manole; 2021.
14. Ribeiz SRI, Kahtalian LL, Barbosa SC. Transtorno depressivo no idoso. In: Clínica psiquiátrica: as grandes síndromes psiquiátricas. Miguel EC, Lafer B, Elkis H, Forlenza OV (eds.). 2.ed. Barueri: Manole; 2021.
15. Swainson J, McGirr A, Blier P, Brietzke E, Richard-Devantoy S, Ravindran N, et al. The Canadian Network for Mood and Anxiety Treatments (CANMAT) Task Force Recommendations for the Use of Racemic Ketamine in Adults with Major Depressive Disorder: Recommandations Du Groupe De Travail Du Réseau Canadien Pour Les Traitements De L'humeur Et De L'anxiété (Canmat) Concernant L'utilisation De La Kétamine Racémique Chez Les Adultes Souffrant De Trouble Dépressif Majeur. Can J Psychiatry. 2021;66(2):113-25.
16. Swann AC, Lijffijt M, Simonetti A. Temporal structure of mixed states: does sensitization link life course to episodes? Psychiatr Clin North Am. 2020;43(1):153-65.
17. Tourjman SV, Buck G, Jutras-Aswad D, et al. Canadian Network for Mood and Anxiety Treatments (CANMAT) Task Force Report: A Systematic Review and Recommendations of Cannabis use in Bipolar Disorder and Major Depressive Disorder. Can J Psychiatry. 2022;7067437221099769.
18. World Health Organization. International classification of diseases 11th revision (ICD-11). Disponível em: https://icd.who.int/.

10 Transtornos de ansiedade e transtorno de ansiedade generalizada

Alan Campos Luciano
Thiago Pacheco de Almeida Sampaio
Renato Teodoro Ramos
Lucas Gandarela
Fábio Moraes Corregiari
Márcio Antonini Bernik

TRANSTORNOS DE ANSIEDADE

Introdução

- Os transtornos de ansiedade são a classe mais comum de transtornos mentais (28% dos adultos reportam algum transtorno de ansiedade ao longo da vida), em qualquer faixa etária, porém, tipicamente, têm idade de início muito mais precoce que a maioria dos outros transtornos mentais. Esse início precoce, além de trazer intenso sofrimento subjetivo, pode levar a importantes prejuízos funcionais ao interferir no desenvolvimento social, educacional e ocupacional.
- Além disso, é um forte preditor de instalação de outros transtornos mentais, marcadamente, uso abusivo de substâncias psicoativas. Agravando ainda mais esse cenário, a maior parte dos indivíduos apresenta um intervalo de 10 anos ou mais após início dos sintomas para ter acesso ao tratamento, deixando tempo e condições para todas essas interações negativas se desenvolverem.
- Além de comorbidades psiquiátricas, também estão associados ao aumento de risco para complicações clínicas, as quais também são potencializadas pela instalação precoce da ansiedade, exercendo

maior impacto sobre doenças cardiovasculares e suas consequências: doença arterial coronariana, insuficiência cardíaca, acidente vascular encefálico e suas sequelas funcionais, além de acentuado aumento na mortalidade.

- Pela combinação desses fatores: (1) alta incidência; (2) instalação precoce; (3) elevado tempo de sintomas sem tratamento; (4) uso abusivo de substâncias psicoativas associado; (5) outras comorbidades psiquiátricas associadas; e (6) elevada comorbidade clínica e gravidade desta; os transtornos ansiosos apresentam imenso impacto social e econômico, o maior entre todos os transtornos mentais.
- Entre suas possíveis consequências, pode-se citar redução da escolaridade, casamento precoce, instabilidade conjugal, baixo nível de emprego, maior absenteísmo e pior situação financeira.
- A estimativa mais recente do prejuízo global da ansiedade revela que transtornos de ansiedade respondem por 10% das causas de incapacidade ajustada para todas as doenças mentais, neurológicas e uso de substâncias, atrás apenas do transtorno depressivo maior (TDM).
- Quanto às prevalências de cada distúrbio, a fobia específica é consistentemente estimada como o transtorno mais prevalente, variando de 6 a 12% da população. O transtorno de ansiedade social tipicamente segue a fobia específica, com prevalência de cerca de 10% da população. Agorafobia sem história de transtorno do pânico em geral é estimada em cerca de 2%; distúrbio de ansiedade por separação da infância, em 2 a 3%. Existe maior variabilidade no transtorno do pânico (2 a 5%) e no transtorno de ansiedade generalizada (TAG) (3 a 5%).
- Em estudo na região metropolitana de São Paulo, Viana e Andrade encontraram prevalências ao longo da vida de: 12,4% para fobias específicas, 5,6% para transtorno de ansiedade social, 3,7% para transtorno de ansiedade generalizada, 2,5% para agorafobia sem pânico e 1,7% para transtorno do pânico.
- Lijster et al., em uma metanálise na qual avaliou a idade de início de todos os transtornos ansiosos, encontrou uma média de 21,3

anos. A idade de início mais precoce foi para a ansiedade de separação (10,6 anos), seguida pela fobia específica (11 anos) e a fobia social (14,3 anos). A idade de início mais tardia foi para o transtorno de ansiedade generalizada (34,9 anos), seguida pelo transtorno do pânico (30,3 anos). A média de idade de início de cada transtorno pode ser observada na Figura 1.

- A maioria dos transtornos de ansiedade cursa com evolução crônica. Bruce et al. realizaram um acompanhamento prospectivo de 12 anos analisando as taxas de remissão e recidiva dos transtornos ansiosos. Esses índices são mostrados na Tabela 1.

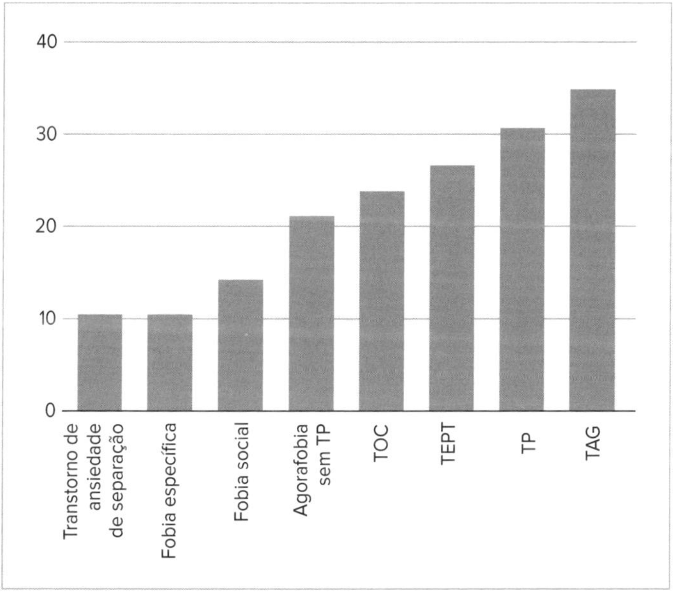

Figura 1 Média de idade de início dos transtornos de ansiedade.
TAG: transtorno de ansiedade generalizada; TEPT: transtorno de estresse pós-traumático; TOC: transtorno obsessivo-compulsivo; TP: transtorno de personalidade. Fonte: Lijster et al., 2017.

Tabela 1 Curso e prognóstico dos principais transtornos de ansiedade

	Taxa de remissão	Taxa de recorrência
Ttranstorno de ansiedade generalizada	0,58	0,45
Transtorno do pânico sem agorafobia	0,82	0,56
Transtorno do pânico com agorafobia	0,48	0,58
Transtorno de ansiedade social	0,37	0,39

Fonte: Bruce, 2005.

- Quanto à probabilidade de alcançar a remissão do quadro, o transtorno do pânico sem agorafobia apresentou os maiores índices, enquanto transtorno do pânico com agorafobia e transtorno de ansiedade social, os menores. Em contrapartida, quanto à probabilidade de recidivas, o transtorno de ansiedade social demonstrou o menor índice, sugerindo um importante papel dos condicionamentos do ambiente na manutenção dos transtornos. Já no transtorno do pânico, a presença ou ausência de agorafobia não altera a taxa de recidiva.

Impacto de situações externas nos transtornos de ansiedade: a pandemia de covid-19 de 2020

- Ao estudar o impacto do isolamento, durante a pandemia de covid-19 na saúde mental da população, Brooks et al. identificaram aumento de sintomas de irritabilidade, raiva, humor deprimido e ansiedade. Os principais fatores envolvidos foram duração da quarentena, medo de infecção, frustração, tédio, suprimentos inadequados, informações insuficientes, prejuízo financeiro e estigma da infecção.
- Em estudo prévio, Jeong et al. compararam os impactos psicológicos durante o período subsequente à quarentena, encontrando sintomas de ansiedade em 7% dos indivíduos avaliados (126 de

1.656) e de raiva em 17% (275) durante a quarentena. No período de 4 a 6 meses após terminada a quarentena, esses índices eram de 3 e 6%, respectivamente, demonstrando, além do impacto direto da quarentena, decréscimo destes com a suspensão da quarentena.

- Já no que se refere ao impacto da infecção viral propriamente dita, Taquet et al. identificaram que, em pacientes sem história psiquiátrica anterior, covid-19 foi associada a um aumento da incidência de diagnósticos psiquiátricos nos três meses após a infecção em índices superiores aos de seis outras condições clínicas comparadas. Os transtornos ansiosos foram os mais incidentes nesse contexto. Encontraram ainda, na outra via, que a presença de diagnóstico psiquiátrico no ano anterior foi associada a uma incidência 65% maior de covid-19.

Principais mudanças no diagnóstico dos transtornos de ansiedade na CID-11 em relação à CID-10

- A CID-11 foi construída com base na Taxonomia Hierárquica de Psicopatologia (HiTOP). Esse modelo propõe várias dimensões de ordem superior, incluindo dimensões de internalização e externalização, e visa dar um relato etiológico dos transtornos mentais. A dimensão de internalização é proposta para consistir em vários subdomínios, incluindo medo (p. ex., fobia) e angústia (p. ex., TAG, transtorno depressivo).
- Foi introduzida uma nova categoria de "transtornos relacionados à ansiedade ou ao medo", que contém todos os transtornos de ansiedade, incluindo dois (transtorno de ansiedade de separação e mutismo seletivo) que foram previamente classificados como transtornos infantis.
- Uma vez que os transtornos de ansiedade compartilham várias características (p. ex., ativação simpática do comportamento de esquiva), a CID-11 enfatiza o foco da apreensão (p. ex., medo de avaliação negativa por outros no caso de transtorno de ansiedade social) como a base para a diferenciação diagnóstica entre os diversos transtornos de ansiedade. Regras de exclusão hierárquica,

que frequentemente impossibilitam o diagnóstico de um transtorno de ansiedade específico, também foram removidas na CID-11.

- A CID-11 manteve o TAG separado dos transtornos de humor, apesar de vários dados que mostram o TAG mais relacionado aos transtornos depressivos que a outros transtornos de ansiedade.

TRANSTORNO DE ANSIEDADE GENERALIZADA

- De modo geral, os transtornos de ansiedade englobam as manifestações patológicas de pelo menos três estados emocionais distintos: (1) ansiedade, (2) medo e (3) pânico. O TAG é o protótipo clínico dos transtornos do estado emocional de ansiedade, apresentando a dificuldade em controlar as preocupações excessivas sobre temas variados como seu principal aspecto definidor.
- Em geral, a pessoa com TAG considera sua ansiedade diferente da comumente experimentada pelas outras pessoas, seja em natureza (mais aversiva), duração, frequência ou intensidade. Nesse caso, quais seriam os fatores distintivos entre as manifestações normais e patológicas da ansiedade e da preocupação? Em outras palavras, qual seria o limite entre a patologia e a normalidade?
- Apesar de ser identificado como uma entidade discreta no DSM-5, o fato de o TAG ser caracterizado fundamentalmente pela exacerbação da ansiedade e da preocupação sugere que esses processos possuam uma estrutura latente meramente dimensional, ao contrário do que ocorre com outras condições médicas, em que se observam alterações clínicas qualitativamente identificáveis (p. ex., em processos infecciosos).

Epidemiologia do TAG

- O transtorno de ansiedade generalizada é uma condição comum, e a prevalência ao longo da vida varia de 2 a 6%. A proporção de mulheres para homens com TAG é de aproximadamente 2 para 1, entretanto a proporção de mulheres para homens que está recebendo tratamento hospitalar é de 1 para 1. Em clínicas de transtorno de ansiedade, 25% dos pacientes têm TAG. Alguma evidência indica que a prevalência de TAG é particularmente alta em contextos de cuidados primários.

- Sua presença em parentes de primeiro grau dobra a prevalência de ansiedade ou transtornos internalizantes e gera um aumento de 5 a 6 vezes na prevalência de TAG em outros membros da família. Esse fato leva-nos a considerar componentes genéticos e ambientais na gênese do transtorno.
- Estudos mostram que herança genética é responsável por uma moderada parte da variância de TAG entre pais e filhos (0,30 a 0,38). Quanto às influências, supõe-se que os pais com TAG podem prejudicar o processamento de potenciais ameaças do ambiente de seus filhos, transmitindo a mensagem de que o mundo não é seguro, que não é possível suportar a incerteza, que emoções fortes devem ser evitadas e que a preocupação ajuda a lidar com a incerteza, transmitindo assim estilos cognitivos que caracterizam o TAG.

Fatores etiológicos do TAG

- A causa do TAG não é conhecida, afeta um grupo heterogêneo de pessoas. Pelo fato de que certo grau de ansiedade seja normal e adaptativo, é difícil diferenciar a ansiedade normal da patológica, bem como fatores causadores biológicos de fatores psicossociais. Provavelmente ambos os fatores atuam em conjunto.

Personalidade

- Kotov et al. propuseram um modelo etiológico hierárquico para os transtornos emocionais como o TAG, em que os traços de personalidade seriam considerados fatores predisponentes de ordem superior (compartilhados por diferentes transtornos), enquanto outros fatores seriam considerados secundários e característicos de quadros clínicos específicos. A partir do modelo dos cinco grandes fatores (*Big five*; neuroticismo, amabilidade, conscienciosidade, abertura para a experiência e extroversão), o neuroticismo, enquanto um traço de temperamento, predispõe o indivíduo a experimentar emoções negativas em resposta ao estresse, e está claramente relacionado à maior vulnerabilidade aos transtornos ansiosos e do humor em geral e particularmente associado à depressão e ao TAG. Além disso, sujeitos com TAG apresentam níveis significativamente mais elevados de neuroticismo que a população geral, em especial nas facetas de ansiedade, depressão e vulnerabilidade.

- Considerando tal generalidade pré-disposicional, estudos indicam que, embora o grau de neuroticismo seja um claro fator de vulnerabilidade para ambas, a preocupação e a ruminação (pensamentos repetitivos sobre erros ou falhas cometidas) são padrões cognitivos discriminativos entre o TAG e o transtorno depressivo maior, caracterizando-os, respectivamente. Além disso, indivíduos com TAG relatam perceber as reações emocionais como mais intensas do que pacientes deprimidos, e apresentam maior reatividade cognitiva e afetiva. Assim, enquanto o neuroticismo configura-se claramente como um fator predisponente comum, a preocupação apresenta-se como um fator relacionado etiologicamente ao TAG, de maneira específica.

Processamento cognitivo e função comportamental

- Borkovec & Inz detalham o papel das preocupações na gênese do TAG, ao descrevê-lo como um fenômeno cognitivo verbal em oposição a imagens mentais. Outra característica relevante da preocupação é que seu conteúdo, quando presente de maneira discursiva, está associado à reatividade afetiva menos intensa do que o mesmo conteúdo presente em imagens; e preocupar-se atenua a reatividade autonômica frente a conteúdos fóbicos imaginados.
- Borkovec & Hu demonstraram que indivíduos com medo de falar em público que eram orientados a se preocupar antes de se submeter a uma sessão de exposição imaginária apresentaram atenuação da resposta cardiovascular (reação de medo/ansiedade) frente às imagens fóbicas, enquanto aqueles que pensaram em coisas neutras ou relaxantes apresentaram resposta cardíaca intensa, su-

gerindo que indivíduos com TAG podem utilizar a preocupação como forma de atenuar o impacto emocional de imagens mentais mais aversivas.

- De acordo com o modelo, esse processo de esquiva seria mantido pela atenuação da reatividade autonômica, que é sabidamente aumentada em pessoas com TAG, enquanto impediria o processamento emocional de estímulos aversivos, processo necessário para a extinção da resposta ansiosa. Essa falha de processamento emocional levaria à cronificação da preocupação.
- Apesar de consistentes, os dados obtidos por Borkovec contrastam com a literatura. Diversos estudos abordando a função e os efeitos das preocupações identificaram o inverso do encontrado por ele. Ou seja, as preocupações (traço e estado) aumentam (e não atenuam) as emoções negativas, tanto em medidas subjetivas quanto fisiológicas (revisão em Brosschot et al., 2006).
- A partir dessa incongruência de achados, Newman & Llera propuseram um novo modelo para o TAG, articulando esses dados aparentemente conflitantes, mas que seriam perfeitamente compreensíveis quando consideradas as pesquisas que demonstram que o impacto de uma experiência emocional é modulado pelo estado que o precede. Em outras palavras, um estado emocional desagradável é experimentado como mais desagradável se precedido de um estado positivo e menos desagradável se precedido por um estado negativo (teoria do contraste afetivo).
- No caso de indivíduos com TAG, não só, como já vimos, a reatividade emocional está aumentada, como há maior sensibilidade ao contraste emocional. As autoras demonstraram que pessoas com TAG declaram sentirem-se mais perturbadas quando experimentam uma mudança brusca de um estado eutímico ou relaxado para um negativo, quando comparadas com pessoas não ansiosas. Possivelmente, pessoas com TAG utilizariam a preocupação crônica como uma forma de se manterem sempre ansiosas, a fim de evitar o contraste emocional negativo.

- Essa proposta parece coerente com o que observamos na clínica e com achados clássicos da pesquisa básica. É bastante comum pacientes com TAG apresentarem necessidade aumentada de previsibilidade e controle sobre os acontecimentos, e vivenciarem paradoxalmente o estado de relaxamento como "perigoso". No nível experimental, ratos apresentam preferência por choques sinalizados (previsíveis), mesmo que mais longos, mais intensos ou mais frequentes do que choques não sinalizados (imprevisíveis). Portanto, por mais incongruente que possa parecer alguém escolher se manter cronicamente ansioso, isso pode ser compreensível para pessoas com as vulnerabilidades emocionais presentes no TAG.

Fatores psicossociais

- Os pacientes com TAG respondem de maneira incorreta e imprecisa aos perigos percebidos. Atribui-se que isso seja provocado pela atenção seletiva a detalhes negativos no ambiente, por distorções no processamento de informações e por uma visão global negativa sobre a própria capacidade de enfrentar os problemas. Essas peculiaridades são desencadeadas ou potencializadas, frequentemente, por vivências do indivíduo com o ambiente ao seu redor.
- Alguns modelos animais comportamentais podem ser muito úteis para demonstrar essa interação entre ambiente e sintomas ansiosos, bem como sua evolução e comum associação com sintomas depressivos, situação que com frequência observamos na prática clínica diária. Exemplificaremos essa interação, brevemente, com os modelos experimentais de (1) estresse crônico moderado e de (2) desamparo aprendido.
- O estresse crônico moderado é um modelo no qual ratos são expostos a diversos estressores de baixa intensidade por um período prolongado. Os estímulos estressores (barulho intermitente, inclinação da gaiola, alterações do ciclo sono-vigília, privação de água e comida, odores desagradáveis, presença de objetos estranhos) são apresentados individualmente por algumas horas ao longo de aproximadamente seis semanas. A princípio, sintomas

de ansiedade como hipervigilância, irritabilidade e aumento de disparos autonômicos simpáticos são facilmente observados, porém, posteriormente, observa-se evolução para sintomas como anedonia, diminuição na atividade locomotora, perda de peso e alterações no sono.

- Já o modelo de desamparo aprendido avalia os efeitos do contato do indivíduo com eventos aversivos incontroláveis, o que inicialmente gera sintomas ansiosos e comportamento de esquiva. Nesse estudo experimental, os ratos são separados em três grupos: (1) grupo que recebe choques e consegue interrompê-los ao emitir uma resposta específica; (2) grupo que recebe choque, ou não, de acordo com o comportamento do primeiro grupo, não podendo fazer nada para eliminá-los (incontrolabilidade); e (3) um grupo controle não submetido a choques. Em um segundo momento, todos podem eliminar o choque se emitirem uma determinada resposta, sendo observado que o grupo já condicionado para interromper os choques (1) e o grupo controle (3) têm sucesso em aprender e realizar o comportamento que para os choques, porém os sujeitos inicialmente expostos na condição de incontrolabilidade (2) não conseguem fazê-lo.
- No primeiro modelo, uma analogia com a vida humana moderna em grandes cidades, com uma intensa carga de estímulos sensórios chegando a todo momento aos indivíduos, potencializados, em muito, pela tecnologia (p. ex., aplicativos de mensagens e conversas em tempo real, *feed* de notícias de redes sociais, inserções publicitárias), leva a um estado de hipervigília e ansiedade mantidas constantemente, podendo ocasionar a perda do controle da função adaptativa da ansiedade. Nesses ambientes, realmente observamos alta prevalência de sintomas ansiosos com evolução com sintomas depressivos.
- Já no segundo modelo, inicialmente encontramos um evento estressor adverso que mobiliza mecanismos de defesa de ansiedade a fim de obter um comportamento que controle essa agressão. Podemos extrapolar situação similar para o comportamento huma-

no, como, por exemplo, quando pressionado no trabalho por diversas demandas, aciona seus mecanismos de defesa ansiosos para preparar todas as tarefas necessárias para evitar qualquer desfecho negativo para si. Porém, na presença de um chefe ou colega com perfil agressor, não importa o quanto o funcionário se esforce para cumprir com maestria suas tarefas, será sempre salientado um ponto negativo e será criticado por isso. Diante disso, observa-se, então, a evolução para uma passividade comportamental associada à ideação de que "nada do que eu faço faz diferença", o que leva à perda de função de emitir qualquer resposta, coincidindo com o aparecimento de sintomas depressivos.

- Ambos os casos oferecem propostas de manifestação de sintomas ansiosos e mesmo depressivos em um contínuo de respostas aos estímulos do ambiente em que estão submetidos.

Neurobiologia

Neuroimagem estrutural

- Há evidências de comprometimentos de córtex pré-frontal ventrolateral e dorsolateral, cingulado anterior, regiões parietais posteriores e amígdala em pacientes pediátricos e adultos com TAG, principalmente no hemisfério direito.

Neuroimagem funcional

- Estudos de neuroimagem sugerem que exista uma hipersensibilidade da amígdala e de outras estruturas límbicas relacionadas a reações emocionais de defesa, e que a hiper-responsividade característica do TAG está relacionada com o volume aumentado dessas mesmas estruturas. Estudos por PET demonstram taxa metabólica mais baixa nos gânglios da base e na substância branca de pacientes com TAG que em controles normais.
- Ainda, Von Der Heide et al. avaliaram a função do córtex pré-frontal ventrolateral de controlar a atividade emocional, via amígdala, através do fascículo uncinado. Alterações estruturais (anatômicas)

como menor diâmetro e volume desse trato, bem como problemas de mielinização vêm sendo apontados como o primeiro fator causal, biológico, para diversos transtornos de ansiedade. Até pela especificidade, estaria mais próximo ao conceito de um fator predisponente associado a uma capacidade diminuída de autorregular as reações emocionais.

- Podemos observar um resumo das principais alterações neuroanatômicas encontradas no TAG na Figura 2.

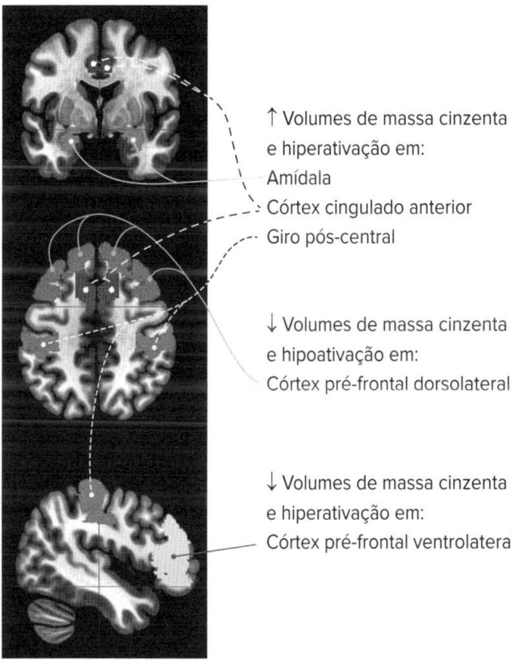

Figura 2 Principais alterações neuroanatômicas encontradas no transtorno de ansiedade generalizada.
Fonte: Madonna, 2019.

Neurofisiologia

- Anormalidades no eletroencefalograma (EEG) foram observadas no ritmo alfa e nos potenciais evocados. EEG do sono mostraram aumento da descontinuidade do sono, redução do sono delta, redução do estágio 1 e diminuição do sono de movimentos oculares rápidos (REM). Essas alterações, em sua arquitetura, são diferentes das observadas em pacientes com transtornos depressivos.

Bioquímica e neurotransmissores

- Diversos sistemas de neurotransmissores além da serotonina parecem estar envolvidos na gênese da ansiedade, incluindo norepinefrina, glutamato e os sistemas do sono, ou sono insatisfatório e inquieto, colecistocinina.Evidências apontam menor sensibilidade de receptores alfa-2-adrenérgicos, como indicado pela liberação embotada do hormônio do crescimento após funcionamento social, profissional ou em outras áreas. Ainda, níveis significativos de proteína C-reativa (PCR), interferon-gama e fator de necrose tumoral-alfa foram relatados em pacientes com TAG em comparação com os controles, porém com tamanho de efeito pequeno (d = Cohen de 0,38, 0,06-0,69), comparável ao relatado na esquizofrenia.

Genética e epigenética

- Os genes contribuem entre 40 e 50% no desenvolvimento dos transtornos de ansiedade, sendo que estes já sofrem influências do ambiente externo, como estresse e traumas, até mesmo na vida intrauterina, por meio de mecanismos epigenéticos que modulam a atividade/inatividade de transcrição de diversos genes por metilação ou alterações posicionais na cromatina. Por exemplo, mães diagnosticadas com transtorno de ansiedade, mas que nunca foram tratadas, demonstram alteração na metilação do DNA no gene do receptor de glicocorticoide (NR3C1) no cordão umbilical e no genoma; isto, por sua vez, pode aumentar o risco de a criança desenvolver um transtorno de ansiedade.

Quadro clínico

Diagnóstico

- O TAG é caracterizado por uma saliência generalizada dos comportamentos associados à prevenção e esquiva de riscos em detrimento do restante do repertório comportamental do indivíduo. Pessoas com TAG costumam superestimar riscos e antecipar desfechos negativos ou prejudiciais. Isso ocorre pelas preocupações relacionadas a diversos temas cotidianos e não se restringe ao foco de outros transtornos psiquiátricos (como o medo das crises no transtorno do pânico, o conteúdo das obsessões no transtorno obsessivo-compulsivo (TOC) ou o medo da avaliação negativa por parte dos outros no transtorno de ansiedade social), devendo ser crônicas (pelo menos 6 meses) e ocorrer na maioria dos dias.
- Vale notar que, embora, as preocupações sejam intrinsecamente aversivas e difíceis de controlar, no TAG podem gerar uma sensação de domínio sobre desenlaces negativos. Essa relação ambígua com as preocupações é um elemento que vem sendo explorado pelas pesquisas que buscam identificar padrões distintivos entre pessoas com e sem TAG.
- Outros sintomas psicológicos que podem estar presentes são irritabilidade, insônia, dificuldade de concentração e falhas de memória. Associados aos sintomas psicológicos ocorrem sintomas físicos, como, por exemplo, tensão muscular, mãos úmidas e frias, boca seca, sudorese, náusea, diarreia, desejo frequente de urinar e dores no corpo.
- Os critérios diagnósticos do TAG, segundo o DSM-5, podem ser observados no Quadro 1.
- Por fim, vale ressaltar que, recentemente, o Instituto Nacional de Saúde Mental nos Estados Unidos (NIMH) criou o *Research Domain Criteria* (RDoC), um amplo projeto para rever os sistemas diagnósticos categoriais com base em sinais e sintomas. Os autores propõem o desenvolvimento de um sistema nosológico totalmente novo, baseado em pesquisas sobre processos neurobiológicos

Quadro 1 Critérios diagnósticos do DSM-5 para transtorno de ansiedade generalizada (TAG)
A. Ansiedade e preocupação excessivas (expectativa apreensiva), ocorrendo na maioria dos dias por pelo menos 6 meses, com diversos eventos ou atividades (como desempenho escolar ou profissional)
B. O indivíduo considera difícil controlar a preocupação
C. A ansiedade e a preocupação estão associadas com 3 (ou mais) dos seguintes 6 sintomas (com pelo menos alguns deles presentes na maioria dos dias nos últimos 6 meses). Nota: apenas um item é exigido para crianças 1. Inquietação ou sensação de estar com os "nervos à flor da pele" 2. Fatigabilidade 3. Dificuldade em concentrar-se ou sensação de "branco" na mente 4. Irritabilidade 5. Tensão muscular 6. Perturbação do sono (dificuldade em conciliar ou manter o sono ou sono insatisfatório e inquieto)
D. A ansiedade, a preocupação ou os sintomas físicos causam sofrimento clinicamente significativo ou prejuízo no funcionamento social, profissional ou em outras áreas importantes da vida do indivíduo
E. A perturbação não se deve aos efeitos fisiológicos de uma substância (p. ex., droga de abuso, medicamentos) ou a outra condição médica (p. ex., hipertireoidismo)
F. A perturbação não é mais bem explicada por outro transtorno mental

e comportamentais. Esse projeto pretende favorecer as pesquisas que buscam um melhor entendimento da etiopatogenia dos transtornos psiquiátricos e, consequentemente, o desenvolvimento de tratamentos mais efetivos e eficazes.

Curso e prognóstico

- Os estudos em relação à idade de início do TAG são inconclusivos. Isso decorre, em grande medida, do fato de ter havido muitas revisões de seus critérios diagnósticos, especialmente do DSM-III para o DSM-IV. Estudos baseados nos critérios da terceira edição do manual indicam início precoce por volta dos 15 anos, enquanto os pautados em critérios do DSM-IV indicam idade média de início após os 30 anos. Considera-se, entretanto, que, de forma geral, os sintomas costumam começar no início da vida adulta; mas a instalação na infância ou na adolescência não é rara, ocorrendo em mais ou menos um terço dos casos e está associada a maior risco de depressão e transtorno por uso de substâncias. Com frequência, a procura por tratamento só ocorre mais de uma década depois do início do quadro.

- O curso é crônico e flutuante, com piora em períodos de estresse. A probabilidade de remissão do TAG é pequena (cerca de 22% em um ano), e o tempo de duração dos sintomas aumenta o risco de depressão, o que destaca a importância da detecção do quadro clínico e do início do tratamento precoces. A comorbidade é comum, e cerca de dois terços dos pacientes com TAG apresentam depressão maior em algum momento da vida.

Comorbidades do transtorno de ansiedade generalizada

Comorbidades psiquiátricas

Transtornos do humor

- Cerca de 88% dos pacientes com TAG apresentam outra doença psiquiátrica associada e, dentre eles, 54,8% possuem mais de um transtorno psiquiátrico concomitante. O transtorno depressivo maior é a comorbidade mais frequente no TAG, encontrada em aproximadamente 54% dos pacientes. Destes, cerca de 32% tiveram o episódio depressivo concomitante ao TAG, enquanto 16% tinham o diagnóstico de distimia. A prevalência de depressão foi mais de duas vezes maior em indivíduos com TAG do que na população geral.
- Dos pacientes que apresentaram TAG, cerca de 80% já tiveram algum transtorno do humor ao longo da vida, sendo que em 68% dos casos os sintomas ansiosos surgem antes ou simultaneamente aos sintomas depressivos, o que faz o TAG, muitas vezes, ser con-

siderado fator de risco para os transtornos de humor, com risco proporcional à intensidade do quadro ansioso. Além disso, quando comórbidos, tendem a ter doenças mais graves e prolongadas do que se as tivessem separadamente.

Transtorno disfórico pré-menstrual (TDPM)

- Mulheres com TAG apresentaram maior probabilidade de apresentar TDPM, sendo que na presença da comorbidade, os sintomas de ansiedade, depressão e irritabilidade não diminuem na fase folicular, como ocorre no TDPM isoladamente.

Transtorno do pânico

- A associação do TAG com transtorno do pânico ocorre em cerca de 23% dos pacientes. Por volta de 34% têm TAG com fobia social, e aproximadamente 35% apresentam TAG com fobias específicas. O paciente com TAG tem 20 vezes mais chances de apresentar transtorno do pânico do que a população geral e tem menor chance de se recuperar dos sintomas ansiosos do que aqueles que não apresentavam comorbidades.

Transtorno obsessivo-compulsivo

- O TAG também está associado ao TOC, sendo que Hofer et al. encontraram risco aumentado em 3,4 vezes para o diagnóstico de TAG em indivíduos com TOC.

Abuso de álcool e de outras substâncias

- O abuso de álcool e de outras substâncias nos pacientes com TAG reduz em até cinco vezes as chances de recuperação e aumenta em três vezes os riscos de recorrência do TAG.

Suicidalidade

- Foi observado que 54,8% dos indivíduos com TAG tinham risco de suicídio. Esse risco era quatro vezes superior ao da população sem TAG e, quando o TAG estava associado à depressão ou à distimia, o risco de suicídio era cerca de seis vezes maior.

- Assim, a presença de comorbidades psiquiátricas no indivíduo com TAG dificulta sua recuperação e pode ter impacto significativo na vida do paciente, chegando a limitar em até 50% a execução de suas atividades.

Comorbidades da clínica médica

- Em um grande estudo populacional conduzido em 17 países, com 47.609 indivíduos, foi encontrado que aqueles com história pregressa de transtornos de ansiedade apresentam aumento do risco de patologias clínicas crônicas. Nesse estudo, as condições físicas mais associadas à história prévia do transtorno de ansiedade generalizada (TAG) foram as doenças pulmonares, sobretudo asma e doença pulmonar obstrutiva crônica (DPOC). Abordaremos a seguir esta e as mais prevalentes condições associadas ao TAG.

Doença pulmonar obstrutiva crônica (DPOC)

- Condições respiratórias crônicas apresentam risco aumentado para o transtorno de ansiedade generalizada. As atividades de vida diária podem ser severamente prejudicadas em pacientes com DPOC, levando a um estresse psicológico crônico e à dor somática, admissões frequentes em hospitais e dependência de serviços médicos, o que, de certa forma, por si só já aumenta o grau de ansiedade nesses indivíduos.
- Vale ressaltar que a presença do TAG eleva a deterioração do funcionamento social e da qualidade de vida em portadores dessa patologia e está correlacionada a níveis subjetivos de dispneia e progressão da doença. Dessa forma, diagnosticar o transtorno de ansiedade nesses indivíduos e o tratamento adequado podem melhorar consideravelmente a qualidade de vida e o curso da DPOC.

Migrânea (enxaqueca)

- O TAG é fortemente associado à presença de migrânea e outras cefaleias, sendo essa associação bidirecional. Ao considerar a abordagem terapêutica dessas condições, os inibidores seletivos da recaptação da serotonina (ISRS) não são efetivos como tratamento profilático da enxaqueca, podendo, inclusive, em alguns relatos a enxaqueca ser um de seus efeitos adversos. Por outro lado, existem inúmeras evidências demonstrando que os inibidores seletivos da recaptação da serotonina e da noradrenalina, em especial a venlafaxina, podem ser efetivos no tratamento profilático da migrânea, sendo, portanto, uma droga capaz de atuar em ambas as patologias.

Epilepsia

- Osman et al. demonstraram que um terço dos pacientes com epilepsia completa critérios para TAG. A elevada associação entre as patologias deve ser levada em conta no momento da escolha do tratamento farmacológico. Pacientes com histórico de transtornos de ansiedade podem se beneficiar do tratamento com drogas antiepilépticas que tenham propriedades ansiolíticas, como o divalproato, a gabapentina ou a pregabalina.

Doença coronariana

- Um estudo populacional na Holanda (n = 2.807) demonstrou que indivíduos com transtorno de ansiedade com ou sem depressão têm a prevalência três vezes maior de doença cardiovascular do que indivíduos saudáveis. Além disso, grande número de estudos demonstra que a presença dos sintomas ansiosos está associada à maior mortalidade em pacientes com doença cardiovascular. Esse dado é corroborado por Kemp et al., em um estudo populacional realizado no Brasil, em que pacientes unicamente com TAG apresentam chance maior de angina, enquanto aqueles com doença cardiovascular comórbida com TAG apresentam risco aumentado para infarto do miocárdio e revascularização coronariana. Esses dados reforçam a importância de se acessar as comorbidades psiquiátricas em pacientes com doença coronariana, sendo que o contrário também é indicado, em pacientes com doença psiquiátrica é importante acessar a presença de condições clínicas.

- Vale a pena ressaltar que, em pacientes com TAG, ocorre redução da variabilidade da frequência cardíaca (um preditor de mortalidade futura), e esse achado está relacionado à hiperatividade adrenérgica e diminuição da atividade parassimpática cardíaca. Isto demonstra os efeitos adversos das distintas características clínicas, incluindo preocupação frequente e hipervigilância, na função cardíaca.

Diagnósticos diferenciais do TAG

Diagnósticos diferenciais psiquiátricos

- Mais da metade dos pacientes com diagnóstico de TAG tem ao menos um outro transtorno psiquiátrico concomitante, porém, vale ressaltar que não se pode fazer diagnóstico de TAG quando os sintomas ansiosos decorrem exclusivamente de outros transtornos psiquiátricos. Além do que, muitos dos diagnósticos diferenciais do TAG também podem ser comorbidades frequentemente associadas a esse transtorno.

Transtorno depressivo maior

- Os indivíduos com TAG não costumam apresentar oscilações significativas do humor ao longo do dia, não perdem a capacidade de sentir prazer e dificilmente manifestam ideação suicida e perda do apetite, como ocorre nos indivíduos com depressão. Nesta última, os indivíduos tendem a se criticar por circunstâncias já vivenciadas, enquanto no TAG as pessoas se preocupam com eventos futuros. No TAG com sintomas depressivos secundários, a ansiedade precede as alterações importantes do humor e os sintomas depressivos costumam ser menos intensos. Já na depressão atípica deve-se atentar ao fato de os pacientes deprimidos terem maior desinteresse ao realizar suas atividades do que os pacientes com TAG.

Transtorno afetivo bipolar (TAB)

- Há vários sintomas presentes no TAG que também podem estar nos pacientes com TAB, principalmente nas fases hipomaníacas, maníacas e mistas. Em ambos os transtornos é possível observar agitação psicomotora, irritabilidade, aumento no fluxo de pensamentos, distraibilidade e insônia.
- A "aceleração do pensamento" no TAG deve-se a ruminações ansiosas, no TAB as alterações de humor são mais intensas e nas fases hipomaníacas, maníacas e mistas há diminuição da necessidade de sono, enquanto nos pacientes com TAG a insônia geralmente leva à sensação posterior de fadiga.

Transtorno do pânico

- No transtorno do pânico, as preocupações costumam ser relacionadas à possibilidade de ocorrência de ataques do pânico e à impossibilidade de ser socorrido. Não há preocupações direcionadas a vários temas como no TAG, no qual podem ocorrer ataques do pânico decorrentes de uma preocupação incontrolável, mas não de modo inesperado.
- Nos pacientes com transtorno do pânico, os sintomas somáticos aparecem subitamente e há pensamentos episódicos sobre doenças agudas com risco de morrer, enquanto os com TAG tendem a se preocupar por queixas crônicas envolvendo vários segmentos do corpo.

Transtorno de ansiedade social (TAS)

- No TAS, os indivíduos manifestam preocupações excessivas direcionadas para possíveis avaliações negativas dos outros. A exposição a situações nas quais podem ser alvo da observação das pessoas e do julgamento por elas provoca sintomas ansiosos. No TAG, a ansiedade não costuma surgir apenas em situações específicas e as preocupações são constantes e generalizadas.

Transtorno obsessivo-compulsivo (TOC)

- Os pacientes com TAG podem ter pensamentos intrusivos e comportamentos de checagem similares aos indivíduos com TOC; contudo, essas manifestações não costumam ser egodistônicas como são nas obsessões, por definição. Os conteúdos dos pensamentos recorrentes estão relacionados a preocupações ligadas à vida cotidiana (trabalho, filhos, prazos), enquanto no TOC tendem a ter alguns temas mais fixos. Além disso, quando há a realização de alguma ação no TAG, esta não é excessiva nem consome muito tempo, e tem o intuito de prevenir a ocorrência de algo temido, sempre com ligação lógica.

Transtorno de estresse pós-traumático (TEPT)

- Indivíduos que foram expostos a alguma situação traumática podem vir a desenvolver sintomas de hiperexcitação e ansiedade relacionados especificamente aos elementos do evento estressor, podendo também estar presentes *flashbacks* e comportamentos de esquiva direcionados, sintomas incomuns nos pacientes com TAG, em que a ansiedade não é direcionada para um único tema ou situação.

Transtorno de sintomas somáticos (somatização) e transtorno de ansiedade de doença (hipocondria)

- Indivíduos com transtorno de sintomas somáticos podem se assemelhar aos pacientes com TAG em razão da constante e exagerada preocupação com desconfortos físicos. Contudo, as preocupações no transtorno de sintomas somáticos devem-se à ideia de se ter uma doença grave que ainda não foi descoberta e são direcionadas para os aspectos do corpo, diferentemente da preocupação com múltiplos aspectos do TAG.

Transtorno de déficit de atenção e hiperatividade (TDAH)

- Em ambos, pode-se ter agitação e dificuldade na concentração. Contudo, os indivíduos com TDAH normalmente não vão apresentar as preocupações frequentes e excessivas presentes nas pessoas com TAG.

Transtorno de ansiedade induzido por substância ou medicamento

- O uso excessivo de cafeína, de estimulantes como as anfetaminas e de drogas ilícitas como a cocaína pode gerar manifestações ansiosas psíquicas e somáticas, podendo surgir em decorrência do consumo ou na abstinência dessas substâncias. Esses sintomas também são comuns na abstinência de substâncias não estimulantes, como na abstinência ao álcool e aos benzodiazepínicos.
- Muitas medicações podem ter sintomas ansiosos como efeitos colaterais, como os agonistas dos receptores beta-2-adrenérgicos, corticosteroides, hormônio tireoidiano, anti-hipertensivos e digitálicos. Neurolépticos e inibidores seletivos de recaptura de serotonina podem causar acatisia, que consiste em uma intensa sensação de inquietação e incapacidade de ficar parado, a qual se assemelha à ansiedade.

Diagnósticos diferenciais da clínica médica

Doenças endocrinológicas

- Dentre estas, destacam-se o hipertireoidismo e outras tireotoxicoses. O aumento dos hormônios tireoidianos acelera o metabolismo de quase todos os tecidos do corpo, levando à taquicardia e palpitação, tremor, aumento da frequência respiratória, insônia, irritabilidade, ansiedade e instabilidade emocional, sintomas também descritos no TAG, tornando-se, portanto, um importante diagnóstico diferencial.

Doenças cardiológicas

- Destacam-se as síndromes coronarianas agudas e as arritmias cardíacas que, por sua vez, podem ser assintomáticas ou levar subitamente à tontura, síncope, perda da consciência e até mesmo parada cardiorrespiratória. Outra parcela pode se apresentar com sudorese, tremores e palpitações, sendo esses sintomas encontrados tanto nas taquiarritmias quanto nas bradiarritmias. Muitas vezes, pacientes apresentando esses últimos sintomas podem procurar tanto um clínico como um cardiologista ou um psiquiatra, sendo o diagnóstico diferencial entre condições psiquiátricas ou cardiológicas fundamental para a condução adequada do tratamento.

Exames complementares

- O diagnóstico de TAG é clínico, não necessitando de nenhum exame complementar além da anamnese clínica e psiquiátrica, do exame psíquico e do exame físico geral, com foco nos exames neurológico, cardiovascular, pulmonar e endócrino.
- Estes ficam reservados para a realização de alguns diagnósticos diferenciais e avaliação de possíveis comorbidades que podem estar relacionadas com o quadro ou na presença de sinais e sintomas que sugiram alguma possível causa orgânica adjacente. Podem ser úteis: testes de função tireoidiana, glicemia, eletrocardiograma e ecocardiograma, perfil toxicológico e metanefrinas plasmáticas livres ou urinárias.

Tratamento

Tratamento farmacológico

- Tanto o tratamento medicamentoso como a psicoterapia sao adequados para o tratamento inicial de pacientes com TAG. Alguns estudos sugerem que a terapia combinada dessas duas modalidades é mais eficaz para pacientes com sintomas graves a moderados.
- São consideradas medicações de primeira linha os inibidores seletivos da recaptação de serotonina (ISRS), bem como os inibidores da recaptação de serotonina e noradrenalina (IRSN). Os antidepressivos tricíclicos são eficazes e de menor custo, porém, muitas vezes seus efeitos colaterais limitam o seu uso. Evidências sugerem que a bupropiona pode ter efeitos ansiogênicos em alguns pacientes, portanto, o uso dessa medicação requer a monitoração

de sintomas ansiosos quando utilizada para o tratamento de tabagismo ou transtornos do humor. Esta não é uma medicação aprovada para o tratamento do TAG. Um resumo com as indicações farmacológicas pode ser observado na Tabela 2.

Tabela 2 Tratamento farmacológico para transtorno de ansiedade generalizada (TAG) e transtorno do pânico (TP)

Medicamentos de primeira linha	Inibidores seletivos da recaptação da serotonina: • Escitalopram • Fluoxetina • Fluvoxamina (para TP) • Paroxetina • Sertralina
	Inibidores da recaptação da serotonina e noradrenalina: • Duloxetina (para TAG) • Venlafaxina
	Buspirona
Medicamentos de segunda linha	Antidepressivos tricíclicos: • Amitriptilina • Imipramina • Nortriptilina • Pregabalina • Quetiapina
	Hidroxizina
Tratamento adjunto	Benzodiazepínicos: • Alprazolam • Clonazepam • Diazepam • Lorazepam

TAG: transtorno de ansiedade generalizada.

- As medicações devem ser iniciadas e retiradas de forma gradual. Por causa da demora no início dos efeitos terapêuticos, esses medicamentos não devem ser considerados inefetivos até atingirem a dose minimamente adequada e ser continuados por 4 a 8 semanas. Uma vez atingida a melhora terapêutica, a medicação escolhida deve ser mantida por 1 ano.

- Benzodiazepínicos são efetivos na redução dos sintomas ansiosos, porém têm uma relação dose-resposta associada à tolerância terapêutica, risco de dependência, sedação, sintomas cognitivos e aumento da mortalidade. Quando usados em combinação com os antidepressivos, esses medicamentos podem acelerar a melhora dos sintomas depressivos, mas devem ser usados por um tempo curto e apenas durante crises. Benzodiazepínicos com meia-vida intermediária a longa, como o clonazepam, têm menor potencial de abuso e risco de efeito rebote.
- A pregabalina mostra-se útil no tratamento do TAG, podendo ser indicada como tratamento de primeira ou segunda linha. Já a quetiapina é indicada como segunda linha. O ganho de peso é um efeito colateral comum desses medicamentos. As evidências do uso de antipsicóticos para tratar TAG são limitadas. Outros medicamentos recomendados como de segunda linha são hidroxizina e gabapentina.
- Na Tabela 3, podemos ver de forma organizada as indicações dos fármacos para o tratamento do TAG.

Tratamento psicoterápico

- Ainda que as terapias cognitivo-comportamentais (TCC) sejam o tipo de psicoterapia com maior evidência de eficácia no tratamento do TAG, seus resultados são inferiores aos obtidos em outros transtornos de ansiedade. Em virtude disso, observa-se uma proliferação de propostas de tratamento cognitivo-comportamentais para o TAG. É nesse sentido que a TCC constitui-se como um rótulo que compreende uma variedade de entendimentos baseados em princípios cognitivistas e comportamentalistas, e nos achados sobre os mecanismos envolvidos no transtorno, a partir dos quais

Tabela 3 Recomendações para farmacoterapia para transtorno de ansiedade generalizada

Primeira linha	Agomelatina, duloxetina, escitalopram, paroxetina, paroxetina CR, pregabalina, sertralina, venlafaxina XR
Segunda linha	Alprazolam*, bromazepam*, bupropiona XL*, buspirona, diazepam*, hidroxizina, imipramina, lorazepam*, quetiapina XR*, vortioxetina
Terceira linha	Citalopram, divalproato de cromo, fluoxetina, mirtazapina, trazodona
Terapia adjunta	Segunda linha: pregabalina Terceira linha: aripiprazol, olanzapina, quetiapina, quetiapina XR, risperidona Não recomendado: ziprasidona
Não recomendado	Betabloqueadores (propranolol), pexacerfont, tiagabina

Fonte: Katzman, 2014.

diferentes modelos clínicos e protocolos de intervenção são elaborados e testados.

- Apesar dessa diversidade, podemos apontar alguns elementos comuns, ou muito frequentemente presentes, nas diferentes propostas de intervenção cognitivo-comportamentais para o TAG. As etapas do processo terapêutico da TCC para o TAG podem ser observadas na Tabela 4.
- Apesar de haver uma estrutura padrão da TCC para o TAG, uma perspectiva mais recente, denominada TCC baseada em processo, propõe a identificação dos processos envolvidos especificamente no funcionamento patológico de cada indivíduo (i. e., perspectiva ideográfica). Para a modificação desses processos, utilizam-se intervenções cognitivas e comportamentais empiricamente validadas, tanto em nível clínico como translacional, a partir de uma avaliação clínica detalhada do caso.
- Vale ressaltar que, a despeito de ser considerada um tratamento de primeira linha para o TAG, a superioridade da TCC comparada às terapias de base humanista, focada nos chamados fatores

Tabela 4 Etapas do processo terapêutico da terapia cognitivo-comportamental para o transtorno de ansiedade generalizada

1 – Avaliação clínica	Elaborar um entendimento do caso clínico, tomando a análise funcional ou a conceituação cognitiva como base (a depender do embasamento teórico do terapeuta) e utilizando modelos clínicos do TAG.
2 – Psicoeducação	Apresentar ao paciente, de forma didática, os processos envolvidos em seu quadro clínico, e como a terapia pode promover as mudanças necessárias para sua melhora.
3 – Automonitoramento	Treinar o paciente a se auto-observar, relatar e registrar os episódios de preocupação e ansiedade, aumentando seu autoconhecimento e possibilitando uma avaliação mais objetiva da evolução do tratamento.
4 – Exercícios e práticas específicas	Normalmente são ensinados durante as sessões e praticados como tarefas de casa, visando a ampliação de um repertório de autorregulação, de acordo com o que é proposto em cada modelo (treino em relaxamento, reestruturação cognitiva, exposição a cenários catastróficos imaginados, práticas formais de atenção plena [*mindfulness*], entre outros).
5 – Aplicação das habilidades desenvolvidas na terapia	Na vida cotidiana e em situações mais desafiadoras (p. ex., atenção plena informal e/ou relaxamento aplicado durante as atividades do dia a dia, ou quando a pessoa se expõe a contextos particularmente ansiogênicos).
6 – Avaliação dos resultados	Além do relato da experiência pessoal do paciente e das impressões do terapeuta, utilizam-se os dados objetivados nos registros de auto-observação, escalas e questionários, sempre relacionando-os às metas traçadas para a terapia.
7 – Prevenção de recaída	O paciente é orientado a como utilizar as ferramentas aprendidas na terapia quando houver lapsos (retorno ou piora pontual dos sintomas).

comuns, não foi constatada em metanálise Cochrane. Entretanto, alguns protocolos mais recentes de TCC têm apresentado tamanhos de efeito maiores, e protocolos baseados em novos modelos apresentam eficácia similar à TCC e têm se mostrado superiores às terapias de apoio em ensaios clínicos randomizados. Isso indica que a emergência de novos modelos e a atualização e o refinamento de seus protocolos têm representado um avanço da abordagem cognitivo-comportamental no tratamento do TAG.

- Além disso, Barlow et al. publicaram dados de um protocolo de TCC transdiagnóstico, demonstrando resultados equivalentes aos protocolos específicos de TCC previamente validados para os transtornos de ansiedade (transtorno do pânico, transtorno de ansiedade generalizada, transtorno de ansiedade social e transtorno obsessivo-compulsivo). Houve pouca diferença nos resultados entre os dois protocolos, com taxa de abandono menor no protocolo unificado. Contudo, ainda são necessários mais estudos para confirmar esses achados.

CONSIDERAÇÕES FINAIS

- O TAG é um transtorno caracterizado por ansiedade excessiva e preocupações com diversos eventos e situações rotineiros. As preocupações são aversivas, difíceis de controlar e ocorrem sintomas físicos associados, como tensão muscular, mãos úmidas e frias, boca seca, sudorese, náusea, diarreia, desejo frequente de urinar, dores no corpo, irritabilidade, insônia, dificuldade de concentração e falhas de memória. Não existe um limiar claro entre a ansiedade normal e a patológica, e quadros que não preenchem os critérios diagnósticos (subsindrômicos) podem também levar a comprometimento funcional e a sofrimento importante, necessitando de tratamento.
- Pesquisas apontam para a forma de se relacionar com afetos e cognições como fator distintivo das manifestações normais e patológicas da ansiedade e preocupação no TAG. Com efeito, os principais modelos psicológicos do TAG destacam o papel central que a forma do indivíduo se relacionar com suas experiências representa na passagem da condição normal para a patológica. Talvez

a distinção taxonômica do tipo de experiência produzida por diferentes estratégias de autorregulação frente à ansiedade e à preocupação (p. ex.: preocupação tipo 1 ou tipo 2, aceitação ou esquiva experiencial) possa auxiliar na identificação dos processos envolvidos na produção de sofrimento subjetivo em casos de TAG, distinguindo manifestações normais e patológicas.

- Entretanto, ao se levar em conta os dados neurobiológicos que caracterizam o transtorno, torna-se possível uma hipótese integrada de que a dificuldade de autorregulação característica dos pacientes com TAG frente à preocupação e a estados emocionais aversivos se deva a uma vulnerabilidade biológica, possivelmente associada a anormalidades na forma ou funcionamento do fascículo uncinado, levando a um déficit no repertório de comportamentos associados à regulação emocional.

BIBLIOGRAFIA

1. Aktar E, Nikolić M, Bögels SM. Environmental transmission of generalized anxiety disorder from parents to children: worries, experiential avoidance, and intolerance of uncertainty. Dialogues Clin Neurosci. 2017;19(2):137-47.
2. Aldao A, Mennin DS, Linardatos E, Fresco DM. Differential patterns of physical symptoms and subjective processes in generalized anxiety disorder and unipolar depression. J Anx Disord. 2010;24(2):250-9.
3. American Psychiatric Association (APA). Diagnostic and statistical manual of mental disorders (DSM-5). 5. ed. Arlington: American Psychiatric Publishing; 2013.
4. Avdagic E, Morrissey SA, Boschen MJA. Randomised controlled trial of acceptance and commitment therapy and cognitive-behaviour therapy for generalised anxiety disorder. Behaviour Change. 2014;31(2):110-30.
5. Bacon MM, Rood EA, Washburn MF. A study of affective contrast. Am J Psychol. 1914;25:290-93.
6. Bandelow B, Zohar J, Hollander E, Kasper S, Möller H-J, WFSBP Task Force on Treatment Guidelines for Anxiety, Obsessive-Compulsive and Post-Traumatic Stress Disoders, et al. World Federation of Societies of Biological Psychiatry (WFSBP) guidelines for the pharmacological treatment of anxiety, obsessive compulsive and post-traumatic stress disorders - first revision. World J Biol Psychiatry. 2008;9(4):248-312.
7. Barlow DH, Farchione TJ, Bullis JR, Gallagher MW, Murray-Latin H, Sauer-Zavala S, et al. The unified protocol for transdiagnostic treatment of emotional disorders compa-

red with diagnosis-specific protocols for anxiety disorders: a randomized clinical trial. JAMA Psychiatry. 2017;74(9):875-84.

8. Bienvenu OJ, Samuels JF, Costa PT, Reti IR, Eaton WW, Nestadt G. Anxiety and depressive disorders and the five-factor model of personality: a higher and lower order personality trait investigation in a community sample. Depress Anxiety. 2004;20(2):92-7.
9. Borkovec TD, Hu S. The effect of worry on cardiovascular response to phobic imagery. Behaviour Res Ther. 1990;28(1):69-73.
10. Borkovec TD, Inz J. The nature of worry in generalized anxiety disorder: a predominance of thought activity. Behav Res Ther. 1990;28(2):153-8.
11. Borkovec TD, Roemer L. Perceived functions of worry among generalized anxiety disorder subjects: distraction from more emotionally distressing topics? J Behav Ther Exp Psychiatry. 1995;26(1):25-30.
12. Borkovec TD. Nature, functions, and origins of worry. In: Davey G, Tallis F (eds.). Worrying: perspectives on theory, assessment and treatment. Sussex: Wiley & Sons; 1994. p.5-33.
13. Bourgeois ML, Brown TA. Perceived emotion control moderates the relationship between neuroticism and generalized anxiety disorder. Cognit Ther Res. 2015;39(4):531-41.
14. Brooks SK, Webster RK, Smith LE, Woodland L, Wessely S, Greenberg N, Rubin GJ. The psychological impact of quarantine and how to reduce it: rapid review of the evidence. Lancet. 2020;14;395(10227):912-20.
15. Brosschot JF, Gerin W, Thayer JF. The perseverative cognition hypothesis: a review of worry, prolonged stress-related physiological activation, and health. J Psychosom Res. 2006;60(2):113-24.
16. Bruce SE, Yonkers KA, Otto MW, Eisen JL, Weisberg RB, Pagano M, et al. Influence of psychiatric comorbidity on recovery and recurrence in generalized anxiety disorder, social phobia, and panic disorder: a 12-year prospective study. Am J Psychiatry. 2005;162(6):1179-87.
17. Costello H, Gould RL, Abrol E, Howard R. Systematic review and meta-analysis of the association between peripheral inflammatory cytokines and generalised anxiety disorder. BMJ Open. 2019;9(7):e027925.
18. Craig AR, Franklin JA, Andrews G. A scale to measure locus of control of behaviour. Br J Med Psychol. 1984;57(Pt 2):173-80.
19. Craske M, Stein M. Anxiety. Lancet. 2016;10063:3048-59.
20. Craske MG, Waters AM. Panic disorder, phobias, and generalized anxiety disorder. Annu Rev Clin Psychol. 2005;1:197-225.
21. Crockett AJ, Cranston JM, Moss JR., Alpers JH. The impact of anxiety, depression and living alone in chronic obstrutive pulmonary disease. Qual Life Res. 2002;11(4):309-16.
22. Cuthbert BN, Insel TR. Toward the future of psychiatric diagnosis: the seven pillars of RDoC. BMC Med. 2013;11:126.

23. Dermer M, Cohen SJ, Elaine J, Erling AA. Evaluative judgments of aspects of life as a function of vicarious exposure to hedonic extremes. Journal of Personality and Social Psychology. 1979;37(2):247-60.
24. Desviat M, Moreno A. La razón de ser de la psicopatología. In: Desviat M, Moreno A (orgs.). Acciones de salud mental en la comunidad. Madrid: Asociación Española de Neuropsiquiatría; 2012. p. 175-184.
25. Dickson KS, Ciesla JA, Reilly LC. Rumination, worry, cognitive avoidance, and behavioral avoidance: examination of temporal effects. Behav Ther. 2012;43(3):629-40.
26. Doering LV, Moser DK, Riegel B, McKinley S, Davidson P, Baker H, et al. Persistent comorbid symptoms of depression and anxiety predict mortality in heart disease. Intern J Cardiol. 2010;145(2)L188-92.
27. Dugas MJ, Ladouceur R, Léger E, Freeston MH, Langlois F, Provencher MD, et al. Group cognitive-behavioral therapy for generalized anxiety disorder: treatment outcome and long-term follow-up. J Consult Clin Psychol. 2003;71(4):821-5.
28. DuPont RL, DuPont CM, Rice DP. Economic costs of anxiety disorders. In: Stein, Hollander DJ (eds.). Textbook of anxiety disorders. Washington: American Psychiatric Publishing; 2002.
29. Emdin CA, Odutayo A, Wong CX, Tran J, Hsiao AJ, Hunn BH. Meta-analysis of anxiety as a risk factor for cardiovascular disease. Am J Cardiol. 2016;118(4):511-9.
30. Etkin A, Prater KE, Schatzberg AF, Menon V, Greicius MD. Disrupted amygdalar subregion functional connectivity and evidence of a compensatory network in generalized anxiety disorder. Arch Gen Psychiatry. 2009;66(12):1361-72.
31. Foa EB, Kozak MJ. Emotional processing of fear: exposure to corrective information. Psychol Bull. 1986;99(1):20-35.
32. Generoso MB, Trevizol AP, Kasper S, Cho HJ, Cordeiro Q, Shiozawa P. Pregabalin for generalized anxiety disorder: an updated systematic review and meta-analysis. Int Clin Psychopharmacol. 2017;32(1):49-55.
33. Gottschalk MG, Domschke K. Novel developments in genetic and epigenetic mechanisms of anxiety. Curr Opin Psychiatry. 2016;29(1):32-8.
34. Grant BF, Stinson FS, Dawson DA, Chou SP, Dufour MC, Compton W, et al. Prevalence and co-occurrence of substance use disorders and independent mood and anxiety disorders: results from the National Epidemiologic Survey on Alcohol and Related Conditions. Arch Gen Psychiatry. 2004;61(8):807-16.
35. Grenier S, Préville M, Boyer R, O'Connor K, Béland S-G, Potvin O, et al. The impact of DSM-IV symptom and clinical significance criteria on the prevalence estimates of subthreshold and threshold anxiety in the older adult population. Am J Geriatr Psychiatry. 2011;19(4):316-26.
36. Hales RE, Yudofsky SC, Gabbard GO. Tratado de psiquiatría clínica. Porto Alegre: Artmed; 2012.
37. Hayes SC, Hoffman SG. Process-based CBT: the science and core clinical competencies of cognitive behavioral therapy. Oakland: Context Press; 2018.

38. Hayes SC, Wilson KG, Gifford EV, Follette VM, Strosahl K. Experimental avoidance and behavioral disorders: a functional dimensional approach to diagnosis and treatment. J Consult Clin Psychol. 1996;64(6):1152-68.
39. Hirsch CR, Mathews A, Lequertier B, Perman G, Hayes S. Characteristics of worry in generalized anxiety disorder. J Behav Ther Exp Psychiatry. 2013;44(4):388-95.
40. Hofer PD, Wahl K, Meyer AH, Miché M, Beesdo-Baum K, Wong SF, et al. Obsessive--compulsive disorder and the risk of subsequent mental disorders: a community study of adolescents and young adults. Depress Anxiety. 2018;35(4):339-45.
41. Hunot V, Churchill R, Silva de Lima M, Teixeira V. Psychological therapies for generalised anxiety disorder. Cochrane Database Syst Rev. 2007;24(1):1-92.
42. Jeong H, Yim HW, Song YJ, Ki M, Min JA, Cho J, et al. Mental health status of people isolated due to Middle East respiratory syndrome. Epidemiol Health. 2016;38:e2016048.
43. Kanner AM. Management of psychiatric and neurological comorbidities in epilepsy. Nat Rev Neurol. 2016;12(2):106-16.
44. Katzman MA, Bleau P, Blier P, Chokka P, Kjernisted K, Van Ameringen M, et al. Canadian clinical practice guidelines for the management of anxiety, posttraumatic stress and obsessive-compulsive disorders. BMC Psychiatry. 2014;14(suppl.1):p.S1.
45. Kemp AH, Brunoni AR, Bittencourt MS, Nunes MA, Benseñor IM, Lotufo PA. The Association between antidepressant medications and coronary heart disease in Brazil: a cross-sectional analysis on the Brazilian Longitudinal Study of adult health (ELSA--Brazil). Front Public Health. 2015;3:9.
46. Kessler RC, Amminger GP, Aguilar-Gaxiola S, Alonso J, Lee S, Ustün TB. Age of onset of mental disorders: a review of recent literature. Curr Opin Psychiatry. 2007;20(4):359-64.
47. Kessler RC, Chiu WT, Demler O, Merikangas KR, Walters EE. Prevalence, severity, and comorbidity of 12-month DSM-IV disorders in the National Comorbidity Survey Replication. Arch Gen Psychiatry. 2005;62(6):617-27.
48. Kessler RC, Ruscio AM, Shear K, Wittchen H-U. Epidemiology of anxiety disorders. Curr Top Behav Neurosci. 2010;2:21-35.
49. Kotov R, Schmidt NB, Lerew DR, Joiner TE Jr., Ialongo NS. Latent structure of anxiety: taxometric exploration. Psychol Assess. 2005;17(3):369-74.
50. Kotov R, Watson D, Robles JP, Schmidt NB. Personality traits and anxiety symptoms: the multilevel trait predictor model. Behaviour Módulo II – Transtorno de ansiedade generalizada (TAG). Behav Res Ther. 2007;45(7):1485-503.
51. Kunik ME, Roundy K, Veazey C, Souchek J, Richardson P, Wray NP, et al. Surprisingly high prevalence of anxiety and depression in chronic breathing disorders. Chest. 2005;127(4):1205-11.
52. Le'pine JP. The epidemiology of anxiety disorders: prevalence and societal costs. J Clin Psychiatry. 2002;63(Suppl 14):4-8.

53. Lijster JM, Dierckx B, Utens EMWJ, Verhulst FC, Zieldorff C, Dieleman GC, et al. The age of onset of anxiety disorders: a meta-analysis. The Canadian Journal of Psychiatry. 2017;62(4):237-46.
54. Locke AB, Kirst N, Shultz CG. Diagnosis and management of generalized anxiety disorder and panic disorder in adults. Am Fam Physician. 2015;91(9):617-24.
55. Luciano AC, Brito AFM, Bernik MA. Estados mistos de ansiedade e depressão: quadros subsindrômicos ou um problema de saúde pública? In: Bernik M, Savoia M, Lotufo Neto F. A clínica dos transtornos ansiosos e transtornos relacionados: a experiência do Projeto AMBAN. São Paulo: Edimédica; 2019. p.233-46.
56. Madonna D, Delvecchio G, Soares JC, Brambilla P. Structural and functional neuroimaging studies in generalized anxiety disorder: a systematic review. Braz J Psychiatry. 2019;41(4):336-62.
57. Marcus DK, Sawaqdeh A, Kwon P. The latent structure of generalized anxiety disorder in midlife adults. Psychiatry Res. 2014;215(2):366-71.
58. Mennin DS, Heimberg RG, Turk CL, Fresco DM. Applying an emotion regulation framework to integrative approaches to generalized anxiety disorder. Clinical Psychology: Science and Practice. 2002;9(1):85-90.
59. Monk CS, Telzer EH, Mogg K, Bradley BP, Mai X, Louro HMC, et al. Amygdala and ventrolateral prefrontal cortex activation to masked angry faces in children and adolescents with generalized anxiety disorder. Arch Gen Psychiatry. 2008;65(5):568-76.
60. Munir S, Takov V. Generalized anxiety disorder (GAD). In: StatPearls. Treasure Island: StatPearls Publishing; 2020.
61. Newman MG, Llera SJ, Erickson TM, Przeworski, A, Castonguay LG. Worry and generalized anxiety disorder: a review and theoretical synthesis of evidence on nature, etiology, mechanisms, and treatment. Annu Rev Clin Psychol. 2013;9:275-97.
62. Nico Y, Leonardi JL, Zeggio L. A depressão como fenômeno cultural da sociedade pós-moderna: Parte I: um ensaio analítico comportamental dos nossos tempos, São Paulo, 2015. 112 p. moderna_Parte_1_Um_ensaio_analitico-comportamental_dos_nossos_tempos.
63. Norcross JC. Psychotherapy relationships that work: evidence-based responsiveness. 2.ed. New York: Oxford University Press, 2011.
64. Nutt D, Ballenger J. Anxiety disorders, panic disorder and social anxiety disorder. Philadelphia: Blackwell; 2007.
65. Olatunji BO, Broman-Fulks JJ, Bergman SM, Green BA, Zlomke KR. A taxometric investigation of the latent structure of worry: dimensionality and associations with depression, anxiety, and stress. Behav Ther. 2010;41(2):212-28.
66. Osman O, Cilingir V, Ozdemir PG, Milanlioglu A, Hamamci M, Yilmaz E. Dissociative experiences in patients with epilepsy. Arq Neuropsiquiatr. 2016;74(3):189-94.
67. Ozyalcin SN, Talu GK, Kiziltan E, Yucel B, Ertas M, Disci R. The efficacy and safety of venlafaxine in the prophylaxis of migraine. Headache. 2005;45(2):144-52.

68. Ramsawh HJ, Raffa SD, Edelen MO, Rende R, Keller MB. Anxiety in middle adulthood: effects of age and time on the 14-year course of panic disorder, social phobia and generalized anxiety disorder. Psychol Med. 2009;39(4):615-24.
69. Roemer L, Orsillo SM. Expanding our conceptualization of and treatment for generalized anxiety disorder: integrating mindfulness/acceptance-based approaches with existing cognitive-behavioral models. Clinical Psychology: Science and Practice. 2002;9(1):54-68.
70. Roemer L, Salters K, Raffa SD, Orsillo SM. Fear and avoidance of internal experiences in GAD: preliminary tests of a conceptual model. Cognitive Therapy and Research. 2005;29(1):71-88.
71. Ruscio AM, Borkovec TD, Ruscio J. A taxometric investigation of the latent structure of worry. J Abnorm Psychol. 2001;110(3):413-22.
72. Ruscio AM, Borkovec TD. Experience and appraisal of worry among high worriers with and without generalized anxiety disorder. Behav Res Ther. 2004;42(12):1469-82.
73. Sadock BJ, Sadock VA. Compêndio de psiquiatria: ciência do comportamento e psiquiatria clínica. 9.ed. Porto Alegre: Artmed; 2007.
74. Sampaio TPA, Jorge RC, Martins DS, Gandarela LM, Hayes-Skelton S, Bernik MA, et al. Efficacy of an acceptance based group behavioral therapy for generalized anxiety disorder. Depress Anxiety. 2020.
75. Schiele MA, Domschke K. Epigenetics at the crossroads between genes, environment and resilience in anxiety disorders. Genes Brain Behav. 2018;17(3):e12423.
76. Schienle A, Hettema JM, Cáceda R, Nemeroff CB. Neurobiology and genetics of generalized anxiety disorder. Psychiatric Annals. 2011;41(2):113-23.
77. Scott KM, Lim C, Al-Hamzawi A, Alonso J, Bruffaerts R, Caldas-de-Almeida JM, Florescu S. Association of mental disorders with subsequent chronic physical conditions: world mental health surveys from 17 countries. JAMA Psychiatry. 2016;73(2):150-8.
78. Sheehan DV, Lecrubier Y, Sheehan KH, Amorim P, Janavs J, Weiller E, et al. The Mini-International Neuropsychiatric Interview (M.I.N.I.): the development and validation of a structured diagnostic psychiatric interview for DSM-IV and ICD-10. J Clin Psychiatry. 1998;59(Suppl20):22-33;quiz 34-57.
79. Spielberger CD, Gorsuch RL, Lushene RE. Manual for the state-trait anxiety inventory ("self-evaluation questionnaire"). California: Consulting-Psychologists; 1970.
80. Stein DJ, Szatmari P, Gaebel W, Berk M, Vieta E, Maj M, et al. Mental, behavioral and neurodevelopmental disorders in the ICD-11: an international perspective on key changes and controversies. BMC Med. 2020;18(1):1-24.
81. Sylvester CM, Pine D. Anxiety disorders. In: Luby JL (ed.). Handbook of preschool mental health: development, disorders, and treatment. 2. ed. New York: Guilford; 2016.
82. Talbott J, Hales R, Yudofsky S. Tratado de psiquiatria. Porto Alegre: Artes Médicas; 1992.
83. Taquet M, Luciano S, Geddes JR, Harrison PJ. Bidirectional associations between Covid-19 and psychiatric disorder: a study of 62,354 Covid-19 cases. MedRxiv. 2020.

84. Van Den Bulk BG, Meens PHF, van Lang NDJ, de Voogd EL, van der Wee NJA, Rombouts SARB, et al. Amygdala activation during emotional face processing in adolescents with affective disorders: the role of underlying depression and anxiety symptoms. Front Hum Neurosci. 2014;8:393.
85. Vasconcelos TC, Dias BRT, Andrade LR, Melo GF, Barbosa L, Souza E. Prevalência de sintomas de ansiedade e depressão em estudantes de medicina. Rev Brasil Educ Med. 2015;39(1):135-42.
86. Viana MC, Andrade LH. Lifetime prevalence, age and gender distribution and age--of-onset of psychiatric disorders in the São Paulo Metropolitan Area, Brazil: results from the São Paulo Megacity Mental Health Survey. Rev Brasi Psiq. 2012;34(3):249-60.
87. Vogelzangs N, Seldenrijk A, Beekman ATF, van Hout HPJ, Jonge P, Penninx BW. Cardiovascular disease in persons with depressive and anxiety disorders. J Affect Disord. 2010;125:241-8.
88. Von Der Heide RJ, Skipper LM, Klobusicky E, Olson IR. Dissecting the uncinate fasciculus: disorders, controversies and a hypothesis. Brain. 2013;136(Pt 6):1692-707.
89. Watkeys OJ, Kremerskothen K, Quidé Y, Fullerton JM, Green MJ. Glucocorticoid receptor gene (NR3C1) DNA methylation in association with trauma, psychopathology, transcript expression, or genotypic variation: a systematic review. Neurosci Biobehav Rev. 2018;95:85-122.
90. Wells A, Carter K. Preliminary tests of a cognitive model of generalized anxiety disorder. Behav Res Ther. 1999;37(6):585-94.
91. Wells A. Meta-cognition and worry: a cognitive model of generalized anxiety disorder. Behavioural and Cognitive Psychotherapy. 1995;23(3):301-20.
92. Wittchen HU, Lieb R, Pfister H, Schuster P. The waxing and waning of mental disorders: evaluating the stability of syndromes of mental disorders in the population. Compr Psychiatry. 2000;41(2 Suppl 1):122-32.
93. Yang M-J, Kim B-N, Lee E-H, Lee D, Yu B-H, Jeon HJ, et al. Diagnostic utility of worry and rumination: a comparison between generalized anxiety disorder and major depressive disorder. Psychiatry Clin Neurosci. 2014;68(9):712-20.
94. Yen JY, Lin PC, Huang MF, Chou WP, Long CY, Ko CH. Association between generalized anxiety disorder and premenstrual dysphoric disorder in a diagnostic interviewing study. Int J Environ Res Public Health. 2020;17(3):988.

11 Transtorno do pânico e agorafobia

Ricardo Castilho da Silva
Fábio Moraes Corregiari
Marcionilo Gomes Laranjeiras Neto
Sérgio de Barros Cabral
Anne Fonseca Meira Brito
Alan Campos Luciano
Márcio Antonini Bernik

INTRODUÇÃO

- O transtorno do pânico (TP) foi caracterizado como entidade nosológica somente em 1980, na terceira edição do Manual diagnóstico e estatístico de transtornos mentais (DSM-III), apesar de a palavra pânico remeter à mitologia grega. Esse transtorno se caracteriza por ataques de pânico (AP) recorrentes não esperados com prejuízo funcional significativo, associado à preocupação intensa de novos ataques ou mudanças comportamentais para evitá-los.
- Em estudo epidemiológico realizado com 1.464 moradores na área de captação do Hospital das Clínicas da Faculdade de Medicina da Universidade de São Paulo, a prevalência do TP foi de 1% para um período de 12 meses e 1,6% para a vida toda; com 0,2 e 0,7% para homens e 1,7 e 2,3% para mulheres. É fundamental entender que AP não implica, necessariamente, diagnóstico de TP. O *World Mental Health Surveys* avaliou 142.949 pessoas com 18 anos ou mais em vários países e encontrou prevalência de 13,2% de AP ao longo da vida; dentre essas pessoas, apenas 12,8% preencheram critérios do DSM-5 para TP.

- Agorafobia se define por medo ou ansiedade de situações ou lugares que sejam difíceis de escapar ou receber ajuda, caso haja ataque de pânico ou outro sintoma constrangedor (DSM-5). A agorafobia sem TP apresenta, em média, prevalência de 1,7 a 2,1% para a vida toda, com 0,8% para homens e 3% para mulheres, com idade de início da doença de 21,1 anos.
- Lijster et al., em uma metanálise, avaliaram a idade de início de todos os transtornos ansiosos e encontraram uma média de 21,3 anos. A média de idade de início do TP foi de 30,3 anos, enquanto para agorafobia sem TP, de 21,1 anos; ambos sem diferença quanto ao gênero. Curiosamente, esse dado contraria a experiência do ambulatório de ansiedade (AMBAN), que encontra média de início de idade mais jovem no paciente com TP.

ETIOPATOGENIA

- O modelo biopsicossocial é o mais estudado da etiologia do TP e exige a integração de dados de investigação comportamental, fisiológica, neurobiológica e genética.
- Teorias serotoninérgicas: Gorman et al. sugerem um modelo neuroanatômico, que integra visões biológicas e psicológicas do TP, em que os APs são mediados por uma "conexão do medo" no cérebro (amígdala – hipocampo – córtex pré-frontal ventromedial). Com base nessa teoria, Lai postulou que a ínsula integra estímulos sensoriais das regiões do lobo têmporo-parieto-occipital, filtrados via tálamo para regiões frontais, onde realizará o processamento cognitivo medo e ansiedade, e para o sistema límbico, responsável por respostas primitivas que resultariam em sintomas de pânico.
- Esse modelo de conexão cruzada disfuncional entre o *drive* emocional (estruturas límbicas) e a inibição cognitiva (córtex pré-frontal) e o circuito do medo (eixo amígdala-hipocampo-pré-frontal) corresponderia à neuroanatomia do TP. As vias serotoninérgicas possuem um papel fundamental na fisiopatologia do TP e Deakin e Graeff propuseram um modelo integrativo com dois subsis-

temas distintos, correspondendo, respectivamente, ao medo e à ansiedade em modelos animais.

- A via serotoninérgica ascendente que se projeta para a amígdala e o córtex frontal promove as reações defensivas a uma ameaça potencial ou distante, correspondendo à ansiedade generalizada em humanos; enquanto a via 5-HT periventricular, que se projeta para a substância cinzenta dorsal periaquedutal, promove a fisiopatologia do TP e a ação terapêutica das drogas antidepressivas. Tal modelo integrativo da 5-HT, testado em experimentos pré-clínicos e clínicos, possui resultados consistentes e propõe que drogas que aumentam a concentração extracelular de 5-HT reduzem a propensão para APs.
- Teoria vagal: a teoria polivagal argumenta que o nervo vago está envolvido nos processos procriativos dos mamíferos (alimentação, amamentação e reprodução) e em respostas às novidades ou ameaças, especificamente a hipóxia. Nesse contexto de hipóxia, a resposta mais rápida para um escape imediato não seria aumento da frequência cardíaca e taxa metabólica por ativação do EHHA, e sim a inibição parassimpática tônica que o nervo vago produz sobre nó sinoatrial, sem aumento da taxa metabólica. Nesse contexto, a abstinência vagal pode ser responsável pela taquicardia aguda durante o pânico induzido por lactato ao invés da descarga simpática.
- Eixo hipotálamo-hipófise-adrenal (EHHA): o cortisol plasmático basal nos pacientes com TP está associado a um estado de ansiedade antecipatória, e não a uma resposta desse eixo aos APs. Nesses pacientes, a resposta de ACTH (adrenocorticotrofina) à administração de CRH (corticotrofinas) não se apresenta alterada. Esses dados podem ser explicados em circunstâncias de afogamento, nas quais a ativação aguda do EHHA aumentaria de forma contraproducente a atividade catabólica e a demanda de oxigênio. A resposta de medo, contudo, necessita de ativação conservadora de energia para possível escape imediato. Portanto, confiar na ausência de resposta vagal para melhor desempenho cardiovas-

cular enquanto suprime EHHA parece apropriado. Gautier enfatizou que a hipóxia está associada à redução da taxa metabólica e do ponto de ajuste termorregulador, ambos mediados pelo hipotálamo. O desligamento metabólico, ao invés de sua ativação contraproducente, pode promover a sobrevivência em condições específicas, como sufocação potencial.

- Controle da sensibilidade à reação de sufocamento pelos opioides endógenos: Preter e Klein propuseram a teoria do falso alarme de sufocamento, que entende que os APs podem ser desencadeados por um déficit funcional episódico de opioide endógeno. Empiricamente, essa teoria pode ser observada na indução de reações semelhantes ao pânico à elevação de lactato em indivíduos normais com a infusão de naloxona. O sistema de opioide endógeno está envolvido na melhora do desconforto respiratório hipóxico ou hipercápnico, na inibição do cortisol sérico nos APs e na modulação do centro termorregulador gerando hipotermia. Todas essas ações contribuem para menor consumo de oxigênio, prolongando a sobrevida das células; enquanto o uso de antagonista de opioide (naltrexona) bloqueia essa modulação e impacta na sobrevida.
- Influência genética: dados indicam um componente genético do TP. Parentes de primeiro grau têm maiores taxas de TP do que parentes de primeiro grau com depressão. Estudos com gêmeos demonstram maior concordância para monozigóticos (31%) do que para dizigóticos (0%). Uma revisão com essa população sugere herdabilidade de aproximadamente 40%.
- Influência da personalidade (temperamento): elevado neuroticismo e sensibilidade à ansiedade podem ser fatores de risco para TP, assim como inibição comportamental. Neuroticismo consiste no traço de personalidade com baixa resiliência ou maior reatividade ao estresse de vida. Sensibilidade à ansiedade consiste no medo de sintomas físicos de ansiedade. Um estudo revelou que níveis elevados de sensibilidade à ansiedade foram mais propensos a desenvolver TP, após experimentar estresses de vida, como presenciar comportamentos descontrolados ou valorização do papel

de doente por parentes próximos. Inibição comportamental consiste no traço de comportamento que aumenta a vulnerabilidade a eventos estressantes precoces ou tardios de vida.

- Influência da exposição ao estresse: evidências demonstram aumento do risco de TP na vida adulta de crianças que passaram por adversidades (p. ex., história de abuso físico ou sexual), asma, tabagismo e perdas parentais precoces. Eventos estressores, como ameaça externa ou doença, nos últimos 12 meses também estão associados a maior frequência APs.
- A agorafobia pode ser explicada por meio de condicionamento clássico com reforço negativo, em que situações ou locais nos quais ocorreram medo ou ansiedade intensa são pareados com os sintomas fisiológicos. O indivíduo passa a ter medo das próprias sensações físicas, resultando no comportamento de fuga e esquiva de determinados locais para amenizar esse desconforto. Consequentemente, o sujeito evita essas situações e, por generalização, evita outros lugares públicos onde nunca tenha experimentado uma ansiedade intensa ou um ataque de pânico.

QUADRO CLÍNICO E DIAGNÓSTICO

- Ataque de pânico – episódios abruptos de medo, apreensão ou desconforto intensos associados a sintomas somáticos (cardíacos, respiratórios, gastrointestinal e vestibular), com duração comumente de até 30 minutos, pico em 10 minutos e resolução espontânea. No DSM-5, são necessários ao menos quatro de 13 sintomas para caracterizar um AP (Tabela 1). O ataque de pânico está presente no TP e pode estar em outros transtornos psiquiátricos, como, por exemplo, no TAG (transtorno de ansiedade generalizada) com APs. Eles também são classificados em: (1) esperados, com sinal ou desencadeante óbvio (p. ex., AP desencadeado por fobia específica) ou (2) inesperados, sem gatilho ou desencadeante óbvio, podendo ocorrer em situações de relaxamento ou durante o sono (ataque de pânico noturno).

Tabela 1 Critérios diagnósticos para ataques de pânico segundo o DSM-5

Palpitações ou ritmo cardíaco acelerado	Desrealização ou despersonalização
Sudorese	Medo de perder o controle ou enlouquecer
Tremores ou abalos	Medo de morrer
Sensação de falta de ar ou sufocamento	Parestesias
Sensação de asfixia	Calafrios ou ondas de calor
Dor ou desconforto no tórax	Sensação de tontura, instabilidade, vertigem ou desmaio
Náuseas ou desconforto abdominal	

Fonte: American Psychiatric Association, 2013.

- Transtorno do pânico: no DSM-5, o TP se caracteriza por APs recorrentes e imotivados, seguidos por preocupação persistente por novos ataques (ansiedade antecipatória) ou mudanças significativas no comportamento relacionadas aos ataques. Na 11ª edição da Classificação Internacional de Doenças (CID-11), os aspectos essenciais não diferem do exposto pelo DSM-5 e são descritos como APs imprevisíveis e recorrentes, não restritos a um estímulo ou situação particular, somado à preocupação persistente de recorrência ou comportamentos evitativos, que resultam em prejuízo nas diversas áreas do funcionamento da vida do indivíduo. Os critérios diagnósticos, segundo o DSM-5, estão no Quadro 1.
- Agorafobia: no DSM-5 e na CID-11, entende-se a agorafobia como entidade nosológica independente do TP, e não apenas como seu especificador, apesar de, na maioria dos casos, eles serem comórbidos. Em ambos os manuais, agorafobia caracteriza-se pela ansiedade ou medo de ataque de pânico ou outro sintoma incapacitante desencadeado pela exposição real ou prevista às várias situações (Quadro 2) em que a rota de fuga ou auxílio pode estar indisponível. Essas situações são ativamente evitadas pelo indivíduo ou enfrentadas com intenso sofrimento. O medo, a ansieda-

Quadro 1 Critérios diagnósticos para transtorno do pânico segundo o DSM-5

A. Ataques de pânico recorrentes e inesperados.
B. Ao menos um dos APs foi seguido de um mês de uma ou de duas das seguintes características: • Apreensão ou preocupação persistente acerca de ataques de pânico adicionais ou sobre suas consequências (p. ex., perder o controle, ter um ataque cardíaco, "enlouquecer"). • Uma mudança desadaptativa significativa no comportamento relacionada aos ataques (p. ex., comportamentos que têm por finalidade evitar ter ataques de pânico, como a esquiva de exercícios ou situações desconhecidas).
C. A perturbação não é consequência dos efeitos psicológicos de uma substância (p. ex., droga de abuso, medicamento) ou de outra condição médica (p. ex., hipertireoidismo, doenças cardiopulmonares).
D. A perturbação não é mais bem explicada por outro transtorno mental (p. ex., os ataques de pânico não ocorrem apenas em resposta a situações sociais temidas, como no transtorno de ansiedade social; em resposta a objetos ou situações fóbicas circunscritas, como na fobia específica; em resposta a obsessões, como no transtorno obsessivo-compulsivo; em resposta à evocação de eventos traumáticos, como no transtorno de estresse pós-traumático; ou em resposta à separação de figuras de apego, como no transtorno de ansiedade de separação).

Fonte: American Psychiatric Association, 2013.

de ou a esquiva causam sofrimento ou prejuízo no funcionamento social, profissional ou em outras áreas. A agorafobia grave pode isolar o indivíduo completamente à sua casa, torná-lo dependente de outras pessoas até mesmo para buscar serviços ou assistência às suas necessidades básicas. A desmoralização, os sintomas depressivos, o abuso de álcool e medicamentos sedativos são estratégias frequentes e inadequadas de automedicação.

CURSO E PROGNÓSTICO

- Cerca de um quarto dos indivíduos com transtorno do pânico desenvolve agorafobia, com maior probabilidade associada aos se-

Quadro 2 Critérios diagnósticos para agorafobia (DSM-5)

Medo ou ansiedade marcantes acerca de duas (ou mais) das cinco situações:
Uso de transporte público
Permanecer em espaços abertos
Permanecer em locais fechados
Permanecer em fila ou ficar em meio à multidão
Sair de casa sozinho

Fonte: American Psychiatric Association, 2013.

guintes fatores: gênero feminino, tontura grave nos APs, fatores cognitivos, traços de personalidade dependente e presença de fobia social. A agorafobia com TP está associada a maior gravidade do quadro.

- Bruce et al. estudaram o curso clínico de pacientes ao longo de 12 anos. Eles observaram que os pacientes com TP sem agorafobia apresentavam maior taxa de recuperação, menos tempo de doença instalada e condições comórbidas, enquanto TP com agorafobia tinha início precoce e maior tempo de doença instalada. Em ambos os casos, contudo, as taxas de recorrência em 12 anos seguintes eram praticamente idênticas.

COMORBIDADES

- Aproximadamente 91% dos pacientes no momento do diagnóstico de TP têm ao menos um outro transtorno psiquiátrico comórbido. Os mais frequentes incluem: agorafobia, transtorno de ansiedade generalizada (TAG), transtorno de ansiedade social (TAS), transtorno de estresse pós-traumático (TEPT), transtornos do humor, esquizofrenia, transtornos de personalidade e abuso de substâncias. A associação com condições clínicas também é elevada. A presença de comorbidades implica maior gravidade e cronicidade do quadro clínico e compromete o sucesso da terapêutica.

A sua investigação, portanto, é imprescindível para as estratégias terapêuticas adequadas.

- Transtorno de ansiedade social (TAS): prevalência de 15 a 30% de TAS em indivíduos com TP. Os sintomas clínicos (ruborização, tensão muscular, tremores, sudorese, temor do escrutínio de terceiros) ocorrem quando expostos às situações sociais. O diagnóstico comórbido está presente quando os APs ocorrerem na presença e na ausência da situação fóbica.
- Fobias específicas (FE): prevalência de 2 a 20% de FE em indivíduos com TP. Na FE, o AP ocorre na exposição, ou na iminência de se deparar com uma situação ou objeto fóbico reconhecido. No TP, ao menos em teoria e em alguma fase da doença os APs ocorrem espontaneamente, sem fator precipitante. Na comorbidade de TP e FE, as crises tendem a ser espontâneas e dissociadas dos objetos ou situações temidas pelo paciente.
- Transtorno obsessivo-compulsivo (TOC): prevalência de até 30% de TOC ou sintomas obsessivos-compulsivos (SOC) em indivíduos com TP. Os APs podem ser considerados espontâneos nos pacientes com TOC, contudo, muitas vezes, essa crise pode ser secundária a uma cognição mal investigada pelo médico. Pacientes com TP podem desenvolver comportamentos supersticiosos (obsessivos), com a ideia mágica de controle de crises inesperadas, como talismãs, usar vestimentas de determinadas cores etc.
- Transtornos depressivos: o TP é o diagnóstico de ansiedade mais associado à depressão, cerca de 56% de pacientes com TP apresentaram depressão ao longo de suas vidas. Em aproximadamente 1/3 dos indivíduos com TP, a depressão maior antecedeu ao pânico, e 2/3 experimentaram TP pelo menos uma vez no curso do transtorno depressivo maior (TDM). A associação de TP e depressão eleva o risco de suicídio ao longo da vida, com uma taxa de 19,5% de tentativas, comparado com 7% do transtorno do pânico e 7,9% da depressão isolados. A sintomatologia ansiosa favorece ideação e tentativas de suicídio, principalmente em indivíduos jovens do sexo masculino com TDM.

- Transtorno afetivo bipolar (TAB): sintomas ansiosos podem anteceder o início do TAB por vários anos. Estudos do National Institute of Mental Health (NIMH) evidenciaram prevalência de 10 a 36% de TP em portadores de TAB.
- Abuso de substâncias: o TP pode ser fator de risco paro o abuso de substâncias, em particular BZDs e álcool, que aliviam seus sintomas, tanto de pânico como de ansiedade antecipatória. O uso e a abstinência de cocaína, *cannabis* e outros psicoestimulantes podem precipitar APs em adolescentes e adultos jovens. A prevalência de tabagismo é de 47% em pacientes com TP e há maior risco para APs e TP entre tabagistas. A cafeína pode induzir ou exacerbar APs em indivíduos com transtorno do pânico.
- Suicidalidade: indivíduos com TP tem 4,39 vezes mais chances de expressar ideação suicida e 3,96 vezes de tentar suicídio em comparação à população geral. Fatores de risco para tentativa de suicídio e ideação suicida em pacientes com TP: dependência de álcool, agorafobia e, principalmente, depressão comórbida.
- Condições neurológicas: a comorbidade entre epilepsia e transtorno de ansiedade é de 23 a 39%. O TP possui maior prevalência em indivíduos epilépticos do que em voluntários sadios, com associação mais frequente em pacientes com epilepsia focal, especialmente do lobo temporal.
- Condições cardiológicas: a ansiedade aumenta o risco de doença coronariana em torno de 26%. O diagnóstico de TP em cardiopatas exige avaliação criteriosa, por conta da sobreposição de sintomas. As alterações cardíacas associadas ao TP incluem: isquemia miocárdica, diminuição da variabilidade da frequência cardíaca, mudança no complexo QRS, principalmente o intervalo QT, níveis reduzidos da densidade da lipoproteína, alterações microvasculares como baixo fluxo coronário, angina microvascular e parede arterial enrijecida. Em geral, os APs apresentam dor torácica pouco sugestiva de angina ou IAM e ocorrem mais em jovens do sexo feminino, com padrão atípico de dor, ausência de doença coronariana prévia e ansiedade autorreferida com interpretações cogniti-

vas catastróficas em relação à situação. Indivíduos com dor torácica e exames normais para quadro agudo coronariano têm forte associação com TP (64%) e tabagismo (32%). Síncopes também podem estar presentes em até 20% dos indivíduos com APs. Vale ressaltar que o prolapso da válvula mitral, ao contrário do que se acreditava, não tem correlação com o TP.

- Condições respiratórias: a prevalência de doenças respiratórias é de 47% ao longo da vida em pacientes com TP, com maior frequência para asma e doença pulmonar obstrutiva crônica (DPOC). A prevalência de TP em pacientes com DPOC é 10 vezes maior que na população geral.

DIAGNÓSTICO DIFERENCIAL DE TRANSTORNO DO PÂNICO

- Os múltiplos sintomas físicos dos APs mimetizam outras patologias clínicas, portanto, é imprescindível a investigação criteriosa para excluir alternativas diagnósticas. Os pacientes com TP tendem a interpretar seus sintomas físicos de maneira catastrófica, além de minimizar aspectos emocionais. No Tabela 2, há uma relação das principais situações clínicas que podem fazer diagnóstico diferencial com ataques de pânico.
- Transtorno de ansiedade generalizada (TAG) e outros transtornos ansiosos – TAG e TP possuem diversos sintomas em comum. A ansiedade antecipatória intercrises associada a um padrão fásico de ansiedade ou medo intenso, com duração de minutos, e a sensação de iminência de morte caracteriza o TP, diferentemente da ansiedade tônica e multifocal do TAG. Nos outros transtornos ansiosos, como fobia social e fobia específica, os APs resultam da exposição a um fator desencadeante específico.
- Transtornos do humor: APs podem ocorrer ao longo de um episódio depressivo e ser considerados um especificador.
- Outros episódios paroxísticos (p. ex., "ataques de raiva"): APs são diagnosticados se as crises envolvem essencialmente um sur-

to abrupto de intenso medo ou desconforto, e não outros estados emocionais (p. ex., raiva, tristeza).

- Condições neurológicas: ansiedade ictal presente na epilepsia do lobo temporal pode promover sensação de tensão até medo e pânico com sintomas autonômicos. Diferente do AP, a ansiedade da epilepsia costuma ser mais leve, com curso mais prolongado, contudo, pode apresentar outros sinais mais objetivos, como crises complexas e generalizadas. Sintomas de despersonalização e desrealização podem ser fatores de confusão diagnóstica e qualquer sintoma neurológico atípico exige investigação criteriosa com EEC e RNM para descartar epilepsia temporal, esclerose múltipla ou processo expansivo cerebral.
- Condições cardiológicas: sintomas de AP se assemelham aos de doenças cardíacas (arritmias, cardiomiopatias, doenças coronarianas), e o diagnóstico de TP ocorre após a avaliação clínica (exames laboratoriais direcionados; ECG; enzimas cardíacas) descartar causa orgânica, independentemente da idade ou dos fatores de risco dos indivíduos. É importante frisar que não há evidência de que sintomas ansiosos sejam pródromos de doença cardíaca e que a presença de TP exclui o diagnóstico de qualquer afecção cardíaca.
- Condições respiratórias: a interpretação catastrófica dos sintomas respiratórios de pacientes com TP pode gerar sintomas tão intensos como os de uma crise asmática. Esses achados vão ao encontro da teoria cognitiva de Clark, que preconiza que APs ocorrem em razão de um *looping* de interpretações catastróficas de sensações físicas ambíguas (respiração curta ou aumento de frequência cardíaca) associadas com desconforto, resultando em crescente ansiedade. A embolia pulmonar pode se manifestar com sintomas semelhantes de um AP (dispneia, dor torácica súbita, taquicardia, hiperventilação, sudorese e desmaios), porém com desfecho potencialmente fatal.

Tabela 2 Patologias que devem ser consideradas no diagnóstico diferencial do transtorno do pânico (TP)

Patologias neurológicas	Epilepsia (principalmente do lobo temporal), enxaqueca
Patologia cardiovascular	Taquicardia supraventricular, fibrilação atrial, *angina pectoris*, infarto agudo do miocárdio, insuficiência cardíaca crônica, hipertensão arterial sistêmica, valvulopatias
Patologias pulmonares	Asma brônquica, doença pulmonar obstrutiva crônica, embolia pulmonar, hiperventilação, insuficiência respiratória aguda, pneumonia
Disfunção das paratireoides	Hiperparatireoidismo
Disfunção adrenal	Feocromocitoma, doença de Cushing, doença de Addison
Disfunção vestibular	Vertigem, *tinnitus* (zumbido)
Uso de psicoestimulantes	Cocaína, anfetaminas
Abstinência de drogas	Barbitúricos, álcool
Distúrbios metabólicos	Hipoglicemia
Doenças gastrointestinais	Síndrome do cólon irritável, retocolite ulcerativa, doença de Crohn, gastrite, úlcera péptica

DIAGNÓSTICO DIFERENCIAL DE AGORAFOBIA

- Fobia específica, tipo situacional: sintomas são limitados a apenas uma situação agorafóbica, com cognição associada ao medo distinto dos sintomas de pânico (p. ex., medo de ser diretamente prejudicado pela situação em si, como na fobia de espaço, em que o medo restringe o paciente de sair de casa pelo fato de poder se desequilibrar e cair).
- Transtorno de ansiedade de separação: pensamentos associados à separação de pessoas significativas e do ambiente doméstico (i. e., pais ou outras figuras de apego), diferente do foco nos sintomas de pânico nas situações temidas.

- Transtorno de ansiedade social: evitar sair de casa por medo de ser avaliado negativamente por outras pessoas.
- Transtorno de estresse agudo e transtorno de estresse pós-traumático: medo, ansiedade ou esquiva de situações que remetem a um evento traumático.
- Transtorno depressivo: apatia, perda da energia, baixa autoestima e anedonia impedem o indivíduo de sair de casa.

EXAMES COMPLEMENTARES

- O diagnóstico de TP é clínico e os exames complementares avaliam diagnósticos diferenciais ou monitoram comorbidades.

TRATAMENTO

- O tratamento para o TP consiste em intervenções psicológicas, farmacológicas ou combinadas (Figura 1). Apesar da sobreposição de sintomas entre TP e agorafobia em amostras clínicas e populacionais, pouco se sabe sobre a eficácia do tratamento em pacientes com agorafobia sem TP. Portanto, as referências trazidas a seguir se direcionam para o tratamento do TP com e sem agorafobia, e não no tratamento da agorafobia isolada.

Tratamento farmacológico

- Os inibidores seletivos da recaptação de serotonina (ISRS), os inibidores da recaptação de serotonina e noradrenalina (IRSN), os antidepressivos tricíclicos (ADT), como a imipramina e a clomipramina, e os benzodiazepínicos (BZD) possuem eficácia demonstrada em diversos ensaios controlados e não há evidências incontroversas para recomendar uma dessas classes de medicamentos em relação a outra em termos de eficácia.
- Segundo o National Institute for Health and Care Excellence, a escolha da terapêutica resultará da avaliação de diversos fatores, como: idade do paciente, resposta aos tratamentos prévios, tole-

rabilidade, preferência pessoal, custo, risco de interação medicamentosa e risco de morte por intoxicação acidental ou proposital. Nesse contexto, os ISRS são as medicações de primeira linha pela sua eficácia comprovada, perfil de efeitos colaterais favoráveis, maior tolerabilidade, menor interação medicamentosa e menor risco de morte por envenenamento.

- ISRS: a indicação de ISRS como medicamentos de primeira linha advém de metanálises e estudos randomizados controlados com placebo (ERCP), que incluem: citalopram, fluoxetina, fluvoxamina, paroxetina, sertralina, escitalopram e paroxetina de liberação controlada (*controlled-release* – CR). Não são esperadas diferenças de eficácia entre eles e pode haver latência de 2 a 4 semanas para início dos efeitos terapêuticos.
- IRSN: a venlafaxina se mostrou eficaz no controle do TP, porém não é indicada como primeira linha pelo risco inerente à ativação noradrenérgica (arritmia/hipertensão), principalmente em dose elevadas (225 mg/dia ou maiores). Há poucas evidências da eficácia da duloxetina.
- ADT: os ADTs apresentam eficácia comparável aos ISRS e não são agentes de primeira linha por conterem maior incidência de efeitos colaterais (boca seca, hipotensão postural, taquicardia, sedação, disfunções sexuais e ganho de peso) e risco de superdosagem quando comparados aos ISRS. A eficácia da clomipramina e da imipramina está bem documentada em diversos estudos controlados e metanálises.
- BZDs: clonazepam, alprazolam, diazepam e lorazepam são eficazes no tratamento do TP, contudo são evitados como monoterapia e como primeira linha de tratamento, em razão da frequente recorrência de sintomas após sua interrupção, da possível tolerância aos seus efeitos ansiolíticos no longo prazo, do risco de dependência fisiológica e da falta de eficácia em condições comórbidas, como a depressão. Na prática clínica, há persistência de seu uso, pois essa medicação garante rápido início de ação e boa tolerabilidade em contraposição aos ISRS. Faz sentido utilizar BZD

combinado com antidepressivo no início do tratamento, principalmente quando os sintomas são graves ou angustiantes, contudo essa combinação não possui dados de eficácia e segurança, assim como sua utilização de resgate para pacientes que eventualmente sofrerão APs.

- Antipsicóticos atípicos: os achados sobre os antipsicóticos atípicos são controversos. Freire et al. revelaram ação ansiolítica da quetiapina e a classificaram como uma droga promissora no TP. Contudo, uma metanálise realizada por Perna e Caldirola sobre a adição da quetiapina XR a ISRS/IRSN observou ausência de eficácia nas medidas primárias e secundárias em pacientes com TP resistentes ao tratamento. Em resumo, os antipsicóticos atípicos exibem eficácia incerta e potenciais efeitos colaterais, que justificam seu uso apenas como opção de terceira linha.
- Anticonvulsivantes: lamotrigina, pregabalina e gabapentina não demonstraram evidência de eficácia no TP. O topiramato é imputado à precipitação de ataques de pânico. O valproato de sódio apresentou eficácia em estudos abertos, especialmente em quadros comórbidos com transtorno bipolar ou em pacientes que não responderam aos antidepressivos. A experiência em nosso serviço sugere esse anticonvulsivante como adjuvante aos pacientes resistentes ao tratamento, com resultados satisfatórios. É particularmente eficaz em pacientes com sintomas de desrealização/despersonalização, contudo, o grau de evidência na literatura é modesto.
- Outras medicações: ensaios abertos com mirtazapina e um estudo controlado comparando sua eficácia à fluoxetina sugerem eficácia no tratamento do TP; inibidores da monoaminoxidase (IMAO) não são considerados de primeira ou segunda linha no TP, por conta das suas interações medicamentosas e alimentares com efeitos colaterais graves (p. ex., crises hipertensivas).

Tratamento psicoterápico: terapia cognitivo-comportamental (TCC)

- A TCC é o tratamento psicoterápico mais eficaz para TP e agorafobia, e um dos tratamentos de primeira escolha da OMS e do NICE.
- A análise funcional é usada para o diagnóstico e o planejamento da intervenção. Instrumentos de medida normalmente utilizados são a Escala Subjetiva de Desconforto (*Subjective Units of Distress Scale* – SUDS) de Wolpe e o Inventário de Ansiedade de Beck (*Beck Anxiety Inventory* – BAI).
- A psicoeducação consiste em instruir o paciente e familiares sobre a etiologia, os mecanismos envolvidos, os tratamentos mais indicados, a capacidade de desenvolvimento de habilidades esperadas, a prevenção de recaídas e o prognóstico.
- Modelo comportamental: o modelo dos dois fatores de Mowrer enfatiza os processos de aprendizagem do medo e das respostas de fuga e esquiva frente às ameaças, resultado de condicionamento clássico. O tratamento se concentra na necessidade de desfazer a associação (pareamento) entre os sinais vitais de ativação autonômica com a vivência emocional dos ataques de pânico e na extinção das respostas de fuga e esquiva frente aos estímulos aversivos que são instaladas por meio de reforçamento negativo. As técnicas de exposição asseguram um novo aprendizado que inibe o condicionamento de medo já estabelecido, postulado pela inibição da amígdala pelo córtex pré-frontal. As técnicas de exposição incluem: ao vivo; na imaginação; interoceptiva e virtual.
- Terapias complementares – relaxamento: o relaxamento muscular possibilita a diminuição das estimulações fisiológicas por reduzir as frequências respiratória e cardíaca, por reverter a hiperfunção do sistema nervoso autônomo. A técnica mais usada é o "relaxamento muscular progressivo", criado por Sigmund Jacobson (1938).
- *Mindfulness*: as práticas de *mindfulness* propõem formas de prestar atenção ao momento presente e seu uso na fase aguda do TP não pode ser a primeira escolha, pois, nesse momento, o paciente teme as consequências negativas dos estímulos, aumentando

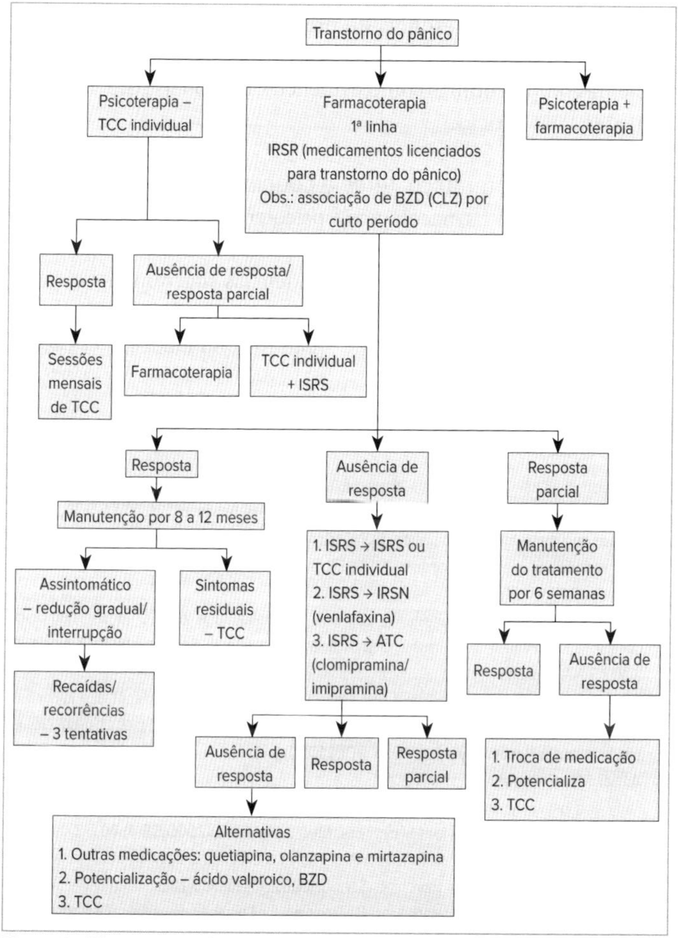

Figura 1 Fluxograma de tratamento do transtorno do pânico.

Fonte: Dr. Márcio Bernik e Dr. Ricardo Castilho, publicado na intranet do Hospital das Clínicas da Faculdade de Medicina da USP em abril de 2020.

a probabilidade de esquiva do procedimento. A hipervigilância somática pode ampliar a percepção de sensações, consequentemente compreendidas como evidências adicionais para suas cognições catastróficas.

Tratamento psicoterápico: terapia cognitivo-comportamental

- Os tratamentos farmacológico e psicoterápico não são apenas alternativas terapêuticas, mas podem ser adjuvantes e complementares no transtorno do pânico. Evidências sugerem que o tratamento farmacológico e o psicológico possuem eficácia semelhante na fase aguda do tratamento e, quando combinados, a eficácia é ainda superior.

BIBLIOGRAFIA

1. Abelson JL, Khan S, Liberzon I, Young EA. HPA axis activity in patients with panic disorder: review and synthesis of four studies. Depress Anxiety. 2007;24:66-76.
2. American Psychiatric Association (APA). Anxiety disorders. In: Diagnostic and statistical manual of mental disorders (DSM-5). 5. ed. Arlington: American Psychiatric Publishing, 2013.
3. Andrade L, Walters EE, Gentil V, Laurenti R. Prevalence of ICD-10 mental disorders in a catchment area in the city of São Paulo, Brasil. Soc Psychiatry Epidemiol. 2002;37(7):316-25.
4. Asnis GM, Hameedi FA, Goddard AW, Potkin SG, Black D, Jameel M, et al. Fluvoxamine in the treatment of panic disorder: a multi-center, double-blind, placebo-controlled study in outpatients. Psychiatry Res. 2001;103(1):1-14.
5. Azhar MZ. Comparison of fluvoxamine alone, fluvoxamine and cognitive psychotherapy and psychotherapy alone in the treatment of panic disorder in kelantan: implications for management by family doctors. Med J Malaysia. 2000;55(4):402-8.
6. Bakker A, van Balkom AJ, Spinhoven P. SSRIs vs. TCAs in the treatment of panic disorder: a meta-analysis. Acta Psychiatr Scand. 2002;106(3):163-7.
7. Bandelow B, Michaelis S, Wedekind D. Treatment of anxiety disorders. Dialogues Clin Neurosci. 2017;19(2):93-107.
8. Bandelow B, Rüther E. Treatment-resistant panic disorder. CNS Spectr. 2004;9(10):725-39.
9. Bandelow B, Seidler-Brandler U, Becker A, Wedekind D, Rüther E. Meta-analysis of randomized controlled comparisons of psychopharmacological and psychological treatments for anxiety disorders. World J Biol Psychiatry. 2007;8(3):175-87.

10. Barlow DH, Cerny JA. Psychological treatment of panic. Nova York: The Guilford Press, 1988.
11. Battaglia M Pesenti-Gritti P, Medland SE, Ogliari A, Tambs K, Spatola CAM. A genetically informed study of the association between childhood separation anxiety, sensitivity to CO2, panic disorder, and the effect of childhood parental loss. Arch Gen Psychiatry. 2009;66(1):64-71.
12. Beck AT, Epstein N, Brown G, Steer RA. An inventory for measuring clinical anxiety: psychometrics properties. J Consult Clin Psychol. 1988;56(6):893-7.
13. Bernik MA, Corregiari FM, Braun IM. Panic attacks in the differential diagnosis and treatment of resistente epilepsy. Depression and Anxiety. 2002;15:190-2.
14. Boshuisen ML, Slaap BR, Vester-Blokland ED, den Boer JA. The effect of mirtazapine in panic disorder: an open label pilot study with a single-blind placebo run-in period. Int Clin Psychopharmacol. 2001;16(6):363-8.
15. Bruce SE, Yonkers KA, Otto MW, Eisen JL, Weisberg RB, Pagano M, et al. Influence of psychiatric comorbidity on recovery and recurrence in generalized anxiety disorders, social phobia, and panic disorder: a 12-year prospective study. Am J Psychiatry. 2005;162(6):1179-87.
16. Butler G. Distúrbios fóbicos. In: Hawton K, Salkovskis PM, Kirk J, Clark DM. Terapia cognitivo-comportamental para problemas psiquiátricos. São Paulo: Martins Fontes; 1997.
17. Cavaljuga S, Licanin I, Kapić E, Potkonjak D. Clomipramine and fluoxetine effects in the treatment of panic disorder. Bosn J Basic Med Sci. 2003;3(3):27-31.
18. Cevese A, Verlato G. Haemodynamic effects of withdrawal of efferent cervical vagal stimulation on anesthetized dogs: relative importance of chronotropic and non-chronotropic mechanisms. J Auton Nerv Syst. 1985;14:125-36.
19. Chen Y-H, Lin HC. Patterns of psychiatric and physical comorbidities associated with panic disorder in a nationwide population-based study in Taiwan. Acta Psychiatr Scand. 2011;123:55-61.
20. Chen Y-H, Lin HC. Patterns of psychiatric and physical comorbidities associated with panic disorder in a nationwide population-based study in Taiwan. Acta Psychiatr Scand. 2011;123:55-61.
21. Christensen RC, Garces LK. New-onset panic attacks associated with topiramate. Psychiatry (Edgmont). 2006;3(6):10-8.
22. Colom F, Vieta E, Scott J. Psychoeducation manual for bipolar disorder. Barcelona: Cambridge University Press; 2006.
23. Corchs F, Nutt DJ, Hince DA, Davies SJ, Bernik MA, Hood SD. Evidence for serotonin function as a neurochemical difference between fear and anxiety disorders in humans? J Psychopharmacol. 2015;29:1061-9.
24. Cosci F, Knuts IJE, Abrams K, Griez EJL, Schruers KRJ. Cigarette smoking and panic: a critical review of the literature. J Clin Psychiatry. 2010;71(5):606-15.

25. Craske MG, Treanor M, Conway C, Zbozinek T, Vervliet B. Maximizing exposure therapy: an inhibitory learning approach. Behav Res Ther. 2014;58:10-23.
26. Crocq MA. A history of anxiety: from Hippocrates to DSM. Dialogues Clin Neurosci. 2015;17(3):319-25.
27. Cunha, G. A. Dicionário etimológico nova fronteira da língua portuguesa. 2.ed. Rio de Janeiro: Nova Fronteira; 1982.
28. de Jonge P, Roest AM, Lim CC, Florescu SE, Bromet EJ, Stein DJ, et al. Cross-national epidemiology of panic disorder and panic attacks in the world mental health surveys. Depress Anxiety. 2016;33(12):1155-77.
29. de Jonge P, Roest AM, Lim CC, Florescu SE, Bromet EJ, Stein DJ, et al. Cross-national epidemiology of panic disorder and panic attacks in the world mental health surveys. Depress Anxiety. 2016;33(12):1155-77.
30. De Souza EB, Nemeroff CB (eds.). Corticotropin-releasing factor: basic and clinical studies of neuropeptides. Boca Raton: CRC Press; 1989.
31. Deakin JFW, Graeff FG. 5-HT and mechanisms of defence. J Psychopharmacol. 1991;5:305-15.
32. Del-Ben CM, Graeff FG. Panic disorder: is the PAG involved? Neural Plast. 2009;1-9.
33. Dunn AJ, Berridge CW. Physiological and behavioral responses to corticotropin-releasing factor administration: is CRF a mediator of anxiety or stress responses? Brain Res Brain Res Rev. 1990;15:71-100.
34. Filho AS, Maciel BC, Romano MMD, Lascala TF, Trzesniak C, Freitas-Ferrari MC, et al. Mitral valve prolapse and anxiety disorders. Br J Psychiatry. 2011;199(3):247-248.
35. Freire RC, Machado S, Arias-Carrión O, Nardi AE. Current pharmacological interventions in panic disorder. CNS Neurol Disord Drug Targets. 2014;13(6):1057-65.
36. Gautier H. Interactions among metabolic rate, hypoxia, and control of breathing. J Appl Physiol. 1996;81:521-7.
37. Gelder MG. Psychological treatment of panic disorder. J Psychiatry Res. 1990;24(supp.1):23-4.
38. Gentil V, Lotufo-Neto F, Andrade L, Cordás T, Bernik M, Ramos R, et al. Clomipramine, a better reference drug for panic/agoraphobia. I. Effectiveness comparison with imipramine. J Psychopharmacol. 1993;7(4):316-24.
39. Goldstein RB, Wickramaratne PJ, Horwath E, Weissman MM. Familial aggregation and phenomenology of 'early'-onset (at or before age 20 years) panic disorder. Arch Gen Psychiatry. 1997;54(3):271-8.
40. Gorman JM, Kent JM, Sullivan GM, Coplan JD. Neuroanatomical hypothesis of panic disorder, revised. Am J Psychiatry. 2000;157(4):493-505.
41. Graeff FG, Ferreira Neto C, Zangrossi Jr H. The elevated T maze as an experimental model of anxiety. Neurosc Biobehav Rev. 1998;23:237-46.
42. Graeff FG, Zangrossi Jr H. Animal models of anxiety disorders. In: D'Haenen H, den Boer JA, Westenberg H, Wilner P (eds.). Textbook of biological psychiatry. London: Wiley; 2002. p. 879-93.

43. Griebel FG, Blanchard DC, Agnes RS, Blanchard RJ. Differential modulation of antipredator defensive behavior in Swiss Webster mice following acute and chronic administration of imipramine and fluoxetine. Psychopharmacology (Berl). 1995;120:57-66.
44. Hasler G, Gergen PJ, Kleinbaum DG, Ajdacic V, Gamma A, Eich D, et al. Asthma and panic in young adults: a 20-year prospective community study. Am J Respir Crit Care Med. 2005;171(11):1224-30.
45. Hettema JM, Neale MC, Kendler KS. A review and meta-analysis of the genetic epidemiology of anxiety disorders. Am J Psychiatry. 2001;158(10):1568-78.
46. Hettema JM, Neale MC, Myers JM, Prescott CA, Kendler KS. A population-based twin study of the relationship between neuroticism and internalizing disorders. Am J Psychiatry. 2006;163(5):857-64.
47. Hirshfeld-Becker DR, Biederman J, Henin A, Faraone SV, Davis S, Harrington K, et al. Behavioral inhibition in preschool children at risk is a specific predictor of middle childhood social anxiety: a five-year follow-up. J Dev Behav Pediatr. 2007;28(3):225-33.
48. Ilyas S, Moncrieff J. Trends in prescriptions and costs of drugs for mental disorders in England, 1998-2010. Br J Psychiatry. 2012;200(5):393-8.
49. Kabat-Zinn J. Mindfulness-based interventions in context: Past, present, and future. Clinical Psychology: Science and Practice. 2003;10(2):144-56.
50. Katerndahl DA. The association between panic disorder and coronary artery disease among primary care patients presenting with chest pain: an updated literature review. J Clin Psychiatry. 2008;10:276-85.
51. Kent JM, Mathew SJ, Gorman JM. Molecular targets in the treatment of anxiety. Biol Psychiatry. 2002;52:1008-30.
52. Kessler RC, Chiu WT, Demler O, Merikangas KR, Walters EE. Prevalence, severity, and comorbidity of 12-month DSM-IV disorders in the National Comorbidity Survey Replication. Archives of General Psychiatry. 2005;62:617-27.
53. Kessler RC, Chiu WT, Jin R, Ruscio AM, Shear K, Walters EE. The epidemiology of panic attacks, panic disorder, and agoraphobia in the National Comorbidity Survey Replication. Arch Gen Psychiatry. 2006;63(4):415-24.
54. Kessler RC, Davis CG, Kendler KS. Childhood adversity and adult psychiatric disorder in the US National Comorbidity Survey. Psychol Med. 1997;27(5):1101-19.
55. Kim YK. Panic disorder: current research and management approaches. Psychiatry Investig. 2019;16(1):1-3.
56. Kjernisted K, McIntosh D. Venlafaxine extended release (XR) in the treatment of panic disorder. Ther Clin Risk Manag. 2007;3(1):59-69.
57. Klauke B, Deckert J, Reif A, Pauli P, Domschke K. Life events in panic disorder-an update on "candidate stressors". Depress Anxiety. 2010;27(8):716-30.
58. Koszycki D, Taljaard M, Segal Z, Bradwejn J. A randomized trial of sertraline, self--administered cognitive behavior therapy, and their combination for panic disorder. Psychol Med. 2011;41(2):373-83.

59. Lai CH. Fear network model in panic disorder: the past and the future. Psychiatry Investig. 2019;16:16-26.
60. Locke AB, Kirst N, Schutz CG. Diagnosis and management of generalized anxiety and panic disorder in adults. American Family Physician. 2015;19(9):617-23.
61. Lowry CA, Johnson PL, Hay-Schmidt A, Mikkelsen J, Shekar A. Modulation of anxiety circuits by serotonergic systems. Stress. 2005;8:233-46.
62. Marchand A, Coutu MF, Dupuis G, Fleet R, Borgeat F, Todorov C, et al. Treatment of panic disorder with agoraphobia: randomized placebo-controlled trial of four psychosocial treatments combined with imipramine or placebo. Cogn Behav Ther. 2008;37(3):146-59.
63. Maron E, Shlik J. Serotonin function in panic disorder: important, but why? Neuropsychopharmacology. 2006;31:1-11.
64. Matos EG, Junior EGM, Matos TMG. Estudo prospectivo do tratamento da evolução de pacientes com asma brônquica e transtorno do pânico. Rev Bras Med. 2003;23-8.
65. Mavissakalian MR, Schmier JK, Flynn JA, Revicki DA. Cost effectiveness of acute imipramine therapy versus two imipramine maintenance treatment regimens for panic disorder. Pharmacoeconomics. 2000;18(4):383-91.
66. Mavissakalian MR. Imipramine vs. sertraline in panic disorder: 24-week treatment completers. Ann Clin Psychiatry. 2003;15(3-4):171-80.
67. Mc Naughtoon N, Corr PJ. A two-dimensional neuropsychology of defense: fear/anxiety and defensive distance. Neurosci Biobehav Rev. 2004;28:285-305.
68. Memon MA. Panic disorder differential diagnosis. Medscape. 2017.
69. Michelson D, Allgulander C, Dantendorfer K, Knezevic A, Maierhofer D, Micev V, et al. Efficacy of usual antidepressant dosing regimens of fluoxetine in panic disorder: randomised, placebo-controlled trial. Br J Psychiatry. 2001;179:514-8.
70. Michelson D, Lydiard RB, Pollack MH, Tamura RN, Hoog SL, Tepner R, et al. Outcome assessment and clinical improvement in panic disorder: evidence from a randomized controlled trial of fluoxetine and placebo. The Fluoxetine Panic Disorder Study Group. Am J Psychiatry. 1998;155(11):1570-7.
71. Modigh K, Westberg P, Eriksson E. Superiority of clomipramine over imipramine in the treatment of panic disorder: a placebo-controlled trial. J Clin Psychopharmacol. 1992;12(4):251-61.
72. Mower OH. On the dual nature of learning: a reinterpretation of "conditioning" and "problem-solving". Harvard Educational Review. 1947;17:102-48.
73. Nardi AE, Freire RC, Mochcovitch MD, Amrein R, Levitan MN, King AL, et al. A randomized, naturalistic, parallel-group study for the long-term treatment of panic disorder with clonazepam or paroxetine. J Clin Psychopharmacol. 2012;32(1):120-6.
74. National Collaborating Centre for Mental Health (NICE). National Collaborating Centre for Primary Care. Generalized anxiety disorder and panic disorder (with or without agoraphobia) in adults: management in primary, secondary and community care. London: National Institute for Health and Clinical Excellence (NICE); 2011.

75. Olson GA, Olson RD, Kastin AJ. Endogenous opiates: 1996. Peptides. 1997;18:1651-88.
76. Özyurt G, Öztura I, Alkin Tunç A, Özerdem A. Anxiety disorder due to epilepsy: a case report. Turkish J Psychiatry. 2015;26(1):71-5.
77. Palatnik A, Frolov K, Fux M, Benjamin J. Double-blind, controlled, crossover trial of inositol versus fluvoxamine for the treatment of panic disorder. J Clin Psychopharmacol. 2001;21(3):335-9.
78. Pallanti S, Grassi G, Sarrecchia ED, Cantisani A, Pellegrini M. Obsessive-compulsive disorder comorbidity: clinical assessment and therapeutic implications. Front Psychiatry. 2011;2:70.
79. Perna G, Caldirola D. Management of treatment-resistant panic disorder. Curr Treat Options Psychiatry. 2017;4(4):371-86.
80. Perna G, Daccò S, Menotti R, Caldirola D. Antianxiety medications for the treatment of complex agoraphobia: pharmacological interventions for a behavioral condition. Neuropsychiatr Dis Treat. 2011;7:621-37.
81. Pobbe RL, Zangrossi Jr H, Blanchard DC, Blanchard RJ. Involvement of dorsal raphe nucleus and dorsal periaqueductal gray 5-HT receptors in the modulation of mouse defensive behaviors. Eur Neuropsychopharmacol. 2011;21:306-15.
82. Pobbe RLH, Zangrossi Jr H. 5HT-1A and 5-HT2A receptors in the rat dorsal periaqueductal gray mediate the antipanic-like effect induced by the stimulation of serotonergic neurons in the dorsal raphe nucleus. Psychopharmacology (Berl). 2005;183:314-21.
83. Pohl RB, Wolkow RM, Clary CM. Sertraline in the treatment of panic disorder: a double--blind multicenter trial. Am J Psychiatry. 1998;155(9):1189-95.
84. Pollack M, Mangano R, Entsuah R, Tzanis E, Simon NM, Zhang Y. A randomized controlled trial of venlafaxine ER and paroxetine in the treatment of outpatients with panic disorder. Psychopharmacology (Berl). 2007;194(2):233-42.
85. Pollack MH, Lepola U, Koponen H, Simon NM, Worthington JJ, Emilien G, et al. A double-blind study of the efficacy of venlafaxine extended-release, paroxetine, and placebo in the treatment of panic disorder. Depress Anxiety.2007;24(1):1-14.
86. Pollack MH, Otto MW, Worthington JJ, Manfro GG, Wolkow R. Sertraline in the treatment of panic disorder: a flexible-dose multicenter trial. Arch Gen Psychiatry. 1998;55(11):1010-6.
87. Pollack MH, Simon NM, Worthington JJ, Doyle AL, Peters P, Toshkov F, et al. Combined paroxetine and clonazepam treatment strategies compared to paroxetine monotherapy for panic disorder. J Psychopharmacol. 2003;17(3):276-82.
88. Pompoli A, Furukawa TA, Imai H, Tajika A, Efthimiou O, Salanti G. Psychological therapies for panic disorder with or without agoraphobia in adults: a network meta-analysis. Cochrane Database Syst Rev. 2016;4(4):CD011004.
89. Porges SW. Orienting in a defensive world: mammalian modifications of our evolutionary heritage: a polyvagal theory. Psychophysiology. 1995;32:301-18.
90. Porges SW. The polyvagal perspective. Biol Psychol. 2007;74:116-43.

91. Preter M, Klein DF. Panic, suffocation false alarms, separation anxiety and endogenous opioids. Progress in Neuro-Psychopharmacology and Biological Psychiatry. 2008;32(3):603-12.
92. Quitkin F, Rifkin A, Klein DF. Monoamine oxidase inhibitors. Review of antidepressant effectiveness. Arch Gen Psychiatry. 1979;36:749-60.
93. Ribeiro L, Busnello JV, Kauer-Sant'Anna M, Madruga M, Quevedo J, Busnello EA, et al. Mirtazapine versus fluoxetine in the treatment of panic disorder. Braz J Med Biol Res. 2001;34(10):1303-7.
94. Roest AM, Martens EJ, De Jonge P, Denollet J. Anxiety and risk of incident coronary heart disease: a meta- analysis. J Am Coll Cardiol. 2010;56:39-46.
95. Roth M, Myers DH. Practical psychiatry: anxiety neuroses and phobic states. II. Diagnosis and management. Br Med J. 1969;1(5643):559-62.
96. Sadock BJ. Transtornos de ansiedade. In: Sadock BJ, Sadock, VA, Ruiz P. Kaplan & Sadock Compêndio de psiquiatria: ciência do comportamento e psiquiatria clínica. 11.ed. Porto Alegre: Artmed; 2015. p. 387-417.
97. Salum GA, Blaya C, Manfro GG. Transtorno de pânico. Rev Psiquiatr RS. 2009;31(2):86-94.
98. Sansone RA, Sansone LA. Panic disorder subtypes: deceptive somatic impersonators. Psychiatry. 2009;6(8):33-7.
99. Santiago TV, Edelman NH. Opioids and breathing. J Appl Physiol. 1985;59:1675-85.
100. Sasson Y, Iancu I, Fux M, Taub M, Dannon PN, Zohar J. A double-blind crossover comparison of clomipramine and desipramine in the treatment of panic disorder. Eur Neuropsychopharmacol. 1999;9(3):191-6.
101. Sheehan DV, Burnham DB, Iyengar MK, Perera P; Paxil CR Panic Disorder Study Group. Efficacy and tolerability of controlled-release paroxetine in the treatment of panic disorder. J Clin Psychiatry. 2005;66(1):34-40.
102. Sheikh JI, Swales PJ. Treatment of panic disorder in older adults: a pilot study comparison of alprazolam, imipramine, and placebo. Int J Psychiatry Med. 1999;29(1):107-17.
103. Simon NM, Kaufman RE, Hoge EA, Worthington JJ, Herlands NN, Owens ME, et al. Open-label support for duloxetine for the treatment of panic disorder. CNS Neurosci Ther. 2009;15(1):19-23.
104. Simon NN, Fischmann D. The implications of medical and psychiatric comorbidity with panic disorder, J Clin Psychiatry. 2005;66(4).
105. Simon NN, Fischmann D. The implications of medical and psychiatric comorbidity with panic disorder, J Clin Psychiatry. 2005;66(4).
106. Stahl SM, Gergel I, Li D. Escitalopram in the treatment of panic disorder: a randomized, double blind, placebo-controlled trial. J Clin Psychiatry. 2003;64(11):1322-7.
107. Stein BM, Goin MK, Pollack MH, Roy-Byrne P, Sareen J, Simon MN, et al. Practice guideline for the treatment of patients with panic disorder. American Psychiatric Association (APA); 2009.

108. Stein DJ, Szatmari P, Gaebel W, Berk M, Vieta E, Maj M, et al. Mental, behavioral and neurodevelopmental disorders in the ICD-11: an international perspective on key changes and controversies. BMC Med. 2020;18(1):1-24.
109. Tietbohl-Santos B, Chiamenti P, Librenza-Garcia D, Cassidy R, Zimerman A, et al. Risk factors for suicidality in patients with panic disorder: a systematic review and meta-analysis. Neurosci Biobehav Rev. 2019;105:34-38.
110. Toivanen A. Infection and arthritis. Ann Med. 1994;26(4):245-8.
111. Torgersen S. Genetic factors in anxiety disorders. Arch Gen Psychiatry. 1983;40(10): 1085-9.
112. Torres AR, Fontenelle LF, Shavitt RG, Ferrão YA, Do Rosário MC, Storch EA, et al. Comorbidity variation in patients with obsessive-compulsive disorder according to symptom dimensions: results from a large multicentre clinical sample. J Affect Dis. 2016;190:508-16.
113. Townsend MH, Conrad EJ. The therapeutic potential of escitalopram in the treatment of panic disorder. Neuropsychiatr Dis Treat. 2007;3(6):835-8.
114. Valença AM, Nardi EA, Nascimento I, Mezzasalma MA, Lopes FL, Zin W. Transtorno de pânico e tabagismo. Rev Bras Psiquiatr. 2001;23(4):229-32.
115. Warren SL, Gunnar MR, Kagan J, Anders TF, Simmens SJ, Rones M, et al. Maternal panic disorder: Infant temperament, neurophysiology, and parenting behaviors. J Am Acad Child Adolesc Psychiatry. 2003;42(7):814-25.
116. Watanabe N, Churchill R, Furukawa TA. Combination of psychotherapy and benzodiazepines versus either therapy alone for panic disorder: a systematic review. BMC Psychiatry. 2007;7:18.
117. Watt M, Stewart S. The role of anxiety sensitivity components in mediating the relationship between childhood exposure to parental dyscontrol and adult anxiety symptoms. Journal of Psychopathology and Behavior Assessment. 2003;25(3)167-76.
118. Wittchen H, Gloster A, Beesdo-Baum K, Fava GA, Craske MG. Agoraphobia: a review of the diagnostic classificatory position and criteria. Depression and Anxiety. 2010;27(2):113-33.
119. Wolpe J. Procedures involving strong anxiety evocation. In: The practice of behavior therapy. Oxford: Pergamon Press; 1979. p.197; 192-204.
120. World Health Organization. International classification of diseases 11th revision (ICD-11). Disponível em: https://icd.who.int/.
121. Yeragani VK, Srinivasan K, Balon R, Ramesh C, Berchou R. Lactate sensitivity and cardiac cholinergic function in panic disorder. Am J Psychiatry. 1994;151:1226-8.
122. Zagminani D, Banaco R. Um panorama analítico comportamental sobre os transtornos de ansiedade. Rev Bras Ter Comport Cogn. 2005;(7):77-92.
123. Zvolensky MJ, Forsyth JP. Anxiety sensitivity dimensions in the prediction of body vigilance and emotional avoidance. Cognitive Therapy and Research. 2002;26(4):449-60.

12 Transtorno obsessivo-compulsivo

Marco Antonio Nocito Echevarria
Maria Alice Simões de Mathis
Daniel Lucas da Conceição Costa
Roseli Gedanke Shavitt

INTRODUÇÃO

- O transtorno obsessivo-compulsivo (TOC) figura como o principal transtorno do espectro obsessivo-compulsivo, que inclui o transtorno de acumulação, o transtorno dismórfico corporal, a tricotilomania e o transtorno de escoriação (*skin picking*).
- O TOC é um transtorno crônico, de início agudo ou insidioso. São comuns períodos de exacerbação e melhora dos sintomas, com alguns casos de recuperação completa.
- O TOC está entre as dez doenças que mais causam incapacidade de acordo com a Organização Mundial da Saúde (OMS).

EPIDEMIOLOGIA

- A prevalência ao longo da vida varia entre 2 e 3% na população, sendo a distribuição igual entre homens e mulheres adultos em amostras clínicas.
- A idade média de início do transtorno é 19,5 anos, com os primeiros sintomas comumente se iniciando na infância ou adolescência.

- Vinte e cinco por cento dos homens acometidos tiveram início dos sintomas antes dos 10 anos.
- Noventa por cento dos pacientes apresentam comorbidades psiquiátricas, sendo as mais comuns: transtornos de ansiedade, transtornos do humor, transtornos de controle dos impulsos e transtornos relacionados ao uso de substâncias.

QUADRO CLÍNICO

- As principais manifestações clínicas do TOC são as obsessões e/ou compulsões, que consomem tempo (pelo menos 1 hora por dia) e acarretam prejuízo funcional.
- Obsessões são pensamentos, ideias ou imagens intrusivas, de caráter repetitivo e que desencadeiam ansiedade, desconforto ou angústia.
- Compulsões são comportamentos ou rituais mentais repetitivos, rígidos e estereotipados, que em geral visam a redução imediata do desconforto causado pelas obsessões.
- As obsessões e compulsões costumam pertencer a cinco dimensões distintas: (1) contaminação/limpeza (preocupação excessiva com contaminação e lavagem de mãos e limpeza repetitivas), (2) agressão (medo de causar dano a alguém e compulsões de verificação), (3) pensamentos tabu (conteúdo sexual e/ou religioso e compulsões mentais de rezar, p. ex.), (4) ordem e simetria (necessidade de ter os objetos organizados de modo simétrico e compulsões de ordenar, arrumar ou contar) e (5) acumulação (dificuldade de desfazer de pertences por medo de precisar deles no futuro).
- O prejuízo funcional do TOC varia entre leve e incapacitante, podendo incluir comportamento de esquiva de atividades que possam desencadear os sintomas, atrasos (para chegar à escola/trabalho), prejuízos sociais e ocupacionais diversos.
- A crítica sobre o próprio estado mórbido (*insight*) pode variar de excelente (paciente reconhece totalmente que suas obsessões não fazem sentido e são sintomas de uma doença) até ausente (crenças de que suas obsessões fazem total sentido, chegando a ser delirantes).

- Fenômenos sensoriais ocorrem em mais da metade dos pacientes com TOC. Trata-se de sensações subjetivas, descritas como "incompletude", sensação de que algo "não está certo" (*not just-right experiences*), sensações físicas (táteis/musculoesqueléticas) ou de outras modalidades sensoriais (auditivas ou visuais) que precedem as compulsões e são aliviadas temporariamente com a execução destas (p. ex., alinhar repetidamente um quadro na parede até parecer "perfeitamente em ordem").
- A gravidade dos sintomas é comumente medida pela Escala Yale-Brown de Sintomas Obsessivo-Compulsivos (Y-BOCS): 0 a 40 pontos, maior escore, correspondendo a maior gravidade.

ETIOLOGIA

- O TOC é compreendido como uma síndrome de etiologia multifatorial, com a interação de fatores de risco ambientais/epigenéticos e genéticos.
- Fatores de risco ambientais incluem: eventos adversos perinatais, amigdalites frequentes na infância (particularmente pelo estreptococo beta-hemolítico do grupo A), história de trauma e eventos adversos significativos.
- Estudos genéticos, até o momento, revelam que o TOC não é uma entidade simples ou homogênea, mas que as vias biológicas subjacentes são variáveis e heterogêneas. A arquitetura genética do TOC é altamente complexa e compartilhada com outros transtornos neuropsiquiátricos.
- As evidências mais recentes apontam para a participação de redes gênicas envolvidas na transmissão sináptica, no neurodesenvolvimento e nos sistemas imunológico e inflamatório. Parentes de primeiro grau de pacientes com TOC têm maior risco de desenvolver o transtorno.

MODELO NEUROBIOLÓGICO

- O modelo neurobiológico vigente (e sujeito à reformulação com o avanço dos estudos na área) para o entendimento dos sintomas do TOC e dos circuitos cerebrais subjacentes abarca cinco circuitos corticoestriatais, paralelos e parcialmente segregados, que se acredita estarem envolvidos em diferentes aspectos fenotípicos do TOC, descritos a seguir:
  - ▹ Circuito cognitivo dorsal (córtex dorsolateral pré-frontal, parte dorsal do núcleo caudado e tálamo): envolvido nos prejuízos executivos e de memória operacional.
  - ▹ Circuito cognitivo ventral (giro frontal inferior, córtex pré-frontal ventrolateral, parte ventral do núcleo caudado e tálamo): associado à inabilidade em interromper comportamentos inapropriados.
  - ▹ Circuito afetivo (córtex orbitofrontal, núcleo accumbens e tálamo): envolvido na desregulação do sistema de recompensa.
  - ▹ Circuito sensório-motor (área suplementar motora, putâmen e tálamo): envolvido na geração de compulsões, controle motor e nos fenômenos sensoriais.
  - ▹ Circuito frontolímbico (córtex pré-frontal ventromedial e amígdala): responsável pela desregulação do medo e intolerância à incerteza observados em alguns fenótipos do TOC.

NEUROIMAGEM

- Os primeiros achados metabólicos ou funcionais no TOC, inicialmente com a tomografia por emissão de pósitrons (PET, do inglês *positron emission tomography*) e, mais recentemente, com a ressonância magnética funcional (fMRI, do inglês *functional magnetic resonance imaging*), mostram o envolvimento de estruturas dos circuitos córtico-estriado-tálamo-corticais tanto em repouso quanto em protocolos de provocação de sintomas. O uso de medicamentos é um fator confundidor em estudos funcionais.

- Estudos recentes de conectividade funcional consideram a interação entre as grandes redes cerebrais, o chamado *triple network model*. Esse modelo envolve três redes cerebrais: a rede padrão, a rede de saliência e a rede frontoparietal. A rede de saliência funciona como um *switch*, desativando a rede padrão (responsável por pensamentos orientados para si, de origem interna) e ativando a rede frontoparietal (responsável pela atenção voltada ao exterior) sempre que um estímulo saliente for encontrado. No TOC, o prejuízo da capacidade de desativar a rede padrão e ativar a rede frontoparietal poderia traduzir a dificuldade que os pacientes têm em se desengajar das obsessões e responder adequadamente aos estímulos externos.
- Anormalidades difusas na integridade de substância branca também são relatadas em estudos com imagem por tensor de difusão (DTI, do inglês *diffusion tensor imaging*), embora uso de medicamentos, idade da amostra e diferenças metodológicas devam ser considerados na interpretação dos achados. Os achados mais robustos são de diminuição da anisotropia fracionada (FA) no feixe do cíngulo e corpo caloso, podendo representar aumento no cruzamento de fibras nessas regiões em adultos com TOC.
- Resultados de meganálises sobre alterações estruturais demonstram menor volume do hipocampo e maior volume do globo pálido em adultos com TOC comparados com controles. Em populações pediátricas, as alterações diferem de populações adultas, sendo encontrado maior volume talâmico em crianças com TOC quando comparadas a controles pediátricos.

NEUROCOGNIÇÃO

- O TOC vem acompanhado de alterações em diversas funções cognitivas, principalmente nas funções executivas. As principais alterações envolvem prejuízo na capacidade atencional, inibição de resposta, memória não verbal, habilidades visuoespaciais e flexibilidade cognitiva.

PARTICULARIDADES DO TOC NA INFÂNCIA

- O TOC de início precoce (antes dos 10 anos) apresenta maior prevalência no sexo masculino, maior probabilidade de compulsões antecederem o surgimento das obsessões e maior prevalência de compulsões *tic-like* (semelhantes aos tiques).
- Também apresenta maior frequência de fenômenos sensoriais e comorbidade com transtornos de tiques.

TRATAMENTO

- As abordagens terapêuticas para o TOC incluem psicoeducação, farmacoterapia, psicoterapia, neuromodulação e neurocirurgia.
- O tratamento farmacológico baseia-se no uso de inibidores seletivos da recaptura de serotonina (ISRS), da clomipramina (um inibidor não seletivo de recaptura da serotonina) e estratégias de potencialização medicamentosa.
- O tratamento psicoterápico de escolha para o TOC é a terapia cognitivo-comportamental, que deve necessariamente incluir as técnicas de exposição e prevenção de respostas (EPR).
- As estratégias de neuromodulação que recentemente tiveram sua eficácia demonstrada no tratamento do TOC são a estimulação magnética transcraniana (EMT, ou TMS em inglês) e a estimulação elétrica transcraniana com corrente contínua (tDCS).
- Para os pacientes refratários a todos os tratamentos disponíveis, a neurocirurgia pode ser uma opção terapêutica. As técnicas embasadas pela literatura incluem a cirurgia ablativa e a estimulação cerebral profunda.

ISRS E CLOMIPRAMINA

- Os ISRS constituem o tratamento medicamentoso de primeira linha para o TOC.

- Citalopram, escitalopram, fluoxetina, fluvoxamina, paroxetina e sertralina apresentam eficácia semelhante no tratamento do TOC.
- A escolha de um ISRS deve ser guiada por fatores como: perfil de efeitos colaterais, presença de comorbidades psiquiátricas específicas, histórico de tratamento com ISRS, disponibilidade nos serviços de saúde e custo.
- Os ISRS devem ser utilizados nas doses máximas previstas em bula ou toleradas pelo paciente (ver Tabela 1).
- Para se avaliar a resposta terapêutica, a duração mínima de um tratamento com ISRS deve ser de 8 a 12 semanas.
- A clomipramina, um antidepressivo tricíclico com ação preferencial sobre o sistema serotonérgico, foi o primeiro medicamento a ter a sua eficácia demonstrada no tratamento do TOC. Atualmente, recomenda-se a sua utilização nos casos de ausência de resposta aos ISRS, e não como a primeira escolha, por questões de segurança e tolerabilidade.
- A clomipramina também deve ser prescrita em doses próximas do limite superior (ver Tabela 1) por, no mínimo, 8 a 12 semanas.
- Antes e ao longo do tratamento com a clomipramina, o paciente deve realizar eletrocardiograma para monitorar a ocorrência de possíveis arritmias cardíacas. Seu uso deve ser realizado com cautela em pacientes com histórico de epilepsia ou convulsão, em razão de seu potencial de diminuir o limiar convulsivo.
- De acordo com um consenso internacional de especialistas, a resposta ao tratamento é definida por uma redução do escore inicial da Escala Yale-Brown de Sintomas Obsessivo-Compulsivos (*Yale-Brown Obsessive-Compulsive Scale*, Y-BOCS) maior ou igual a 35% e escore na escala Impressão Clínica Global – Melhora (*Clinical Global Impression – Improvement*, CGI-I) de 1 ("muito melhor") ou 2 ("melhor").
- Grande parte dos pacientes tratados adequadamente com um ISRS pode não apresentar resposta satisfatória ao primeiro tratamento.

Tabela 1 Doses terapêuticas dos ISRS e da clomipramina no tratamento do transtorno obsessivo-compulsivo em adultos

Medicamento	Dose (mg/dia)
Fluoxetina	20-80
Sertralina	50-200
Fluvoxamina	100-300
Paroxetina	20-60
Citalopram	20-60
Escitalopram	10-20
Clomipramina	75-250

POTENCIALIZAÇÃO MEDICAMENTOSA DOS ISRS

- Para os pacientes que não atingem o critério de resposta ao tratamento inicial com um ISRS, as estratégias de potencialização incluem a adição de antipsicóticos, clomipramina ou agentes moduladores de glutamato. A combinação de ISRS com antipsicóticos é a única corroborada por evidências científicas de alta qualidade, incluindo metanálises.
- Risperidona e aripiprazol em doses baixas devem ser os antipsicóticos de escolha, tendo em vista as evidências de eficácia. A duração ideal do tratamento para determinar se houve resposta terapêutica é de 4 semanas, podendo se estender no caso de os benefícios superarem os efeitos colaterais. O tamanho de efeito dessa estratégia de potencialização é baixo: estima-se que 1/3 dos pacientes apresenta resposta satisfatória.
- Os principais efeitos adversos dos antipsicóticos são ganho de peso e alterações metabólicas, que devem ser monitorados ao longo do tratamento.
- Os resultados de um ensaio clínico duplo-cego e randomizado demonstraram que a associação de fluoxetina com placebo ou com clomipramina por quatro semanas adicionais reduziram a gravidade do TOC em pacientes resistentes ao tratamento com fluoxe-

tina. Ambas as estratégias foram superiores à associação de fluoxetina com quetiapina. Esse estudo sugere que maior tempo de tratamento pode ser acompanhado de incremento da resposta.

- A associação de ISRS com clomipramina deve ser feita com cautela, por conta do aumento do risco de eventos como convulsões, arritmia cardíaca e síndrome serotoninérgica.
- Estudos de potencialização de ISRS com moduladores do glutamato, como N-acetilcisteína, memantina, lamotrigina, topiramato, riluzol e cetamina, demonstraram alguma eficácia. Apesar disso, a recomendação dessa estratégia requer replicação em amostras maiores e ensaios clínicos com melhor qualidade metodológica.

PSICOTERAPIA

- A abordagem psicoterápica de primeira linha para o TOC é a terapia cognitivo-comportamental (TCC), com base essencialmente na identificação e modificação de pensamentos e crenças relacionadas às obsessões e compulsões. A modificação dos pensamentos, acredita-se, levará a mudanças no comportamento.
- Uma das técnicas utilizadas consiste em exercícios que auxiliam o sujeito a avaliar seus próprios pensamentos, baseando-se na análise de evidências por fatos e dados dispostos no ambiente.
- Esses exercícios objetivam flexibilizar crenças relacionadas à responsabilidade excessiva, intolerância à incerteza, necessidade de controle e perfeccionismo, muito presentes nos indivíduos com TOC.
- Estudos apontam para a necessidade de integração das técnicas expostas, de teor cognitivo, como a técnica de exposição e prevenção de respostas (EPR).
- A EPR é a técnica mais utilizada para o tratamento do TOC. Ela estimula o paciente a enfrentar a situação temida (exposição), mas não realizar a compulsão que traria o alívio (prevenção de resposta). Por exemplo, um paciente que tem medo de encostar em um objeto e se contaminar é orientado a encostar no objeto (exposição) e não lavar as mãos na sequência (prevenção de resposta).

- A TCC para o TOC pode ser administrada em grupo ou individualmente, seguindo, do ponto de vista estrutural, algumas etapas: (1) avaliação diagnóstica; (2) psicoeducação e hierarquização dos sintomas para a abordagem cognitiva e EPR; (3) execução dos exercícios cognitivos, da EPR e monitoramento dos resultados; e (4) prevenção de recaídas.
- A TCC também pode ser administrada pela internet, com estudos aplicando protocolos bem estruturados e modulares apontando resultados semelhantes à terapia tradicional.
- A despeito das melhores evidências apontarem na direção da eficácia da EPR, cerca de 35% dos pacientes não respondem a essa abordagem ou não a toleram.
- Recentemente, um modelo intensivo de EPR foi testado com êxito: 94% dos indivíduos apresentaram boa resposta, mantiveram a remissão dos sintomas nos 4 anos seguintes e se disseram satisfeitos com o tratamento.
- O tratamento comportamental intensivo do TOC consiste na realização de protocolos com grande ênfase na EPR, incluindo desde 3 até 10 horas diárias de prática dessa técnica. Esse tratamento é realizado com pacientes internados ou ambulatoriais.

NEUROMODULAÇÃO NÃO INVASIVA

- Metanálise recente, que incluiu 662 pacientes com TOC, demonstrou superioridade da EMT sobre o placebo na melhora do TOC.
- Os protocolos que tiveram sua eficácia demonstrada foram os de baixa frequência no córtex pré-frontal dorsolateral direito, alta frequência no córtex pré-frontal dorsolateral bilateral e baixa frequência na área motora pré-suplementar.
- Limitações dos estudos disponíveis: tamanho amostral pequeno, uso de diferentes protocolos de estimulação e viés de publicação (para estudos positivos).
- A tDCS é uma técnica de neuromodulação não invasiva, segura e bem tolerada, cuja eficácia foi demonstrada em pacientes resis-

tentes ao tratamento de primeira linha em protocolo de 20 sessões, com duração de 30 minutos, ao longo de 4 semanas. O cátodo foi posicionado sobre a área suplementar motora e o ânodo sobre o deltoide esquerdo.

NEUROCIRURGIA E ESTIMULAÇÃO CEREBRAL PROFUNDA

- As técnicas neurocirúrgicas para o tratamento do TOC estão reservadas a pacientes refratários. Os critérios de elegibilidade são: falta de resposta a pelo menos dois ISRS e clomipramina em doses máximas, a no mínimo duas estratégias de potencialização (p. ex., ISRS + antipsicótico, ISRS + clomipramina) e a pelo menos 20 sessões de TCC com EPR. Além disso, cada caso é avaliado por um comitê de ética independente para aprovar os procedimentos.
- A estimulação cerebral profunda (ECP, ou *deep brain stimulation* – DBS) é um procedimento reversível no qual eletrodos são ligados a um neuroestimulador e posicionados em diferentes alvos no cérebro. Os alvos mais comuns são: regiões ventrais do braço anterior da cápsula interna, núcleo subtalâmico e fascículo prosencefálico medial. A taxa de resposta é de cerca de 60%.
- As técnicas neurocirúrgicas ablativas, irreversíveis, têm como alvos principais o braço anterior da cápsula interna (capsulotomia anterior) e o giro do cíngulo anterior (cingulotomia), com taxa de resposta entre 30 e 70%.
- Apenas a radiocirurgia com gamma-knife tendo como alvo as porções ventrais do braço anterior da cápsula interna foi avaliada em um estudo randomizado duplo-cego, controlado. Ao final do período de *follow-up* (54 meses), 7 de 12 (58%) pacientes submetidos ao procedimento foram respondedores.

TRATAMENTOS ALTERNATIVOS

- Tratamentos alternativos foram sugeridos para o TOC. Estes incluem técnicas de meditação, ioga, TCC baseada em atenção plena (*mindfulness*), exercícios físicos e acupuntura. Atualmente não são indicados como tratamento único, mas como adjuvantes.

BIBLIOGRAFIA

1. Abramovitch A, Abramowitz JS, Mittelman A. The neuropsychology of adult obsessive-compulsive disorder: a meta-analysis. Clin Psychol ver. 2013;33(8):1163-71.
2. Abramowitz JS. The psychological treatment of obsessive-compulsive disorder. Can J Psychiatry. 2006;51(7):407-16.
3. Abramowitz JS. Variants of exposure and response prevention in the treatment of obsessive-compulsive disorder: a meta-analysis. Behavior Therapy. 1996;27(4):583-600.
4. Adams TG, et al. The role of stress in the pathogenesis and maintenance of obsessive-compulsive disorder. Chronic Stress (Thousand Oaks). 2018;2.
5. Alonso P, et al. Deep brain stimulation for obsessive-compulsive disorder: A meta-analysis of treatment outcome and predictors of response. PLoS One. 2015;10(7):e0133591.
6. American Psychiatric Association (APA). Diagnostic and Statistical Manual of Mental Disorders, 5.ed. Arlington: APA; 2013.
7. Bloch MH, et al. Meta-analysis of the dose-response relationship of SSRI in obsessive--compulsive disorder. Mol Psychiatry. 2010;15(8):850-5.
8. Boedhoe PS, et al. Distinct subcortical volume alterations in pediatric and adult OCD: A worldwide meta- and mega-analysis. Am J Psychiatry. 2017;174(1):60-9.
9. Brander G, et al. Association of perinatal risk factors with obsessive-compulsive disorder: a population-based birth cohort, Sibling Control Study. JAMA Psychiatry. 2016;73(11):1135-44.
10. Brown LT, et al. Dorsal anterior cingulotomy and anterior capsulotomy for severe, refractory obsessive-compulsive disorder: a systematic review of observational studies. J Neurosurg. 2016;124(1):77-89.
11. Browne HA, et al. Genetics of obsessive-compulsive disorder and related disorders. Psychiatr Clin North Am. 2014;37(3):319-35.
12. Diniz JB, et al. A double-blind, randomized, controlled trial of fluoxetine plus quetiapine or clomipramine versus fluoxetine plus placebo for obsessive-compulsive disorder. J Clin Psychopharmacol. 2011;31(6):763-8.
13. Erzegovesi S, et al. Clinical predictors of drug response in obsessive-compulsive disorder. J Clin Psychopharmacol. 2001;21(5):488-92.
14. Fitzsimmons SMDD, et al. Repetitive transcranial magnetic stimulation for obsessive--compulsive disorder: A systematic review and pairwise/network meta-analysis. J Affect Disord. 2022;302:302-12.
15. Foa EB. Cognitive behavioral therapy of obsessive-compulsive disorder. Dialogues Clin Neurosci. 2010;12(2):199-207.

16. Fontenelle LF, et al. Early- and late-onset obsessive-compulsive disorder in adult patients: an exploratory clinical and therapeutic study. J Psychiatr Res. 2003;37(2):127-33.
17. Goodman WK, et al. The Yale-Brown Obsessive Compulsive Scale. I. Development, use, and reliability. Arch Gen Psychiatry. 1989;46(11):1006-11.
18. Hansen B, et al. The Bergen 4-day OCD treatment delivered in a group setting: 12-month follow-up. Front Psychol. 2018;9:639.
19. Karas PJ, et al. Deep brain stimulation for obsessive compulsive disorder: Evolution of surgical stimulation target parallels changing model of dysfunctional brain circuits. Front Neurosci. 2018;12:998.
20. Karthik S, Sharma LP, Narayanaswamy JC. Investigating the role of glutamate in obsessive-compulsive disorder: current perspectives. Neuropsychiatr Dis Treat. 2020;16:1003-1013.
21. Lopes AC, et al. Gamma ventral capsulotomy for obsessive-compulsive disorder: a randomized clinical trial. JAMA Psychiatry. 2014;71(9):1066-76.
22. Mataix-Cols D, et al. Towards an international expert consensus for defining treatment response, remission, recovery and relapse in obsessive-compulsive disorder. World Psychiatry. 2016;15(1):80-1.
23. Matsunaga H, et al. A long-term trial of the effectiveness and safety of atypical antipsychotic agents in augmenting SSRI-refractory obsessive-compulsive disorder. J Clin Psychiatry. 2009;70(6):863-8.
24. Miguel EC, et al. Evolution of gamma knife capsulotomy for intractable obsessive--compulsive disorder. Mol Psychiatry. 2019;24(2):218-40.
25. Millet B, et al. Phenomenological and comorbid features associated in obsessive--compulsive disorder: influence of age of onset. J Affect Disord. 2004;79(1-3):241-6.
26. Murray CJ, Lopez AD; World Health Organization. The global burden of disease: a comprehensive assessment of mortality and disability from diseases, injuries, and risk factors in 1990 and projected to 2020: summary. World Health Organization; 1996.
27. Olatunji BO, et al. Cognitive-behavioral therapy for obsessive-compulsive disorder: a meta-analysis of treatment outcome and moderators. J Psychiatr Res. 2013;47(1):33-41.
28. Orlovska S, et al. Association of streptococcal throat infection with mental disorders: Testing key aspects of the PANDAS hypothesis in a nationwide study. JAMA Psychiatry. 2017;74(7):740-6.
29. Öst LG, et al. Cognitive behavioral treatments of obsessive-compulsive disorder. A systematic review and meta-analysis of studies published 1993-2014. Clin Psychol Rev. 2015;40:156-69.
30. Pearcy CP, et al. A systematic review and meta-analysis of self-help therapeutic interventions for obsessive-compulsive disorder: Is therapeutic contact key to overall improvement? J Behav Ther Exp Psychiatry. 2016;51:74-83.
31. Posner J, et al. Reduced functional connectivity within the limbic cortico-striato-thalamo-cortical loop in unmedicated adults with obsessive-compulsive disorder. Hum Brain Mapp. 2014;35(6):2852-60.

32. Prado HS, et al. Sensory phenomena in obsessive-compulsive disorder and tic disorders: a review of the literature. CNS Spectr. 2008;13(5):425-32.
33. Radua J, et al. Multimodal voxel-based meta-analysis of white matter abnormalities in obsessive-compulsive disorder. Neuropsychopharmacology. 2014;39(7):1547-57.
34. Rapinesi C, et al. Brain stimulation in obsessive-compulsive disorder (OCD): A systematic review. Curr Neuropharmacol. 2019;17(8):787-807.
35. Rosa-Alcázar AI, et al. Psychological treatment of obsessive-compulsive disorder: a meta-analysis. Clin Psychol ver. 2008;28(8):1310-25.
36. Rosario-Campos MC, et al. Adults with early-onset obsessive-compulsive disorder. Am J Psychiatry. 2001;158(11):1899-903.
37. Ruscio AM, et al. The epidemiology of obsessive-compulsive disorder in the National Comorbidity Survey Replication. Mol Psychiatry. 2010;15(1):53-63.
38. Saraiva LC, et al. Cutting-edge genetics in obsessive-compulsive disorder. Fac Rev. 2020;9:30.
39. Sarris J, Camfield D, Berk M. Complementary medicine, self-help, and lifestyle interventions for obsessive compulsive disorder (OCD) and the OCD spectrum: a systematic review. J Affect Disord. 2012;138(3):213-21.
40. Shephard E, et al. Toward a neurocircuit-based taxonomy to guide treatment of obsessive-compulsive disorder. Mol Psychiatry. 2021.
41. Silva RMFD, et al. Efficacy and safety of transcranial direct current stimulation as an add-on treatment for obsessive-compulsive disorder: a randomized, sham-controlled trial. Neuropsychopharmacology. 2021;46(5):1028-34.
42. Skapinakis P, et al. Pharmacological and psychotherapeutic interventions for management of obsessive-compulsive disorder in adults: a systematic review and network meta-analysis. Lancet Psychiatry. 2016;3(8):730-9.
43. Skoog G, Skoog I. A 40-year follow-up of patients with obsessive-compulsive disorder. Arch Gen Psychiatry. 1999;56(2):121-7.
44. Snyder HR, et al. Obsessive-compulsive disorder is associated with broad impairments in executive function: A meta-analysis. Clin Psychol Sci. 2015;3(2):301-30.
45. Soomro GM, et al. Selective serotonin re-uptake inhibitors (SSRIs) versus placebo for obsessive compulsive disorder (OCD). Cochrane Database Syst Rev. 2008;1:CD001765.
46. Stein DJ, et al. Obsessive-compulsive disorder. Nat Rev Dis Primers. 2019;5(1):52.
47. Stern ER, et al. Resting-state functional connectivity between fronto-parietal and default mode networks in obsessive-compulsive disorder. PLoS One. 2012;7(5):e36356.
48. Subirà M, et al. Brain structural correlates of sensory phenomena in patients with obsessive-compulsive disorder. J Psychiatry Neurosci. 2015;40(4):232-40.
49. Van Den Heuvel OA, et al. Brain circuitry of compulsivity. Eur Neuropsychopharmacol. 2016;26(5):810-27.
50. Veale D, et al. Atypical antipsychotic augmentation in SSRI treatment refractory obsessive-compulsive disorder: a systematic review and meta-analysis. BMC Psychiatry. 2014;14:317.

13 Transtorno de estresse agudo e transtorno de adaptação ou ajustamento

Marcos Oliveira Carvalho Alves
Elizabeth Fortunatti Albregard
Claudia Ballestero Gracindo
Paulo Cenacchi
Álvaro Cabral Araújo
Silvia Sztamfater
Bruno Sakiyama
Francisco Lotufo Neto
Felipe Corchs

TRANSTORNO DE ESTRESSE AGUDO

- O transtorno de estresse agudo (TEA) é um diagnóstico apontado pelo Manual diagnóstico e estatístico de transtornos mentais (DSM; APA) pela primeira vez em sua quarta edição, preservando-o na edição mais recente (DSM-5-TR). É aplicável aos indivíduos que apresentam quadro clínico semelhante ao observado no transtorno de estresse pós-traumático (TEPT), mas sem necessidade de ocorrência de todos os grupos de sintomas do TEPT com duração limitada – mais de três dias e menos de um mês após a exposição ao evento traumático.
- Para que seja considerado um transtorno, os sintomas devem causar sofrimento clinicamente significativo e prejuízos em áreas importantes da vida. O constructo diagnóstico do TEA serve de alerta para o fato de que sujeitos expostos a um evento traumático podem requerer tratamento, ainda que não apresentem tempo ou critérios suficientes para o diagnóstico de TEPT.
- A Classificação Internacional de Doenças, em sua 11ª edição (CID-11), não inclui o TEA entre os transtornos especificamente relacionados ao estresse. Essa classificação faz referência ao tema

como reação aguda ao estresse, que consta no tópico "Problemas associados a eventos nocivos ou traumáticos".

Epidemiologia

- Em uma revisão conduzida por Bryant, em 2011, a prevalência de TEA após exposições traumáticas se mostrou variável de acordo com a natureza do trauma: por exemplo, acidente de automóvel (13 a 21%), lesão cerebral traumática leve (14%), agressão (19%), estupro na adolescência (37%) e queimadura elétrica pediátrica (31%). Em termos de predição, o diagnóstico de TEA teve poder preditivo positivo razoável (proporção de pessoas com transtorno de estresse agudo que posteriormente desenvolveram TEPT).

Etiopatogenia e neurobiologia

- A apresentação concomitante dos estímulos aversivos relacionados ao trauma acarreta intenso condicionamento respondente com vários estímulos neutros presentes no evento traumático. Sendo assim, quando o indivíduo entra em contato com esses estímulos (p. ex., memórias do trauma), são eliciados respondentes (comportamentos condicionados) de medo e defesa. Estruturas como amígdala (aprendizado por condicionamento) e porção ventromedial do córtex frontal (aprendizado por extinção) são recrutadas nesse processo e participam da fisiopatologia do TEPT, mas as evidências sobre a participação no TEA são insuficientes.

Diagnóstico e características clínicas

- TEA e TEPT são os principais transtornos especificamente relacionados ao trauma que podem ocorrer em sujeitos expostos direta ou indiretamente a eventos traumáticos – definidos pelo DSM-5-TR como a exposição a episódio concreto ou ameaça de morte, lesão grave ou violência sexual (critério A).

Quadro 1 Critérios diagnósticos do transtorno de estresse agudo (DSM-5-TR)

A. Exposição a episódio concreto ou ameaça de morte, lesão grave ou violência sexual em uma (ou mais) das seguintes formas: 1. Vivenciar diretamente o(s) evento(s) traumático(s). 2. Testemunhar, pessoalmente, evento(s) que ocorreu(eram) com terceiros. 3. Tomar conhecimento de que o(s) evento(s) traumático(s) ocorreu(ram) com um familiar ou amigo próximo. Nota: no caso da ocorrência ou ameaça de morte de um familiar ou amigo próximo, o(s) evento(s) precisa(m) ter sido violento(s) ou acidental(is). 4. Vivenciar repetidas ou extremas exposições aos detalhes aversivos do(s) evento(s) traumático(s) (p. ex., primeiros envolvidos na coleta de partes humanas, policiais repetidamente expostos a detalhes de abusos infantis). Nota: isso não se aplica à exposição à mídia eletrônica, televisão, filmes ou imagens, a não ser que a exposição seja relacionada ao seu trabalho.
B. Presença de nove (ou mais) dos seguintes sintomas de qualquer uma das cinco categorias (intrusão, humor negativo, dissociação, evitação ou excitação), começando ou piorando depois da ocorrência do evento traumático: Sintomas de intrusão: 1. Lembranças angustiantes recorrentes, involuntárias e intrusivas do evento traumático. Nota: em crianças, pode ocorrer a brincadeira repetitiva na qual temas ou aspectos do evento traumático são expressos. 2. Sonhos angustiantes recorrentes nos quais o conteúdo e/ou o afeto do sonho estão relacionados ao evento. Nota: em crianças, pode haver pesadelos sem conteúdo identificável. 3. Reações dissociativas (p. ex., *flashbacks*) nas quais o indivíduo sente ou age como se o evento traumático estivesse acontecendo novamente. (Essas reações podem ocorrer em um *continuum*, com a expressão mais extrema sendo uma perda completa de percepção do ambiente ao redor.) Nota: em crianças, a reencenação específica do trauma pode ocorrer nas brincadeiras. 4. Sofrimento psicológico intenso ou prolongado, ou reações fisiológicas acentuadas em resposta a sinais internos ou externos que simbolizem ou se assemelham a algum aspecto do evento traumático. Humor negativo: 5. Incapacidade persistente de vivenciar emoções positivas (p. ex., incapacidade de vivenciar sentimentos de felicidade, satisfação ou amor)

(continua)

Quadro 1 Critérios diagnósticos do transtorno de estresse agudo (DSM-5-TR) (*continuação*)

Sintomas dissociativos: 6. Senso de realidade alterado acerca de si mesmo ou do ambiente ao redor (p. ex., ver-se a partir da perspectiva de outra pessoa, estar entorpecido, sentir-se como se estivesse em câmera lenta). 7. Incapacidade de recordar um aspecto importante do evento traumático (geralmente em razão de amnésia dissociativa, e não a outros fatores, como traumatismo craniano, álcool ou outras drogas). Sintomas de evitação: 8. Esforços para evitar recordações, pensamentos ou sentimentos angustiantes acerca, ou fortemente relacionados ao evento traumático. 9. Esforços para evitar lembranças (pessoas, lugares, conversas, atividades, objetos, situações) que despertem recordações, pensamentos ou sentimentos angustiantes acerca, ou fortemente relacionados ao evento traumático. Sintomas de excitação: 10. Perturbação do sono (p. ex., dificuldade de iniciar ou manter o sono, sono agitado) 11. Comportamento irritadiço e surtos de raiva (com pouca ou nenhuma provocação) geralmente expressos como agressão verbal ou física em relação a pessoas ou objetos. 12. Hipervigilância. 13. Problemas de concentração. 14. Resposta de sobressalto exagerada.
C. A duração do transtorno (sintomas do Critério B) é de 3 dias a 1 mês depois do trauma. Nota: os sintomas começam geralmente logo após o trauma, mas é preciso que persistam no mínimo 3 dias e até 1 mês para satisfazerem os critérios do transtorno.
D. O transtorno causa sofrimento clinicamente significativo e prejuízo no funcionamento social, ocupacional ou em outras áreas importantes da vida do indivíduo.
E. O transtorno não se deve aos efeitos fisiológicos de uma substância (p. ex., medicamento ou álcool) ou a outra condição médica (p. ex., lesão cerebral traumática leve) e não é mais bem explicado por um transtorno psicótico breve.

Fonte: American Psychiatric Association, 2022.

Quadro 2 Descrição da reação aguda ao estresse (CID-11)

A reação aguda ao estresse refere-se ao desenvolvimento de sintomas emocionais, somáticos, cognitivos ou comportamentais transitórios, como resultado da exposição a um evento ou situação (de curta ou longa duração) de natureza extremamente ameaçadora ou horrível (p. ex., desastres naturais, guerras, acidentes graves, violência sexual, assaltos). Os sintomas podem incluir sinais autonômicos de ansiedade (p. ex., taquicardia, sudorese, rubor), bem como estados de atordoamento, confusão, tristeza, ansiedade, raiva, desespero, hiperatividade, inatividade, retraimento social ou estupor. A resposta ao estressor é considerada normal, dada a gravidade do estressor, e geralmente começa a diminuir dentro de alguns dias após o evento ou após a remoção da situação ameaçadora.

Fonte: World Health Organization, 2019.

- Portanto, pode-se dizer que a CID-11 aponta para uma despatologização dos breves períodos de perturbação emocional que podem ocorrer em resposta à exposição a eventos traumáticos. Para Maercker et al., tal perspectiva incentiva o treinamento de diversos profissionais de saúde para reconhecer e aplicar intervenções psicossociais e práticas não psiquiátricas, incluindo a abordagem de primeiros cuidados psicológicos (PCP).

Diagnóstico diferencial

- A hiperexcitação autonômica de pacientes com TEA pode ser confundida com quadros de transtorno de pânico e de ansiedade generalizada. No entanto, para o diagnóstico de TEA há relação clara entre início de sintomas e evento traumático. Além disso, os sintomas evitativos e intrusivos estão diretamente relacionados ao trauma, que não é necessário no diagnóstico de transtornos ansiosos. A relação trauma e início dos sintomas também é fundamental na diferenciação com outros transtornos psiquiátricos, como, por exemplo, transtornos obsessivos-compulsivos, depressivos e dissociativos. Vale ressaltar que pacientes com TEA frequentemente apresentam comorbidade com transtornos ansiosos e depressivos.

Intervenções no traumatizado agudo

- Intervir no traumatizado agudo requer compreensão da condição e planejamento, levando em consideração o tempo da vivência do trauma e a gravidade e progressão dos sintomas – que tendem a ser mais intensos nas primeiras 72 horas após a exposição. Com a evolução, a maioria dos indivíduos expostos cursa com remissão dos sintomas, e até mesmo os casos que preenchem critérios para TEA podem evoluir com sinais de melhora. Contudo, casos que evoluem com sintomas importantes ao longo das primeiras semanas podem requerer tratamento específico e focado no trauma. Cabe lembrar que, muito embora o TEA seja um preditor positivo para TEPT, nem todos os pacientes diagnosticados com TEA evoluem com TEPT.
- Na perspectiva do nosso grupo, nas primeiras horas após o trauma, o mais recomendado é utilizar os PCP, que são um conjunto de práticas de suporte que visam a reduzir a angústia sentida após a experiência traumática, ajudando a promover o funcionamento e o enfrentamento da situação. Passados alguns dias após o trauma, torna-se necessário avaliar a necessidade de outras intervenções psicoterápicas ou farmacológicas.

Tratamento psicoterápico do transtorno de estresse agudo

- Apesar de alguma controvérsia em relação ao momento e às situações em que devem ser usadas intervenções precoces no TEA, as diretrizes globais de tratamento indicam algumas possibilidades, como o trabalho com resolução de problemas, relaxamento, psicoeducação, dessensibilização, dessensibilização e reprocessamento através de movimentos oculares (EMDR), terapia cognitivo-comportamental, terapias mediadas pela internet com foco na autoajuda, terapia interpessoal, terapia cognitivo-comportamental focada no trauma, terapia de exposição, terapia do processamento cognitivo e outras. Nosso grupo tende a reservar essas medidas para casos mais sintomáticos.

Tratamento farmacológico do transtorno de estresse agudo

- Não existem evidências suficientes para o uso de intervenções farmacológicas no tratamento do TEA ou prevenção do TEPT, embora alguns estudos apontem para a administração de propranolol ou hidrocortisona como estratégias preventivas, mas ainda em investigação. Sempre que possível, evitar a introdução de medicamentos na fase aguda do transtorno, preferindo estratégias não medicamentosas de intervenção. Benzodiazepínicos, em particular, são contraindicados na fase aguda após o trauma, podendo aumentar o risco do desenvolvimento de TEPT. Se necessário, fármacos sedativos não benzodiazepínicos e antipsicóticos atípicos devem ser preferidos, devendo sempre considerar os possíveis riscos associados à intervenção farmacológica.

Transtorno de estresse agudo em crianças e adolescentes

- Estudos epidemiológicos têm mostrado taxas de prevalência de TEA que variam de 18 a 29% entre crianças e adolescentes vítimas de acidentes de carro ou assaltos, sendo um preditor modesto para desenvolvimento de TEPT. Existem peculiaridades quanto à percepção de traumas de natureza sexual na população infantojuvenil, que nem sempre percebe a agressão sexual como um ato violento ou ameaçador, podendo evoluir com percepções distorcidas, como a de que foi responsável ou contribuiu para que a agressão ocorresse. Quanto às características clínicas, especialmente em crianças menores de 6 anos, os sintomas de revivência e intrusão podem se manifestar por meio de brincadeiras repetitivas relacionadas ao evento traumático (DSM-5-TR). Existem poucas evidências na literatura acerca de tratamentos especificamente dirigidos a crianças e adolescentes. De maneira geral, seguem-se as mesmas diretrizes aplicadas à população adulta, com atenção especial às peculiaridades clínicas e de manejo da faixa etária.

TRANSTORNO DE ADAPTAÇÃO OU AJUSTAMENTO

- O transtorno de adaptação ou ajustamento (TA) é um diagnóstico pouco conhecido e raramente identificado pela maioria dos profissionais médicos, mesmo sendo um transtorno psiquiátrico comum. Ele é descrito como uma resposta de acentuado sofrimento diante de um estressor cursando com algum grau de prejuízo em áreas importantes do funcionamento do indivíduo. As reações são consideradas desproporcionais, cabendo destacar que elas devem ser analisadas diante do contexto sociocultural do indivíduo.

Epidemiologia

- Estima-se que a prevalência do TA varie de forma significativa em razão de diversos fatores como, por exemplo, a amostragem estudada e a diversidade de critérios e instrumentos usados para diagnóstico. Alguns estudos populacionais demonstram uma taxa de prevalência ao longo da vida que varia entre 1 e 2% na população geral, com prevalências maiores ao se estudar amostras de risco mais elevado, no período de um ano após o evento estressor. Alguns exemplos são indivíduos recém-desempregados, com prevalência de 27%, e indivíduos enlutados, com prevalência de 18%.

Etiologia

- O TA é precipitado por um ou mais estressores, sendo que a gravidade do(s) estressor(es) nem sempre está associada à gravidade do transtorno. Torna-se importante, ainda, considerar grau, quantidade, duração e reversibilidade dos estressores, bem como o ambiente e o contexto pessoal. Estressores relacionados a estágios da vida podem estar frequentemente associados ao TA, como: mudança de escola, início da vida profissional, mudança de emprego, saída de casa, aposentadoria e outros.

Diagnóstico e características clínicas

- O TA é caracterizado por uma resposta emocional e comportamental inadequada a um estressor psicossocial identificável, ou seja, ocorre uma resposta ao estresse "fora do que é esperado", causando acentuado sofrimento e prejuízo no funcionamento diário. Os sintomas são secundários a um evento estressor e se iniciam de 1 (CID-11) até 3 (DSM-5-TR) meses após o evento. Os sintomas podem durar até 6 meses após o fim do estressor e, segundo o DSM-5-TR, podem se tornar crônicos, caso o estressor persista, sem um limite de duração (Quadro 3). O diagnóstico também consta na CID-11 (Quadro 4).

Diagnóstico diferencial

- Embora o diagnóstico de TA não apresente requisitos claros acerca do que pode ser considerado estressor, é possível inferir que as classificações admitam eventos estressores não traumáticos (conflitos interpessoais, morte ou doença de um ente querido e dificuldades financeiras), bem como eventos traumáticos (p. ex., ameaça ou episódio concreto de morte, lesão grave, violência sexual). Diagnósticos como TEA e TEPT devem ser clinicamente diferenciados, cabendo destacar que no TA o quadro decorrente do estressor não pode preencher critérios para outros transtornos mentais e não pode ser uma exacerbação de um transtorno mental preexistente.

Tratamento do transtorno de ajustamento

- Apesar da carência de práticas empiricamente sustentadas, algumas recomendações são apresentadas com base na experiência clínica e opiniões de especialistas. É necessário que os pacientes sejam monitorados quanto à evolução dos sintomas, a fim de ajustar o tratamento caso haja sinais de agravamento. Intervenções como psicoeducação, resolução de problemas e reestruturação cognitiva têm sido utilizados com algum sucesso; técnicas de exposição podem ser usadas com o propósito de reduzir sinto-

Quadro 3 Critérios diagnósticos do transtorno de adaptação (DSM-5-TR)

A. Desenvolvimento de sintomas emocionais ou comportamentais em resposta a um estressor ou estressores identificáveis ocorrendo dentro de três meses do início do estressor ou estressores.

B. Esses sintomas ou comportamentos são clinicamente significativos, conforme evidenciado por um ou mais dos seguintes aspectos:
1. Sofrimento intenso desproporcional à gravidade ou à intensidade do estressor, considerando-se o contexto e os fatores culturais que poderiam influenciar a gravidade e a apresentação dos sintomas.
2. Prejuízo significativo no funcionamento social, profissional ou em outras áreas importantes da vida do indivíduo.

C. O transtorno relacionado ao estresse não satisfaz os critérios de outro transtorno mental e não é meramente uma exacerbação de um transtorno mental preexistente.

D. Os sintomas não representam luto normal e não são mais bem explicados pelo transtorno de luto prolongado.

E. Uma vez que o estressor ou suas consequências tenham cedido, os sintomas não persistem por mais de 6 meses.

Determinar o subtipo:
- Com humor deprimido: humor deprimido, choro fácil ou sentimentos de desesperança são predominantes.
- Com ansiedade: nervosismo, preocupação, inquietação ou ansiedade de separação são predominantes.
- Com misto de ansiedade e depressão: predomina uma combinação de depressão e ansiedade.
- Com perturbação da conduta: predomina a perturbação da conduta.
- Com perturbação mista das emoções e da conduta: tanto sintomas emocionais (p. ex., depressão, ansiedade) como perturbação da conduta são predominantes.
- Não especificado: para reações mal-adaptativas que não são classificáveis como um dos subtipos específicos do transtorno de adaptação.

Especificar se:
- Agudo: este especificador pode ser usado para indicar a persistência dos sintomas por menos de 6 meses.
- Persistente (crônico): este especificador pode ser usado para indicar a persistência dos sintomas por 6 meses ou mais. Por definição, os sintomas não podem persistir por mais de 6 meses após o término do estressor ou de suas consequências. O especificador persistente, portanto, se aplica quando a duração do distúrbio é superior a 6 meses em resposta a um estressor crônico ou a um estressor que tenha consequências duradouras.

Fonte: American Psychiatric Association, 2022.

Quadro 4 Descrição do transtorno de ajustamento (CID-11)
O transtorno de ajustamento é uma reação mal-adaptativa a um (ou mais) estressor(es) psicossocial(ais) identificável(eis), (p. ex., divórcio, doença ou incapacidade, problemas socioeconômicos, conflitos em casa ou no trabalho) que geralmente surge dentro de um mês após o estressor. O distúrbio é caracterizado pela preocupação com o estressor ou suas consequências, incluindo preocupações excessivas, pensamentos recorrentes e angustiantes sobre o estressor, ou ruminação constante sobre suas implicações, bem como pela incapacidade de se adaptar ao estressor que causa prejuízo significativo na vida pessoal, familiar, social, educacional, ocupacional ou outras áreas importantes do funcionamento. Os sintomas não têm especificidade ou gravidade suficientes para justificar o diagnóstico de outro transtorno mental e comportamental e, geralmente, desaparecem dentro de 6 meses, a menos que o estressor persista por mais tempo.

Fonte: World Health Organization, 2019.

mas ansiosos. As decisões acerca do tratamento devem ser compartilhadas com o paciente, evitando medidas diretivas que atrapalhem a relação terapêutica.

- Até o momento, não existem estudos robustos demonstrando benefícios com o uso de antidepressivos, sedativos ou de outras classes de medicamentos para o tratamento de TA. Portanto, o tratamento farmacológico deve ser limitado ao manejo de sintomas depressivos, ansiosos ou alterações significativas do sono. Antidepressivos serotoninérgicos podem ser empregados na resistência ao estresse crônico, sabidamente modulado por vias serotonérgicas, e a experiência clínica tem demonstrado que os ISRS podem ser úteis em casos mais graves e crônicos de TA, especialmente quando o estressor não pode ser removido. Benzodiazepínicos e indutores do sono podem ser usados de forma pontual nos casos em que o transtorno se deu pela exposição a estressores não traumáticos – sempre atentando para o risco de dependência, mas devem ser evitados nos quadros decorrentes de eventos estressores traumáticos, pelo risco aumentado de evolução para TEPT.

Transtorno de ajustamento em crianças e adolescentes

- O TA em crianças e adolescentes tem prevalência estimada entre 2 e 8% ao ano, podendo ser desencadeado por eventos estressores distintos aos habitualmente vistos em adultos, como, por exemplo, uma mudança de moradia da família, divórcio dos pais, morte do animal de estimação, nascimento de um irmão, mudança de escola, reprovação na escola e *bullying*. De forma geral, perturbações de conduta são mais observadas em crianças e adolescentes do que em adultos. O tratamento também se baseia em experiência clínica, com estratégias semelhantes às orientadas para os adultos, considerando as especificidades clínicas e de manejo da faixa etária.

CONSIDERAÇÕES FINAIS

- TEA e TA são transtornos psiquiátricos comuns e decorrentes de eventos estressores. No entanto, enquanto o TEA requer a exposição a eventos traumáticos, admite-se que o TA seja desencadeado por estressores cotidianos. Ambos os transtornos são constructos relativamente recentes e enfrentam questionamentos quanto às suas validades diagnósticas. Mais estudos são necessários para definir a eficácia de tratamentos farmacológicos, e as intervenções não medicamentosas costumam ser empregadas como primeira escolha.

BIBLIOGRAFIA

1. American Psychiatric Association (APA). Diagnostic and statistical manual of mental disorders, 4.ed. Washington: American Psychiatric Press; 1994.
2. American Psychiatric Association (APA). Diagnostic and statistical manual of mental disorders, 5.ed. Washington: American Psychiatric Press; 2013.
3. American Psychiatric Association. Diagnostic and statistical manual of mental disorders. 5.ed. rev.; 2022.
4. Benedek DM, Friedman MJ, Zatzick D, Ursano RJ. Guideline watch (March 2009): Practice guideline for the treatment of patients with acute stress disorder and posttraumatic stress disorder: APA Practice Guidelines; 2009.
5. Birur B, Moore NC, Davis LL. An evidence-based review of early intervention and prevention of posttraumatic stress disorder. Community Ment Health J. 2017;53(2):183 201.

6. Bryant RA. Acute stress disorder as a predictor of posttraumatic stress disorder: a systematic review. J Clin Psychiatry. 2011;72:233-9.
7. Bryant RA. Acute stress disorder. Curr Opin Psychol. 2017;14:127-31.
8. Carpenter JK, Andrews LA, Witcraft SM, Powers MB, Smits JAJ, Hofmann SG. Cognitive behavioral therapy for anxiety and related disorders: a meta-analysis of randomized placebo-controlled trials. Depress Anxiety. 2018;35(6):502-14.
9. Casey P. Adjustment disorder: epidemiology, diagnosis and treatment. CNS Drugs. 2009;23(11):927-38.
10. Domhardt M, Baumeister H. Psychotherapy of adjustment disorders: current state and future directions. World J Biological Psychiatry. 2018;19(sup1):S21-S35.
11. Gelpin E, Bonne O, Peri T, Brandes D, Shalev AY. Treatment of recent trauma survivors with benzodiazepines: a prospective study. J Clin Psychiatry. 1996;57(9):390-4.
12. Killikelly C, Lorenz L, Bauer S, Mahat-Shamir M, Ben-Ezra M, Maercker A. Prolonged grief disorder: Its co-occurrence with adjustment disorder and post-traumatic stress disorder in a bereaved Israeli general-population sample. J Affect Disord. 2019;249:307-14.
13. Maercker A, Brewin CR, Bryant RA, Cloitre M, van Ommeren M, Jones LM, et al. Diagnosis and classification of disorders specifically associated with stress: proposals for ICD-11. World Psychiatry. 2013;12(3):198-206.
14. Mellman TA, Bustamante V, David D, Fins AI. Hypnotic medication in the aftermath of trauma. J Clin Psychiatry. 2002;63(12):1183-4.
15. O'Donnell ML, Agathos JA, Metcalf O, Gibson K, Lau W. Adjustment disorder: current developments and future directions. Int J Environ Res Public Health. 2019;16(14):2537.
16. O'Donnell ML, Metcalf O, Watson L, Phelps A, Varker T. A systematic review of psychological and pharmacological treatments for adjustment disorder in adults. J Trauma Stress. 2018;31(3):321;331.
17. Organización Panamericana de la Salud [OPAS]. Apoyo psicosocial en emergencias humanitarias y desastres. Washington: Organización Panamericana de la Salud; 2010.
18. Perkonigg A, Lorenz L, Maercker, A. Prevalence and correlates of ICD-11 adjustment disorder: findings from the Zurich Adjustment Disorder Study. Int J Clin Health Psychol. 2018;18:209-17.
19. Peterson T. Adjustment disorder in children: Symptoms, effects, treatment, HealthyPlace. 2021. Disponível em: https://www.healthyplace.com/ptsd-and-stress-disorders/adjustment-disorder/adjustment-disorder-in-children-symptoms-effects-treatment. Acesso em: Mar.2022.
20. Phoenix Australia – Centre for Posttraumatic Mental Health. Australian guidelines for the treatment of acute stress disorder and posttraumatic stress disorder. Phoenix Australia, Melbourne; 2013.
21. Qi W, Gevonden M, Shalev A. Prevention of post-traumatic stress disorder after trauma: Current evidence and future directions. Curr Psychiatry Rep. 2016;18(2):20.

22. Ross DA, Arbuckle MR, Travis MJ, Dwyer JB, van Schalkwyk GI, Ressler KJ. An integrated neuroscience perspective on formulation and treatment planning for posttraumatic stress disorder: an educational review. JAMA Psychiatry. 2017;74(4):407-15.
23. Sadock B, Sadock V, Ruiz P. Kaplan e Sadock's Compêndio de psiquiatria: ciência do comportamento e psiquiatria clínica. 11.ed. Porto Alegre: Artmed; 2017. p.446-50.
24. World Health Organization (WHO). ICD-11 Diagnostic guidelines: ecological implementation field studies – Protocols 1 and 2; 2016.

14 Transtorno de estresse pós-traumático e transtorno de estresse pós-traumático complexo

Álvaro Cabral Araújo
Marcos Oliveira Carvalho Alves
Paulo Cenacchi
Elizabeth Fortunatti Albregard
Silvia Sztamfater
Francisco Lotufo Neto
Felipe Corchs

INTRODUÇÃO

- Sintomas transitórios são frequentemente observados logo após um evento traumático (ver capítulo "Transtorno de estresse agudo e transtorno de ajustamento"). Na maioria dos casos, o quadro remite espontaneamente, mas cerca de 10 a 20% dos indivíduos terão sintomas persistentes, com gravidade flutuante ao longo do tempo, preenchendo critérios para transtorno de estresse pós-traumático (TEPT).
- As manifestações clínicas do TEPT incluem revivescências do evento traumático, comportamentos de evitação e alterações marcantes na excitação e na reatividade. A alta prevalência de comorbidades implica manifestações clínicas heterogêneas que podem dificultar o diagnóstico. Os critérios apresentados pelo DSM-5-TR e pela CID-11 guardam distinções que serão discutidas adiante, cabendo destacar a inclusão do diagnóstico de TEPT complexo (TEPTc) na CID-11. Neste capítulo, serão abordados os diagnósticos de TEPT e TEPTc, bem como as intervenções terapêuticas apropriadas para cada uma das condições clínicas.

EPIDEMIOLOGIA

- Em um estudo epidemiológico global, a prevalência transnacional de TEPT ao longo da vida foi de 3,9% no total dos adultos e de 5,6% dentre os expostos a eventos traumáticos. Em um estudo populacional brasileiro, observou-se alta prevalência de eventos traumáticos ao longo da vida (87%), sendo a violência urbana o mais relatado (60%). Tal cenário implica um risco condicional para TEPT de 11,1% (15,9% em mulheres e 5,1% em homens).

ETIOPATOGENIA E NEUROBIOLOGIA

- Entende-se que as características neurobiológicas do TEPT são, ao menos qualitativamente, parte de um conjunto de alterações orgânicas e comportamentais persistentes e induzidas por eventos estressores severos, mediadas por mecanismos de aprendizagem, extinção, generalização, sensibilização e reatividade aos fatores estressores, podendo ser entendidas como respostas adaptativas a uma situação ameaçadora importante ou aos "efeitos colaterais" delas.
- Um dos sistemas orgânicos que mais se sabe estar alterado no TEPT é o do eixo hipotálamo-hipófise-adrenal (HHA), sendo observadas hipocortisolemia paradoxal, hipersensibilidade ao *feedback* negativo dos glicocorticoides e insensibilidade dos receptores hipofisários ao CRF nos pacientes com esse transtorno.
- Quanto aos sistemas de neurotransmissão, a neurobiologia do TEPT envolve hiperatividade simpática sustentada, além de alterações na atividade serotoninérgica após trauma ou estresse severo.
- Do ponto de vista estrutural, observam-se hiperatividade e hiper-responsividade da amígdala, estrutura relacionada ao condicionamento de estímulos aversivos e inúmeras projeções pelo SNC e, inversamente, hipoatividade e hiporresponsividade do córtex pré-frontal ventromedial (vmPFC), estrutura com papel inibitório sobre a amígdala e outras estruturas límbicas que respondem aos estressores.

DIAGNÓSTICO E CARACTERÍSTICAS CLÍNICAS

Transtorno de estresse pós-traumático

- Segundo o DSM-5-TR, o TEPT requer a exposição (direta ou indireta) do indivíduo a um evento traumático caracterizado por episódio concreto ou ameaça de morte, lesão grave ou violência sexual, vivenciado diretamente ou testemunhado. É possível considerar também um evento traumático quando se toma conhecimento da ocorrência desse tipo de evento com alguém afetivamente próximo ou há exposição repetida ou extrema a detalhes aversivos de eventos traumáticos.
- O diagnóstico exige a presença de sintomas que podem ser distribuídos em quatro grupos distintos. O grupo dos sintomas intrusivos/reexperimentação, é caracterizado por revivescências do evento traumático que podem ocorrer, por exemplo, na forma de lembranças intrusivas, reações dissociativas como *flashbacks* ou pesadelos. As intrusões promovem sofrimento intenso e podem incluir reações fisiológicas semelhantes às que são observadas diante de uma ameaça real (p. ex., taquicardia, taquipneia, sudorese).
- Sintomas evitativos se manifestam por meio de esforços para evitar estímulos relacionados ao evento traumático. Indivíduos com TEPT costumam evitar locais, pessoas, conversas ou situações relacionadas ao evento traumático (estímulos externos), assim como se esquivam de memórias, pensamentos e sentimentos (estímulos privados) associados ao trauma. Alterações negativas na cognição e no humor constituem um novo grupo de sintomas de TEPT adotado pelo DSM-5, mas não pela CID-11.
- São sintomas notadamente heterogêneos e pouco específicos que começam ou se agravam após o evento traumático e refletem o significativo impacto da sintomatologia do TEPT nas experiências emocionais e perspectivas que o traumatizado tem de si mesmo e do mundo. Incluem: lacunas na memória de aspectos específicos e relevantes do evento traumático, geralmente em razão de amnésia dissociativa; crenças ou expectativas negativas persistentes e

exageradas; cognições distorcidas persistentes; estado emocional negativo persistente; redução significativa do interesse ou participação em atividades significativas; sentimentos de distanciamento emocional; e incapacidade persistente de sentir emoções positivas.

- Por fim, o grupo de sintomas de hiperexcitabilidade e hiper-reatividade caracteriza-se por um estado motivacional de defesa facilitado e persistente, que leva à busca contínua por sinais de ameaça no ambiente (hipervigilância), irritabilidade, insônia, dificuldade de concentração e sintomas fisiológicos decorrentes de uma hiperatividade autonômica.
- Tais sintomas devem estar presentes por mais de 1 mês, causar sofrimento clinicamente significativo ou prejuízo social, ocupacional ou em outra área funcional importante e não devem ser atribuíveis aos efeitos fisiológicos de uma substância (p. ex., medicações, álcool) ou outra condição médica.
- Na CID-11, o diagnóstico de TEPT requer a exposição a um evento ou série de eventos extremamente ameaçadores ou horríveis, sendo caracterizado por três grupos de sintomas também exigidos pelo DSM-5-TR: intrusão/reexperimentação, evitação e hiperexcitabilidade/hiper-reatividade.

TEPT complexo

- O TEPT complexo aparece na CID-11 como uma nova entidade diagnóstica que se desenvolve mais comumente após a exposição a um evento ou série de eventos de natureza extremamente ameaçadora ou horrível, em geral eventos prolongados ou repetitivos, dos quais a fuga é difícil ou impossível (p. ex., tortura, escravidão, campanhas de genocídio, violência doméstica prolongada, abuso sexual ou físico repetido na infância).
- O diagnóstico de TEPTc requer o preenchimento dos critérios para TEPT, além de problemas graves e persistentes em três outros grupos de sintomas, iniciados ou agravados após o evento traumático: (1) desregulação afetiva, (2) autoimagem negativamente alterada e (3) dificuldades nas relações interpessoais. A desregulação afetiva

é caracterizada por reações emocionais desproporcionais, de difícil recuperação e com limiar reduzido para a sua ocorrência. Podem incluir auto ou heteroagressividade e quadros dissociativos.

- Nota-se, ainda, que esses pacientes cursam com insatisfação constante em relação à forma como eles se enxergam e se percebem, bem como alterações importantes em seus valores e propósitos. Já no âmbito das relações interpessoais, há dificuldade na formação e manutenção de relacionamentos significativos e íntimos, juntamente com sintomas enraizados de vergonha, culpa ou fracasso. Isso se reflete, por exemplo, em dificuldade de se engajar em novos relacionamentos, com importante restrição do repertório social. Nesse sentido, é comum a descrição de se sentirem distanciados ou desinteressados pelos outros.

DIAGNÓSTICO DIFERENCIAL

- Há discussões sobre a interseção do quadro de TEPTc com a comorbidade TEPT e transtorno de personalidade *borderline* (TPB). A desregulação emocional aparece como manifestação comum em ambos os quadros, mas enquanto os pacientes com TPB apresentam medo de abandono e relacionamentos instáveis, pacientes com TEPTc tendem ao distanciamento social, com dificuldade de engajamento em novos relacionamentos.
- A autoimagem, instável no TPB, costuma ser consistentemente negativa no TEPTc. Comportamentos impulsivos são mais frequentes no TPB, mas pacientes com TEPTc podem apresentar manifestações graves de impulsividade. Por fim, pesadelos e *flashbacks* são característicos do TEPTc, que requer a presença dos sintomas nucleares do TEPT. Apesar da grande sobreposição de sintomas e dificuldade na diferenciação clínica, os diagnósticos de TEPTc, TEPT e TPB são, de fato, entidades nosológicas distintas.
- Outro fator confundidor é a alta prevalência de traumas complexos na infância de pacientes que preenchem critérios para TPB. Apesar das diferenças apresentadas, é importante considerar que

TPB e TEPTc não são diagnósticos excludentes, havendo a possibilidade de comorbidade entre as duas condições.

- Medo, ansiedade e excitação autonômica são sintomas bastante comuns em pacientes com TEPT, que podem apresentar até mesmo ataques de pânico. Sendo assim, pode ser difícil afastar diagnósticos como transtorno de pânico e transtorno de ansiedade generalizada – que eventualmente se apresentam como condições comórbidas. Sintomas depressivos são bastante comuns no TEPT, podendo haver sobreposição ou semelhança com as alterações negativas em cognições e humor que compõem o diagnóstico do DSM-5-TR (critério D). Especialmente na infância, as alterações na excitação e reatividade podem ser confundidas com sintomas de transtorno de déficit de atenção e hiperatividade (TDAH).

TRATAMENTO

- A avaliação completa do paciente, incluindo perfil sintomático e suas alterações ao longo do tratamento, características pessoais e do trauma, é um componente essencial no tratamento efetivo do TEPT. É preconizada a abordagem individualizada e centrada no paciente, considerando suas capacidades, necessidades, objetivos, experiências, preferências e valores. As opções de tratamento disponíveis, bem como suas características, devem ser apresentadas para que a escolha do tratamento seja feita em conjunto entre paciente e clínico.
- A análise cuidadosa dos estudos que avaliaram a eficácia e a segurança de tratamentos para o TEPT sugere que as psicoterapias, especialmente as focadas no trauma, tendem a ser superiores ao tratamento medicamentoso. As psicoterapias focadas no trauma são apontadas como a primeira linha de tratamento pelas principais diretrizes sobre o tratamento para esse diagnóstico.
- Entende-se por psicoterapia focada no trauma qualquer abordagem que tem como foco central o trauma e cujo objetivo é facilitar o processamento das experiências traumáticas vivenciadas

pelo indivíduo. As que apresentam maior evidência de eficácia em adultos são: exposição prolongada (EP); terapia de processamento cognitivo (TPC); e dessensibilização e reprocessamento por meio de movimentos oculares (EMDR). Já em crianças e adolescentes: terapia cognitiva comportamental focada no trauma (TCC-FT) com envolvimento parental; terapia cognitivo-comportamental (TCC) individual; e TCC em grupo.

- Embora o tratamento psicoterápico tenha evidências científicas mais significativas em relação às demais intervenções, o tratamento medicamentoso também é uma opção terapêutica bastante eficaz, sendo administrado a grande parte dos pacientes com TEPT. A escolha dos medicamentos deve considerar: presença de comorbidades psiquiátricas (p. ex., depressão maior, psicoses), baixa tolerância à psicoterapia, ausência de melhora ao longo do processo psicoterápico, restrição de acesso à psicoterapia, ou mesmo a preferência pessoal do paciente. Também devem ser considerados quando não há disponibilidade de terapeuta, uma realidade frequente no Brasil, ou não melhora suficientemente com tratamento psicoterápico. Convém ressaltar que o tratamento conjunto de psicoterapia e farmacoterapia, bem como a psicoeducação, também são opções a serem consideradas.
- Os antidepressivos inibidores seletivos da recaptação de serotonina (ISRS) e a venlafaxina, um inibidor de recaptação de serotonina e noradrenalina (IRSN), são os fármacos que apresentam maiores níveis de evidência de eficácia no tratamento de indivíduos com TEPT, sendo a primeira linha de tratamento medicamentoso para esses pacientes. Outras opções de antidepressivo incluem a mirtazapina, antidepressivo tetracíclico, que em estudos menores apresentou resultados favoráveis na melhora de sintomas do TEPT, tanto em monoterapia quanto associada aos antidepressivos citados anteriormente. Entretanto, a baixa tolerabilidade e o excesso de sintomas colaterais associados acabam por restringir seu uso por grande parte dos pacientes. Os antidepressivos tricíclicos (ADT; p. ex., amitriptilina) e inibidores da monoamina-oxi-

dase (IMAO; p. ex., nefazodona e a fenelzina) podem ser agentes de segunda linha para o tratamento do TEPT.

- O início da ação dos antidepressivos costuma acontecer entre 2 e 4 semanas de tratamento. Costuma-se aumentar as doses a cada 4 ou 6 semanas se a resposta for insuficiente. Entretanto, a resposta terapêutica pode ser mais tardia em alguns casos, especialmente em casos graves, sendo recomendado que não se considere falha e troca de uma medicação antes de pelo menos 12 semanas de uso. Caso não haja melhora nesse período, opta-se pela troca da medicação. Em caso de melhora parcial, existe a possibilidade de insistir no aumento de doses até as máximas toleradas pelo paciente.
- Entretanto, a depender dos sintomas residuais e da especificidade desses resíduos, pode ser mais interessante associar medicamentos que tenham maior impacto nos sintomas-alvo. Outra situação que permite associações é a falta de remissão mesmo diante da maior dose tolerada e tempo suficiente de um antidepressivo. Nesse caso, algumas potencializações dos antidepressivos se mostraram eficazes. É importante destacar que, em geral, o tratamento em monoterapia com outros medicamentos que não os antidepressivos citados não é aconselhado.
- Antipsicóticos atípicos podem ser associados aos antidepressivos como estratégia de potenciação ou para o controle de sintomas como insônia, agitação psicomotora e impulsividade. Alguns anticonvulsivantes também podem ser empregados para manifestações de agitação e impulsividade, bem como oscilação de humor importante ou na comorbidade com o transtorno afetivo bipolar (TAB). Vale destacar que a lamotrigina parece ter um efeito interessante para sintomas de reexperimentação persistentes.
- Apesar de os benzodiazepínicos serem frequentemente prescritos em casos de TEPT, com recomendação de uso "conforme necessário", os estudos clínicos com essa classe de medicamentos têm apresentado resultados negativos. Cabe destacar que o uso de benzodiazepínicos nas primeiras horas após uma exposição a even-

tos traumáticos aumenta o risco de desenvolvimento de TEPT, sendo formalmente contraindicado na fase aguda do pós-trauma.

- Insônia e pesadelos são frequentemente observados no TEPT, contribuindo para o aumento do risco de ideação e comportamento suicida. No tratamento da insônia, higiene do sono e técnicas comportamentais, como a *imagery rehearsal therapy*, mostram bons efeitos na qualidade e no tempo de sono e são preferíveis em relação a tratamentos medicamentosos. Como opção farmacológica às alterações do sono, a prazosina, medicamento antagonista alfa-1 adrenérgico, tem sido utilizada, com evidências favoráveis, na redução de pesadelos relacionados ao trauma e na melhora da qualidade do sono. Entretanto, um estudo randomizado recente não evidenciou benefícios da prazosina na melhora desses sintomas. Vale lembrar que, sempre que possível, pacientes que evoluírem com resposta parcial ao tratamento medicamentoso devem, preferencialmente, ser encaminhados para psicoterapias focadas no trauma no lugar de ser prescrita uma segunda medicação.
- Uma vez atingida a remissão, recomenda-se que o tratamento seja mantido por um período mínimo de 1 ano, visto que a interrupção precoce do tratamento está associada a maiores chances de recaída.
- Finalmente, o tratamento deve também buscar a remissão das comorbidades, muito frequentes no TEPT, cujo manejo pode requerer uma avaliação individualizada.

Especificidades do tratamento do TEPT complexo

- Estudos de intervenções psicológicas ainda são incipientes no TEPTc. Ainda assim, considerando as evidências existentes, bem como a complexidade e a diversidade dos sintomas observados no TEPTc, sugere-se que as intervenções sejam desenhadas de acordo com as características relevantes de cada caso.
- De acordo com Courtois et al., o tratamento para TEPTc deve observar os mesmos objetivos do tratamento para TEPT, adicionando o manejo de sintomas específicos do TEPTc. Assim, também é necessário focar no desenvolvimento de habilidades de autor-

regulação emocional; melhora no estabelecimento e manutenção de relações interpessoais organizadas e seguras; melhora na integração da personalidade; e melhora na saúde física.

- É possível que crianças com TEPTc se beneficiem de TCC-FT, embora jovens com TEPTc possam apresentar benefícios inferiores aos que se observam no TEPT. Tratamentos focados em trauma baseados em evidências com adaptações podem ser úteis para esses casos.
- Como o TEPTc está frequentemente relacionado a sintomas clínicos severos e crônicos, a associação de psicoterapia e farmacoterapia se mostra, muitas vezes, necessária e benéfica no tratamento desses indivíduos. Ainda assim, não existem no momento tratamentos farmacológicos diretamente voltados aos sintomas que diferenciam o TEPT do TEPTc.
- De forma geral, o tratamento farmacológico de TEPTc pode seguir as mesmas recomendações do tratamento para TEPT, porém, é interessante saber que a resposta ao tratamento tende a ser menos expressiva. Sintomas específicos de TEPTc dificilmente melhorarão de forma satisfatória somente com o tratamento farmacológico. Ter expectativas realistas acerca das limitações dessa modalidade de tratamento nesse ponto pode auxiliar a evitar frustrações e efeitos iatrogênicos. As tentativas de potencialização medicamentosas devem ter objetivos claros, focadas em sintomas específicos, sem a pretensão de que um fármaco levará à resolução completa do quadro.

BIBLIOGRAFIA

1. American Psychiatric Association (APA). Diagnostic and Statistical Manual of Mental Disorders. 5.ed. Washington: American Psychiatric Press; 2013.
2. Braun P, Greenberg D, Dasberg H, Lerer B. Core symptoms of posttraumatic stress disorder unimproved by alprazolam treatment. J Clin Psychiatry. 1990.
3. Brownlow JA, Harb GC, Ross RJ. Treatment of sleep disturbances in post-traumatic stress disorder: a review of the literature. Curr Psychiatry Rep. 2015;17(6):41.
4. Cates ME, Bishop MH, Davis LL, Lowe JS, Woolley TW. Clonazepam for treatment of sleep disturbances associated with combat-related posttraumatic stress disorder. Ann Pharmacotherapy. 2004;38(9):1395-9.

5. Cipriani A, Williams T, Nikolakopoulou A, Salanti G, Chaimani A, Ipser J, et al. Comparative efficacy and acceptability of pharmacological treatments for post-traumatic stress disorder in adults: a network meta-analysis. Psychological Med. 2018;48(12):1975-84.
6. Cloitre M. ICD-11 complex post-traumatic stress disorder: simplifying diagnosis in trauma populations. Br J Psychiatry. 2020;216(3):129-31.
7. Committee ISTSS guidelines position paper on complex PTSD in adults Oakbrook Terrace. 2019. Disponível em: https://istss.org/getattachment/Treating-Trauma/New-ISTSS-Prevention-and-Treatment-Guidelines/ISTSS_PreventionTreatmentGuidelines_FNL-March-19-2019.pdf.asp. Acesso em: 15 nov.2022.
8. Corchs F, Nutt DJ, Hood S, Bernik M. Serotonin and sensitivity to trauma-related exposure in selective serotonin reuptake inhibitors-recovered posttraumatic stress disorder. Biological Psychiatry. 2009;66(1):17-24.
9. Corchs F, Oliveira PA, Bottino S, Cunha PJ, Scivolellto S. Transtorno do ajustamento, transtorno do estresse agudo e transtorno do estresse pós-traumático. In: Miguel EC, Gattaz WF, Gentil V (eds.). Clínica Psiquiátrica. Barueri: Manole; 2011. p. 807-23.
10. Courtois CA, Ford JD, Cloitre M. Treating complex traumatic stress disorders: an evidence based guide. In: Courtois CA, Ford JD (eds.). Best practices in psychotherapy for adults. New York: The Guilford Press; 2009. p.82-103.
11. Davidson J, Jobson K, Stein D, Connor KM, Bernik M, Friedman MJ, et al. Post-Traumatic Stress Disorder Algorithm. 2005.
12. Elwyn G, Frosch D, Thomson R, Joseph-Williams N, Lloyd A, Kinnersley P. Shared decision making: a model for clinical practice. J Gen Intern Med. 2012;27(10).
13. Guina J, Rossetter SR, DeRhodes BJ, Nahhas RW, Welton RS. Benzodiazepines for PTSD: a systematic review and meta-analysis. J Psychiatric Pract. 2015;21(4):281-303.
14. Heim C, Nemeroff CB. Neurobiology of posttraumatic stress disorder. CNS Spectr. 2009;14(1Suppl1):13-24.
15. Hoskins M, Pearce J, Bethell A, Dankova L, Barbui C, Tol WA, et al. Pharmacotherapy for post-traumatic stress disorder: systematic review and meta-analysis. Br J Psychiatry. 2015;206(2):93-100.
16. ISTSS Guidelines Position Paper on Complex PTSD in Children and Adolescents. 2017. Disponível em: https://istss.org/getattachment/Treating-Trauma/New-ISTSS-Prevention-and-Treatment-Guidelines/ISTSS_CPTSD-Position-Paper-(Child_Adol)_FNL.pdf.aspx. Acesso em: 08 nov.2022.
17. Karam EG, Friedman MJ, Hill ED, Kessler RC, McLaughlin KA, Petukhova M, et al. Cumulative traumas and risk thresholds: 12-month PTSD in the World Mental Health (WMH) surveys. Depression and anxiety. 2014;31(2):130-42.
18. Karatzias T, Levendosky AA. Introduction to the special section on complex posttraumatic stress disorder (CPTSD): the evolution of a disorder. J Trauma Stress. 2019; 32(6):817-21.
19. Khachatryan D, Groll D, Booij L, Sepehry AA, Schutz CG. Prazosin for treating sleep disturbances in adults with posttraumatic stress disorder: a systematic review and meta-analysis of randomized controlled trials. Gen Hosp Psychiatry. 2016;39:46-52.

20. Koenen KC, Ratanatharathorn A, Ng L, McLaughlin KA, Bromet EJ, Stein DJ, et al. Posttraumatic stress disorder in the World Mental Health Surveys. Psychol Med. 2017;47(13):2260-74.
21. Krysinska K, Lester D. Post-traumatic stress disorder and suicide risk: a systematic review. Arch Suicide Res. 2010;14(1):1-23.
22. Lee DJ, Schnitzlein CW, Wolf JP, Vythilingam M, Rasmusson AM, Hoge CW. Psychotherapy versus pharmacotherapy for posttraumatic stress disorder: systemic review and meta-analyses to determine first-line treatments. Depress Anxiety. 2016;33(9):792-806.
23. Luz MP, Coutinho ES, Berger W, Mendlowicz MV, Vilete LMP, Mello MF, et al. Conditional risk for posttraumatic stress disorder in an epidemiological study of a Brazilian urban population. J Psychiatr Res. 2016;72:51-7.
24. McCall WV, Black CG. The link between suicide and insomnia: theoretical mechanisms. Curr Psychiatry Rep. 2013;15(9):389.
25. Mellman TA, Bustamante V, David D, Fins AI. Hypnotic medication in the aftermath of trauma. J Clin Psychiatry. 2002;63(12):1183-4.
26. Merz J, Schwarzer G, Gerger H. Comparative efficacy and acceptability of pharmacological, psychotherapeutic, and combination treatments in adults with posttraumatic stress disorder: a network meta-analysis. JAMA Psychiatry. 2019.
27. Morina N, Koerssen R, Poller TV. Interventions for children and adolescents with posttraumatic stress disorder: a meta-analysis of comparative outcome studies. Clinical Psychology Review. 2016;47:41-54.
28. Raskind MA, Peskind ER, Chow B, Harris C, Davis-Karim A, Holmes HA, et al. Trial of prazosin for post-traumatic stress disorder in military veterans. N Engl J Med. 2018;378(6):507-17.
29. Rothbaum BO, Price M, Jovanovic T, Norrholm SD, Gerardi M, Dunlop B, et al. A randomized, double-blind evaluation of D-cycloserine or alprazolam combined with virtual reality exposure therapy for posttraumatic stress disorder in Iraq and Afghanistan War veterans. Am J Psychiatry. 2014;171(6):640-8.
30. Stepanski E, Wyatt JK. Use of sleep hygiene in the treatment of insomnia. Sleep Med Rev. 2003;7(3):215-25.
31. VA/DoD clinical practice guideline for the management of posttraumatic stress disorder and acute stress disorder. 2017.
32. Westfall NC, Nemeroff CB. State-of-the-art prevention and treatment of PTSD: pharmacotherapy, psychotherapy, and nonpharmacological somatic therapies. Psychiatric Annals. 2016;46(9):533-49.
33. World Health Organization (WHO). ICD-11 Diagnostic guidelines-ecological implementation field studies – protocols 1 and 2; 2016.
34. Zohar J, Juven-Wetzler A, Sonnino R, Cwikel-Hamzany S, Balaban E, Cohen H. New insights into secondary prevention in post-traumatic stress disorder. Dialogues Clin Neurosci. 2011;13(3):301-9.

15 Transtornos dissociativos

Bruna Bartorelli
Antonio Paulo Rinaldi Asciutti

INTRODUÇÃO

- A dissociação é definida como uma descontinuidade da integração da consciência, memória, identidade, emoção, percepção, representação corporal, controle motor ou comportamento. Do ponto de vista fenomenológico, compreende um espectro de experiências que transitam entre a atividade psíquica normal, como estreitamentos de consciência e atenção (p. ex., ao ler um livro) ou estados relapsos (p. ex., distrair-se na estrada e deixar de tomar a saída correta), até estados patológicos graves, como o não reconhecimento de si em frente ao espelho ou o esquecimento da própria biografia. Historicamente, associou-se a dissociação à ocorrência de vivências traumáticas de diversas naturezas, mas hoje sabe-se que essas vivências não são condições necessárias para o aparecimento de sintomas dissociativos.
- A dissociação é considerada patológica quando acarreta sofrimento significativo e perda da funcionalidade nos campos pessoal, familiar ou profissional. A psiquiatria reconhece sintomas dissociativos em diversos transtornos, e não apenas naqueles classificados como dissociativos. Transtornos dissociativos manifestam-se como

intrusões espontâneas na consciência com perdas de continuidade na experiência subjetiva. Isso leva à incapacidade de acessar informações psíquicas e de controlar as funções mentais. No transtorno dissociativo de identidade, isso se apresenta como uma ruptura da memória autobiográfica e do sentimento de identidade única. Na amnésia dissociativa, ocorre um comprometimento da memória autobiográfica potencialmente reversível. No transtorno de despersonalização/desrealização, o indivíduo experimenta sentimentos de distanciamento ou estranhamento em relação a si ou ao mundo (DSM-5).

- O diagnóstico de sintomas e transtornos dissociativos é realizado com pouca frequência por profissionais de saúde. Em média, pacientes demoram 8 anos desde que procuram ajuda médica para receberem o diagnóstico.

EPIDEMIOLOGIA E FATORES DE RISCO

- A prevalência populacional de transtornos dissociativos em geral durante a vida é em torno de 1,1 a 18,3%. Um estudo norte-americano encontrou prevalência deles em 9,1% da população no período de 12 meses. Em pacientes psiquiátricos, a prevalência varia entre 4,6 e 46%. Em um hospital de Nova York, pesquisadores encontraram 10% de amnésia dissociativa entre pacientes psiquiátricos, 6% de transtorno dissociativo de identidade e 5% de transtorno de despersonalização, seguindo os critérios diagnósticos da décima revisão da Classificação Estatística Internacional de Doenças e Problemas Relacionados com a Saúde.
- Estudos epidemiológicos sobre dissociação no Brasil são raros, e poucos utilizam escalas e entrevistas padronizadas. Na área metropolitana de São Paulo (SP), estimou-se a prevalência populacional de transtornos dissociativos em 2,2% ao longo da vida, 0,5% em 12 meses e 0,3% em 1 mês. Em Petrópolis (RJ), encontraram-se transtornos dissociativos em 20% da população, com amné-

sia dissociativa presente em 1,9% das pessoas ao longo da vida e 0,9% no momento do estudo.

FATORES DE RISCO

- Como em todos os transtornos psiquiátricos, os fatores de risco para o desenvolvimento de transtornos dissociativos podem ser divididos em biológicos, psicológicos e sociais. Por mais que essa seja uma divisão arbitrária, com fatores que ocupam limites entre as categorias, ela é útil para avaliar o risco de desenvolvimento de dissociação ao longo da vida.
- Entre os fatores de risco biológicos para o desenvolvimento de transtornos dissociativos estão a presença de outros transtornos psiquiátricos, uso de substâncias, epilepsia, traumatismo craniano, polimorfismos nos genes 5-HTTLPR (que codifica o transportador de serotonina), da catecol-O-aminotransferase (COMT, uma enzima de degradação de catecolaminas) e da FKBP5 (proteína imunorreguladora também associada a transtornos depressivos), e alterações no sistema do fator neurotrófico derivado do cérebro (BDNF). Alterações nos receptores do N-metil-D-aspartato (NMDA) provavelmente ocorrem, pois alguns de seus antagonistas, como quetamina e maconha, podem desencadear sintomas dissociativos.
- Destaca-se como fator de risco psicológico para desenvolver dissociação a ocorrência de apego desorganizado durante a infância. Segundo essa teoria, apego é o vínculo entre criança e cuidador que tem por objetivo garantir a segurança e sobrevivência do menor. Conforme a criança se desenvolve, transforma-se o objetivo físico de aproximação em um psicológico de obtenção de carinho e atenção. Estratégias de apego (seguro, evitativo, resistente e desorganizado) são adotadas na infância e permanecem estáveis ao longo da vida. Jovens com o apego desorganizado, caracterizado pela incapacidade de criar ferramentas para lidar com a sepa-

ração do cuidador, tornam-se adultos mais propensos a estados e transtornos dissociativos.

- Os fatores de risco sociais são os que classicamente foram associados ao desenvolvimento de transtornos dissociativos. Os que apresentam associação bem estudada são abuso físico ou sexual na infância, maus-tratos ou negligência, morte inesperada de ente próximo, crescimento ao lado de progenitor com doença mental grave, conflito militar, tortura, desastre natural e deslocamento civil. Experiências traumáticas causadas por pessoas próximas da vítima ou por múltiplos agressores, repetidas, de longa duração, de início precoce e com ameaça ou violência aumentam o risco de desenvolvimento de transtornos dissociativos.

ETIOPATOGENIA E NEUROBIOLOGIA

- A etiopatogenia ou fisiopatologia dos transtornos dissociativos, como ocorre com muitos transtornos psiquiátricos, não é conhecida. Historicamente, em razão do estudo dessas condições em conjunto com as chamadas "histerias", associou-se o desenvolvimento da dissociação como consequência de vivências traumáticas. Hoje, sabe-se que o trauma não é uma condição essencial para o estabelecimento de transtornos dissociativos, apesar de muitas vezes haver histórico positivo em pacientes com esses quadros.
- Formulou-se com o estudo da dissociação o "modelo do trauma", que teoriza o aparecimento desse sintoma como forma de lidar com experiências traumáticas sem desorganização emocional intensa. Segundo esse modelo, a dissociação é um estado psicobiológico que funciona como proteção contra experiências traumáticas, diminuindo o impacto desses eventos por meio da ativação de estados alterados de consciência que sequestram ou diminuem o contato do indivíduo com eles. Em indivíduos com predisposição biológica a dissociar (chamada de dissociabilidade), estresse ambiental significativo favoreceria a ocorrência de sintomas dissociativos.

QUADRO CLÍNICO, DIAGNÓSTICO E COMORBIDADES

- O psiquiatra ou psicoterapeuta que se depara com quadros dissociativos deve se fazer uma série de perguntas para entender o que se passa com o paciente e conduzir seu tratamento. Trata-se de uma dissociação verdadeira ou outra vivência que em primeiro momento assemelha-se a dissociações? Essa dissociação é patológica, ou seja, acarreta sofrimento psíquico ou prejuízo funcional? Se é uma dissociação patológica, ocorre em razão de um transtorno dissociativo (com ou sem comorbidade com outros quadros psiquiátricos) ou de um transtorno não dissociativo?
- Discutiremos inicialmente o quadro clínico dos transtornos dissociativos especificados dentro dessa categoria no DSM-5: transtorno dissociativo de identidade, amnésia dissociativa e transtorno de despersonalização/desrealização (Quadros 1 a 3). Sintomas dissociativos em outros quadros psiquiátricos serão discutidos adiante.

Quadro 1 Critérios diagnósticos do transtorno dissociativo de identidade de acordo com o DSM-5

Transtorno dissociativo de identidade
Ruptura da identidade caracterizada pela presença de dois ou mais estados de personalidade distintos, descrita em algumas culturas como uma experiência de possessão. A ruptura na identidade envolve descontinuidade acentuada no senso de si mesmo e de domínio das próprias ações, acompanhada por alterações relacionadas no afeto, no comportamento, na consciência, na memória, na percepção, na cognição e/ou no funcionamento sensório-motor. Esses sinais e sintomas podem ser observados por outros ou relatados pelo indivíduo.
Lacunas recorrentes na recordação de eventos cotidianos, informações pessoais importantes e/ou eventos traumáticos que são incompatíveis com o esquecimento comum.
Os sintomas causam sofrimento clinicamente significativo e prejuízo no funcionamento social, profissional ou em outras áreas importantes da vida do indivíduo.

(continua)

Quadro 1 Critérios diagnósticos do transtorno dissociativo de identidade de acordo com o DSM-5 (*continuação*)

Transtorno dissociativo de identidade
A perturbação não é parte normal de uma prática religiosa ou cultural amplamente aceita. Obs.: em crianças, os sintomas não são mais bem explicados por amigos imaginários ou outros jogos de fantasia.
Os sintomas não são atribuíveis aos efeitos fisiológicos de uma substância (p. ex., apagões ou comportamento caótico durante intoxicação alcoólica) ou a outra condição médica (p. ex., convulsões parciais complexas).

Fonte: Associação Americana de Psiquiatria, 2014.

Quadro 2 Critérios diagnósticos da amnésia dissociativa de acordo com o DSM-5 (adaptado)

Amnésia dissociativa
Incapacidade de recordar informações autobiográficas importantes, geralmente de natureza traumática ou estressante, incompatível com o esquecimento normal. Obs.: a amnésia dissociativa consiste mais frequentemente em amnésia localizada ou seletiva de um evento ou eventos específicos ou amnésia generalizada da identidade e da história de vida.
Os sintomas causam sofrimento clinicamente significativo e prejuízo no funcionamento social, profissional ou em outras áreas importantes da vida do indivíduo.
A perturbação não é atribuível aos efeitos fisiológicos de uma substância (p. ex., álcool ou outra droga de abuso, um medicamento) ou a uma condição neurológica ou médica (p. ex., convulsões complexas parciais, amnésia global transitória, sequelas de traumatismo craniano/lesão cerebral traumática, outra condição neurológica).
A perturbação não é mais bem explicada por transtorno dissociativo de identidade, transtorno de estresse pós-traumático, transtorno de estresse agudo, transtorno de sintomas somáticos ou transtorno neurocognitivo maior ou menor.
Especificar se com fuga dissociativa: viagem aparentemente proposital ou perambulação sem rumo associada à amnésia de identidade ou outras informações autobiográficas importantes.

Fonte: Associação Americana de Psiquiatria, 2014.

Quadro 3 Critérios diagnósticos do transtorno de despersonalização/desrealização de acordo com o DSM-5

Transtorno de despersonalização/desrealização
Presença de experiências persistentes ou recorrentes de despersonalização, desrealização ou ambas: Despersonalização: experiências de irrealidade, distanciamento ou de ser um observador externo dos próprios pensamentos, sentimentos, sensações, corpo ou ações (p. ex., alterações da percepção, sendo distorcido do tempo, sensação de irrealidade ou senso de si mesmo irreal ou ausente, anestesia emocional e/ou física). Desrealização: experiências de irrealidade ou distanciamento em relação ao ambiente ao redor (p. ex., indivíduos ou objetos são vivenciados como irreais, oníricos, nebulosos, inertes ou visualmente distorcidos).
Durante as experiências de despersonalização ou desrealização, o teste de realidade permanece intacto.
Os sintomas causam sofrimento clinicamente significativo e prejuízo no funcionamento social, profissional ou em outras áreas importantes da vida do indivíduo.
A perturbação não é atribuível aos efeitos fisiológicos de uma substância (p. ex., droga de abuso, medicamento) ou a outra condição médica (p. ex., convulsões).
A perturbação não é mais bem explicada por outro transtorno mental, como esquizofrenia, transtorno de pânico, transtorno depressivo maior, transtorno de estresse agudo, transtorno de estresse pós-traumático ou outro transtorno dissociativo.

Fonte: Associação Americana de Psiquiatria, 2014.

- O transtorno dissociativo de identidade é definido como uma ruptura da identidade com a presença de dois ou mais estados de personalidade diferentes. Essa ruptura acompanha-se de alterações no afeto, comportamento, consciência, memória, percepção, cognição ou comportamento sensório-motor. O paciente demonstra dificuldade de recordação de eventos e informações pessoais importantes ou traumáticos.
- A amnésia dissociativa é a incapacidade de recordar informações autobiográficas de natureza geralmente estressante. Muitas vezes,

os indivíduos acometidos esquecem quem são, aonde foram, com quem e o que falaram durante os episódios. Perdas longas de memória costumam estar associadas à história de exposição crônica a eventos traumáticos. Nos casos de amnésia dissociativa, não é comum perder a capacidade de armazenar informações novas (em contraposição a quadros demenciais). Concomitantemente com a amnésia dissociativa, pode ocorrer fuga dissociativa, caracterizada por uma viagem proposital ou uma perambulação sem rumo.

- Define-se como transtorno de despersonalização/desrealização a ocorrência recorrente dessas duas vivências sem que nelas se altere o teste de realidade. Despersonalização é uma experiência de irrealidade ou distanciamento dos próprios pensamentos, sentimentos, sensações, corpo ou ações. Desrealização é uma experiência de irrealidade ou distanciamento em relação ao ambiente ou ao redor.
- Os transtornos dissociativos podem ocorrer de forma comórbida com outros quadros psiquiátricos, e estima-se que isso ocorra em cerca de 80% dos casos. Os transtornos comórbidos mais comuns são o transtorno do espectro pós-traumático (TEPT) e o transtorno de personalidade *borderline*. No TEPT, sintomas de evitação, reexperimentação do trauma e hiperexcitação autonômica acompanham as vivências dissociativas.
- No transtorno de personalidade *borderline*, episódios dissociativos em geral ocorrem com momentos de ideação paranoide intensa. Vivências dissociativas podem ocorrer também em pacientes com esquizofrenia, transtornos alimentares, transtorno do pânico, transtornos do humor, transtorno obsessivo-compulsivo, transtorno de sintomas somáticos e transtorno do estresse agudo. Em um estudo brasileiro, por exemplo, cerca de 23% dos pacientes com transtornos dissociativos apresentavam também ansiedade ou depressão e 9%, transtorno de sintomas somáticos. Quando em comorbidade com transtornos não dissociativos, as dissociações costumam tornar-se mais leves e infrequentes conforme o outro transtorno apresenta melhora.

CURSO E EVOLUÇÃO

- Pacientes com amnésia dissociativa aguda respondem bem ao afastamento do contexto de trauma que causou o transtorno. Um terço dos pacientes com transtorno de despersonalização/desrealização apresenta apenas um episódio, um terço cronifica e um terço começa com quadros esparsos que se tornam mais frequentes. Quando sucede experiências traumáticas, o transtorno de despersonalização/desrealização costuma remitir espontaneamente.
- Cerca de 72 a 78% dos pacientes com transtornos dissociativos apresentam pelo menos uma tentativa de suicídio ao longo da vida. Em comparação a indivíduos sem o diagnóstico de transtornos dissociativos, os que apresentam esses transtornos estão sujeitos a mais autolesões (42 *versus* 12%), ideação suicida (92 *versus* 46%) e tentativa de suicídio (71 *versus* 21%). Após uma tentativa de suicídio, a chance de tentar novamente é quinze vezes maior entre pessoas que têm transtorno dissociativo em comparação às que não têm.

DIAGNÓSTICO DIFERENCIAL

- Doenças orgânicas podem manifestar-se com sintomas dissociativos, então entram no campo de diagnósticos diferenciais. Entre as causas orgânicas de dissociação, citam-se demências, *delirium*, encefalopatia de Wernicke, convulsão parcial complexa, epilepsia de lobo temporal, amnésia global transitória, sequela de traumatismo craniano, intoxicação por substâncias (principalmente álcool, maconha, alucinógenos, *ecstasy*, MDMA, cetamina, sálvia) e por medicamentos (principalmente benzodiazepínicos).

EXAMES COMPLEMENTARES

- Exames complementares são úteis na exclusão de transtornos orgânicos que causem sintomas dissociativos. Alterações hidroeletrolíticas, autoimunes, neoplásicas, infecciosas e de trauma físico podem causar esses transtornos. Como regra geral, ao suspeitar de transtorno dissociativo devem-se solicitar exames quando houver paciente com idade maior que 40 anos, quadros dissociativos atípicos, alterações neurológicas ao exame físico, antecedentes neurológicos (como traumatismo craniano e epilepsia) ou antecedentes de doenças autoimunes. Os principais exames a serem pedidos são hemograma, sorologias de sífilis e HIV, eletrólitos, hormônios tireoidianos, ácido fólico, vitamina B12, funções hepática e tireoidiana, eletroencefalograma e neuroimagem (tomografia computadorizada ou ressonância magnética).

TRATAMENTO

- Em relação ao tratamento farmacológico, não existem psicofármacos associados à melhora de sintomas dissociativos.
- Investir no vínculo terapêutico garantindo um ambiente de segurança e estabilidade deve ser o ponto de partida de toda terapia relacionada ao trauma. O processo psicoterápico envolve acesso gradual a memórias traumáticas, emoções e sentimentos evitados, pensamentos e imagens recusadas pela consciência. Esse tipo de trabalho pode causar *flashbacks* de cenas intensamente ansiogênicas, gerando estados dissociativos ou podendo conduzir a comportamentos de risco como automutilações, tentativas de suicídio e abuso de substâncias como mecanismos de regulação afetiva.
- É de suma importância que o terapeuta seja capaz de ajudar o indivíduo a ampliar o repertório de respostas aos eventos estressores. Técnicas de relaxamento e de ancoragem (*grounding*) são associadas à melhora de comportamentos desadaptativos.

Transtorno dissociativo de identidade

- O primeiro estágio do tratamento envolve trabalhar segurança e estabilidade no que diz respeito a comportamentos de risco e à relação com o terapeuta. A maioria dos pacientes busca cuidados em saúde mental em razão de comportamentos que colocam sua vida ou a de outros em risco, como abuso de psicoativos, envolvimento em relações abusivas e impulsividade. A construção do vínculo/aliança terapêutica será a base necessária para que o clínico possa paulatinamente fazer intervenções psicoeducacionais, ajudar a desenvolver técnicas para manejo de sintomas dissociativos e diagnosticar possíveis comorbidades psiquiátricas.

- Uma próxima fase do tratamento segue propriamente na abordagem focada nos eventos traumáticos. Haja vista o risco de desestabilização, não é recomendada a discussão de memórias em detalhes, devendo-se dar preferência por explorar emoções e sensações físicas específicas que tenham sido evitadas, desenvolvendo novas narrativas para as experiências, de modo a ganhar certo distanciamento para aquilo que se apresentava de maneira intrusiva. A maioria dos pacientes não conseguirá chegar à etapa final do tratamento a que se propõe, na qual seria possível ocorrer unificação subjetiva dos estados dissociados do eu.

Amnésia dissociativa

- Não existem tratamentos baseados em evidências para a amnésia dissociativa. A exemplo da diretriz de tratamento para o transtorno dissociativo de identidade, a psicoterapia na amnésia dissociativa também deve se dar em fases. Inicia-se com o objetivo de estabilizar o quadro, reduzir comportamentos de risco e garantir segurança para o paciente, evoluindo então para a abordagem das memórias traumáticas e elaboração de suas consequências para a consciência e, finalmente, chegando a uma possibilidade de integração das memórias dissociadas.

Transtorno de despersonalização/desrealização

- Os tratamentos psicofarmacológicos têm pouca evidência na literatura, apesar de seu uso corrente na prática clínica. Eles devem ser feitos de forma criteriosa e podem apresentar benefício para o tratamento de transtornos de humor e de ansiedade comórbidos. As medicações mais estudadas são os inibidores seletivos da recaptação de serotonina (ISRS), lamotrigina, naltrexona e benzodiazepínicos.

- Aqueles que têm episódios de despersonalização/desrealização desencadeados por uso de drogas devem ser orientados a cessar o uso, caso já não o tenham feito em razão do desenvolvimento de uma "fobia" da droga.
- Diversos tipos de psicoterapia podem ser utilizados no tratamento, como de orientação psicodinâmica, cognitivo-comportamental, hipnose e suportiva. Não há estudos de eficácia comparada entre elas.

BIBLIOGRAFIA

1. Andrade L, Walters EE, Gentil V, Laurenti R. Prevalence of ICD-10 mental disorders in a catchment area in the city of São Paulo, Brazil. Soc Psychiatry Psychiatr Epidemiol. 2002;37(7):316-25.
2. Associação Americana de Psiquiatria. Manual diagnóstico e estatístico de transtornos mentais, 5. ed. (DSM-5) Nascimento MIC, Machado PL, Garcez RM, Pizzato R, Rosa SMM (trads.). Porto Alegre: Artmed; 2014.
3. Bonn S, Draijer N. Multiple personality disorder in The Netherlands: a clinical investigation of 71 patients. Am J Psychiatry. 1993;150(3):489-94.
4. Deakin JF, Lees J, McKie S, Hallak JE, Williams SR, Dursun SM. Glutamate and the neural basis of the subjective effects of ketamine: a pharmaco-magnetic resonance imaging study. Arch Gen Psychiatry. 2008;65(2):154-64.
5. Edwards VJ, Fivush R, Anda RF, Felitti VJ, Nordenberg DF. Autobiographical memory disturbances in childhood abuse survivors. J Aggress Maltreat Trauma. 2001;4(2):247-63.
6. Foote B, Smolin Y, Neft DI, Lipschitz D. Dissociative disorders and suicidality in psychiatric outpatients. J Nerv Ment Dis. 2008;196(1):29-36.
7. Fortes S, Villano LA, Lopes CS. Nosological profile and prevalence of common mental disorders of patients seen at the Family Health Program (FHP) units in Petrópolis, Rio de Janeiro. Braz J Psychiatry. 2008;30(1):32-7.
8. Gabbard GO. Psiquiatria psicodinâmica na prática clínica. Rodrigues FS (trad.). 5. ed. Porto Alegre: Artmed; 2016. p. 63-4.
9. Lochner C, Seedat S, Hemmings SM, Moolman-Smook JC, Kidd M, Stein DJ. Investigating the possible effects of trauma experiences and 5-HTT on the dissociative experiences of patients with OCD using path analysis and multiple regression. Neuropsychobiology. 2007;56(1):6-13.
10. Loewenstein RJ. Dissociation debates: everything you know is wrong. Dialogues Clin Neurosci. 2018;20(3):229-42.

11. Loewenstein RJ. Psychogenic amnesia and psychogenic fugue: a comprehensive review. In: Tasman A, Goldfinger SM (eds.). American Psychiatric Press Annual review of psychiatry, vol. 10. Washington: American Psychiatric Press; 1991. p. 189.
12. Lyssenko L, Schmahl C, Bockhacker L, Vonderlin R, Bohus M, Kleindienst N. Dissociation in psychiatric disorders: a meta-analysis of studies using dissociative experiences scale. Am J Psychiatry. 2018;175(1):37-46.
13. Mathew RJ, Wilson WH, Chiu NY, Turkington TG, Degrado TR, Coleman RE. Regional cerebral blood flow and depersonalization after tetrahydrocannabinol administration. Acta Psychiatr Scand. 1999;100(1):67-75.
14. Pieper S, Out D, Bakermans-Kranenburg MJ, van Ijzendoorn MH. Behavioral and molecular genetics of dissociation: the role of the serotonin transporter gene promoter polymorphism (5-HTTLPR). J Trauma Stress. 2011;24(4):373-80.
15. Putnam FW, Guroff JJ, Silberman EK, Barban L, Post RM. The clinical phenomenology of multiple personality disorder: review of 100 recent cases. J Clin Psychiatry. 1986;47(6):285-93.
16. Putnam FW. Dissociation in children and adolescents: a developmental model. New York: Guilford Press; 1997.
17. Ross CA, Joshi S, Currie R. Dissociative experiences in the general population: a factor analysis. Hosp Community Psychiatry. 1991;42(3):297-301.
18. Ross CA, Miller SD, Bjornson L, Reagor P, Fraser GA, Anderson G. Abuse histories in 102 cases of multiple personality disorder. Can J Psychiatry. 1991;36(2):97-101.
19. Ross CA. Dissociative identity disorder: diagnosis, clinical features and treatment of multiple personality. New York: Wiley; 1997.
20. Ross CA. Epidemiology of multiple personality disorder and dissociation. Psychiatr Clin North Am. 1991;14(3):503-17.
21. Sar V, Akyüz G, Doğan O. Prevalence of dissociative disorders among women in the general population. Psychiatry Res. 2007;149(1-3):169-76.
22. Sar V, Ross CA. Dissociative disorders as a confounding factor in psychiatric research. Psychiatr Clin N Am. 2006;29(1):129-44.
23. Simeon D, Knutelska M, Nelson D, Guralnik O. Feeling unreal: a depersonalization disorder update of 117 cases. J Clin Psychiatry. 2003;64(9):990-7.
24. Sivers H, Schooler JW, Freyd JJ. Recovered memories. In: Ramachandran VS, editor. Encyclopedia of the Human Brain. New York: Elsevier Science; 2002. p. 169.

16 Transtornos de sintomas somáticos e transtornos relacionados

Bruna Bartorelli
Fabienne Yaemi Cutrim Ohki

INTRODUÇÃO

- Os transtornos somáticos, denominação atual dos transtornos somatoformes, englobam um conjunto de condições em que sintomas e queixas físicas são o foco principal da vida do paciente, resultando em comprometimento da vida diária e busca incessante por atendimento médico. São eles: transtorno de sintomas somáticos, transtorno conversivo, transtorno ansioso de doença, condições médicas agravadas por fatores psicológicos e transtorno factício (TF).
- Pacientes podem apresentar múltiplos sintomas concomitantes ou um sintoma focal, como dor ou paralisia em um membro específico. Em ambos os casos há perda da funcionalidade, sendo comum afastamento do trabalho por longos períodos, isolamento social e rotina pautada por consultas com inúmeros especialistas, exames e procedimentos invasivos com resultados pouco satisfatórios. Por serem poliqueixosos, sensíveis a efeitos colaterais e negarem qualquer relação de seus sintomas com questões emocionais, podem ser especialmente difíceis de manejar.

- A partir de 2013, com a nova edição do DSM, observa-se o intuito em reduzir a dicotomia entre mente e corpo, compreendendo que um interfere no outro a todo instante e que uma separação para a realização diagnóstica pode produzir equívocos e o tratamento não ter uma evolução positiva. Atualmente, o foco para o diagnóstico consiste na maneira pela qual o paciente convive com os sintomas, independentemente de haver ou não causa orgânica que justifique o quadro.
- A manifestação desses transtornos pode ser atribuída principalmente a experiências traumáticas precoces e ao longo da vida por meio de violência física e psicológica, dinâmica familiar em que a atenção é obtida pela doença e não valoriza o sofrimento emocional, além uma sociedade que culturalmente estigmatiza o sofrimento psíquico em relação ao físico. É muito comum esses pacientes centralizarem suas vidas em torno dos sintomas, tornando-se um traço da sua identidade e dominando as relações interpessoais. A angústia gerada é, sobretudo, focada em sintomas somáticos e em seu significado. Desse modo, a qualidade de vida é prejudicada, tanto física quanto mentalmente.

TRANSTORNO DE SINTOMAS SOMÁTICOS (TSS)

- O TSS caracteriza-se pela presença de um ou mais sintomas, podendo a dor ser um deles, que causam sofrimento significativo e comprometimento da vida diária. Pode ou não haver uma doença de base que explique o quadro, porém a intensidade dos sintomas e a interferência na funcionalidade são marcantes e além do esperado (Quadro 1).
- Muitas vezes, os achados são normais e, por manterem queixas importantes, os pacientes são submetidos a mais exames e procedimentos cada vez mais invasivos, a fim de tentar achar uma explicação. Tratar e conviver com pessoas com TSS é um desafio constante que exige perseverança e empatia. É sempre importante lembrar que o sofrimento é genuíno e que o paciente não tem

Quadro 1 Transtorno de sintomas somáticos, critérios diagnósticos do DSM-5

A. Um ou mais sintomas somáticos que causam aflição ou resultam em perturbação significativa da vida diária.
B. Pensamentos, sentimentos ou comportamentos excessivos relacionados aos sintomas somáticos ou associados a preocupações com a saúde manifestados por, pelo menos, um dos seguintes: • Pensamentos desproporcionais e persistentes acerca da gravidade dos próprios sintomas. • Nível de ansiedade persistentemente elevado acerca da saúde e dos sintomas. • Tempo e energia excessivos dedicados a esses sintomas ou a preocupações a respeito da saúde.
C. Embora algum dos sintomas somáticos possa não estar continuamente presente, a condição de estar sintomático é persistente (em geral mais de 6 meses).
Especificar se: Com dor predominante (anteriormente transtorno doloroso): esse especificador é para indivíduos cujos sintomas somáticos envolvem predominantemente dor.
Especificar se: Persistente: um curso persistente é caracterizado por sintomas graves, prejuízo marcante e longa duração (mais de seis meses).
Especificar a gravidade atual: • Leve: apenas um dos sintomas especificados no critério B é satisfeito. • Moderada: dois ou mais sintomas especificados no critério B são satisfeitos. • Grave: dois ou mais sintomas especificados no critério B são satisfeitos, além da presença de múltiplas queixas somáticas (ou um sintoma somático muito grave).

controle de seus sintomas. Mesmo não havendo substrato orgânico identificado, eles de fato sentem tudo aquilo que referem.

- Os sintomas não são coerentes e não podem ser atribuídos a uma síndrome conhecida, sendo comuns queixas gastrointestinais, zumbido, tontura, dores, cansaço extremo, mal-estar, falta de ar, insônia etc. Quando há uma causa orgânica, a intensidade dos sintomas e o comprometimento das atividades diárias são além do observado na maioria dos casos. Muitos pacientes desenvolvem alternância das queixas, sendo que sintomas desaparecem sem explicação para dar lugar a novas apresentações clínicas. Podem ocorrer também sintomas conversivos e dissociativos concomitantes como paralisias, formigamentos e perda da orientação espacial. Outra característica marcante do quadro clínico é a falta de *insight*, ou seja, geralmente o paciente não faz qualquer associação entre os conflitos psíquicos e sintomas físicos e qualquer tentativa do médico em fazê-lo costuma ser mal recebida.

- Cerca de 5 a 7% são a prevalência estimada do transtorno de sintomas somáticos na população adulta, de acordo com o DSM-5, sendo, na maioria das vezes, mulheres que se queixam e procuram por ajuda.

TRANSTORNO DE ANSIEDADE DE DOENÇA (TAD)

- O TAD caracteriza-se por uma grande preocupação em ter ou contrair uma doença, com base na interpretação de sintomas corporais benignos e fisiológicos, ou seja, apenas aqueles que apresentarem uma elevada ansiedade, porém sem sintomas somáticos, serão diagnosticados com TAD (Quadro 2). No DSM-5, o conceito de hipocondria deixou de ser usado, por carregar estigma e ter um caráter pejorativo. Os pacientes previamente diagnosticados com hipocondria foram então reclassificados entre TSS e TAD, representando 74 e 26%, respectivamente, do total de casos estudados.
- O portador de TAD tem a convicção de ter uma doença grave (apesar de isso não ser corroborado por dados de exame físico ou exames complementares) e permanece preocupado com a possibilidade de desenvolver doenças graves, o que gera nele forte sofrimento. Com isso, o paciente observa e monitoriza suas funções fisiológicas e, ainda que não sejam observadas anormalidades, o medo e a sensação de estar ou ficar doente persistem.
- Costumam ser pacientes com bastante demanda por exames e diversas passagens de investigações médicas extensas. Por esse mo-

tivo é de suma importância uma anamnese delicada e atenta, que contenha os sintomas que preocupam o paciente, bem como o tempo gasto por ele fazendo verificações, grau de funcionalidade e presença ou não de sintomas somáticos.

Quadro 2 Critérios diagnósticos do DSM-5 (300.7/F45.2)

Preocupação em ter ou contrair uma doença grave.
Sintomas somáticos não estão presentes ou, se estiverem, são de intensidade apenas leve. Se uma outra condição médica estiver presente ou houver risco elevado de desenvolver uma condição médica (p. ex., presença de forte história familiar), a preocupação é claramente excessiva ou desproporcional.
Há alto nível de ansiedade com relação à saúde, e o indivíduo é facilmente alarmado a respeito do estado de saúde pessoal.
O indivíduo tem comportamentos excessivos relacionados à saúde (p. ex., verificações repetidas do corpo procurando sinais de doença) ou exibe evitação mal-adaptativa (p. ex., evita consultas médicas e hospitais).
Preocupação relacionada à doença presente há pelo menos seis meses, mas a doença específica que é temida pode mudar nesse período.
A preocupação relacionada à doença não é mais bem explicada por outro transtorno mental, como transtorno de sintomas somáticos, transtorno de pânico, transtorno de ansiedade generalizada, transtorno dismórfico corporal, transtorno obsessivo-compulsivo ou transtorno delirante, tipo somático.
Determinar o subtipo: • Tipo busca de cuidado: o cuidado médico, incluindo consultas ao médico ou realização de exames e procedimentos, é utilizado com frequência. • Tipo evitação de cuidado: o cuidado médico raramente é utilizado.

TRANSTORNO CONVERSIVO (TC)/TRANSTORNO NEUROLÓGICO FUNCIONAL (TNF)

- Transtorno conversivo ou transtorno de sintomas neurológicos funcionais é uma condição médica incapacitante, geralmente crônica, mas reversível (Quadro 3). Existe uma ou múltiplas queixas neurológicas como tremor, paralisia, parestesias, distonia, ton-

Quadro 3 Transtorno conversivo (transtorno de sintomas neurológicos funcionais) – critérios diagnósticos do DSM-5
Um ou mais sintomas de função motora ou sensorial alterada.
Achados físicos que evidenciam incompatibilidade entre o sintoma e as condições médicas ou neurológicas encontradas.
O sintoma ou déficit não é mais bem explicado por outro transtorno mental ou médico.
O sintoma ou déficit causa sofrimento clinicamente significativo ou prejuízo no funcionamento social, profissional ou em outras áreas importantes da vida do indivíduo ou requer avaliação médica.
Nota para codificação: o código da CID-9-MC para transtorno conversivo é 300.11, o qual é atribuído independentemente do tipo de sintoma. O código da CID-10-MC depende do tipo de sintoma (ver a seguir).
Especificar o tipo de sintoma: (F44.4) Com fraqueza ou paralisia (F44.4) Com movimento anormal (p. ex., tremor, movimento distônico, mioclonia, distúrbio da marcha) (F44.4) Com sintomas de deglutição (F.44.4) Com sintoma de fala (p. ex., disfonia, fala arrastada) (F.44.5) Com ataques ou convulsões (F.44.6) Com anestesia ou perda sensorial (F.44.6) Com sintoma sensorial especial (p. ex., perturbação visual, olfatória ou auditiva) (F44.7) Com sintomas mistos
Especificar se: • Episódio agudo: sintomas presentes há menos de 6 meses. • Persistente: sintomas ocorrendo há 6 meses ou mais. Especificar se: • Com estressor psicológico (especificar estressor). • Sem estressor psicológico.

turas, alterações da fala, visão, deglutição, alterações mnésicas, convulsões, pseudoalucinações etc. Em um primeiro momento, a apresentação clínica é muito parecida com uma condição neurológica não funcional.

- Entretanto, ao se fazer exame neurológico minucioso, observam-se sinais específicos indicativos de quadros funcionais, tais como:

fraqueza em vai e vem, marcha não econômica, mudanças da frequência e direção do tremor, melhora dos sintomas com manobras de distração, sinal de Hoover positivo, desaparecimento e retorno dos sintomas ao longo dos dias ou durante o exame. A observação é de suma importância, e algumas vezes é necessário repetir o exame neurológico para se ter certeza. Exames de imagem não mostram alterações ou evidenciam apenas achados inespecíficos. Os sintomas neurológicos mais comuns observados são dificuldade na marcha, tremor ou fraqueza. Representa o segundo motivo mais comum em uma consulta com o neurologista, sendo o primeiro cefaleia.

- De acordo com o DSM-5, é preciso ser constatada a incompatibilidade do quadro com outra afecção neurológica, e não apenas os resultados dos exames serem normais; para tanto, é necessário exame neurológico minucioso.
- Muitas vezes é possível identificar um fator desencadeante para o quadro como algum conflito interpessoal ou evento importante, mas este não é mais um critério necessário para o diagnóstico. A *belle indiference* está associada aos quadros conversivos, sendo caracterizada por uma despreocupação e dissociação afetiva, na qual o paciente se mostra indiferente ao seu estado.

FATORES PSICOLÓGICOS INFLUENCIANDO OUTRAS CONDIÇÕES MÉDICAS (FPM)

- Como o próprio nome já diz, para receber esse diagnóstico, o paciente deve ter alguma condição médica ou sintoma que é afetado de forma negativa por comportamentos e/ou fatores psicológicos. Praticamente qualquer doença pode ser influenciada por esses fatores, podendo aumentar os riscos associados à doença, influenciar de forma prejudicial o curso da patologia, exacerbar os sintomas de base criando a necessidade de maior atenção médica, aumentar a morbidade e a mortalidade. Porém, esses fatores não podem ser atribuídos a outro transtorno mental como depressão, por exemplo.

- Não há dados epidemiológicos claros, mas certamente é o transtorno somático mais frequente do grupo. Muitos fatores interferem no curso de uma patologia de base, resultando em interferência na adesão ao tratamento e na maneira de reagir frente ao diagnóstico ou hospitalização, por exemplo. Além disso, fatores ambientais, sociais e culturais podem piorar a resposta psicológica frente a uma doença; dentre eles, conflitos conjugais, falta de suporte familiar, desemprego, dificuldades econômicas, estresse, baixo nível de educação etc. (DSM-5).
- Os critérios diagnósticos para FPM encontram-se no Quadro 4. Esse diagnóstico resulta em aumento do sofrimento, da incapacidade e da morbidade/mortalidade dos pacientes.

Quadro 4 Critérios diagnósticos, DSM-5

A. Um sintoma ou condição médica (outro[a] que não um transtorno mental) está presente.
B. Fatores psicológicos ou comportamentais afetam de maneira adversa a condição médica em uma das seguintes maneiras: • Os fatores influenciaram o curso da condição médica conforme demonstrado por uma associação temporal próxima entre os fatores psicológicos e o desenvolvimento, a exacerbação ou a demora na recuperação da condição médica. • Os fatores interferem no tratamento da condição médica (p. ex., má adesão). • Os fatores constituem riscos de saúde adicionais claros ao indivíduo. • Os fatores influenciam a fisiopatologia subjacente, precipitando ou exacerbando sintomas e demandando atenção médica.
C. Os fatores psicológicos e comportamentais do critério B não são mais bem explicados por um transtorno mental (p. ex., transtorno de pânico, transtorno depressivo maior, transtorno de estresse pós-traumático).
Especificar a gravidade atual: • Leve: aumenta o risco médico (p. ex., adesão inconsistente ao tratamento anti-hipertensivo). • Moderada: agrava a condição médica subjacente (p. ex., ansiedade agravando a asma). • Grave: resulta em hospitalização ou consulta em emergência. Extrema: resulta em risco grave potencialmente fatal (p. ex., ignora sintomas de infarto agudo do miocárdio).

TRANSTORNO FACTÍCIO AUTOIMPOSTO E IMPOSTO A OUTRO (POR PROCURAÇÃO)

- O transtorno factício difere psicopatologicamente dos quadros já descritos, pois a busca por atendimento médico deve-se à produção deliberada de sintomas físicos e/ou psicológicos. São pacientes com alta demanda do sistema de saúde, que ativa e conscientemente falsificam uma doença para obter tratamento (Quadro 5).

Quadro 5 Critérios diagnósticos, DSM-5

Transtorno factício autoimposto
A. Falsificação de sinais ou sintomas físicos ou psicológicos, ou indução de lesão ou doença, associada à fraude identificada.
B. O indivíduo se apresenta a outros como doente, incapacitado ou lesionado.
C. O comportamento fraudulento é evidente mesmo na ausência de recompensas externas óbvias.
D. O comportamento não é mais bem explicado por outro transtorno mental, como transtorno delirante ou outra condição psicótica.
Especificar: Episódio único ou episódios recorrentes (dois ou mais eventos de falsificação de doença e/ou indução de lesão)
Transtorno factício imposto a outro (antes transtorno factício por procuração)
A. Falsificação de sinais ou sintomas físicos ou psicológicos, ou indução de lesão ou doença em outro, associada à fraude identificada.
B. O indivíduo apresenta outro (vítima) a terceiros como doente, incapacitado ou lesionado.
C. O comportamento fraudulento é evidente até mesmo na ausência de recompensas externas óbvias.
D. O comportamento não é mais bem explicado por outro transtorno mental, como transtorno delirante ou outro transtorno psicótico
Nota: o agente, não a vítima, recebe esse diagnóstico.
Especificar: Episódio único ou episódios recorrentes (dois ou mais eventos de falsificação de doença e/ou indução de lesão)

- Uma revisão sistemática de 2016 realizada por Yates e Feldman avaliou 455 casos de TF descritos na literatura e encontrou dados muito significativos: 66,2% eram mulheres, 57% profissionais da área da saúde, idade média de 34,2 anos e 58,7% optaram por efetivamente provocar sintomas em si próprios. Este último dado revela a gravidade da doença e contradiz dados anteriores que consideravam a minoria dos casos como graves. É interessante notar que em somente 31% dos casos foi possível obter comprovação da fabricação dos sintomas e apenas dois pacientes confessaram fazê-lo.
- O termo Munchausen por procuração foi utilizado pela primeira vez em 1977, determinando uma forma extrema de abuso infantil na qual as crianças são submetidas a exames e tratamentos médicos desnecessários em razão de doenças falsificadas por seus pais. A doença também pode ser provocada em idosos e deficientes mentais pelos seus cuidadores. Existem inúmeras maneiras de fazer uma criança adoecer, sendo as mais frequentes sufocamento e envenenamento com medicações. As drogas mais usadas para intoxicar intencionalmente crianças são os anticonvulsivantes e, em segundo lugar, opiáceos. A doença também pode aparecer em crianças com alguma patologia de base, sendo que, neste caso, o cuidador deixa de tratar o quadro de forma adequada para procurar constantemente auxílio médico.

TRATAMENTO

- Os transtornos somáticos são especialmente difíceis de tratar e há poucos serviços especializados no Brasil que se dedicam a acompanhar e estudar essas patologias. Não há consenso ou *guidelines* quanto ao tratamento ideal, mas o primeiro objetivo deve ser o de preservar a integridade física e psicológica do paciente, protegendo-o de procedimentos desnecessários e potencialmente iatrogênicos, assim como do uso excessivo de medicamentos e lesões irreversíveis por desuso nos casos graves de queixas dolorosas ou quadros conversivos motores. Quanto mais precoce o diagnóstico, melhores são as chances de evolução mais favorável.

- A remissão dos sintomas não deve ser o foco inicial do tratamento, e sim a recuperação da autonomia, funcionalidade e qualidade de vida. Idealmente, o tratamento envolve equipe interdisciplinar e a comunicação entre os profissionais envolvidos é fundamental para alinhar as condutas pertinentes para cada caso e evitar manipulações por parte dos pacientes e familiares. Nossa experiência mostra que é muito frequente uma relação de interdependência entre paciente e cuidador e que se os familiares não estão envolvidos no tratamento a resposta é pior.
- A maioria dos profissionais de saúde e médicos considera pacientes com sintomas somáticos ou síndromes funcionais específicas – síndrome do intestino irritável (SII), fibromialgia (FMS), síndrome da bexiga dolorosa, entre outros – como pacientes de difícil tratamento. Os sintomas variam em intensidade e em impacto sobre a funcionalidade e qualidade de vida dos pacientes e, a depender da gravidade do quadro, são frequentemente refratários aos tratamentos convencionais. A refratariedade aos tratamentos gera sentimentos de frustração, tanto para o paciente quanto para o médico e demais profissionais. É importante considerar os aspectos contratransferenciais despertados nos profissionais, uma vez que a persistência, prevalência e perseverança dos sintomas geram sentimentos de impotência e descrença, que acabam por invalidar o sofrimento dos pacientes, o que abala profundamente o vínculo do paciente com o serviço e com os profissionais. Deve-se ter em mente que o vínculo do paciente e da família com o serviço e os profissionais é aspecto fundamental e indispensável para o tratamento.
- Não existe tratamento medicamentoso específico para transtornos somáticos que seja eficaz em reduzir as queixas físicas, devendo-se somente tratar com psicotrópicos as comorbidades psiquiátricas, se houver, de acordo com as condutas orientadas nos capítulos “Transtorno depressivo e distimia” e “Transtornos de ansiedade e

transtorno de ansiedade generalizada" desta obra. Vale lembrar que é desejável dar preferência a medicações com um perfil de efeitos colaterais mais toleráveis em razão da sensibilidade exacerbada dos pacientes somatizadores. É desejável evitar o uso de opioides, pois oferecem muito pouco alívio da dor nos casos de transtornos de sintomas somáticos (TSS) com dor predominante, além de serem drogas com potencial de causar abuso e dependência.

- Diretrizes para o manejo:
  - Para pacientes com queixas persistentes, considerar o diagnóstico de TSS o mais cedo possível.
  - Evitar repetir exames, especialmente os mais invasivos, para acalmar o paciente ou a si mesmo.
  - Atentar-se para queixas que indicam somatização ou estresse emocional desproporcional ao sintoma. Realizar *screening* de sintomas depressivos, ansiosos, uso indiscriminado de medicações para dor, álcool e drogas. Pesquisar ideação suicida.
  - Acessar as experiências, expectativas, funcionalidade, crenças, comportamentos patológicos relacionados a uma tendência a catastrofismos, evitação ou uso indevido e demasiado dos serviços de saúde.
  - Se o TSS for diagnosticado, realizar estratificação de gravidade em leve, moderada ou grave.
- O próprio processo de comunicação diagnóstica, se feito com cuidado, já apresenta efeitos terapêuticos. Deve-se evitar a dicotomia entre físico e mental. Os sintomas somáticos devem ser validados, mesmo sem base orgânica bem definida. Comunicação clara e cuidadosa deve ser prioridade em todos os níveis da atenção e etapas da doença, incluindo recomunicação diagnóstica, antecipação de desfechos favoráveis e explicações sobre a benignidade dos quadros funcionais.
- Encorajar a adoção de estilo de vida saudável, prática de atividade física, higiene do sono, interação social e atividade profissional que faça sentido para o paciente pode ajudar no tratamento. É possível também lançar mão de medicações sintomáticas e te-

rapias alternativas, além do tratamento dos transtornos psiquiátricos comórbidos. O uso de medicações para dor crônica, como os antidepressivos tricíclicos, os duais, a pregabalina e a gabapentina, deve ser criterioso e avaliado caso a caso. Para os casos leves, muitas vezes essas diretrizes já são suficientes. Nos casos moderados a graves, o encaminhamento para serviços especializados talvez se faça necessário.

- Para os pacientes com sintomas motores, muitos estudos demonstram que a fisioterapia apresenta importante papel terapêutico. Inicialmente, essa abordagem também deve estar atrelada aos esclarecimentos e intervenções psicoeducacionais sobre o transtorno, nesse caso, usando o próprio corpo do paciente para acentuar o esforço didático. Demonstrar que a movimentação normal do membro afetado pode ocorrer é fundamental nesse processo, devendo ser enfatizada e encorajada. Além disso, sabe-se que a piora na execução do movimento advém da atençao e concentração exageradas que o paciente faz ao realizá-lo. Assim, o tratamento fisioterapêutico envolve também exercícios motores com distração atencional. Isso pode ser feito, por exemplo, convidando o paciente a realizar os movimentos enquanto se concentra em partes distintas do corpo, tenta realizá-los em diferentes velocidades e ritmos, ou, ainda, enquanto realiza tarefas mentais envolvendo música ou jogos matemáticos.
- Em geral, pacientes com TF são submetidos a mais procedimentos invasivos que os com transtornos somáticos e apresentam transtorno de personalidade *borderline* e antissocial. Por essas características, o engajamento no tratamento é mais difícil, existe resistência em se estabelecer vínculo com manipulações constantes e abandono do tratamento. A comunicação com os profissionais de outras clínicas é fundamental para evitar procedimentos desnecessários e avaliar corretamente novas queixas físicas. É importante manter em mente que pacientes com TF muitas vezes possuem doenças de base que precisam de acompanhamento e podem desenvolver novas doenças como qualquer pessoa.

- Há a questão da confrontação do diagnóstico frente ao paciente, amplamente discutida em artigo de revisão sistemática de Eastwood e Bisson. Mais uma vez não há consenso, mas no SOMA optamos em não confrontar o paciente por julgar que não é uma atitude que surta efeitos terapêuticos, especialmente no início do tratamento. Acusar o paciente de provocar sintomas e esperar que ele admita isso é contraproducente e leva ao abandono do tratamento. Percebemos que ao longo do acompanhamento os pacientes tornam-se cientes de que sabemos que seus sintomas são intencionalmente provocados e, por não ficarmos "jogando isso na sua cara", também podem parar de ficar provando quão doentes são e falar de outras angústias e questões, caminho aberto para terapia.
- Nos casos de transtorno factício imposto a outro existem questões legais a serem tomadas, uma vez que consistem em abuso, geralmente infantil, com risco potencial para a vítima, que deve ser afastada do causador dos danos. O conselho tutelar deve ser acionado e a criança deve permanecer com um familiar que esteja ciente dos fatos e entenda os riscos existentes, assim como receber acompanhamento psicológico e médico contínuos. É importante que a comunicação seja feita em ambiente protegido, pois alguns cuidadores podem se sentir encurralados e com muita raiva, tendendo a provocar danos maiores à criança, para provar que ela realmente está doente, ou tentativas de homicídio/suicídio.

CONSIDERAÇÕES FINAIS

- Transtornos somáticos ainda são subdiagnosticados por falta de conhecimento médico a respeito do tema e, também, porque existe preconceito com quadros somáticos, conversivos, dissociativos e hipocondríacos tanto por parte dos profissionais como dos pacientes. O receio do médico em errar e deixar passar uma patologia orgânica passível de tratamento frente a quadros por vezes muito graves e exuberantes leva à realização de exames e procedimentos desnecessários e potencialmente iatrogênicos. Quanto mais precoce é realizado o diagnóstico, melhores são as chances de haver melhor evolução, em especial para os casos de transtorno neurológico funcional. De modo geral, são quadros crônicos com comprometimento muito grande da funcionalidade e a remissão dos sintomas é difícil. Uso de instrumentos de rastreio e capacitação de equipes interdisciplinares para o tratamento desses transtornos reduziria muito os custos do sistema de saúde e diminuiria o sofrimento de pacientes e familiares.

BIBLIOGRAFIA

1. Araújo AC, Neto FL. A nova classificação americana para os transtornos mentais – o DSM-5. Rev Bras Ter Comp Cogn. 2014;16(1):67-82.
2. Associação Americana de Psiquiatria. Manual Diagnóstico e Estatístico de Transtornos Mentais. DSM 5.ed. Porto Alegre: Artmed; 2014.
3. Bailer J, Kerstner T, witthoft M, Diener C, Mier D, Rist F. Health anxiety and hypochondriasis in the light of DSM-5. Anxiety, Stress, & Coping. 2016;29(2):219-239.
4. Bartorelli B, Betbedé A. Sintomas somáticos e transtornos relacionados. In: Castro Humes E, Vieira MEB, Fráguas Júnior R (eds.). Psiquiatria Interdisciplinar. Barueri, São Paulo: Manole; 2016. p.210-20.
5. Bass C, Glaser D. Early recognition and management of fabricated or induced illness in children. Lancet. 2014;383:1412-21.
6. Eastwood S, Bisson JI. Management of factitious disorders: a systematic review. Psychother Psychosom. 2008;77:209.
7. Henningsen P. Management of somatic symptom disorder. Dialogues Clin Neurosci. 2018;20(1):23-31.
8. Nielsen G, Stone J, Matthews A, Brown M, Sparkes C, Farmer R, et al. Physiotherapy for functional motor disorders: a consensus recommendation. J Neurol Neurosurg Psychiatry. 2015;86(10):1113-9.
9. Rice AS, Smith BH, Blyth FM. Pain and the global burden of disease. Pain. 2016;157:791-6.
10. Scarella TM, Boland RJ, Barsky AJ. Illness anxiety disorder: Psychopathology, epidemiology, clinical characteristics, and treatment. Psychosomatic Med. 2019;81(5):398-407.
11. Smithson J, Deary V, Fay M. We need to talk about symptoms: an introduction. Disponível em: http://www.ahsn-nenc.org.uk/wp-content/uploads/sites/3/201 4/1 2/We-need-to-talk-about-symptons-an-introduction.pdf. Academic Health Science Network for the North East and North Cumbria (AHSN NENC). Series on persistent physical symptoms. 2015.

12. Stone J, Carson A, Duncan R, Roberts R, Warlow C, Hibberd C, et al. Who is referred to neurology clinics? The diagnoses made in 3781 new patients. Clin Neurol Neurosurg. 2010;112:747.
13. Yates GP, Feldman MD. Factitious disorder: a systematic review of 455 cases in the professional literature. General Hospital Psychiatry. 2016;41:20-28.

17 Transtornos alimentares

Michele de Oliveira Gonzalez
Fábio Tápia Salzano
Eduardo Wagner Aratangy
Alexandre Pinto de Azevedo
Fernanda Pisciolaro
Anny de Mattos Barroso Maciel
Táki Athanássios Cordás

INTRODUÇÃO E DEFINIÇÕES (ASPECTOS EPIDEMIOLÓGICOS)

- Os transtornos alimentares (TA) caracterizam-se por inadequações nas atitudes alimentares ocasionando progressiva piora da qualidade nutricional, saúde física ou funcionamento psicossocial. o Manual Diagnóstico e Estatístico de Transtornos Mentais, em sua 5ª e mais atual edição (DSM-5), publicada em 2013, descreve critérios diagnósticos para os seguintes transtornos alimentares: anorexia nervosa (AN), bulimia nervosa (BN), transtorno de compulsão alimentar (TCA), transtorno de ruminação, pica e transtorno alimentar restritivo/evitativo.
- Os TA são mais comumente observados em países desenvolvidos e industrializados, sendo mais encontrados em mulheres jovens, entre 18 e 30 anos (3,2%). Apesar de menos comum em homens, a gravidade é a mesma e homens homossexuais têm maior predisposição que heterossexuais. Há participação dos hormônios sexuais na diferenciação do comportamento (inclusive em relação a preferências alimentares, oscilações de hormônios ovarianos e presença de "comer emocional"), e os caracteres secundários femi-

ninos e masculinos se relacionam com a etiologia dos transtornos alimentares, aumentando o fator de risco em mulheres.

- A mortalidade de pacientes diagnosticados com transtornos alimentares é alta, tanto por complicações clínicas como por suicídio, e isso mostra a necessidade de aprimoramento diagnóstico, tratamento e abordagem interdisciplinar pelas equipes de saúde para evitar desfechos negativos.
- A prevalência de AN é estimada entre 0,5 e 1%, enquanto a incidência de BN é avaliada de 1 a 1,5% da população, podendo estar elevados se quadros parciais forem considerados e em populações específicas, como jovens universitários. O TCA tem prevalência estimada ao longo da vida em adultos de 2,6% nos Estados Unidos, e 1,9% em todo o mundo. Os índices podem chegar a cerca de 32% dos pacientes com sobrepeso e 36% dos pacientes com obesidade.
- Na AN e BN, as taxas de prevalência de homens e mulheres vão de 1:10 a 1:4 em amostras clínicas e comunitárias, respectivamente, ressaltando que esta última reflete dados incluindo indivíduos que não buscam tratamento, o que é muito comum na população masculina. Já o TCA apresenta proporção aproximada de 2:1 entre mulheres e homens, uma taxa bem menos assimétrica que na AN e BN.
- O início da doença é mais comum no fim da adolescência ou no início da vida adulta, sendo que a BN e o TCA costumam ser um pouco mais tardios do que a AN.
- Os TA têm maiores taxas entre caucasianos e pessoas de classe social média e alta. Nos últimos anos, entretanto, tem sido observado aumento do número de casos em indivíduos de classe social mais baixa.
- Algumas profissões apresentam maior chance para o desenvolvimento do quadro, em especial aquelas ligadas à estética e ao corpo, como bailarinas, atletas, jóqueis, profissionais da moda, atrizes e atores, estudantes de nutrição, medicina e psicologia, e o TCA é mais prevalente entre indivíduos que buscam tratamento para emagrecer do que na população em geral.

ETIOPATOGENIA (FATORES DE RISCO, MECANISMOS FISIOPATOLÓGICOS)

- Esses transtornos são determinados por uma etiologia multifatorial, envolvendo aspectos socioculturais (como preocupações com peso e forma corporal, padrões de beleza), psicológicos (individuais e familiares), uso de dietas restritivas (que podem dar início a uma cascata de alterações biológicas) e vulnerabilidade biológica (genética e história familiar de transtorno alimentar). Esses fatores participam tanto do desencadeamento do quadro quanto da manutenção e perpetuação dos sintomas. Os principais fatores de risco conhecidos para TA incluem sexo, etnia, problemas alimentares na infância, preocupações com peso e corpo, autoavaliação negativa, história de abuso sexual e/ou presença de outros transtornos psiquiátricos.
- Muitos estudos têm se voltado para a predisposição biológica hereditária, ainda que não sejam claramente compreendidos. Há maior prevalência de episódios depressivos e de TA em familiares de primeiro grau de indivíduos afetados pela doença. As variáveis biológicas participam da patogenia dos transtornos alimentares não como fatores causais, mas precipitantes, como no caso das mudanças hormonais da puberdade, e fatores mantenedores, como o efeito da desnutrição no estado mental dos pacientes com AN. Há maior concordância de casos de AN entre gêmeos homozigóticos em comparação com heterozigóticos. Alguns estudos apontam associação entre o quadro e alterações no cromossomo 10p na BN. As taxas de herdabilidade e contribuição genética para BN e BN atípica são estimadas em 52 a 62%.
- Especula-se sobre o papel de diversos neurotransmissores e mediadores da fome (grelina, leptina e peptídeo Y) na patogênese da AN, sem dados reveladores. Na BN, diversos estudos detectaram alterações nos neurotransmissores cerebrais, como serotonina e noradrenalina, e nos peptídeos YY, na leptina e na colecistoquinina, contribuindo sobretudo com os episódios compulsivos e os

vômitos autoinduzidos. As taxas de herdabilidade e contribuição genética para TCA são estimadas em 57%.

- Estudos de neuroimagem demonstram redução da hipófise na AN, provavelmente relacionada com a má nutrição prolongada. Além disso, há redução do mesencéfalo e tálamo, sendo este responsável por processos de gosto e sabor. Na BN, os achados que se destacam são: redução da hipófise e aumento da substância cinzenta em regiões envolvidas com sistema de recompensa (córtex orbitofrontal, ínsula, giro cingulado anterior e corpo estriado ventral e dorsal). A gravidade dos sintomas esteve relacionada com ativação no hipocampo direito, enquanto no TCA demonstrou-se relação entre severidade dos sintomas e déficits nos processos autorregulatórios de atividade frontoestriatais.
- Recentemente, o papel do microbioma intestinal na saúde física e mental tem sido alvo de pesquisas científicas, que sugerem que a microbiota interfere em aspectos centrais dos TA, incluindo regulação do peso, metabolismo e bem-estar psicológico. Esses estudos demonstram que as características desse grupo de bactérias e microrganismos são diferentes entre mulheres com diferentes índices de massa corporal (IMC) e diferentes práticas de atividade física. Esse seria um provável fator etiológico que pode abrir caminhos para novas estratégias de intervenção.
- Entre os fatores psicológicos que envolvem os TA, podemos observar descrições clássicas que não contemplam todos os casos, mas podem facilitar a identificação de traços comuns. Na AN, características como alta esquiva ao dano e baixa busca por recompensas, grande preocupação com a autonomia, a identidade e a separação, distúrbios perceptuais e da imagem corporal, preocupação excessiva com o peso, distúrbios cognitivos (crenças disfuncionais), acentuada autocrítica, perfeccionismo, sensibilidade a críticas, baixa autoestima e ansiedade interpessoal aumentada, e abuso físico e sexual na infância são frequentemente encontradas. Na BN, os indivíduos com frequência apresentam pensamento dicotômico, perfeccionismo, aversão a conflitos, medo de abandono,

baixa autoestima, autoavaliação negativa, obesidade na infância, provocações e bullying relacionados ao peso e dificuldade em verbalizar sentimentos. Muitos sentem-se inseguros a respeito de sua identidade e da maneira que são avaliados por outras pessoas, esforçando-se, assim, na manutenção da aparência física como forma de achar sua identidade. O TCA traz descrições com autoavaliação negativa, experiências traumáticas na infância (incluindo abuso físico e sexual) e obesidade na infância.

- Ao observarmos a influência familiar, comumente encontramos similaridades e diferenças entre os diagnósticos. As taxas de TA entre parentes de primeiro grau são 6 a 10 vezes maiores do que em relação à população em geral. O índice de incidência intrafamiliar pode ser compreendido não apenas como um fator hereditário, mas também como aprendizagem comportamental. Dependência de álcool, transtornos afetivos e obesidade também são mais comuns entre familiares de pacientes com TA.
- Outros fatores desencadeantes dos TA são comentários negativos que pais fazem a respeito do peso dos filhos, comportamento alimentar restritivo dos pais e encorajamento para que seus filhos façam dieta. Na AN, aponta-se a rigidez familiar, relações parentais disfuncionais e a grande importância dada às aparências, tanto na questão física quanto no desempenho de diversos setores da vida. Além disso, pais excessivamente preocupados com os filhos podem contribuir para a etiopatogenia da AN. Há relatos de conflitos intrafamiliares em pacientes com BN, alterações nas relações interpessoais e sistêmicas, dificuldade de comunicação com seus parentes, distanciamento afetivo e falta de coesão no núcleo familiar. Presença de sintomas depressivos nos pais, problemas de comunicação e relacionamento familiar, exposição recorrente a comentários negativos de familiares relacionados ao peso, forma corporal ou comportamento alimentar e presença de obesidade nos pais são também habituais no TCA.
- O ambiente cultural e a moda são determinantes na patogênese dos TA. Os padrões de beleza e de saúde são atualmente vincula-

dos à magreza, o que leva a pressões sociais por ideais estéticos esguios e até caquéticos. Na verdade, ser magro acaba por significar ser feliz, bem-sucedido, aceito, respeitado e desejado. No mundo ocidental é bem difundida a crença de que uma aparência e corpo atrativos facilitam o sucesso profissional e social. Tanto homens quanto mulheres são exigidos quanto à boa forma física, mas em geral as cobranças para elas são maiores, vindo inclusive de seus parceiros. Observa-se aumento na busca por cirurgias plásticas estéticas, com intuito de aperfeiçoar a forma corporal, e maior oferta e consumo de alimentos com propriedades "especiais", que também entram nessa corrida pelo corpo ideal.

- A influência das mídias sociais também tem sido cada vez mais estudada. Já é estabelecido um claro padrão entre exposição às mídias sociais, tempo diário de exposição e maiores índices de comportamentos e pensamentos relacionados a comer transtornado, como pular refeições, seguir dietas restritivas, induzir vômitos e realizar atividades físicas em excesso, buscando perder peso. A internalização de um ideal magro, a busca por magreza e a insatisfação com peso e forma corporal têm aumentado entre adolescentes, de ambos os sexos, nas últimas décadas.
- Pelos altos índices de morbidade e mortalidade dos transtornos alimentares, pesquisas e esforços no sentido de prevenção são necessários. A técnica de dissonância cognitiva (CBI: *dissonance-based intervention*) e o uso de terapia cognitivo-comportamental abordando as preocupações excessivas com peso e forma corporal, a internalização do ideal de magreza, o perfeccionismo e a autoestima – importantes fatores de risco para TA – apresentaram efetividade na prevenção dos TA, inclusive em longo prazo (acompanhamento de 12 meses).
- Mais recentemente, tem sido estudada a prevenção ambiental que preconiza a abordagem das normas sociais e intervém em estratégias globais. Essas medidas visam modificar o ambiente em que crianças e adolescentes estão inseridos e informar pais e profissionais de educação sobre comportamentos que levam a problemas com autoimagem e transtornos alimentares.

- A simples distribuição de material didático não parece ser eficaz. Além de instruir, é necessário motivar os pais e fornecer ferramentas para mudança de hábitos e comportamentos, sugestivos de transtorno alimentar. Outro foco da prevenção ambiental são as indústrias com fins lucrativos que se utilizam de recursos de imagem corporal e preocupações alimentares, como indústrias de moda, beleza e alimentícia. Adolescentes e adultos jovens estão particularmente vulneráveis a essas práticas, dado seu maior consumo de mídias e propagandas, e são exatamente o grupo de risco para desenvolvimento de TA.

QUADRO CLÍNICO E DIAGNÓSTICO

Anorexia nervosa

- O quadro clínico inicia-se quase sempre após uma dieta restritiva. A princípio, são evitados alimentos considerados "proibidos, engordativos" e, progressivamente, o paciente passa a restringir sua alimentação, chegando a abolir a ingestão de grupos alimentares específicos e a minimizar o número de refeições. Apesar da progressiva perda de peso, o paciente continua insatisfeito com o peso ou com algumas partes de seu corpo que, segundo ele, ainda precisam ser reduzidas. Isso caracteriza a psicopatologia fundamental da AN, que é a distorção da imagem corporal: apesar do peso significativamente baixo, o indivíduo mantém a restrição alimentar e/ou comportamentos compensatórios e purgativos com o intuito de ficar ainda mais magro.
- Em geral, o quadro clínico é crônico e associado a complicações clínicas decorrentes da desnutrição e dos métodos compensatórios inadequados (indução de vômitos, uso de laxantes e diuréticos, fórmulas para emagrecer, realização de exercício físico excessivo, uso inadequado de insulina e hormônios da tireoide, amamentação com a intenção de perder peso, sangrias autoinfligidas etc.). Essas alterações, em geral, normalizam com a recuperação e ma-

nutenção da melhora nutricional. As complicações clínicas mais frequentes são:

- ▷ Pele e anexos: pele seca, lanugo (pelos finos) nos braços e pernas, face e tronco, unhas finas e quebradiças, cabelo seco e perda de cabelo.
- ▷ Sistema digestório: constipação intestinal, intolerância alimentar, cólicas e dores abdominais difusas. Esofagite de refluxo e sangramentos mucosos são alterações comuns. Perdas dentárias, lesões orais e halitose também são comuns.
- ▷ Sistema cardiovascular: diminuição da pressão arterial, arritmias, bradicardia, insuficiência cardíaca, parada cardíaca, hipotensão postural, cardiomiopatias. Atentar também para alterações eletrocardiográficas que ocorrem na vigência de distúrbios hidroeletrolíticos graves.
- ▷ Sistema excretor: edema, cálculo renal, aumento de ureia sérica, poliúria, desidratação.
- ▷ Sistema hematológico: anemia, leucopenia, trombocitopenia.
- ▷ Sistema reprodutivo: infertilidade, recém-nascidos com baixo peso, partos prematuros, complicações perinatais. Os ciclos hormonais reprodutivos se mantêm bastante sensíveis às flutuações de peso.
- ▷ Distúrbios hidroeletrolíticos: hipocalemia, hiponatremia, hipofosfatemia, hipomagnesemia.
- ▷ Sistema endocrinológico: amenorreia, diminuição de gonadotrofinas, hipotireoidismo, hipoglicemia, aumento do hormônio do crescimento, do cortisol e das leptinas, redução dos níveis de testosterona em homens. *Diabetes insipidus* e hipotermia.
- ▷ Sistema imunológico: diminuição global da imunidade.
- ▷ Sistema osteomuscular: osteopenia, osteoporose e perdas e erosões dentárias secundárias a vômitos e à desnutrição.
- ▷ Sistema neurológico: síndrome orgânica cerebral secundária a desnutrição proteico-calórica, deficiências (magnésio, cálcio, fósforo, tiamina e vitamina B12) e toxicidade pela vitami-

na A, pseudoatrofia cerebral, convulsões e nível de consciência rebaixado.

- O DSM-5 distingue dois subtipos de anorexia nervosa:
  - ▷ AN restritiva (AN-R): caracterizada por restrição da ingestão calórica, aumento do gasto energético, jejum e outros comportamentos compensatórios não purgativos como, por exemplo, atividade física em excesso e sem compulsão alimentar.
  - ▷ AN purgativa (AN-P): caracterizada por episódios de compulsão alimentar e/ou comportamentos purgativos como vômitos autoinduzidos ou uso de laxantes, diuréticos ou enemas.
- Os critérios diagnósticos da CID-11 (Classificação Internacional de Doenças, 11ª edição) e do DSM-5 estão listados nos Quadros 1 e 2.
- A comorbidade entre os indivíduos com transtornos alimentares é mais regra do que exceção. Depressão é a comorbidade mais prevalente em pacientes com AN, com taxa aproximada de 82% naqueles com o subtipo purgativo e de 40% naqueles com o subtipo restritivo. Em segundo lugar, aparecem os transtornos de ansiedade, com taxa de 24% para os pacientes com AN-R e de 71% para AN-P. Em terceiro lugar, temos o transtorno obsessivo-compul-

Quadro 1 Critérios diagnósticos da anorexia nervosa conforme CID-11

Há perda de peso significativa considerando a altura do indivíduo, idade e estágio de desenvolvimento (IMC menor que 18,5 em adultos e menor que percentil 5 para crianças e adolescentes) que não é justificada por qualquer outra condição médica ou por indisponibilidade de alimento.
O baixo peso é acompanhado de um padrão persistente de comportamentos com o objetivo de impedir o restabelecimento de peso normal que podem incluir mecanismos que visam reduzir a ingestão calórica (restrição alimentar), comportamentos purgativos (indução de vômitos, abuso de laxantes) e aumento de gasto energético (p. ex., atividade física em excesso), associados a medo de engordar.
O baixo peso e a forma corporal são elementos centrais na autoavaliação do indivíduo, inapropriadamente percebidos como normais ou até mesmo excessivos.

Quadro 2 Critérios diagnósticos para anorexia nervosa conforme DSM-5

Restrição da ingestão calórica em relação às necessidades, levando a um peso corporal significativamente baixo no contexto de idade, gênero, trajetória do desenvolvimento e saúde física. Peso significativamente baixo é definido como um peso inferior ao mínimo normal ou, no caso de crianças e adolescentes, menor do que o minimamente esperado.
Medo intenso de ganhar peso ou de engordar, ou comportamento persistente que interfere no ganho de peso, mesmo estando com peso significativamente baixo.
Perturbação no modo de vivenciar o peso, tamanho ou forma corporais; excessiva influência do peso ou da forma corporais na maneira de se autoavaliar; negação da gravidade do baixo peso.
Especificar subtipo: • Restritivo: nos últimos 3 meses não houve episódio de compulsão ou prática purgativa. • Purgativo: nos últimos 3 meses houve episódios de compulsão e/ou purgação.
Especificar se: • Em remissão parcial: depois de todos os critérios diagnósticos para AN terem sido preenchidos por um período, o critério A (baixo peso corporal) não se manteve mais, mas o critério B (medo intenso de ganhar peso ou de se tornar gordo ou comportamento que impede o ganho de peso) ou o critério C (perturbação no modo de vivenciar o peso, tamanho ou forma corporais) ainda se mantém. • Em remissão total: depois de todos os critérios diagnósticos para AN terem sido preenchidos por um período, nenhum dos critérios se apresenta mais, por um período de tempo.
Especificar gravidade atual: • Leve: IMC > ou = 17 kg/m^2 • Moderado: IMC entre 16 e 16,99 kg/m^2 • Grave: IMC entre 15 e 15,99 kg/m^2 • Extremo: IMC < 15 kg/m^2

sivo (TOC), cuja prevalência ao longo da vida em mulheres com AN varia de 10 a 62%. Por fim, a dependência de álcool e drogas atinge taxas de 27% e aumenta em até duas vezes o risco de mortalidade na AN.

- As taxas de recuperação são variáveis, estimando-se recuperação completa em torno de 50% dos pacientes. Outros 30% evoluem com alternância entre períodos de melhora e recidiva. O restante apresenta curso grave e refratário, com complicações físicas e psicológicas mais sérias.

Bulimia nervosa

- O paciente com BN descreve grande preocupação com seu peso e sua forma corporal previamente ao início do quadro, embora seu peso esteja normal ou discretamente elevado. Não é incomum que o transtorno comece após um período de dieta restritiva, mas sem haver a restrição desenfreada observada em pacientes com AN.
- Em determinado momento, o paciente sente uma vontade grande de comer e apresenta descontrole, ingerindo grande quantidade em curto espaço de tempo (p. ex., cerca de 2 horas). Esses episódios de compulsão alimentar podem levar à ingestão de até 14 mil kcal, compondo-se de alimentos doces e salgados, frios ou à temperatura ambiente, e que, muitas vezes, não são sequer mastigados. Logo após a ingesta, o paciente se sente culpado pela quantidade ingerida, induzindo o vômito ou utilizando outro mecanismo compensatório, para evitar engordar e aliviar a sensação de desconforto físico e emocional. Esse comportamento faz com que ele se volte novamente à dieta e estabelece-se um ciclo vicioso, seguido de novos episódios compulsivos e mecanismos compensatórios.
- Além dos vômitos autoinduzidos, outros mecanismos compensatórios são frequentemente utilizados: prática exagerada de exercícios físicos; uso abusivo de laxantes, diuréticos, hormônios tireoidianos, inibidores de apetite, cafeína, maconha e até cocaína, tanto para "facilitar" o gasto calórico quanto para inibir o apetite. Inúmeras complicações clínicas podem ocorrer nos pacientes com bulimia nervosa e, normalmente, estão relacionadas com o tipo e frequência do método purgativo utilizado; questionar sobre uso de métodos deve fazer parte da entrevista clínica e pode direcionar a investigação dessas complicações.

- ▷ Complicações dermatológicas: xerose cutânea, lanugo, queda de cabelo, acne, unhas fracas, prurido, sinal de Russell (presença de calos ou feridas na face dorsal do dedo usado para induzir vômitos; pode estar presente também em pacientes com AN subtipo purgativo).
- ▷ Complicações dentárias: erosão (tipicamente na face lingual dos dentes maxilares), diminuição de salivação, cáries, hipersensibilidade, xerostomia, gengivite.
- ▷ Distúrbios hidroeletrolíticos: hipopotassemia, desidratação, hipocalemia.
- ▷ Complicações gastrointestinais: esvaziamento gástrico retardado, disfunção motora, dilatação gástrica, gastrite, refluxo gastroesofágico, sensação de fome e saciedade prejudicadas, atraso no trânsito intestinal e constipação, aumento da glândula paratireoide.
- ▷ Complicações cardiovasculares: arritmia cardíaca, hipotensão, prolongamento do intervalo QT.

- Os critérios diagnósticos conforme CID-11 e DSM-5 estão descritos nos Quadros 3 e 4.

Quadro 3 Critérios diagnósticos da bulimia nervosa conforme CID-11
Episódios frequentes e recorrentes de compulsão alimentar, uma vez por semana ou mais, por um período de pelo menos 1 mês.
Um episódio de compulsão alimentar é definido como um período distinto de tempo em que o indivíduo experimenta sensação subjetiva de perda de controle sobre o ato de comer, comendo uma quantidade significativamente maior que o habitual, e sente-se incapaz de parar de comer ou limitar a quantidade e o tipo de alimento que está ingerindo.
Esses episódios são acompanhados por mecanismos compensatórios inapropriados que visam evitar o ganho de peso (p. ex., vômitos autoinduzidos, abuso de laxantes ou enemas e exercícios físicos em excesso).
O indivíduo preocupa-se com a forma e peso corporal e isto influencia significativamente a sua autopercepção.
Nesses casos, o peso não é significativamente baixo e o indivíduo não preenche critérios para anorexia nervosa.

Quadro 4 Critérios diagnósticos da bulimia nervosa conforme DSM-5

Episódios recorrentes de consumo alimentar compulsivo, tendo as seguintes características: • Ingestão em pequeno intervalo de tempo (i. e., aproximadamente em 2 horas) de uma quantidade de comida claramente maior do que a maioria das pessoas comeria no mesmo tempo e nas mesmas circunstâncias. • Sensação de perda de controle sobre o comportamento alimentar durante os episódios (i. e., a sensação de não conseguir parar de comer ou controlar o que e quanto come).
Comportamentos compensatórios inapropriados para prevenir ganho de peso, como vômito autoinduzido, abuso de laxantes, diuréticos ou outras drogas, dieta restrita ou jejum ou, ainda, exercícios vigorosos.
Os episódios de compulsão e os comportamentos compensatórios ocorrem pelo menos 1 vez por semana, por 3 meses.
A autoavaliação é indevidamente influenciada pela forma e peso corporais.
O distúrbio não ocorre exclusivamente durante episódios de AN.
Especificar se: • Em remissão parcial: após todos os critérios para BN terem sido preenchidos, alguns, mas não todos, se mantiveram por um período. • Em remissão total: após todos os critérios para BN terem sido preenchidos, nenhum mais é encontrado.
Especificar gravidade atual: • Leve: média de 1 a 3 episódios de métodos compensatórios inapropriados por semana. • Moderado: média de 4 a 7 episódios de métodos compensatórios inapropriados por semana. • Grave: média de 8 a 13 episódios de métodos compensatórios inapropriados por semana. • Extremo: média de 14 ou mais episódios de métodos compensatórios inapropriados por semana.

- As comorbidades mais observadas na BN são os transtornos do humor, seguidos pelo uso de substâncias psicoativas; seguem então transtornos ansiosos, TOC e transtornos de personalidade. Aproximadamente 90% dos indivíduos com BN terão um outro diagnóstico psiquiátrico ao longo da vida.

- O curso da bulimia é bastante variável, mas uma recuperação favorável é vista em aproximadamente 50% dos casos e cerca de 30% dos pacientes mantêm quadros subsindrômicos.

Transtorno da compulsão alimentar

- O TCA é caracterizado por episódios recorrentes de compulsão alimentar, na ausência de comportamentos compensatórios inadequados para promover a perda ou evitar o ganho de peso, comuns na AN e na BN[1]. Diferentemente dos quadros de AN e BN, esses indivíduos não se envolvem em mecanismos compensatórios para promover a perda ou evitar ganho de peso, como uso de laxantes e diuréticos ou atividade física extenuante. O TCA é mais comum em indivíduos com sobrepeso e obesos, mas pode ocorrer também em pessoas com peso normal. A compulsão alimentar geralmente tem fatores desencadeantes emocionais, como humor depressivo, fatores estressores interpessoais, dieta restritiva e sentimentos negativos relacionados ao peso e forma corporal.
- Os critérios diagnósticos conforme CID-11 e DSM-5 estão descritos nos Quadros 5 e 6.
- Os pacientes com TCA frequentemente apresentam outros transtornos psiquiátricos e comorbidades clínicas. Cerca de 79% dos indivíduos com TCA têm história de pelo menos um outro transtorno psiquiátrico. As comorbidades mais encontradas foram fobia específica, fobia social, depressão, transtorno de estresse pós-traumático, abuso ou dependência de álcool e transtorno de déficit de atenção e hiperatividade.
- O desenvolvimento do TCA ocorre de várias maneiras, porém o excesso de peso geralmente precede a dieta e os episódios de compulsão alimentar. Em geral, o quadro se inicia na adolescência ou na idade adulta jovem, mas pode ter início posteriormente, na idade adulta. As taxas de recuperação e desfecho positivo tanto em estudos do curso natural quanto nos de tratamento são maiores do que na BN e AN. A migração para outros transtornos alimentares é incomum.

Quadro 5 Critérios diagnósticos para transtorno de compulsão alimentar (TCA) segundo o DSM-5

Episódios recorrentes de compulsão alimentar. Um episódio de compulsão alimentar é caracterizado pelos seguintes aspectos: • Ingestão, em um período determinado (p. ex., em 2 horas), de uma quantidade de alimento definitivamente maior do que a maioria das pessoas consumiria no mesmo período sob circunstâncias semelhantes. • Sensação de falta de controle sobre a ingestão durante o episódio (p. ex., sentimento de não conseguir parar de comer ou controlar o que e o quanto se está ingerindo).
Os episódios de compulsão alimentar estão associados a três (ou mais) dos seguintes aspectos: • Comer mais rapidamente do que o normal. • Comer até se sentir desconfortavelmente cheio. • Comer grandes quantidades de alimento na ausência da sensação física de fome. • Comer sozinho por vergonha do quanto se está comendo. • Sentir-se desgostoso de si mesmo, deprimido ou muito culpado em seguida.
Sofrimento marcante em virtude da compulsão alimentar.
Os episódios de compulsão alimentar ocorrem, em média, ao menos 1 vez por semana durante 3 meses.
A compulsão alimentar não está associada ao uso recorrente de comportamento compensatório inapropriado como na bulimia nervosa e não ocorre exclusivamente durante o curso de bulimia nervosa ou anorexia nervosa.
Especificar se: • Em remissão parcial: depois de terem sido previamente satisfeitos todos os critérios de TCA, as compulsões alimentares ocorrem em uma frequência média inferior a um episódio por semana por um período sustentado. • Em remissão completa: depois de terem sido previamente satisfeitos todos os critérios de TCA, nenhum deles é mais satisfeito por um período sustentado. Especificar a gravidade atual: • Leve: 1 a 3 episódios de compulsão alimentar por semana. • Moderada: 4 a 7 episódios de compulsão alimentar por semana. • Grave: 8 a 13 episódios de compulsão alimentar por semana. • Extrema: 14 ou mais episódios de compulsão alimentar por semana.

Quadro 6 Critérios diagnósticos para TCA segundo a CID-11
Episódios frequentes e recorrentes de compulsão alimentar, uma vez por semana ou mais, em um período de vários meses.
Um episódio de compulsão alimentar é um período distinto no qual o indivíduo experimenta uma sensação subjetiva de perda de controle sobre o ato de comer, alimentando-se significativamente mais e de forma diferente do habitual, sentindo-se incapaz de parar de comer ou limitar o tipo ou a quantidade de comida ingerida.
A compulsão alimentar é percebida de forma muito desagradável e frequentemente é acompanhada de emoções negativas como culpa ou desgosto.
Os episódios de compulsão alimentar, diferentemente da bulimia nervosa, não são acompanhados regularmente de comportamentos compensatórios inapropriados que visam prevenir o ganho de peso, tais como autoindução de vômitos, uso inadequado de laxantes ou enemas e exercício físico intenso.

DIAGNÓSTICO DIFERENCIAL

- Possíveis causas de baixo peso corporal ou perda de peso significativa devem ser consideradas no diagnóstico diferencial de quadros de anorexia nervosa. Condições clínicas podem ser doenças gastrointestinais, hipertireoidismo, possíveis neoplasias ocultas e síndrome da imunodeficiência adquirida (SIDA). Nesses casos, geralmente os indivíduos não manifestam preocupação com a forma ou o peso corporal, medo intenso de ganhar peso nem se envolvem em comportamentos compensatórios e/ou purgativos. Exames clínicos devem ser solicitados para todos os pacientes que iniciam o seguimento, a fim de descartar as causas orgânicas citadas.
- Indivíduos com transtorno depressivo maior podem apresentar alteração de apetite e peso, para mais ou para menos, mas não vão apresentar medo de ganhar peso e/ou comportamentos compensatórios e/ou purgativos; vale lembrar que quadros depressivos são frequentemente diagnosticados como comorbidades nos indivíduos com transtornos alimentares. Indivíduos com esquizofrenia

podem exibir comportamento alimentar estranho e isso pode resultar em perda de peso significativa, mas novamente não estará presente a perturbação quanto à imagem corporal.

- A compulsão alimentar está nos critérios de comportamento impulsivo do transtorno da personalidade *borderline*; no caso dos critérios para *borderline* e para bulimia nervosa serem preenchidos, devem ser dados ambos os diagnósticos. Da mesma forma ocorre se, ao invés de bulimia nervosa, forem preenchidos os critérios para transtorno da compulsão alimentar.
- Lembramos que os diagnósticos de anorexia nervosa, bulimia nervosa e transtorno da compulsão alimentar são mutuamente excludentes.

EXAMES COMPLEMENTARES

- Os pacientes com AN e BN devem ser monitorados por conta de complicações clínicas frequentes, especialmente pelo uso de métodos purgativos como vômitos autoinduzidos, uso de laxantes e diuréticos, além de dietas restritivas e risco de desnutrição. Sugere-se monitorar com hemograma, eletrólitos (sódio, potássio, fósforo, cálcio, magnésio), TGO, TGP, GGT, amilase, glicemia de jejum, ureia e creatinina, função tireoidiana, ferro, ferritina, vitamina B12, folato, proteínas totais e fracionadas, eletrocardiograma, vitamina D, densitometria óssea e ressonância magnética craniana.
- Nos pacientes com AN em regime de internação, em razão do aporte calórico mais agressivo, deve-se atentar para risco de síndrome de realimentação. A dieta deve ser iniciada com pouca ingestão calórica e aumentada gradativamente. A dosagem sérica de fósforo, potássio e magnésio deve ser diária na primeira semana de internação hospitalar quando o risco for maior e, após esse período, recomenda-se dosagem duas a três vezes por semana até que o quadro se estabilize. A dosagem e a reposição de fósforo são um método simples e altamente eficaz para prevenir a síndrome de realimentação. A ingesta hídrica e a infusão endovenosa de flui-

dos também devem ser monitoradas, já que excessos podem predispor ou agravar distúrbios hidroeletrolíticos.

- Aproximadamente 42% dos indivíduos com TCA são obesos e sofrem então das complicações clínicas associadas à obesidade, como síndrome metabólica, *diabetes mellitus*, hipertensão arterial, acidente vascular encefálico (AVE), apneia do sono, dislipidemia e osteoartrose. Esses pacientes devem ser monitorados quanto a essas complicações clínicas.

TRATAMENTO

Anorexia nervosa

- Os diversos manuais de tratamento indicam a necessidade de equipe multiprofissional, incluindo pelo menos nutricionista, psicólogo e médico psiquiatra. Os objetivos gerais de tratamento da AN são recuperação de peso e sua manutenção, tratamento de sintomas relacionados ao quadro, como distorção de imagem corporal e baixa autoestima, diagnóstico e tratamento de comorbidades clínicas e psiquiátricas. Em crianças e adolescentes é essencial intervir junto à família, para que ela auxilie no programa de acompanhamento.
- A maioria dos psicofármacos usados na AN não promove melhora nos sintomas centrais do transtorno e as evidências científicas são escassas; entretanto, permanecem indicados no tratamento das comorbidades, as quais são frequentes nesses sujeitos. Seu uso deve ser criterioso, pois a desnutrição e as complicações clínicas usualmente observadas predispõem aos efeitos colaterais dessas medicações.
- O uso da olanzapina pode favorecer a recuperação de peso na fase aguda da AN, com redução de sintomas obsessivos e ansiosos. Os antidepressivos mais indicados para tratar comorbidades são os inibidores seletivos da recaptação de serotonina (ISRS), em razão de sua eficácia, melhor perfil de tolerabilidade e baixo risco de toxicidade. Recomenda-se evitar o uso de carbonato de lítio, de an-

tidepressivos tricíclicos e inibidores da monoamino-oxidase, em razão do potencial tóxico e do risco de superdosagem facilitados pela perda de peso e desidratação. A bupropiona não é aconselhada por reduzir o limiar convulsivo e aumentar o risco de convulsões. Benzodiazepínicos podem ser usados por seu efeito ansiolítico quando administrados antes das refeições, mas não são recomendados em tratamentos de longo prazo.

- O índice de massa corporal (IMC) é utilizado para monitorização do tratamento e classificação de gravidade de acordo com os critérios do DSM-5. O grande medo dos pacientes é alcançar o peso mínimo saudável e não parar de ganhar peso. O nutricionista possui o importante papel de desmistificar crenças errôneas e auxiliar o paciente a ter percepções e interpretações mais adequadas sobre dieta, nutrição e relação entre inanição e sintomas físicos.
- O tratamento psicoterápico deve avaliar fatores como a distorção cognitiva e afetiva, o grave medo de recuperar o peso adequado, a insatisfação com sua imagem corporal, recuperação da autoestima e autonomia e desenvolvimento de habilidades sociais. A maior parte de estudos nos adultos indica a psicoterapia de orientação cognitivo-comportamental, bem como a interpessoal e psicodinâmica, mas não há até o momento evidências de superioridade de um modelo em relação ao outro. Em relação a crianças e adolescentes, a terapia familiar é a escolha padrão-ouro, porque alterações na dinâmica familiar são fatores mantenedores da AN.
- A abordagem na AN deve compreender o tratamento também das complicações e comorbidades clínicas, solicitando-se exames gerais como auxílio nessa avaliação, como hemograma, íons séricos, glicemia de jejum, ureia e creatinina, perfil tireoidiano, enzimas hepáticas, proteínas totais e fracionadas, eletrocardiograma, densitometria óssea e ressonância magnética craniana.
- O tratamento em regime de internação, hospital-dia ou ambulatorial é indicado de acordo com a gravidade e cronicidade do quadro clínico. Os critérios de internação incluem baixo peso (IMC menor que 14), desnutrição grave, desidratação, alterações hidroeletrolí-

ticas, bradicardia, hipotensão, hipotermia, alteração na curva de crescimento e desenvolvimento em crianças e adolescentes, recusa alimentar, falha de tratamento ambulatorial, ideação suicida ou tentativa de suicídio, sintomas psicóticos e automutilação severa.

- A realimentação por via oral é a mais indicada para a recuperação do peso, sendo a de melhor eficácia em longo prazo. Em algumas situações, no entanto, a nutrição enteral é preconizada e, mais raramente ainda, a parenteral.

Bulimia nervosa

- O tratamento da BN, assim como o da AN, deve ser feito por uma equipe multiprofissional com pelo menos três profissionais: médico psiquiatra, nutricionista e psicólogo. Os objetivos são a regularização do padrão alimentar, a suspensão de medidas compensatórias restritivas e purgativas e a orientação nutricional.
- O uso de antidepressivos, em especial a fluoxetina, favorece a redução do número de episódios compulsivos, promovendo maior controle de comportamentos purgativos compensatórios. Doses a partir de 60 mg de fluoxetina promovem mais benefícios do que doses menores. Outros inibidores seletivos de recaptação de serotonina e inibidores seletivos da recaptação de serotonina e noradrenalina (IRSN) também se mostram moderadamente eficazes para o tratamento da BN, diminuindo compulsões, vômitos autoinduzidos e possíveis sintomas depressivos. O uso do topiramato também vem mostrando resultados eficazes.
- A terapia cognitivo-comportamental é a que tem demonstrado melhores resultados, havendo também boa resposta com a psicoterapia interpessoal.
- O tratamento ambulatorial é o recomendado, a não ser em condições específicas como presença de ideação suicida, falha de tratamento ambulatorial e complicações clínicas.

Transtorno da compulsão alimentar

- O tratamento do TCA também deve envolver equipe multidisciplinar, com equipe mínima composta de psiquiatra, nutricionista e psicólogo. A psicoterapia pode ser considerada a primeira linha de tratamento, especialmente se os sinais e sintomas do TCA forem leves e não houver comorbidades psiquiátricas clinicamente significativas. Psicoterapia cognitivo-comportamental (TCC), terapia interpessoal e, com menor evidência, terapia comportamental dialética são as psicoterapias específicas que têm se mostrado eficazes para reduzir os episódios de compulsão alimentar, outros sintomas e psicopatologia associadas. O objetivo da TCC é promover a conscientização sobre os comportamentos alimentares por meio de automonitoramento e registro diário de sua rotina alimentar e comportamentos associados.
- Nos casos moderados e graves de TCA, a farmacoterapia deverá ser considerada preferencialmente em associação com intervenções psicológicas e nutricionais. A lisdexanfetamina (LDX) está aprovada para o tratamento de adultos com TCA moderada a grave.
- Os antidepressivos são os medicamentos mais amplamente estudados e aplicados no tratamento com TCA, mostrando eficácia na redução da impulsividade alimentar, psicopatologia geral e alimentar, além de reduzir sintomas de ansiedade e depressivos associados. A fluoxetina é a mais amplamente estudada e prescrita; sertralina e fluvoxamina mostraram resultados semelhantes. Estudos iniciais consideram o uso de duloxetina. A bupropiona mostrou eficácia no controle dos episódios de compulsão alimentar, ansiedade e sintomas depressivos. A combinação de naltrexona com bupropiona de liberação sustentada (8/90 mg) parece ser uma opção eficaz e bem tolerada para adultos obesos com TCA.
- O topiramato promove significativa redução de episódios de impulsividade alimentar, sem, no entanto, demonstrar eficácia no tratamento dos sintomas psicopatológicos associados (angústia ou sintomas depressivos). A sibutramina mostrou redução da compulsão alimentar e peso corporal. A liraglutida tem sido estuda-

da, com melhora no comportamento de compulsão alimentar e redução do peso corporal.

BIBLIOGRAFIA

1. American Dietetic Association. Position of the American Dietetic Association: Nutrition intervention in the treatment of anorexia nervosa, bulimia nervosa, and other eating disorders. J Am Diet Assoc. 2006;106(12):2073-82.
2. American Psychiatric Association. Feeding and eating disorders. In: Diagnostic and statistical manual of mental disorders (DSM-5). 5.ed. Arlington: American Psychiatric Publishing; 2013. p. 338-54.
3. Appolinario JC, Nardi AE, McElroy SL. Investigational drugs for the treatment of binge eating disorder (BED): an update. Expert Opinion on Investigational Drugs. 2019.
4. Bbaceviciene M, Jankauskiene R. Associations between body appreciation and disordered eating in a large sample of adolescents. Nutrients. 2020;12(3):752.
5. Crow SJ, Peterson CB, Swanson SA, Raymond NC, Specker S, Eckert ED, et al. Increased mortality in bulimia nervosa and other eating disorders. Am J Psychiatry. 2009;166(12):1342-6.
6. Crow SJ. Pharmacologic treatment of eating disorders. Psychiatr Clin N Am. 2019;42(2):253-62.
7. De Santé HA. Clinical practice guidelines. Anorexia nervosa: management. France: Saint-Denis La Plaine; 2010.
8. Diedrichs PC, von Ranson KM, Thomas JJ. Innovation in eating disorders research and practice: expanding our community and perspectives at the 2018 International Conference on Eating Disorders: Editorial to accompany IJED Virtual Issue in honor of the 2018 International Conference on Eating Disorders. Int J Eat Disord. 2018;00:1-3.
9. Donnelly B, Touyz S, Hay P, Burton A, Russell J, Caterson I. Neuroimaging in bulimia nervosa and binge eating disorder: a systematic review. J Eat Disord. 2018;6(1):3.
10. Fairburn CG, Doll HA, Welch SL, Hay PJ, Davies BA, O'Connor ME. Risk factors for binge eating disorder: a community-based, case-control study. Arch Gen Psychiatry. 1998;55(5):425-32.
11. Franko DL, Tabri N, Keshaviah A, Murray HB, Herzog DB, Thomas JJ, et al. Predictors of long-term recovery in anorexia nervosa and bulimia nervosa: data from a 22-year longitudinal study. J Psychiatr Res. 2018;96:183-88.
12. Ghaderi A, Scott B. Prevalence, incidence and prospective risk factors for eating disorders. Acta Psychiatrica Scandinavica. 2001;104:122-30.
13. Goldstein M, Murray SB, Griffiths S, Rayner K, Podkowka J, Bateman JE, et al. The effectiveness of family-based treatment for full and partial adolescent anorexia nervosa in an independent private practice setting: Clinical outcomes. Int J Eat Disord. 2016;49(11):1023-6.

14. Grilo CM, Masheb RM, Crosby RD. Predictors and moderators of response to cognitive behavioural therapy and medication for the treatment of binge eating disorder. J Consult Clin Psychol. 2012;80(5):897-906.
15. Halpern ZS, Rodrigues MDB, Costa RFD. Determinantes fisiológicos do controle do peso e apetite. Arch Clin Psychiatry. 2004;31(4):150-3.
16. Hart LM, Cornell C, Damiano SR, Paxton SJ. Parents and prevention: a systematic review of interventions involving parents that aim to prevent body dissatisfaction or eating disorders. Int J Eat Disord. 2015;48(2):157-69.
17. Hay P. Current approach to eating disorders: a clinical update. Internal Medicine Journal.2020;50:24–29.
18. Health Organization World Mental Health Surveys. Biol Psychiatry. 2013;73(9):904-14.
19. Herpertz-Dahlmann B, van Elburg A, Castro-Fornieles J, Schmidt U. ESCAP Expert Paper: New developments in the diagnosis and treatment of adolescent anorexia nervosa – A European perspective. Eur Child Adolesc. Psychiatry. 2015;24:1153-67.
20. Hilbert A, Hoek HW, Schmidt R. Evidence-based clinical guidelines for eating disorders: International comparison. Curr Opin Psychiatry. 2017;30:423-37.
21. Himmerich H, Treasure J. Psychopharmacological advances in eating disorders. Expert Clin Pharmacol. 2018;11(1):95-108.
22. Hudson J, Hiripi E, Pope H, Kessler R. The prevalence and correlates of eating disorders in the National Comorbidity Survey Replication. Biol Psychiatry. 2007;61(3):348-58.
23. Kessler R, Berglund P, Chiu W, Deitz A, Hudson J, Shahly V, et al. The Prevalence and Correlates of Binge Eating Disorder in the World
24. Kleiman S, Carroll IM, Tarantino LM, Bulik CM. Gut feelings: A role for the intestinal microbiota in anorexia nervosa? Int J Eat Disord. 2015;48(5):449-51.
25. Klump KL, Culbert KM, Sisk CL. Sex differences in binge eating: Gonadal hormone effects across development. Annu Rev Clin Psychol. 2017;13:183-207.
26. Kutz AM, Marsh AG, Gunderson CG, Maguen S, Masheb RM. Eating disorder screening: a systematic review and meta-analysis of diagnostic test characteristics of the scoff. J Gen Intern Med. 2020 35(3):885-93.
27. Lock J. Updates on treatments for adolescent anorexia nervosa. Child Adolesc Psychiatr Clin N Am. 2019;28(4):523-535.
28. Louza MR, Elkis H, et al. Transtornos alimentares. In: Psiquiatria básica. 2.ed. Porto Alegre: Artmed; 2007.
29. McCallum K, Bermudez O, Ohlemeyer C, Tyson E, Portilla M, Ferdman B. How should the clinician evaluate and manage the cardiovascular complications of anorexia nervosa? Eat Disord. 2006;14:73-80.
30. McElroy SL, Guerdjikova AI, Mori N, Munoz MR, Keck PE. Overview of the treatment of binge eating disorder. CNS Spectr. 2015;20(6):546-56.
31. Mitchell JE, Crow S. Medical complications of anorexia nervosa and bulimia nervosa. Curr Opin Psychiatry. 2006;19(4):438-43.

32. Mitchison D, Phillipa JH. The epidemiology of eating disorders: genetic, environmental, and societal factors. Clin Epidemiol. 2014;6:89-97.
33. Mitchison D, Phillipa JH. The epidemiology of eating disorders: genetic, environmental, and societal factors. Clin Epidemiol. 2014;6:89-97.
34. Morkl S, Lackner S, Muller W, Gorkiewicz G, Kashofer K, Oberascher A, et al. Gut mictobiota and body composition in anorexia nervosa inpatients in comparison to atheletes, overweight, obese, and normal weight controls. Int J Eat Disord. 2017;50(12):1421-31.
35. Neumark-Sztainer D, Bauer KW, Friend S, Hannan PJ, Story M, Berge JM. Family weight talk and dieting: how much do they matter for body dissatisfaction and disordered eating behaviors in adolescent girls? J Adolesc Health. 2010;47(3):270-6.
36. Organização Mundial da Saúde [homepage na internet]. CID-11: Classificação Estatística Internacional de Doenças, 11.ed. Disponível em: https://icd.who.int/browse11/l-m/en. Acesso em: 07 jun.2020.
37. Reas DL, Grilo CM. Review and meta-analysis of pharmacotherapy for binge eating disorder. Obesity. 2008;16(9):2024-38.
38. Resmark G, Herpertz S, Herpertz-Dahlmann B, Zeeck A. Treatment of anorexia nervosa – new evidence-based guidelines. J Clin Med. 2019;8(2):153.
39. Robinson P, Jones WR. MARSIPAN: management of really sick patients with anorexia nervosa. Br J Psychiatry Advances.2018;24(1):20-32.
40. Rodgers RF, Sonneville K. Research for leveraging food policy in universal eating disorder prevention. Int J Eat Disord.2018;51(6):503-6.
41. Salzano FT, Aratangy EW, Azevedo AP, Pisciolaro F, Maciel AMB, Cordás TA. Transtornos alimentares. In: Miguel EC, Gentil V, Gattaz WF. Clínica psiquiátrica: a visão do departamento e do instituto de psiquiatria do HCFMUSP. Barueri: Manole; 2011. p. 931-52.
42. Schmidt U. A etiology of eating disorders in the 21st century: new answers to old questions. Eur Child Adolesc Psychiatry. 2003;12(suppl. 1):I30-7.
43. Slof-Op't Landt MC, van Furth EF, Meulenbelt I, Slagboom PE, Bartels M et al. Eating disorders: from twin studies to candidate genes and beyond. Twin Res Hum Genet. 2005;8(5):467-82.
44. Smink FRE, Van Hoeken D, Hoek HW. Epidemiology of eating disorders: incidence, prevalence and mortality rates. Curr Psychiatry Rep. 2012;14:406-14.
45. Steinhausen HC. The outcome of anorexia nervosa in the 20th century. Am J Psychiatry. 2002;159(8):1284-93.
46. Steinhausen HC. The outcome of anorexia nervosa in the 20th century. Am J Psychiatry. 2002;159(8):1284-93.
47. Stice E, Marti N, Shaw H, Rohde P. Meta-analytic review of dissonance-based eating disorder prevention programs: intervention, participant, and facilitator features that predict larger effects. Clin Psychol Rev. 2019;70:91-107.
48. Strobel C, Quadflieg N, Naab S, Voderholzer U, Fichter MM. Long-term outcomes in treated males with anorexia nervosa and bulimia nervosa: a prospective, gender-matched study. International Journal of Eating Disorders. 2019;52(12):1353-64.

49. Van Eedena AE, Van Hoekena D, Hoek HW. Incidence, prevalence and mortality of anorexia nervosa and bulimia nervosa. Curr Opin Psychiatry. 2021;34:515-24.
50. Vocks S, Tuschen-Caffier B, Pietrowsky R, Rustenbach SJ, Kersting A, Herpertz S. Meta-analysis of the effectiveness of psychological and pharmacological treatments for binge eating disorder. Int J Eat Disord. 2010;43(3):205-17.
51. Wade TD, Gillespie N, Martin NG. A comparison of early family life events amongst monozygotic twin women with lifetime anorexia nervosa, bulimia nervosa, or major depression. Int J Eat Disord. 2007;40(8):679-86.
52. Wade TD, Treasure J, Schmidt U, Fairburn CG, Byrne S, Zipfel S, Cipriani A. Comparative efficacy of pharmacological and non-pharmacological interventions for the acute treatment of adult outpatients with anorexia nervosa: study protocol for the systematic review and network meta-analysis of individual data. J Eat Disord. 2017;5(1):24.
53. Watson HJ, Joyce T, French E, Willan V, Kane RT, Tanner-Smith EE, et al. Prevention of eating disorders: a systematic review of randomized, controlled trials. Int J Eat Disord. 2016;49(9):833-62.
54. Wilksch SM, O'Shea A, Ho P, Byrne S, Wade TD. The relationship between social media use and disordered eating in young adolescents. International J Eating Disord. 2020;53(1):96-106.
55. Yager J, Devlin MJ, Halmi KA, Herzog DB, Mitchell III JE, Powers P, et al. Guideline watch (august 2012): Practice guideline for the treatment of patients with eating disorders. Focus. 2014;12(4):416-31.
56. Yager J, Powers OS. Manual clínico dos transtornos da alimentação. Porto Alegre: Artmed; 2010. p. 19-47 e 103-70.

18 Transtornos do ciclo sono-vigília

Daniel Guilherme Suzuki Borges
Alexandre Pinto de Azevedo
Rosa Hasan

INTRODUÇÃO E DEFINIÇÕES

- Queixas relacionadas com o sono são frequentes entre pacientes que buscam tratamentos psiquiátricos. Dificuldade para iniciar o sono, sensação de sono não reparador ou de má qualidade e sonolência diurna estão entre as queixas mais frequentes. É de fundamental importância o conhecimento sobre os transtornos primários do sono e a adequada identificação desses quadros em comorbidade ou não com outros transtornos psiquiátricos.
- A Classificação Internacional dos Transtornos do Sono de 2014, em sua terceira revisão (CITS-3), lista oito diferentes categorias diagnósticas de acordo com três eixos centrais (Quadro 1). A partir de 2013, a Associação Americana de Psiquiatria passou a incluir em seu manual diagnóstico (DSM-5) uma seção exclusiva nesse tema com o intuito de ajudar no reconhecimento e encaminhamento desses casos para avaliação especializada quando ocorrerem.
- A classificação de distúrbios do sono na CID-10 baseava-se na hoje obsoleta separação entre distúrbios orgânicos e não orgânicos. Enquanto os últimos situavam-se no capítulo de transtornos mentais e comportamentais, os primeiros encontravam-se dis-

persos ao longo do manual. Na CID-11, um capítulo separado foi criado para os transtornos do sono-vigília, que abrange todos os diagnósticos relevantes relacionados com o sono.

- Neste capítulo, discutiremos os principais transtornos do sono de interesse para a psiquiatria. São eles: transtorno de insônia crônica; hipersonias de origem central (narcolepsia, hipersonia idiopática, síndrome de Kleine-Levin); transtornos do ritmo circadiano; parassonias do sono REM (transtorno comportamental do sono REM e transtorno do pesadelo); parassonias do sono NREM; síndrome das pernas inquietas e bruxismo.

Quadro 1 Classificação Internacional dos Transtornos do Sono

1. Transtornos de insônia
Transtorno de insônia crônica
Transtorno de insônia aguda
Outro transtorno de insônia
2. Distúrbios respiratórios relacionados ao sono
Síndromes da apneia obstrutiva do sono
Síndromes da apneia central do sono
3. Transtornos de hipersonolência central
Narcolepsia tipo 1
Narcolepsia tipo 2
Hipersonia idiopática
Síndrome de Kleine-Levin
Hipersonia em razão de uma condição médica
Hipersonia em razão de um medicamento ou substância
Hipersonia associada a um transtorno psiquiátrico
Síndrome do sono insuficiente
Sintomas isolados e variantes normais
Dormidor longo

(continua)

Quadro 1 Classificação Internacional dos Transtornos do Sono (*continuação*)
4. Transtornos do ritmo circadiano do sono
Transtorno do atraso de fase de vigília e sono
Transtorno do avanço de fase de vigília e sono
Transtorno do ritmo irregular do sono e vigília
Transtorno do ritmo não 24 horas (livre-curso)
Transtorno do trabalho por turnos
Transtorno de mudança rápida de fuso horário (transtorno de *jet lag*)
Transtorno circadiano do despertar do sono sem outra especificação (SOE)
5. Parassonias
Parassonias relacionadas ao sono NREM
Transtornos do despertar (do sono NREM): despertar confusional, terror noturno e sonambulismo
Parassonias relacionadas ao REM
Transtorno comportamental do sono REM
Paralisia do sono isolada recorrente
Transtorno de pesadelo
Outras parassonias
Síndrome da cabeça explosiva
Alucinações relacionadas ao sono
Enurese do sono
Parassonia em razão de condição médica
Parassonia por conta de medicação ou substância
Parassonia não especificada
Sintomas isolados ou variantes normais
Sonilóquios
6. Distúrbios do movimento relacionados ao sono
Síndrome das pernas inquietas
Transtorno do movimento periódico de membros

(continua)

Quadro 1 Classificação Internacional dos Transtornos do Sono (*continuação*)
Cãibras nas pernas relacionadas ao sono
Bruxismo relacionado ao sono
Transtorno do movimento rítmico relacionado ao sono
Mioclonia do sono benigna da infância
Mioclonia propriospinal de início do sono
Transtorno do movimento relacionado ao sono em razão de uma condição médica
Transtorno do movimento relacionado ao sono, não especificado
7. Sintomas isolados e variantes normais
Mioclonia fragmentária excessiva
Tremor hipnagógico do pé e ativação muscular alternante da perna
Abalos hípnicos (*sleep starts*)
8. Outro transtorno do sono
Apêndice A: Distúrbios médicos e neurológicos relacionados ao sono
Insônia familiar fatal
Epilepsia relacionada ao sono
Cefaleias relacionadas ao sono
Laringoespasmo relacionado ao sono
Refluxo gastroesofágico relacionado ao sono
Isquemia miocárdica relacionada ao sono
Apêndice B: Codificação CID-10-MC.
Transtorno do sono induzido por substância

TRANSTORNO DE INSÔNIA CRÔNICA

- O transtorno de insônia representa a queixa de sono mais comum na população adulta, podendo ser agudo, crônico ou comórbido com outras doenças médicas e transtornos mentais.

- Como a insônia crônica pode ter curso clínico próprio, é difícil estabelecer claramente a sua relação de causalidade com outras condições médicas e psiquiátricas. Ela pode representar fator de risco, sintoma prodrômico ou residual delas.

Diagnóstico

- O diagnóstico da insônia crônica é clínico. Os critérios diagnósticos segundo DSM-5 encontram-se no Quadro 2.

Quadro 2 Critérios diagnósticos dos transtornos de insônia, segundo o DSM-5
A. Queixa principal de insatisfação com a qualidade/quantidade de sono, associada a um ou mais dos sintomas: 1. Dificuldade em iniciar o sono (em crianças: dificuldade de iniciar o sono sem a intervenção de um cuidador). 2. Dificuldade em manter o sono caracterizado por despertares frequentes ou dificuldade de reiniciar o sono após despertares (em crianças, dificuldade em reiniciar o sono sem a intervenção de um cuidador). 3. Despertar precoce com inabilidade de reiniciar o sono.
B. O transtorno do sono causa repercussão negativa sobre o funcionamento social, ocupacional, acadêmico, comportamental ou em outras áreas do funcionamento.
C. O transtorno do sono ocorre pelo menos três vezes por semana.
D. O transtorno do sono está presente há pelo menos 3 meses.
E. O transtorno do sono ocorre a despeito de oportunidade adequada para o sono.
F. A insônia não é mais bem explicada ou ocorre durante o curso de outro transtorno do sono (p. ex., narcolepsia, SAOS, transtorno de ritmo circadiano e parassonia).
G. A insônia não pode ser atribuída ao uso de medicamento ou substância (p. ex., abuso de droga ou medicação).
H. A coexistência de doença mental ou médica não explica adequadamente a queixa de insônia.

(continua)

Quadro 2 Critérios diagnósticos dos transtornos de insônia, segundo o DSM-5 (*continuação*)

Especificar: • Sem comorbidade psiquiátrica, incluindo abuso de substâncias. • Presença de comorbidade psiquiátrica. • Presença de outro transtorno do sono.
Especificar: • Episódica: insônia ao menos por 1 mês e de duração inferior a 3 meses. • Persistente: insônia há mais de 3 meses. • Recorrente: dois ou mais episódios no intervalo de 1 ano.
Obs.: o termo insônia aguda ou transitória (com duração inferior a 3 meses e com impacto nas funções diurnas) deverá ser classificado como outro transtorno específico.

Diagnóstico diferencial

- Transtornos do ritmo circadiano.
- Ambiente de sono inadequado.
- Má higiene do sono.
- Privação de sono autoimposta.
- Apneia obstrutiva do sono.
- Má percepção do sono.
- Diminuição da necessidade de sono (como sintoma dentro de um transtorno psiquiátrico).

Exames complementares

- O uso de diário de sono pode ser um complemento à anamnese.
- A polissonografia e a actigrafia ajudam a descartar outros distúrbios do sono (p. ex.: apneia do sono na polissonografia), avaliar a possibilidade de algum grau de má percepção do sono, investigar possíveis divergências das queixas subjetivas do paciente com o quadro clínico presente e avaliar resposta de um tratamento instituído. Elas não são solicitadas rotineiramente, embora auxiliem no diagnóstico diferencial.

Tratamento

- O primeiro ponto a ser abordado na terapêutica da insônia é a regularização da higiene do sono. As principais orientações e medidas para uma boa higiene do sono estão referidas no Quadro 3.

Quadro 3 Orientações para adequada higiene do sono

Quadro 3 Orientações para adequada higiene do sono
Procure dormir a quantidade de sono que lhe satisfaça.
Deite-se apenas quando estiver sentindo sono.
Evite estimulantes como café, chá, chocolate, refrigerantes à base de colas, nicotina e medicamentos com cafeína, principalmente no fim do dia.
Evite álcool no mínimo 6 horas antes de dormir.
Evite fumar no mínimo 6 horas antes de dormir.
Evite comer, fumar e ingerir álcool no meio da noite.
Evite refeições pesadas antes de dormir.
Evite sonecas durante o dia.
Faça exercícios físicos com limite mínimo de 4 a 6 horas antes de se deitar (de preferência ao ar livre).
Procure se expor à luz solar logo após levantar-se e no fim da tarde.
Tome banho morno (15 a 20 minutos) duas horas antes de dormir.
Não use relógio ou celular para checar as horas no seu ambiente de sono (seu quarto).
Reserve a cama exclusivamente para dormir ou ter relações amorosas.
Se não conseguir dormir, levante-se depois de 20 a 30 minutos, volte apenas com sono.
Se não conseguir dormir, procure se distrair, leia, assista TV fora do seu quarto.
Manter horários regulares para dormir e acordar mesmo nos fins de semana.

- A terapia cognitivo-comportamental para insônia (TCCi) apresenta evidências de melhora em curto e longo prazos, sendo a terapia de primeira escolha. A farmacoterapia é o método de tratamento mais frequentemente utilizado, porque surte efeitos mais rápidos e por causa da maior disponibilidade, no entanto, com eficácia comprovada basicamente em estudos de curto prazo.

- As escolhas medicamentosas para o tratamento da insônia são baseadas no mecanismo de ação das drogas atuando nos sistemas reguladores do ciclo sono-vigília. Contudo, as diretrizes para o tratamento da insônia apontam fraca evidência científica para a maioria das classes de fármacos e, por esse motivo, a escolha deve ser individualizada para cada paciente, conforme características e objetivos de tratamento, presença de comorbidades, resposta prévia a outras drogas, disponibilidade de acesso aos medicamentos, segurança da prescrição, preferência do paciente e custos. Nas Tabelas 1 e 2 e no Quadro 4, apresentamos as classes de medicamentos e as doses recomendados para uso no tratamento da insônia.

Tabela 1 Agonistas seletivos do receptor GABA-A*

Medicamento	Apresentação (mg)	Tempo de meia-vida (h)	Indicação por tipo de insônia
Zolpidem	10 cp	0,5-3,5	Inicial
	10 cp efervescente	0,5-3,5	Inicial
	5 sublingual	0,5-3,4	Inicial
	6,25 CR	6	Intermediária
	12,5 CR	6	Intermediária
Zopiclona	7,5	5-6	Inicial e intermediária
Ezopiclona	2	6	Inicial e intermediária
	3	6	Inicial e intermediária

cp: comprimido; CR: liberação controlada (*controlled release*). * O tempo de uso recomendado dessas medicações, segundo a evidência científica e a formalização da Agência Nacional de Vigilância Sanitária (Anvisa), não deverá ser superior a 3 a 4 semanas.

Tabela 2 Antidepressivos recomendados para tratamento da insônia

Medicamento	Doses recomendadas (mg)
Amitriptilina	12,5 a 50 à noite
Mirtazapina	7,5 a 15 à noite
Trazodona	25 a 100 à noite
Doxepina	1 a 6 à noite

Quadro 4 Tratamento farmacológico da insônia
Agonistas seletivos do receptor GABA-A (zolpidem, zopiclona, ezopiclona) podem ser opções para tratamento em curto prazo da insônia aguda ou de duração breve.
Antidepressivos de ação sedativa (mirtazapina, amitriptilina, doxepina e trazodona) em doses subterapêuticas para depressão devem ser medicamentos de escolha.
O agonista do receptor da melatonina ramelteona na dose de 8 mg é uma opção segura para tratamento da insônia de início de noite.
Benzodiazepínicos e/ou antipsicóticos não devem ser opção para o tratamento da insônia, a não ser que haja uma comorbidade médica ou psiquiátrica que justifique o uso.

TRANSTORNOS DE HIPERSONOLÊNCIA CENTRAL

- Os termos hipersonolência ou sonolência excessiva servem para descrever uma incapacidade de se manter em vigília e atento em situações diárias socialmente requeridas ou desejadas. Isso acarreta episódios de sono irrepreensíveis, de ataques de sono e, alguns casos, um sono noturno excessivamente longo (especialmente, em crianças).
- Narcolepsia: raro transtorno neurológico crônico de causa genética, ambiental e, possivelmente, autoimune. Isso levaria a uma destruição seletiva de neurônios hipocretinérgicos e disfunção da neurotransmissão das hipocretinas do hipotálamo lateral. Clinicamente, caracteriza-se por sonolência excessiva crônica, pela presença de fenômenos de sono REM (cataplexia, alucinações hipnagógicas/hipnopômpicas e paralisia do sono) e sono noturno fragmentado. Estes constituem a pêntade da narcolepsia.
- Hipersonia idiopática: com prevalência desconhecida, é considerada muito mais rara que a narcolepsia. Também se caracteriza por sonolência excessiva crônica, geralmente intensa, incapacitante e sem períodos de melhora. O tempo de sono principal equipara-se ao normal (8 a 10 horas de duração), além de ser, caracteris-

ticamente, não restaurador. Não há associação clínica com fenômenos REM como na narcolepsia.

- Síndrome de Kleine-Levin: doença rara e autolimitada. Estima-se prevalência de 1 a 5 casos por milhão de habitantes e seu início típico dá-se na adolescência. Apresenta predominância masculina (4:1) e, em geral, costuma desaparecer antes dos 25 a 30 anos de idade. Em geral, ocorrem surtos recorrentes ao longo dos anos, em que o indivíduo passa a dormir por períodos extensos (2 dias a 4 semanas), cerca de 15 a 21 horas de duração ao dia. Pode haver pródromos de fadiga, cefaleia, muitas vezes confundidos com uma síndrome gripal. Em geral, o paciente acorda para comer e para necessidades fisiológicas, comumente com alterações comportamentais como irritabilidade, confusão mental, desrealização, hiperfagia e hipersexualidade, que podem ocorrer durante os surtos. Eventualmente, há euforia e logorreia por 1 a 3 dias.

Diagnóstico

- Os critérios diagnósticos da CITS encontram-se nos Quadros 5 a 8.

Quadro 5 Narcolepsia tipo 1

Os critérios A e B devem estar presentes.
A. O paciente apresenta diariamente necessidade irreprimível de dormir ou lapsos diários de sono ocorrendo há pelo menos 3 meses*.
B. Presença de um ou ambos os critérios: 1. Cataplexia e latência de sono média ≤ 8 minutos com presença de sono REM precoce, registrado nos 15 minutos iniciais do sono (SOREMP) em dois ou mais períodos avaliados no teste de latências múltiplas do sono (TLMS) realizado de acordo com as técnicas padrão. A presença de SOREMP na polissonografia (PSG) realizada na noite anterior pode substituir um dos SOREMP do TLMS**. 2. Concentração de hipocretina-1 no líquido cefalorraquidiano (LCR) medida por imunorreatividade ≤ 110 pg/mL ou < 1/3 dos valores médios obtidos em indivíduos normais com o mesmo ensaio padronizado.

*Em crianças pequenas, a narcolepsia pode, por vezes, apresentar-se como uma noite de sono excessivamente longa ou como a retomada de um cochilo diurno interrompido. **Se houver forte suspeita clínica de narcolepsia do tipo 1, porém os critérios do TLMS e do item B1 não forem preenchidos, uma possível estratégia é repetir o TLMS.

Quadro 6 Narcolepsia tipo 2
Os critérios A ao E devem estar presentes.
A. O paciente apresenta diariamente necessidade irreprimível de dormir ou lapsos diários de sono ocorrendo há pelo menos 3 meses.
B. Uma latência de sono média ≤ 8 minutos com presença de SOREMP em dois ou mais períodos avaliados no teste de latências múltiplas do sono (TLMS) realizado de acordo com as técnicas padrão. Um SOREMP (nos 15 minutos iniciais do sono) na polissonografia realizada na noite anterior pode substituir um dos SOREMP do TLMS.
C. Ausência de cataplexia*.
D. Concentração de hipocretina por imunorreatividade no LCR não foi medida ou a concentração de hipocretina-1 é >110pg/mL ou > 1/3 da média dos valores obtidos em indivíduos normais com o mesmo ensaio padronizado**.
E. A hipersonolência ou os achados do TLMS não podem ser mais bem explicados por outras causas, como sono insuficiente, apneia obstrutiva do sono, distúrbio do atraso de fase do sono, efeito de medicamentos ou substâncias ou sua retirada.

*Se a cataplexia aparecer tardiamente, o transtorno deve ser reclassificado como narcolepsia do tipo 1. **Se a concentração de hipocretina-1 for realizada posteriormente e apresentar resultados ≥ 110 pg/mL ou < 1/3 dos valores médios obtidos em indivíduos normais com o mesmo ensaio padronizado, então o transtorno deve ser reclassificado como narcolepsia do tipo 1.

Quadro 7 Hipersonia idiopática
Os critérios A ao F devem estar presentes.
A. O paciente apresenta períodos de necessidade irreprimível de dormir ou lapsos de sono diários há pelo menos 3 meses*.
B. Ausência de cataplexia.
C. TLMS indica menos de dois SOREMP, ou ausência de SOREMP caso a latência para o início do sono REM ≤ 15 minutos na PSG da noite anterior**.
D. Presença de pelo menos um dos seguintes: 1. TLMS evidenciando latência de sono média ≤ 8 minutos 2. Tempo total de sono nas 24 h ≥ 660 minutos (tipicamente 12-14 horas)*** em 24 horas de monitorização polissonográfica (realizada após a correção da privação crônica de sono), ou por actigrafia no pulso associada ao diário de sono (em média com mais de 7 dias sem restringir o sono).

(continua)

Quadro 7 Hipersonia idiopática (*continuação*)

E. A síndrome do sono insuficiente está descartada (se necessário, pela ausência de melhora dos sintomas de sonolência após o aumento adequado do tempo de cama, preferencialmente confirmado por resultados obtidos com o uso de actigrafia de pulso por ao menos 1 semana).
F. A sonolência excessiva diurna (SED) ou os achados do teste de latências múltiplas do sono (TLMS) não podem ser mais bem explicados por outro transtorno do sono, outra desordem médica ou psiquiátrica, ou uso de drogas ou medicamentos.

Notas: *Inércia do sono severa e prolongada, conhecida como embriaguez do sono (definida como a dificuldade prolongada em acordar, com repetidos retornos para dormir, irritabilidade, comportamento automatizado e confusão), ou longa (> 1 hora); cochilos não reparadores são características clínicas adicionais. **Alta eficiência do sono (≥ 90%) na PSG da noite anterior é um achado de apoio (desde que a privação de sono esteja descartada). ***O tempo total de sono das 24 horas requerido para o diagnóstico pode precisar de adaptações para explicar as mudanças normais do tempo total de sono associadas aos estágios de desenvolvimento de crianças e adolescentes, bem como para a variabilidade entre as culturas em todas as faixas etárias. #Ocasionalmente, pacientes que preencham critérios de SED podem ter uma latência média de sono no TLMS maior que 8 minutos, e tempo total de sono nas 24 horas menor que 660 minutos. A avaliação clínica deve ser utilizada para decidir se esses pacientes devem ser considerados como tendo hipersonia idiopática (HI) ou outras patologias que possam mimetizar o transtorno. Repetir o TLMS em uma data posterior é aconselhável se a suspeita clínica para HI permanecer alta.

Quadro 8 Síndrome de Kleine-Levin

Os critérios A ao E devem estar presentes.
A. O paciente experimenta ao menos dois episódios recorrentes de sonolência excessiva e aumento do tempo de sono, persistindo por 2 dias a 5 semanas.
B. Os episódios ocorrem, geralmente, mais que uma vez por ano e ao menos uma vez a cada 18 meses.
C. O paciente apresenta estado de alerta, função cognitiva, comportamento e humor normais entre os episódios.
D. O paciente deve demonstrar ao menos uma das seguintes opções durante os episódios: 1. Disfunção cognitiva. 2. Percepção alterada. 3. Transtorno alimentar (anorexia ou hiperfagia). 4. Comportamento desinibido (hipersexualidade).
E. A sonolência excessiva e os sintomas relacionados não podem ser mais bem explicados por outro transtorno do sono, outra desordem médica ou psiquiátrica (especialmente transtorno bipolar), ou uso de drogas ou medicamentos.

Diagnóstico diferencial

- Exclusão das causas mais comuns de sonolência excessiva: síndrome de sono insuficiente, transtornos do ritmo circadiano, apneia do sono, transtornos do humor, transtorno factício, síndrome de Munchausen por procuração, lesões do sistema nervoso central e outras causas orgânicas.

Exames complementares

- A avaliação laboratorial do paciente com suspeita de narcolepsia ou hipersonia idiopática requer uma polissonografia seguida no dia seguinte do teste de latências múltiplas do sono (TLMS). É imperativa a realização de diário de sono e/ou actigrafia por um período mínimo de 2 semanas previamente à realização dos exames para exclusão de causas comuns para falsos-positivos nos testes, tais como privação de sono e transtornos do ritmo circadiano.
- A tipagem HLA de pacientes narcolépticos com cataplexia quase sempre mostra a presença de HLA DQB1*0602, mas isso não fecha diagnóstico para narcolepsia, pois não é específico e presente em 12 a 38% da população normal.
- Dosagem de hipocretina tipo1 no liquor cefalorraquidiano para narcolepsia tipo 1, evidenciando níveis menores que 110 pg/mL (ou um terço dos encontrados em pessoas sadias pelo mesmo ensaio).

Tratamento

- O tratamento das hipersonolências de origem central, como a narcolepsia e a hipersonia idiopática, acaba por ser primariamente sintomático (Tabela 3). Para tanto, são utilizados agentes estimulantes do sistema nervoso central (SNC), alguns antidepressivos para fenômenos REM e, eventualmente, hipnóticos. Além disso, são usadas medidas de higiene do sono, apoio psicossocial e psicoterapia cognitivo comportamental.
- Cochilos programados de 10 a 20 minutos auxiliam no controle de sintomas de sonolência excessiva da narcolepsia. Por serem restauradores, eles podem até ser considerados como tratamento único

Tabela 3 Medicamentos utilizados no tratamento da narcolepsia (disponíveis no Brasil)

Medicamento		Indicação	Dose usual mg/dia
Metilfenidato		Sonolência excessiva diurna	10 a 60
Modafinila		Sonolência excessiva diurna	100 a 400
Armodafinila		Sonolência excessiva diurna	150 a 250
Antidepressivos	Venlafaxina	Cataplexia, alucinações hipnagógicas, paralisia do sono	75 a 225
	Desvenlafaxina	Cataplexia, alucinações hipnagógicas, paralisia do sono	50 a 150
	Duloxetina	Cataplexia, alucinações hipnagógicas, paralisia do sono	30 a 90
	Nortriptilina	Cataplexia	25 a 150
	Clomipramina	Cataplexia	25 a 150
	Imipramina	Cataplexia	10 a 100
	Fluoxetina	Cataplexia	20 a 80
	Sertralina	Cataplexia	50 a 150

para sonolência, em especial nos casos em que haja contraindicação ao uso de psicoestimulantes, gravidez e por opção do paciente.

- Para o manejo da síndrome de Kleine-Levin (SKL), a raridade dos casos dificulta a realização de ensaios clínicos cegos, controlados e randomizados. A conduta mais realizada e relatada consiste no uso do lítio, ou menos frequentemente ácido valproico, na tentativa de prevenir recorrência de crises.

TRANSTORNOS DO RITMO CIRCADIANO

- Os transtornos de ritmo circadiano do sono provêm do desalinhamento do sono do indivíduo em relação à agenda social requerida ou desejada.
- Transtorno de atraso de fase do sono-vigília: atraso significativo do sono principal em relação ao cronograma desejado e/ou requerido

para dormir e se levantar. Essa alteração comumente causa privação de sono e dificuldade de se levantar no horário planejado e/ou requerido. A qualidade e o tempo total de sono encontram-se preservados com as rotinas de sono à vontade e sem compromisso. O atraso da fase do sono é mais frequente nos adolescentes e adultos jovens. A prevalência é de 7 a 16% da população geral e há 40% de história familiar positiva nos pacientes.

- Transtorno de avanço de fase do sono-vigília: avanço significativo do sono principal em relação ao cronograma desejado e/ou requerido para dormir e se levantar. Essa alteração comumente causa dificuldade em se manter acordado no horário desejado e/ou convencional junto com dificuldade em se manter dormindo até o horário planejado. A qualidade e o tempo total de sono também se encontram preservados com as rotinas de sono à vontade e sem compromisso. A prevalência do avanço da fase do sono é desconhecida, acomete aproximadamente 1% da população de meia-idade e idosos e se acentua com a idade. Existem casos familiares com herança autossômica dominante.
- Transtorno do ritmo sono-vigília irregular: padrão crônico e recorrente de ciclo sono-vigília irregular nas 24 horas, com sonolência excessiva diurna e/ou insônia à noite, com incapacidade de manter um ciclo de sono principal no horário desejado e/ou requerido, tornando-se extensamente fragmentado ao longo das 24 horas. Esse transtorno resulta em grande parte de um processo de neurodegeneração do núcleo supraquiasmático (NSQ), particularmente, nos processos demenciais. Por consequência, há menor secreção de melatonina, ciclo sono-vigília menos robusto e dificuldade de sincronização noite-dia. Presença comum em transtornos mentais crônicos graves, nos casos em que há rotina não estruturada e falta de estímulos.
- Transtorno do ritmo do sono-vigília não 24 horas (livre-curso): atraso gradativo do sono principal em relação ao cronograma desejado e/ou requerido para dormir e se levantar. Há relatos de períodos de insônia e/ou sonolência diurna excessiva, ou ambos, que se

alternam com períodos assintomáticos. O padrão de atraso gradativo torna-se mais claro com a flexibilização do horário de dormir e acordar, permitindo que se durma à vontade e sem compromisso. Consequentemente, obtêm-se melhoras na qualidade e tempo de sono. Prevalência, sexo e diferenças raciais são desconhecidas para o transtorno. Estima-se que mais da metade dos indivíduos totalmente cegos apresente esse distúrbio.

- Transtorno do ritmo do trabalho em turno: muito prevalente em trabalhadores noturnos e agenda de sono e vigília irregulares, ocasionando sintomas de insônia e/ou sonolência diurna excessiva.
- Transtorno de mudança rápida de fuso-horário (*jet-lag*): associado a viagens aéreas com mudança rápida de pelo menos dois fusos horários, com consequentes queixas de insônia e/ou sonolência diurna excessiva. Nos primeiros 2 dias, pode haver sintomas de mal-estar geral e/ou somáticos, além de prejuízo no funcionamento.

Diagnóstico

- O diagnóstico é clínico e costuma ser difícil em decorrência da inespecificidade de sintomas: insônia, sonolência excessiva ou ambos. O DSM-5 traz os critérios diagnósticos relacionados no Quadro 9.

Quadro 9 Critérios diagnósticos dos transtornos do ritmo circadiano, segundo o DSM-5

A. Padrão persistente ou recorrente de perturbação do sono causado por distúrbio primário do ritmo circadiano ou desalinhamento entre o ritmo circadiano endógeno e o esquema de vigília-sono imposto ao indivíduo pelo ambiente físico ou atividades sociais e profissionais.
B. A perturbação do sono leva à sonolência excessiva, insônia ou ambos.
C. A perturbação do sono causa significativo sofrimento no desempenho profissional, social ou outras áreas importantes do funcionamento.
Especificar quando do tipo: • Associada à doença mental. • Associada à doença clínica. • Associada a outro transtorno do sono.

(continua)

Quadro 9 Critérios diagnósticos dos transtornos do ritmo circadiano, segundo o DSM-5 (*continuação*)

Especificar quando do tipo: • Atraso da fase de sono. - Familiar. - *Overlap* (sobreposição) com transtorno de ritmo do tipo não 24 horas. • Avanço na fase de sono. - Familiar. • Transtorno do ritmo circadiano padrão irregular. • Transtorno do ritmo circadiano padrão não 24 h. • Transtorno do ritmo do trabalhador em turno. • Transtorno do ritmo inespecífico.
Especificar se: • Episódico: sintomas ao menos por 1 mês, porém menos que 3 meses. • Persistente: sintomas há mais de 3 meses ou de longa data. • Recorrente: dois ou mas episódios no intervalo de 1 ano.

Diagnóstico diferencial

- O avanço e o atraso de fase devem ser diferenciados de padrões normais, cujos respectivos cronotipos matutino e vespertino eventualmente estejam bem adaptados.
- A insônia crônica representa um dos principais diagnósticos diferenciais: o paciente não terá sono nos horários desejados ou requeridos.
- Transtornos de hipersonolência central.

Exames complementares

- O uso de diário de sono e/ou actigrafia por no mínimo 14 dias auxilia na complementação e no suporte da história clínica por oferecer mais detalhes.

Tratamento

- O tratamento tem por objetivo alinhar o bloco de sono com a rotina do paciente; isso pode ser realizado com medidas comportamentais como cronoterapia, fototerapia e higiene do sono. Doses baixas de melatonina (0,1 a 3 mg) no começo da noite e medicações melatonérgicas como a ramelteona também atuam como cronotrópicos para o atraso de fase e transtorno de ritmo irregular de sono.

PARASSONIAS

- Parassonias são entidades clínicas que expressam vivências desagradáveis ou comportamentos motores durante o sono, bem como em suas transições para a vigília.

Parassonias do sono REM

- Parassonias relacionadas ao sono REM compreendem intrusões de características do sono REM na vigília (paralisia do sono), exuberância de suas características (transtorno de pesadelo) ou aberrações em sua fisiologia (REM sem atonia do transtorno comportamental do sono REM).

Transtorno comportamental do sono REM

- O transtorno comportamental do sono REM (TCSREM) é caracterizado por comportamentos motores complexos que emergem principalmente durante o sono REM. O principal achado polissonográfico é a persistência de tônus neuromuscular durante o sono REM. A prevalência estimada situa-se em torno de 0,50% na população geral e 2% em idosos, com predominância de indivíduos do sexo masculino (9:1), entretanto, pode estar superestimada por conta da manifestação clínica mais exuberante nessa população.
- Existem dois tipos de TCSREM, a forma primária ou idiopática e a secundária. A forma secundária do TCSREM relaciona-se com a retirada de álcool e o uso de certas classes de medicação (antidepressivos tricíclicos, inibidores da monoaminoxidase, inibidores de recaptação de serotonina, antidepressivos duais, mirtazapina, alguns agentes anticolinérgicos), por lesões anatômicas localizadas nas regiões de tronco cerebral responsáveis pelo controle do tônus neuromuscular.

- O TCSREM também pode ser pródromo ou manifestação inicial de doenças degenerativas do tipo alfa-sinucleopatias, como doença de Parkinson, atrofia de múltiplos sistemas e demência por corpúsculos de Lewy. Possivelmente, as formas idiopáticas são manifestações prodrômicas associadas a patologias. Estima-se uma alta taxa de conversão (81 a 90%) para esses quadros dentro de 10 anos após a primeira manifestação do TCSREM.
- Outras condições em que foi constatado TCSREM: em doenças neurológicas, como doença de Joseph-Machado, lesões vasculares pontomesencefálicas, síndrome de Guillain-Barré, encefalopatias mitocondriais, hidrocefalia de pressão normal, paralisia supranuclear progressiva, doença de Gilles de la Tourette, esclerose múltipla e síndrome de Down.

Diagnóstico

- Os critérios diagnósticos para TCSREM segundo a CITS-3 encontram-se no Quadro 10.

Diagnóstico diferencial

- Parassonias sono NREM.
- Epilepsia.
- Transtorno dissociativo-conversivo.
- Pseudo-TCSREM (parassonia NREM induzida por apneia do sono provocando despertar confusional).

Exames complementares

- O diagnóstico definitivo é obtido com a história médica de atuação onírica e a confirmação pela videopolissonografia com presença de sono REM com ou sem o flagra desse achado sincronizado com vídeo.

Quadro 10 Critérios diagnósticos para transtorno comportamental do sono REM (TCSREM) – CITS-3
Os critérios A ao D devem estar presentes.
A. Episódios repetidos de vocalização relacionados com o sono ou comportamentos motores complexosa,b.
B. Esses comportamentos são documentados na PSG e ocorrem durante o sono REM ou, com base na história clínica, infere-se que aconteçam durante o sono REM.
C. PSG mostra REM sem atonia.
D. O distúrbio não é mais bem explicado por outro transtorno do sono, transtorno mental, ou uso de medicação ou substância.
a: Esse critério pode ser cumprido pela observação de episódios repetidos durante uma única noite de videopolissonografia. b: As observações ou comportamentos observados com frequência se correlacionam com a ocorrência simultânea com sonhos, levando comumente ao relato de "atuação do sonho". c: Como definido pelas orientações para estagiamento de achados PSG de TCSREM na versão mais recente do *Manual for the scoring of sleep and associate events*, da Academia Americana de Medicina do Sono (AASM). d: Ao acordar, o indivíduo está alerta, coerente e orientado. e: Na ocasião, pode haver pacientes com história clínica típica de TCSREM, com comportamentos de atuação dos sonhos, que também exibem comportamentos típicos de TCSREM durante a videopolissonografia, mas não demonstram REM sem atonia suficiente, com base nos critérios atuais para satisfazer o critério polissonográfico de REM sem atonia para TCSREM. O TCSREM deve ser diagnosticado tendo como base a avaliação clínica. O mesmo critério se aplica quando a videopolissonografia não está disponível. f: Medicamentos podem desmascarar TCSREM latente com ausência de REM sem atonia, de acordo com a opinião de especialistas. Portanto, TCSREM induzido por medicamentos pode ser diagnosticado como TCSREM com base na avaliação clínica até que se façam estudos subsequentes.

Tratamento

- Medidas comportamentais: ambiente de sono seguro, separar parceiros de cama, evitar gatilhos como privação de sono e retirada abrupta de drogas supressoras de sono REM (antidepressivos, benzodiazepínicos, p. ex.).

- A droga de escolha é o clonazepam em dose baixa (0,3 a 1 mg), que suprime em longo prazo os episódios TCSREM em cerca de 90 a 95% dos casos. Como outra opção ao clonazepam (em decorrência de contraindicação, baixa tolerabilidade, p. ex.), usa-se a melatonina 3 a 10 mg antes de deitar, mas também pode ser feita em adjuvância em respostas parciais.

Parassonias do sono NREM

- As parassonias NREM ou transtornos do despertar caracterizam-se por um despertar parcial de sono NREM comum a todas elas.
- Geralmente com início mais comum infância. Apresentam curso benigno e diminuem ou desaparecem com a idade. Após anos assintomático, o distúrbio pode reaparecer na presença desses fatores desencadeantes. É comum o histórico familiar positivo para esses comportamentos. Nas idades de 3 a 17 anos, sua prevalência gira em torno de 17%.
- Surgimento inédito da sintomatologia na idade adulta muito provavelmente leva a considerar outras possibilidades diagnósticas, sobretudo outros transtornos do sono ou indução por medicamentos como, por exemplo, as "drogas-Z".
- São comuns os seguintes gatilhos: despertar forçado ou abrupto, apneia obstrutiva do sono, febre, privação de sono, uso ou retirada de álcool, retirada de hipnóticos BZD e não BZD, uso ou retirada de antidepressivos, estresse e ansiedade.

Diagnóstico

- O DSM-5 traz os critérios diagnósticos apresentados no Quadro 11.
- Outras denominações a partir de variações dos quadros anteriores: transtorno alimentar relacionado ao sono (sonambulismo com comportamento mastigatório), *sleep texting* (comportamento confusional levando à digitação de mensagens sem sentido) etc.

Quadro 11 Critérios diagnósticos das parassonias do sono NREM, segundo o DSM-5

A. Episódios recorrentes de despertar parcial do sono, usualmente ocorrendo durante o primeiro terço do período principal de sono, acompanhados por pelo menos um dos seguintes: 1. Sonambulismo: episódios repetidos de levantar da cama durante o sono e caminhar. Enquanto sonâmbulo, o indivíduo fica com a expressão facial atordoada, está relativamente irresponsivo à comunicação com terceiros e há extrema dificuldade em despertar. 2. Terror noturno: episódios recorrentes de despertares abruptos com terror, usualmente iniciando com um grito. Há medo intenso e sinais de liberação autonômica, como midríase, taquicardia, respiração acelerada e sudorese durante o episódio. Não há responsividade ao esforço de confortar o indivíduo durante o episódio.
B. Ausência de relação com sonhos ou apenas uma imagem de sonho pode ser relembrada.
C. Amnésia dos episódios.
D. Os episódios causam embaraço ou limitações sociais, profissionais ou em outras áreas importantes do funcionamento.
E. O transtorno não pode ser atribuído a efeitos fisiológicos de substâncias (p. ex., abuso de drogas e medicamento).
F. Coexistência de doença clínica ou mental não explica os episódios de sonambulismo e terror noturno.
Especificar quando do tipo: • Sonambulismo. - Com transtorno alimentar relacionado ao sono. - Com parassonia sexual. • Terror noturno.

Diagnóstico diferencial

- TCSREM, distúrbio do movimento rítmico do sono, transtorno dissociativo relacionado ao sono, epilepsias relacionadas ao sono etc.
- Além disso, deve-se considerar causas secundárias provocando fragmentação do sono, como apneia obstrutiva do sono, medicações como as drogas-Z, barulho ambiental, entre outras.

Exames complementares

- O diagnóstico é clínico, mas a polissonografia está indicada em casos de dúvida diagnóstica, resistência ao tratamento, suspeita de apneia do sono, necessidade de diagnóstico diferencial com epilepsia e presença de comportamento estereotipado. Ela deve ser realizada sincronizada com vídeo (videopolissonografia). Um achado polissonográfico comum é a presença de despertares abruptos de sono N3, mesmo não sendo flagrada a parassonia em si.

Tratamento

- Como se trata de uma condição benigna e com bom prognóstico, deve-se reassegurar paciente e familiares disso. O tratamento comportamental deve incluir, principalmente, medidas de segurança ambiental, além de higiene do sono, manejo de estresse, melhora no ambiente de sono e evitação de álcool e de privação de sono.
- Em casos difíceis, pode-se considerar o uso de clonazepam em dose baixa (0,3 a 1 mg).

APNEIA OBSTRUTIVA DO SONO

- Apneia obstrutiva do sono (AOS) caracteriza-se por sono fragmentado e dessaturação de oxi-hemoglobina intermitente ocasionada por obstrução respiratória parcial (redução em 30 a 90% do fluxo de ar: hipopneia) ou total (ou quase total com redução de 90% ou mais do fluxo de ar: apneia) com duração mínima de 10 segundos em cada episódio.
- Estudos epidemiológicos mais recentes, um deles realizado na cidade de São Paulo (estudo EPISONO) e outro em Lausanne, na Suíça (*Hypnolaus*), evidenciaram alta prevalência da doença em cerca de, respectivamente, 32,3 e 36,1%. O sexo masculino é aproximadamente duas a três vezes mais afetado que o feminino antes da menopausa, após a qual passa a ter prevalência semelhante. Sua prevalência aumenta com a idade. O estudo EPISONO, por exem-

plo, evidenciou prevalência de 60,2% nas faixas etárias de 60 a 70 anos e 86,9% entre 70 e 80 anos.

Quadro clínico e diagnóstico

- Os principais sintomas são: roncos, sonolência excessiva, cansaço, fadiga, além de dificuldade de memória e concentração, flutuações no humor, cefaleia matinal, disfunção erétil, diminuição de libido, nictúria etc.
- Os critérios diagnósticos segundo a CITS-3 encontram-se no Quadro 12.

Quadro 12 Critérios diagnósticos para apneia obstrutiva do sono (CITS-3)

Os critérios A e B e/ou C são preenchidos:
A. Presença de um ou mais dos seguintes: 1. O paciente tem queixa de sonolência, sono não reparador, fadiga ou sintomas de insônia. 2. O paciente acorda com pausas respiratórias, engasgos ou asfixia. 3. O parceiro de cama ou outro relata ronco frequente, pausas respiratórias ou ambos durante o sono do paciente. 4. O paciente foi diagnosticado com hipertensão, transtorno do humor, disfunção cognitiva, doença arterial coronariana, acidente vascular cerebral, insuficiência cardíaca congestiva, fibrilação atrial ou *diabetes mellitus* tipo II.
B. Polissonografia (PSG) ou poligrafia domiciliar (PD) demonstra: 1. Cinco ou mais eventos respiratórios predominantemente obstrutivos (apneias obstrutivas e mistas, hipopneias, ou esforço respiratório relacionado ao despertar [RERA]) por hora de sono durante uma PSG ou por hora de monitorização (PD).
OU
C. PSG ou PD demonstra: 1. Quinze ou mais eventos respiratórios predominantemente obstrutivos (apneias, hipopneias ou RERAs) por hora de sono durante uma PSG ou por hora de monitorização (PD).

Diagnóstico diferencial

- Outros distúrbios respiratórios do sono: apneia central, ronco primário e síndrome de hipoventilação da obesidade.
- Causas de dispneia noturna: ataques de pânico noturnos, doença do refluxo gastroesofágico com espasmo laríngeo, asma, dispneia paroxística noturna, *angina pectoris*, entre outros.
- Causas de sonolência excessiva: privação de sono, narcolepsia, hipersonia idiopática, atraso de fase de sono etc.
- Existe muita sobreposição dos sintomas com quadros neuropsiquiátricos: insônia, sonolência diurna, irritabilidade, cansaço, fadiga, déficit de memória e concentração.

Exames complementares

- O diagnóstico deve ser feito pela polissonografia. Existem outros métodos de polissonografia mais simples validados para população de alto risco como a poligrafia (ou polissonografia tipo 3) e a monitorização noturna por oximetria associada a algoritmos (tipo de polissonografia tipo 4).
- Quanto ao índice de apneia e hipopneia (IAH), classifica-se da seguinte maneira:
  - IAH < 5: índice normal.
  - IAH ≥ 5 a < 15: índice leve.
  - IAH ≥ 15 e < 30: índice moderado.
  - IAH ≥ 30: acentuadamente elevado.

Tratamento

- Evitar medicações e substâncias sedativas ou miorrelaxantes musculares (benzodiazepínicos, fenobarbital, anti-histamínicos e álcool) e perda de peso.
- Em pacientes com evidências de apneia de decúbito, pode-se orientar que se evite a posição supina durante o sono. Para isso, pode-se, por exemplo, adaptar um pijama com bolsos nas costas para pôr bolas de meia ou de tênis.

- O tratamento clínico e cirúrgico da AOS tende a ser individualizado, baseando-se nos índices de apneia e hipopneia (IAH), nos dados da oximetria e $PaCO_2$, no índice de despertares, na presença de sonolência excessiva mais intensa, na presença de comorbidades, como HAS, insuficiência cardíaca, doença coronariana, diabete e síndrome metabólica.
  - O padrão-ouro consiste na terapia de pressão positiva com uso de aparelhos de pressão aérea positiva contínua (*continuous positive airway pressure* – CPAP), dispositivos do tipo binível de pressão aérea positiva contínua (*bilevel continuous positive airway pressure* – BIPAP) ou aparelhos automáticos de pressão aérea positiva contínua (*automatic continuous positive airway pressure* – APAP).
  - Outra opção seria o uso de aparelhos intraorais de avanço mandibular, aumentando a área e o volume das vias aéreas superiores.
  - Cirurgia em casos selecionados: uvulopalatofaringoplastia, faringoplastia lateral, avanço maxilomandibular etc.
  - Estimulação do nervo hipoglosso.

SÍNDROME DAS PERNAS INQUIETAS (SPI) (DOENÇA DE WILLIS-EKBOM)

- Trata-se de uma síndrome sensório-motora relacionada ao sono caracterizada pela urgência em mover as pernas com o intuito de alívio de sensação desconfortável nas pernas. Sintomas pioram com repouso, melhoram com movimento e tendem a ter um caráter circadiano com surgimento ou piora sintomática no fim do dia. Esse fato tende a causar disrupção no sono em razão do incômodo nas pernas.
- Sua prevalência é estimada em cerca 4% da população geral. Os principais fatores de risco são: história familiar, gravidez, insuficiência renal crônica, idade avançada, doença de Parkinson etc.

- Existem formas secundárias: por deficiência de ferro e medicamentosa (anti-histamínicos, antieméticos, antidepressivos, antipsicóticos, lítio etc.).

Diagnóstico

- Os critérios diagnósticos segundo a CITS-3 encontram-se no Quadro 13.

Quadro 13 Critérios diagnósticos da síndrome das pernas inquietas (CITS-3)

A-C devem estar presentes:
A. Urgência em movimentar as pernas, geralmente acompanhada por sensação de desconforto ou incômodo nas pernas. Esses sintomas devem: 1. Iniciar ou piorar durante períodos de repouso ou inatividade, como deitar ou sentar. 2. Ser parcial ou totalmente aliviados com movimento, como andar ou alongar, pelo menos enquanto essas atividades ocorrerem. 3. Ocorrer exclusiva ou predominantemente à tarde ou à noite.
B. As características anteriores não são explicadas apenas como sintomas de outra condição médica ou comportamental (cãibras nas pernas, desconforto posicional, mialgia, estase venosa, edema nas pernas, artrite, batimento dos pés habitual).
C. Os sintomas de SPI causam preocupação, angústia, perturbações do sono, prejuízo mental, físico, social, educacional, comportamental ou em outras áreas importantes do funcionamento. a: Às vezes o desejo de mover as pernas está presente sem as sensações desagradáveis e, por vezes, os braços ou outras partes do corpo estão envolvidos junto com as pernas. b: Para as crianças, a descrição desses sintomas deve ser nas próprias palavras da criança. c: Quando os sintomas são muito graves, alívio pela atividade pode não ser perceptível, mas deve ter sido presente anteriormente. d: Como resultado da gravidade, tratamento, ou aumentação induzida pelo tratamento, a piora no período da tarde ou da noite pode não ser perceptível, mas deve ter sido presente anteriormente. e: Para certas aplicações em pesquisa, tais como estudos genéticos ou epidemiológicos, pode ser apropriado omitir o critério C. Se assim for, isso deve ser claramente relatado no relatório de pesquisa.

Diagnóstico diferencial

- Mialgia, neuropatia periférica, insuficiência venosa crônica, edema de membros inferiores, artrite, artrose, cãibras, desconforto posicional, comportamento ansioso de pés, transtorno do movimento periódico de membros inferiores, acatisia etc.

Exames complementares

- Exames laboratoriais para descartar forma secundária por deficiência de ferro: ferro sérico, níveis de ferritina, a capacidade total de ligação de ferro, hemograma e, também, provas de atividade inflamatórias (descartar possibilidade da ferritina estar falsamente normal ou aumentada).

Tratamento

- Comportamental: massagens, banhos quentes ou breves períodos de atividades físicas leves e moderadas antes de dormir podem ser benéficos, higiene do sono, restrição do uso de cafeína e meias pneumáticas compressivas.
- Além disso, recomenda-se reposição de ferro e manter estoques de ferro em pelo menos 75 μg/L para aumentar o nível de ferritina.
- As abordagens farmacológicas de primeira linha consistem no uso de anticonvulsivantes alfa-delta ligantes, como pregabalina e gabapentina. Além disso, agentes dopaminérgicos como o pramipexol em dose baixa (0,125 a 0,75 mg 2 a 4 h antes dos sintomas noturnos). Tem-se evitado uso de levodopa pelo risco de aumentação. Existe a opção do uso de rotigotina, no entanto, não está disponível no Brasil.
- Nos casos mais graves, nos que não obtiveram resposta adequada com os agentes anteriores ou com alguma contraindicação a eles, pode ser considerado o uso de opioides em dose baixa.
- O tratamento da síndrome pode complicar por um quadro chamado aumentação (*augmentation*), exclusivamente pelo tratamento em longo prazo com agentes dopaminérgicos. Há exacerbação dos sintomas com aumento da dose da medicação: início

mais cedo dos sintomas, aumento na intensidade deles, espalhamento para outras partes do corpo como tronco e braços, menor duração da ação do medicamento.

- Outra complicação possível das medicações dopaminérgicas seria desenvolvimento de transtorno do controle dos impulsos.

BIBLIOGRAFIA

1. Allen RP, Picchietti DL, Garcia-Borreguero D, Ondo WG, Walters AS, Winkelman JW, et al. International Restless Legs Syndrome Study Group. Restless legs syndrome/Willis--Ekbom disease diagnostic criteria: updated International Restless Legs Syndrome Study Group (IRLSSG) consensus criteria. History, rationale, description, and significance. Sleep Med. 2014;15:860-73.
2. Aloe F, Alves RC, Araujo JF, Azevedo AP, et al. Diretrizes brasileiras para o tratamento da narcolepsia. Rev Bras Psiquiatr. 2010;32(3):305-14.
3. American Academy of Sleep Medicine. International Classification of Sleep Disorders, 3rd ed. Darien: American Academy of Sleep Medicine; 2014.
4. American Psychiatry Association. Diagnostic and statistical manual of mental disorders – DSM-5. 5.ed. Washington: American Psychiatric Association; 2013.
5. Anderson KN, Pilsworth S, Sharples LD, Smith IE, Shneerson JM. Idiopathic hypersomnia: a study of 77 cases. Sleep. 2007;30(10):1274.
6. Arnulf I, Rico TJ, Mignot E. Diagnosis, disease course, and management of patients with Kleine-Levin syndrome. Lancet Neurol. 2012;11:918-28.
7. Arnulf I, Zeitzer JM, File F, Farber N, Mignot E. Kleine-Levin syndrome: a systematic review of 186 cases in the literature. Brain. 2005;128:2763-76.
8. Aurora RN, Kristo DA, Bista SR, Rowley JA, Zak RS, Casey KR, et al. The treatment of restless legs syndrome and periodic limb movement disorder in adults: an update for 2012: practice parameters with an evidence-based systematic review and meta-analyses. Sleep. 2012;35(8):1039-62.
9. Aurora RN, Zak RS, Maganti RK, Auerbach SH, Casey KR, Chowdhuri S, et al. Best practice guide for the treatment of REM sleep behavior disorder (RBD). J Clin Sleep Med. 2010;6(1):85-95.
10. Dagan Y. Circadian rhythm sleep disorders (CRSD). Sleep Med Rev. 2002;6:45-55.
11. Dauvilliers Y, Arnulf I, Mignot E. Narcolepsy with cataplexy. Review. Lancet. 2007;369:499-511.
12. Garcia-Borreguero D, Kohnen R, Silber MH, Winkelman JW, Earley CJ, Hogl B, et al. The long-term treatment of restless legs syndrome/Willis-Ekbom disease: evidence-based guidelines and clinical consensus best practice guidance: a report from the International Restless Legs Syndrome Study Group. Sleep Med. 2013;14(7):675-84.

13. Gillin JC. Are sleep disturbances risk factors for anxiety, depressive and addictive disorders? Acta Psychiatr Scand Suppl. 1998;393:39-43.
14. Global Council on Brain Health. The Brain-Sleep Connection: GCBH Recommendations on Sleep and Brain Health. 2016. Disponível em: www.GlobalCouncilOnBrainHealth.org. Acesso em: 10 fev.2020.
15. Haba-Rubio J, Frauscher B, Marques-Vidal P, Toriel J, Tobback N, Andries D, et al. Prevalence and determinants of REM sleep behavior disorder in the general population. Sleep. 2017;41:1-8.
16. Heinzer R, Vat S, Marques-Vidal P, Marti-Soler H, Andries D, Tobback N, et al. Prevalence of sleep-disordered breathing in the general population: the HypnoLaus study. Lancet Respir Med. 2015;3(4):310-8.
17. Howell MJ, Schenck CH. Rapid eye movement sleep behavior disorder and neurodegenerative disease. JAMA Neurol. 2015;72(6):707-12.
18. Iranzo A, Santamaría J. Severe obstructive sleep apnea/hypopnea mimicking REM sleep behavior disorder. Sleep. 2005;28(2):203-6.
19. Mason TBA, Pack AI. Pediatric parasomnias. Sleep. 2007:30;141-51.
20. Minhoto GR, et al. Diagnóstico do transtorno da insônia. In: Bacellar A, Pinto Jr LR, et al. Insônia do diagnóstico ao tratamento. Difusão.2019;3:39-52.
21. Morgenthaler TI, Kapur VK, Brown T, Swick TJ, Alessi C, Aurora RN, et al. Practice parameters for the treatment of narcolepsy and other hypersomnias of central origin. Sleep. 2007;30(12):1705-11.
22. Morgenthaler TI, Lee-Chiong T, Alessi C, Friedman L, Aurora RN, Boehlecke B, et al. Standards of Practice Committee of the AASM. Practice parameters for the clinical evaluation and treatment of circadian rhythm sleep disorders. Sleep. 2007;30(11):1445-59.
23. Overeem S, Mignot E, van Dijk JG, Lammers GJ. Narcolepsy: clinical features, new pathophysiologic insights, and future perspectives. J Clin Neurophysiol. 2001;18:78-105.
24. Partinen M, Kornum BR, Plazzi G, Jennum P, Julkunen I, Vaarala O. Narcolepsy as an autoimmune disease: the role of H1N1. Lancet Neurol. 2014;13:600-13.
25. Patil SP, Ayappa IA, Caples SM, Kimoff RJ, Patel SR, Harrod CG. Treatment of adult obstructive sleep apnea with positive airway pressure: an American Academy of Sleep Medicine Clinical Practice Guideline. J Clin Sleep Med. 2019;15(2):335-43.
26. Pentagna A, et al. Tratamento farmacológico do transtorno da insônia. In: Bacellar A, Pinto Jr LR, et al. Insônia do diagnóstico ao tratamento. Difusão. 2019;5:87-115.
27. Proserpio P, Terzaghi M, Manni R, Nobili L. Drugs used in parasomnia. Sleep Med Clin. 2018;13(2):191-202.
28. Ramar K, Dort LC, Katz SG, Lettieri CJ, Harrod CG, Thomas SM, et al. Clinical practice guideline for the treatment of obstructive sleep apnea and snoring with oral appliance therapy: an update for 2015. J Clin Sleep Med. 2015;11(7):733-827.
29. Reed GM, First MB, Kogan CS, Hyman SE, Gureje O, Gaebel W, et al. Innovations and changes in the ICD-11 classification of mental, behavioural and neurodevelopmental disorders. World Psychiatry. 2019;18(1):3-19.

30. Sateia MJ, Buysse DJ, Krystal AD, Neubauer DN, Heald JL. Clinical practice guideline for the pharmacologic treatment of chronic insomnia in adults: an American Academy of Sleep Medicine Clinical Practice Guideline. J Clin Sleep Med. 2017;13(2):307-49.
31. Schenck CH, Arnulf I, Mahowald MW. Sleep and sex: what can go wrong? A review of the literature on sleep related disorders and abnormal sexual behaviors and experiences. Sleep. 2007;30:683-702.
32. Schenck CH, Mahowald MW. REM sleep behaviour disorder: clinical, developmental, and neuroscience perspective 16 years after its formal identification in sleep. Sleep. 2002;25:120-38.
33. St Louis EK, Boeve AR, Boeve BF. REM sleep behavior disorder in Parkinson's disease and other synucleinopathies. Mov Disord. 2017;32(5):645-58.
34. Sutton EL. Psychiatric disorders and sleep issues. Med Clin North Am. 2014;98(5):1123-43.
35. Taheri S, Mignot E. The genetics of sleep disorders. Lancet Neurol. 2002;1(4):242-50.
36. Thorpy M. Therapeutical advances in narcolepsy. Sleep Med. 2007;8:427-40.
37. Thorpy MJ, Bogan RK. Update on the pharmacologic management of narcolepsy: mechanisms of action and clinical implications. Sleep Med. 2020;68:97-109.
38. Tufik S, Santos-Silva R, Taddei JA, Bittencourt LRA. Obstructive sleep apnea syndrome in the Sao Paulo Epidemiologic Sleep Study. Sleep Med. 2010;11:441-6.
39. U.S. Food and Drug Administration. FDA requires stronger warnings about rare but serious incidents related to certain prescription insomnia medicines. Disponível em: www.fda.gov.br/news-events/press-announcements/fda-requires-stronger-warnings--about-rare-incidents-related-certain-prescription-insomnia. Acesso em: 14 fev.2020.
40. Wise MS, Arand DL, Auger RR, Brooks SN, Watson NF. Treatment of narcolepsy and other hypersomnias of central origin. Sleep. 2007;30(12):1712-27.

19 Transtorno disfórico pré-menstrual

Joel Rennó Jr.
Rodrigo Darouche Gimenez

INTRODUÇÃO E DEFINIÇÕES

- O transtorno disfórico pré-menstrual (TDPM) é uma condição clínica crônica e recorrente, de caráter cíclico e intermitente, que afeta mulheres ao longo da fase lútea do ciclo menstrual, trazendo importante comprometimento social e ocupacional.
- É uma forma mais intensa da síndrome pré-menstrual, popularmente conhecida como tensão pré-menstrual (ou TPM), que é frequente em grande parte das mulheres, e não causa prejuízo tão significativo.
- Estima-se que até 80% das mulheres perceberão algum sintoma pré-menstrual ao longo da vida, e a prevalência ao longo de 1 ano pode chegar a 30%. Já o TDPM é menos comum, com prevalência estimada entre 1,1 e 3,1%.

ETIOPATOGENIA

- A etiologia do TDPM ainda não está clara, mas, dada a relação temporal entre o surgimento dos sintomas e a fase lútea do ciclo menstrual, é esperada uma associação com a flutuação dos hormônios gonadais.

- Apesar de haver coincidência entre a ocorrência de sintomas de TDPM e a fase lútea tardia do ciclo menstrual, não foi possível detectar níveis anormais dos hormônios ovarianos de forma a estabelecer uma relação de causalidade, e a hipótese mais aceita é a de que o transtorno surge em mulheres com maior sensibilidade hormonal.
- Alguns fatores associados à fisiopatologia do TDPM que têm sido estudados são:
  - Progesterona: os sintomas do TDPM surgem no mesmo momento em que há queda da progesterona, mas não é possível estabelecer uma diferença no nível plasmático desse hormônio (bem como do estradiol, FSH e LH) nas mulheres afetadas, e a administração de progesterona não trouxe melhora dos sintomas.
  - Alopregnanolona (ALLO): um metabólito neuroativo da progesterona, com efeito agonista do ácido gama-aminobutírico (GABA), que flutua em paralelo com a progesterona. Em mulheres com TDPM, níveis aumentados de ALLO no final da fase lútea estão associados a sintomas de humor mais intensos, e a inibição da enzima responsável pela conversão da progesterona em ALLO levou à melhora. Um modelo sugerido é o de que níveis fisiológicos de ALLO na fase lútea trariam aumento nos sintomas de humor, enquanto níveis baixos ou muito altos teriam menor efeito.
  - Serotonina: diferentemente dos quadros depressivos usuais, nos quais a resposta aos tratamentos serotoninérgicos ocorre somente após algum tempo de uso de medicamentos, no TDPM é frequente a melhora dos sintomas alguns dias após o início do uso, permitindo a administração apenas ao longo da fase lútea do ciclo.
  - BDNF: um dos fatores tróficos associados ao crescimento e sobrevivência neuronal, bem como à sinalização e plasticida-

de sináptica, tem sua expressão aumentada pelos estrógenos, e pode estar envolvido na mediação do efeito da progesterona sobre a cognição e o humor. Níveis aumentados de BDNF foram reportados na fase lútea em comparação à fase folicular, bem como em mulheres afetadas comparadas a controles saudáveis.

- ▷ Genética: um dos alelos que compõe um polimorfismo primário no gene transportador de serotonina (SERT) se associa a traços de personalidade relacionados ao neuroticismo em mulheres com TDPM.

QUADRO CLÍNICO E DIAGNÓSTICO

- Para o diagnóstico do TDPM pelo DSM-5, deve-se observar, na maior parte dos ciclos menstruais, ao menos cinco de uma lista de onze sintomas, começando na semana final antes da menstruação, com melhora poucos dias depois do início da menstruação, e que se tornam mínimos ou ausentes na semana pós-menstrual.
- Ao menos um dos sintomas deve ser afetivo, seja labilidade afetiva, irritabilidade, humor deprimido ou ansiedade/tensão. Simultaneamente, devem estar presentes um ou mais dos seguintes sintomas específicos: interesse diminuído pelas atividades, dificuldade de concentração, letargia ou fadiga, alterações de apetite, alterações do padrão de sono, sensação de estar sobrecarregada ou fora de controle e sintomas físicos, como sensibilidade das mamas, dor articular, inchaço ou ganho de peso.
- Os sintomas devem ocorrer durante a maior parte dos ciclos por um ano, e o diagnóstico deve ser confirmado prospectivamente por uma análise diária nos próximos dois ciclos. Além disso, os sintomas devem interferir significativamente com o trabalho, vida social ou relacionamentos interpessoais da paciente.
- Diversos instrumentos foram desenvolvidos para verificar e quantificar a gravidade dos sintomas pré-menstruais e facilitar o diagnóstico do TDPM, sendo a *Daily Record of Severity of Problems*

(DRSP) e a *The Premenstrual Symptoms Screening Tool* (PSST) os mais utilizados atualmente.

DIAGNÓSTICO DIFERENCIAL

- Um dos desafios no diagnóstico diferencial do TDPM é a distinção entre as pacientes que apresentam os critérios completos do DSM-5 das que apresentam alterações do humor clinicamente relevantes, mas não completam cinco critérios, ou a severidade esperada.
- Esse segundo grupo pode apresentar uma síndrome pré-menstrual ou uma descompensação de outro transtorno do humor no período pré-menstrual, e mesmo assim ter limitações e prejuízos tão significativos quanto os das pacientes com TDPM.
- Dados os sintomas em comum com outros diagnósticos psiquiátricos, que podem ser exacerbados no período pré-menstrual, é fundamental estabelecer o caráter cíclico e intermitente dos sintomas do TDPM, relacionados com a fase lútea do ciclo menstrual. A avaliação prospectiva dos sintomas é a melhor ferramenta para realizar essa diferenciação, e diversos instrumentos podem ser utilizados, como o já mencionado DRSP.
- Adicionalmente, algumas doenças clínicas também têm sintomas semelhantes aos das síndromes pré-menstruais, como enxaqueca, anemia, diabetes, asma, síndromes epiléticas, endometriose, fibrose uterina e hipotireoidismo, e devem ser descartadas.

EXAMES COMPLEMENTARES

- O diagnóstico deve ser feito por meio de uma história clínica, psiquiátrica e ginecológica cuidadosa, e testes laboratoriais não são úteis. Os exames complementares devem ser utilizados apenas para a eliminação de diagnósticos diferenciais.

TRATAMENTO

- Não há um tratamento único que funcione para todas as mulheres, mas diversas opções farmacológicas e não farmacológicas baseadas em evidências foram propostas.
- As intervenções não farmacológicas estão relacionadas a hábitos de vida saudáveis. Atividade física, dieta rica em carboidratos complexos, suplementos enriquecidos com triptofano e terapia cognitiva-comportamental (TCC) são opções bastante recomendadas, apesar das limitações dos estudos.
- Os antidepressivos inibidores seletivos da recaptura da serotonina (ISRS) e inibidores da recaptura da serotonina e da noradrenalina (IRSN) são o tratamento de primeira linha, na maior parte dos casos em uso contínuo, mas também apenas na fase lútea e como uma resposta ao início dos sintomas. O uso intermitente é possível por conta do rápido início de ação nessa população. As doses usualmente prescritas para essas pacientes são mais baixas do que nos tratamentos para depressão. A escolha entre o uso intermitente ou contínuo deve ser individualizada, mas uma metanálise foi favorável ao uso contínuo.
- O uso de contraceptivos combinados é bastante frequente, apesar de evidências limitadas, mas há ressalvas quanto ao risco de complicações tromboembólicas. Ainda não há evidências suficientes para o uso isolado dos estrógenos ou da progesterona. Os agonistas do GNRH suprimem totalmente a ovulação, levando a um estado hipoestrogênico e consequente melhora da sintomatologia pré-menstrual, sendo uma opção para casos mais graves, porém pode precipitar sintomas menopausais. A intervenção cirúrgica teria efeitos semelhantes, mas fica reservada para casos refratários e muito severos.
- Como perspectiva de futuros tratamentos, à medida que o papel da sensibilidade ou dos efeitos da ALLO venha sendo considerado significativo na etiologia do TDPM, novos tratamentos direcionados à neurotransmissão dela ou do GABA deverão ser ex-

plorados. Além de encontrar novos tratamentos, estudos futuros devem ter como objetivo determinar possíveis preditores de resposta às opções atuais de tratamento.

CONSIDERAÇÕES FINAIS

- O transtorno disfórico pré-menstrual é uma condição clínica complexa, e seu impacto para as pacientes não pode ser subestimado. A quantidade de conhecimento disponível sobre a etiopatogenia da doença tem apresentado um crescimento importante, mas ainda faltam dados para um entendimento completo, e sobre as melhores estratégias de tratamento.
- O reconhecimento das síndromes pré-menstruais em manuais como o DSM-5 é fundamental, não apenas para redução de barreiras ao acesso das pacientes ao cuidado médico e aos tratamentos, mas também como uma mensagem social sobre a validação desses sintomas e o combate ao estigma.

BIBLIOGRAFIA

1. American Psychiatric Association. Diagnostic and Statistical Manual of Mental Disorders. 5.ed. Washington; 2013.
2. Andreen L, Nyberg S, Turkmen S, van Wingen G, Fernandez G, Backstrom T. Sex steroid induced negative mood may be explained by the paradoxical effect mediated by GABAA modulators. Psychoneuroendocrinology. 2009;34(8):1121-32.
3. Backstrom T, Bixo M, Johansson M, Nyberg S, Ossewaarde L, Ragagnin G, et al. Allopregnanolone and mood disorders. Prog Neurobiol. 2014;113:88-94.
4. Biggs WS, Demuth RH. Premenstrual syndrome and premenstrual dysphoric disorder. Am Fam Physician. 2011;84(8):918-24.
5. Borrow AP, Cameron NM. Estrogenic mediation of serotonergic and neurotrophic systems: implications for female mood disorders. Prog Neuropsychopharmacol Biol Psychiatry. 2014;54:13-25.
6. Duenas JL, Lete I, Bermejo R, Arbat A, Perez-Campos E, Martinez-Salmean J, et al. Prevalence of premenstrual syndrome and premenstrual dysphoric disorder in a representative cohort of Spanish women of fertile age. Eur J Obstet Gynecol Reprod Biol. 2011;156(1):72-7.

7. Endicott J, Nee J, Harrison W. Daily record of severity of problems (DRSP): reliability and validity. Arch Womens Ment Health. 2006;9(1):41-9.
8. Epperson CN, Hantsoo LV. Making strides to simplify diagnosis of premenstrual dysphoric disorder. Am J Psychiatry. 2017;174(1):6-7.
9. Frazer A, Benmansour S. Delayed pharmacological effects of antidepressants. Mol Psychiatry. 2002;7(Suppl1):S23-8.
10. Freeman E, Rickels K, Sondheimer SJ, Polansky M. Ineffectiveness of progesterone suppository treatment for premenstrual syndrome. JAMA. 1990;264(3):349-53.
11. Gingnell M, Comasco E, Oreland L, Fredrikson M, Sundström-Poromaa I. Neuroticism--related personality traits are related to symptom severity in patients with premenstrual dysphoric disorder and to the serotonin transporter gene-linked polymorphism 5-HTT-PLPR. Arch Womens Ment Health. 2010;13(5):417-23.
12. Hofmeister S, Bodden S. Premenstrual syndrome and premenstrual dysphoric disorder. Am Fam Physician. 2016;94(3):236-40.
13. Hong JP, Park S, Wang H-R, Chang SM, Sohn JH, Jeon HJ, et al. Prevalence, correlates, comorbidities, and suicidal tendencies of premenstrual dysphoric disorder in a nationwide sample of Korean women. Soc Psychiatry Psychiatr Epidemiol. 2012;47(12):1937-45.
14. Johnson SR, McChesney C, Bean JA. Epidemiology of premenstrual symptoms in a nonclinical sample. I. Prevalence, natural history and help-seeking behavior. J Reprod Med. 1988;33(4):340-6.
15. Martinez PE, Rubinow DR, Nieman LK, Koziol DE, Morrow AL, Schiller CE, et al. 5alpha--reductase inhibition prevents the luteal phase increase in plasma allopregnanolone levels and mitigates symptoms in women with premenstrual dysphoric disorder. Neuropsychopharmacology. 2016;41(4):1093-102.
16. Mattina GF, Steiner M. Premenstrual Dysphoric Disorder BT - Women's mental health: A clinical and evidence-based guide. In: Rennó Jr. J, Valadares G, Cantilino A, Mendes--Ribeiro J, Rocha R, Geraldo da Silva A (eds.). Cham: Springer; 2020. p. 73-93.
17. Oral E, Kirkan TS, Yildirim A, Kotan Z, Cansever Z, Ozcan H, et al. Serum brain-derived neurotrophic factor differences between the luteal and follicular phases in premenstrual dysphoric disorder. Gen Hosp Psychiatry. 2015;37(3):266-72.
18. Oral E, Ozcan H, Kirkan TS, Askin S, Gulec M, Aydin N. Luteal serum BDNF and HSP70 levels in women with premenstrual dysphoric disorder. Eur Arch Psychiatry Clin Neurosci. 2013;263(8):685-93.
19. Qiao M, Zhang H, Liu H, Luo S, Wang T, Zhang J, et al. Prevalence of premenstrual syndrome and premenstrual dysphoric disorder in a population-based sample in China. Eur J Obstet Gynecol Reprod Biol. 2012;162(1):83-6.
20. Reid RL, Soares CN. Premenstrual dysphoric disorder: Contemporary diagnosis and management. J Obstet Gynaecol Canada. 2018;40(2):215-23.
21. Rubinow DR, Hoban MC, Grover GN, Galloway DS, Roy-Byrne P, Andersen R, et al. Changes in plasma hormones across the menstrual cycle in patients with menstrually related mood disorder and in control subjects. Am J Obstet Gynecol. 1988;158(1):5-11.

22. Rubinow DR, Schmidt PJ. Gonadal steroid regulation of mood: the lessons of premenstrual syndrome. Front Neuroendocrinol. 2006;27(2):210-6.
23. Schmidt PJ, Martinez PE, Nieman LK, Koziol DE, Thompson KD, Schenkel L, et al. Premenstrual dysphoric disorder symptoms following ovarian suppression: Triggered by change in ovarian steroid levels but not continuous stable levels. Am J Psychiatry. 2017;174(10):980-9.
24. Shah NR, Jones JB, Aperi J, Shemtov R, Karne A, Borenstein J. Selective serotonin reuptake inhibitors for premenstrual syndrome and premenstrual dysphoric disorder: a meta-analysis. Obstet Gynecol. 2008;111(5):1175-82.
25. Singh M, Su C. Progesterone, brain-derived neurotrophic factor and neuroprotection. Neuroscience. 2013;239:84-91.
26. Skrzypulec-Plinta V, Drosdzol A, Nowosielski K, Plinta R. The complexity of premenstrual dysphoric disorder--risk factors in the population of Polish women. Reprod Biol Endocrinol. 2010;8:141.
27. Steiner M, Macdougall M, Brown E. The premenstrual symptoms screening tool (PSST) for clinicians. Arch Womens Ment Health. 2003;6(3):203-9.
28. Studd J, Savvas M, Watson N. Premenstrual disorders. Am J Obstet Gynecol. 2018;219(2):215.
29. Sundblad C, Hedberg MA, Eriksson E. Clomipramine administered during the luteal phase reduces the symptoms of premenstrual syndrome: a placebo-controlled trial. Neuropsychopharmacology. 1993;9(2):133-45.
30. Tschudin S, Bertea PC, Zemp E. Prevalence and predictors of premenstrual syndrome and premenstrual dysphoric disorder in a population-based sample. Arch Womens Ment Health. 2010;13(6):485-94.
31. Wittchen H-U, Becker E, Lieb R, Krause P. Prevalence, incidence and stability of premenstrual dysphoric disorder in the community. Psychol Med. 2002;32(1):119-32.
32. Yonkers KA, Simoni M. Evidence-based treatments for premenstrual disorders. Am J Obstet Gynecol. 2018;219(2):215-6.
33. Yonkers KA, Simoni MK. Premenstrual disorders. Am J Obstet Gynecol. 2018;218(1):68-74.

20 Transtornos mentais na gestação e no puerpério

Vera Tess
Kelly dos Santos Prado
Ana Carolina Oliveira de Carvalho

INTRODUÇÃO

- O período perinatal, que vai do início da gestação até 1 ano após o nascimento do bebê, é um momento de especial vulnerabilidade aos transtornos mentais, especialmente às doenças afetivas e transtornos ansiosos, sendo o mais prevalente o transtorno depressivo. Contudo, apenas uma em cada cinco gestantes deprimidas procura algum tratamento. Depressão e ansiedade patológicas perinatais podem prejudicar a evolução da gestação, o desenvolvimento do feto, bem como o vínculo entre a mãe e o bebê.
- A decisão pelo tratamento da doença materna deve levar em conta o risco da exposição do feto à medicação, o risco da doença não tratada para a mãe e para o feto (considerando a gravidade da doença materna) e o risco de recaída caso seja suspenso o tratamento de manutenção.

GESTAÇÃO

Diagnóstico

- Muitos sintomas como cansaço, letargia, labilidade emocional, mudança de apetite, diminuição do desejo sexual e distúrbios de sono são comuns à depressão e à gestação, o que dificulta o diagnóstico do episódio depressivo. Algumas doenças clínicas como anemia, diabetes gestacional ou hipotireoidismo podem também mimetizar sintomas depressivos, retardando seu diagnóstico. Os critérios para diagnóstico de transtorno depressivo maior na gestação são os mesmos de outras fases da vida. No entanto, particularidades como sentimento de culpa, desesperança, anedonia, baixa autoestima, bem como pensamento de morte ou ideação suicida podem auxiliar no diagnóstico diferencial e indicar necessidade de tratamento.

Fatores de risco

- Os principais fatores de risco associados às doenças psiquiátricas durante a gestação são: história pregressa e familiar de doença psiquiátrica, complicações obstétricas na gestação atual ou prévia (como natimortos, abortos ou malformações fetais) e fatores socioeconômicos como dificuldades financeiras, falta de suporte social ou familiar, ausência de parceiro, gestação não planejada, uso de álcool e/ou drogas, multiparidade e história de abuso sexual e/ou físico (violência doméstica).
- Estudos recentes apontam que mulheres com doenças psiquiátricas apresentam risco 1,35 vez maior de ter uma gestação não planejada. Entre as gestações não planejadas, a prevalência de gestantes com diagnóstico atual de doença psiquiátrica é de 65%.
- A depressão materna interfere na unidade familiar, compromete o vínculo afetivo entre mãe e bebê e pode ter impacto profundo no desenvolvimento infantil. O vínculo afetivo entre mãe e bebê começa na gestação, cresce e é transferido ao bebê após o nascimento.
- A Tabela 1 resume os riscos de comprometimento da gestação e do desenvolvimento do feto associados à depressão e à ansiedade patológica.

Tabela 1 Riscos da doença afetiva e ansiosa não tratada

Evolução obstétrica e fetal	Maior risco de prematuridade (< 37 semanas) e de recém-nascido de baixo peso (< 2.500 g)
	Comprometimento do crescimento e ganho de peso fetal, maior risco para estresse fetal
	Maior risco de abortamento espontâneo
	Maior risco de pré-eclâmpsia
	Maior risco de cesárea e fórceps
Evolução neonatal	Escores mais baixos do Apgar (< 7 no 1º e no 5º minuto)
	Maior probabilidade de admissão nas unidades de cuidados neonatais
	Maiores riscos de lesões pela mãe por desorganização, impulsividade ou agressividade
	Comprometimento do padrão do sono, choro excessivo e irritabilidade
Desenvolvimento infantil	Efeito negativo no vínculo materno-fetal e materno-infantil
	Atraso no desenvolvimento emocional, cognitivo e da linguagem
	Crianças com maior incidência de transtornos psiquiátricos
Riscos para a mãe	Pior adesão às orientações perinatais – nutrição, sono e exercícios físicos
	Agravamento das comorbidades clínicas (como hiperemese gravídica)
	Aumento à exposição ao álcool, nicotina e drogas ilícitas
	Aumento de comportamentos de autoagressão e suicidas
	Aumento do risco de depressão pós-parto
	Impacto no relacionamento conjugal e familiar

Fonte: Wallwiener et al., 2019; Mongan et al., 2019; Hoirisch-Clapauch et al., 2015.

Interrupção da medicação

- A maior parte das gestantes em tratamento para transtornos depressivos e ansiosos interrompe a medicação quando se descobre grávida. A prevalência de recaída entre as que descontinuam o tratamento é cerca de 68%, enquanto no grupo que mantém tratamento medicamentoso é de cerca de 26%.

- No transtorno bipolar, a interrupção do tratamento de manutenção, principalmente se realizada de forma abrupta, aumenta consideravelmente o risco de recaída. Cerca de 85% das pacientes que interrompem tratamento de manutenção recaem, contra 37% do grupo que mantêm esse tratamento.
- Muitas gestantes usam medicação em subdoses, em geral pelo receio de exposição do feto à farmacoterapia, comportamento que expõe o feto ao risco simultâneo da medicação e da doença não adequadamente tratada. A decisão de descontinuar um tratamento de manutenção deve levar em consideração a gravidade do transtorno materno e ser realizada em conjunto com a gestante e o obstetra.

Tratamento da depressão

- As decisões quanto ao uso de medicações psicotrópicas durante a gestação devem ser idealmente feitas antes da concepção. Em pacientes estáveis ou com depressão leve, a retirada da droga antes da gestação pode ser considerada. Terapias interpessoal e cognitivo-comportamental podem ser usadas antes da concepção com o intuito de redução de sintomas, bem como para facilitar a diminuição gradual das medicações e sua posterior retirada. Mesmo nesses casos, a gestante deve continuar o acompanhamento periódico, para avaliação de possível recidiva.
- Para casos de depressão recorrente ou refratária, a paciente e o médico podem optar por manter o antidepressivo, devendo ser escolhido aquele com perfil de segurança mais reconhecido durante a gestação, ou em caso de histórico de resposta a apenas um antidepressivo, este deve ser mantido.
- Mudanças no volume plasmático, aumento do metabolismo hepático e do *clearance* renal durante a gestação podem afetar o nível sérico da droga. Pode ser necessário aumentar a dose do antidepressivo ao longo da gestação (principalmente no terceiro trimestre).

- Tratamentos comportamentais evitam a exposição do bebê à farmacoterapia, no entanto não costumam apresentar resultados rápidos. No contexto da gestação, isso implica exposição do bebê à doença materna não tratada. A gravidade da doença materna deve ser o parâmetro mais relevante nas decisões clínicas, considerando que não há possibilidade de não exposição do bebê, ele será exposto à medicação, ou à doença materna, ou a ambas. Em casos graves, como refratariedade ao tratamento farmacológico, presença de ideação e/ou planejamento suicida e/ou sintomas psicóticos, o tratamento com eletroconvulsoterapia deve ser considerado. Estudos apontam nível de segurança para o feto do uso da eletroconvulsoterapia (ECT) durante a gestação, sendo baixo o risco de eventos adversos.

Tratamento farmacológico

- Praticamente toda droga ou substância química pode passar suas características pela placenta. Sua estrutura molecular e seu grau de lipossolubilidade determinarão a concentração no feto. O efeito da droga é influenciado pelo estágio de desenvolvimento fetal (sendo o primeiro trimestre o de maior risco), pela via de administração da droga, bem como por sua concentração, natureza e tempo de administração. São considerados quatro tipos de risco: (i) risco de abortamento; (ii) risco de malformação dos órgãos (teratogênese); (iii) risco de toxicidade neonatal e síndrome de abstinência durante o período neonatal; e (iv) risco de sequelas neurocomportamentais no longo prazo.

Antidepressivos

- O uso de antidepressivos durante o período gestacional tem aumentado ao longo das últimas duas décadas. Esse dado apresenta correlação com o aumento da investigação de sintomas depressivos e de diagnósticos de episódio depressivo maior com necessidade de intervenção farmacológica e com a desconstrução da falsa crença de que o período gestacional seria um fator protetor a transtornos de humor e ansiosos.

- Revisão sistemática de 2020, com mais de 14 milhões de gestantes, apontou a prevalência internacional de uso de antidepressivos durante o período gestacional em torno de 3%, dado que apresenta grande variação em diferentes continentes, sendo estimado em 1,6% no continente europeu e em 5,5% na América do Norte.
- Os antidepressivos mais prescritos são os inibidores seletivos de recaptação de serotonina (ISRS), entre eles a sertralina, o que se atribui ao fato de terem literatura mais vasta em estudos com pesquisa principalmente de risco de malformações. A despeito de ser considerada uma classe não teratogênica, novos estudos acerca dos potenciais riscos de uso de antidepressivos no período gestacional são necessários.

Tricíclicos

- Menos tolerados que os ISRSs pelo perfil de efeitos colaterais, seu uso vem diminuindo com o passar dos anos. Até o momento, os estudos não indicam associação desse grupo com malformações ou com sequelas neurocomportamentais em longo prazo. No entanto, o aumento de risco de pré-eclâmpsia aparece descrito em alguns estudos.
- Toxicidade pelo efeito anticolinérgico pode ser observada no neonato, o que pode cursar com constipação ou retenção urinária, entre outros sintomas. Há também o risco de síndrome de má adaptação neonatal, pela abstinência/descontinuação de exposição à droga. Os principais sinais a serem observados são: irritabilidade, choro persistente, tremores, icterícia, inquietação e alteração de tônus. Quando ocorrem, essas alterações são autolimitadas, se iniciam em média 24 a 72 horas após o parto e podem se estender até 2 semanas de vida.

Inibidores seletivos da recaptação de serotonina (ISRS)

- São os mais prescritos durante o período gestacional, com prevalência internacional em torno de 3% das gestantes.
- Alguns estudos apontam aumento de risco relativo de abortamento espontâneo no primeiro trimestre, que não ultrapassa a incidência mediana na população geral. Porém, não há nesses estudos controle para fatores de confusão como hábitos de vida (tabagismo, etilismo), baixa adesão ao pré-natal ou às suplementações prescritas.
- Não há associação entre uso de ISRSs e malformação. Alguns estudos questionam o aumento de risco de malformações cardíacas, principalmente com uso de paroxetina. Contudo, estudos mais amplos, realizados recentemente, com controle para fatores de confusão não mostram essa associação. Gestantes com transtorno de humor ou ansioso procuram com maior frequência atendimento médico e o maior número de monitorizações cardíacas fetais realizadas aumenta a chance de detecção de alterações cardíacas.
- Há baixa associação com o uso de antidepressivo e hipertensão pulmonar persistente no neonato, porém sem controle para fatores de confusão como tabagismo, etilismo, prematuridade e cesárea, mais prevalentes em gestantes deprimidas.
- Síndrome de má adaptação neonatal, seja por toxicidade ou por síndrome de abstinência/ descontinuação, está presente em 20 a 30% dos neonatos expostos a antidepressivos ao final do terceiro trimestre. Os principais sintomas são inquietação, tremor, espasmos, alteração do tônus muscular, hiper-reflexia, irritabilidade, distúrbios do sono, vômitos, taquicardia, dificuldades respiratória e de sucção, sendo estes autolimitados – início entre 24 e 72 horas e término em até 2 semanas de vida.
- Estudos mais antigos associam o uso de antidepressivo com menor tempo de gestação, prematuridade, baixo peso ao nascer, menor APGAR. No entanto, estudos recentes comparando pacientes deprimidas com e sem uso de antidepressivos não corroboram essas hipóteses e evidenciam que a doença materna, e não a exposição ao antidepressivo, é o principal fator de risco.

- Há robusta literatura indicando a depressão materna como fator de risco independente para complicações obstétricas e transtornos de neurodesenvolvimento nos filhos. Não há associação do uso de ISRS com aumento de risco para transtorno do espectro autista (TEA).

Novos antidepressivos

- As informações acerca dos novos antidepressivos são muito limitadas, sem evidências de malformação. O uso da mirtazapina como antiemético para gestantes com hiperemese gravídica tem aumentado e mostrado resultados promissores. A incidência de síndrome da má adaptação neonatal é semelhante à dos ISRSs.
- Os inibidores seletivos de recaptação de noradrenalina e serotonina (ISRN) estão associados a sintomas de descontinuação nos neonatos similares aos dos ISRS. Dentre os ISRN, a venlafaxina é o mais utilizado, e aparece associada ao aumento de risco de hipertensão arterial e pré-eclâmpsia.

Estabilizadores de humor

- A seguir, são descritos lítio, lamotrigina, ácido valproico e carbamazepina, sendo os dois últimos os de maior potencial teratogênico. Ácido valproico e carbamazepina devem ser suspensos antes do período de concepção sempre que possível.

Carbonato de lítio

- O uso de lítio durante a gestação está relacionado ao aumento de risco de malformações cardíacas, especialmente anomalia de Ebstein, mas em magnitude muito menor do que se pensava anteriormente – estimada entre 1,67 e 1,80 quando comparada aos não expostos. Estudos atuais mostram que esse efeito é dose-dependente, sendo significativo o aumento do risco para malformações congênitas e cardíacas para doses acima de 900 mg/dia.
- Há associação com síndrome de má adaptação neonatal, mais frequentemente síndrome *floppy baby* (hipotonia, letargia, arritmia e

cianose). Na suspeita de toxicidade por lítio, os bebês devem ser mantidos em vigilância e deve ser solicitada a litemia. A suspensão do lítio de 24 a 48 horas antes do parto pode reduzir a litemia do bebê, e a dose pré-gestacional deve ser retomada imediatamente após o parto.

- O uso de diuréticos, anti-inflamatórios não hormonais e dietas com restrição de sal pela mãe aumenta o risco para toxicidade neonatal pelo lítio. Foram relatados também casos de hipotireoidismo, diabetes insipidus nefrogênico, hiperbilirrubinemia e problemas respiratórios em neonatos expostos.

Anticonvulsivantes

- Entre os anticonvulsivantes, o ácido valproico é a droga de maior potencial teratogênico, e deve ser suspenso antes da concepção quando possível. Está relacionado a aumento do risco de malformações em 3 a 5 vezes, quando comparado aos não expostos.
- Os defeitos congênitos mais comuns são: tubo neural, espinha bífida (risco aumentado em 12 a 16 vezes), craniossinostose, fenda palatina, defeito de septo atrial, hipospádia e polidactilia.
- A suplementação com ácido fólico é orientada, porém não reduz o risco de malformação. Há associação também com baixo peso ao nascer, APGAR baixo e toxicidade e abstinência neonatal (irritabilidade, dificuldade de sucção, alteração de tônus muscular, coagulopatias, toxicidade hepática e hipoglicemia). Há aumento de risco de prejuízo do neurodesenvolvimento em longo prazo e maior frequência de diagnóstico de transtorno do espectro autista.
- A carbamazepina também apresenta risco teratogênico e deve ser suspensa antes da concepção quando possível. Para doses acima de 1.000 mg/dia, o risco de malformações varia entre 5,3 e 7,7%, sendo as mais comuns: espinha bífida (risco 2,6 vezes maior), malformações orofaciais, hipospádia e defeitos cardíacos. Há associação com prejuízo do neurodesenvolvimento em longo prazo.
- Entre os anticonvulsivantes, a lamotrigina é a droga de escolha no tratamento de gestantes com transtorno afetivo bipolar (TAB), es-

pecialmente em fases depressivas. Estudos recentes mostram que a taxa de malformações dos expostos à lamotrigina é semelhante à da população geral (não expostos). Há risco aumentado de *rash* cutâneo nos neonatos. Apesar de ainda limitados, os estudos até o momento não mostram prejuízo no neurodesenvolvimento em longo prazo em crianças expostas à lamotrigina.

Antipsicóticos

- São considerados como primeira escolha os antipsicóticos de primeira geração, por apresentarem mais informações quanto ao perfil de segurança. As informações disponíveis até o momento sugerem ser muito baixo ou ausente o risco de malformações associado aos antipsicóticos.
- Na última década, o uso de antipsicóticos de segunda geração durante a gestação aumentou. Coorte recente com mais de um milhão de gestantes mostrou que o risco relativo para malformações em crianças expostas intraútero a antipsicóticos foi similar ao grupo controle, sendo de 1,05 entre os expostos a antipsicóticos de segunda geração e 0,9 entre os expostos aos de primeira geração.
- Os antipsicóticos de segunda geração – olanzapina, quetiapina e aripiprazol – são considerados os mais seguros, porém há associação com aumento de risco de síndrome metabólica e diabetes gestacional.
- Quanto à clozapina, há também associação com aumento de risco para a síndrome *floppy baby* e agranulocitose no neonato.
- Entre os antipsicóticos, típicos dá-se preferência aos de alta potência, como haloperidol, por estarem associados a um menor risco de malformação quando comparados às fenotiazinas (como clorpromazina), apesar de ambos apresentarem baixo risco.
- Os antipsicóticos de primeira geração são relacionados à síndrome de má adaptação neonatal, principalmente com sintomas extrapiramidais no neonato, porém sem consequências em longo prazo.

- Os antipsicóticos devem ser utilizados na menor dose eficaz, evitando-se associação com medicações para controle de sintomas extrapiramidais. Antipsicóticos são a melhor opção no tratamento de episódios de mania, quando comparados ao lítio ou anticonvulsivantes. Em pacientes com TAB, o risco de recaída com suspensão de tratamento de manutenção é alto, por isso, sempre que possível, ele deve ser mantido.

Benzodiazepínicos

- Não há contraindicação absoluta ao uso de benzodiazepínicos durante a gestação. O uso pontual no transtorno do pânico ou durante a introdução do antidepressivo pode ser indicado, dando-se preferência aos de alta potência e meia-vida curta, como alprazolam e lorazepam.
- Estudos apontam que o uso dessa classe em monoterapia não está associado a aumento de risco de malformações. No entanto, quando prescrito em conjunto com antidepressivo, um aumento de risco que varia entre 1,08 e 1,40 não pode ser descartado.
- Quando usado próximo ao parto, está associado à toxicidade neonatal, que se caracteriza por hipotonia, hipotermia, dificuldade de sucção e apneia (síndrome *floppy baby*).
- O uso contínuo, associado ou não a antidepressivo, é desencorajado. Há aumento de risco e necessidade de cuidado intensivo duas vezes maiores em usuárias crônicas de benzodiazepínicos. Esses bebês devem ser monitorados após o nascimento pelo risco de sintomas de abstinência como tremor, hipertonia, hiper-reflexia, inquietação, irritabilidade, convulsões, alteração do padrão do sono, diarreia e vômitos. Podem ter início horas ou até 3 semanas após o parto e se estender por meses.
- Várias sugestões são descritas para aumentar a segurança, para a mãe e para o feto, da exposição ao lítio e aos anticonvulsivantes (Quadros 1 e 2).

Quadro 1 Orientações quanto ao uso de carbonato de lítio durante a gestação
1. Monitorar mensalmente o nível sérico. Maior atenção quando houver vômitos, febre, uso de diuréticos ou ingestão diminuída de sódio.
2. Manter a dose mínima eficaz. Com a progressão da gestação, há aumento do volume plasmático e da excreção renal, e pode ser necessário aumentar a dose do lítio. Considerar dosagem regular da creatinina. Uma queda significativa da creatinina durante o primeiro e o segundo trimestres sugere um aumento clinicamente significativo da função renal relacionada à gestação.
3. Aumentar a frequência de dosagem sérica do lítio e da creatinina quando a gestante apresentar risco ou sinais de prematuridade, pré-eclâmpsia, desidratação e qualquer doença que possa afetar a função renal.
4. Fazer ultrassonografia e ecocardiografia fetal entre a 16ª e a 18ª semanas para avaliar eventuais anomalias.
5. Monitorizar semanalmente o nível sérico durante o último mês e a cada dois dias na proximidade do parto.
6. Retirar o lítio de 24 a 48 horas antes do parto, para evitar toxicidade. Reintroduzi-lo logo após o parto nas doses pré-gravídicas. Monitorizar a litemia após o parto e nas primeiras duas semanas.
7. Manter hidratação adequada e evitar antiinflamatórios não esteroidais para manejo da dor durante o parto.

Fonte: Wesseloo et al., 2017.

Quadro 2 Orientações para o uso de anticonvulsivantes durante a gestação
1. Trocar o estabilizador de humor (ácido valproico ou carbamazepina) antes da concepção, quando possível.
2. Dividir a dose em duas ou três tomadas, evitando-se picos imprevisíveis; usar de preferência formas de liberação controlada.
3. Usar ácido fólico durante todo o primeiro trimestre (de 3 a 5 mg/dia), o que diminui o risco de defeitos no tubo neural.
4. Realizar ultrassonografia entre a 16ª e a 18ª semanas, para avaliar eventuais malformações.

(continua)

Quadro 2 Orientações para o uso de anticonvulsivantes durante a gestação (*continuação*)
5. Evitar o uso concomitante de outros anticonvulsivantes; sobretudo combinações que incluam ácido valproico.
6. Após o parto, voltar às doses pré-gravídicas.
7. CBZ: risco de agranulocitose, disfunção hepática, *rash* cutâneo (incluindo a síndrome de Stevens-Johnson), especialmente nas oito semanas iniciais de tratamento. O nível sérico da CBZ e do metabólito ativo da oxcarbazepina podem diminuir na gestação, por aumento do *clearance*.
8. Lamotrigina: risco de *rash* na gestante e no feto, sobretudo nas semanas iniciais do tratamento e na combinação com ácido valproico. O nível sérico pode diminuir significativamente no decorrer da gestação e sair da faixa terapêutica (*clearance* aumentado em até 300%, embora com variações individuais). A titulação deve ser lenta e gradual. Após o parto, voltar rapidamente às doses pré-gravídicas (*clearance* se normaliza nas primeiras duas a três semanas).

Fonte: Miquel, et al., 2021.

PUERPÉRIO

- Os transtornos depressivos puerperais são tipicamente divididos em três categorias: disforia (ou *blues*) puerperal, depressão puerperal e psicose puerperal. Como esses três subtipos diagnósticos se sobrepõem de forma significativa, é possível conceituá-los como um *continuum*, sendo o *blues* puerperal o mais leve e a psicose puerperal o mais grave dos quadros.
- Disforia puerperal (ou *blues*) pode ser identificada em até 85% das puérperas e os principais sintomas incluem labilidade emocional, choro fácil, ansiedade, insônia, irritabilidade e sentimentos de inadequação. O início do quadro geralmente se dá nos primeiros dias após o parto, tendendo a desaparecer espontaneamente em até duas semanas. Por não estar associada ao comprometimento do funcionamento da puérpera e por ser transitória, não requer tratamento específico.
- Em alguns casos, no entanto, o *blues* pode persistir por mais tempo, podendo evoluir para um quadro mais grave. Sintomas que

persistem por mais de duas semanas sugerem a evolução para uma depressão maior e devem ser reavaliados.

- O principal fator de risco para depressão pós-parto é a presença de depressão ou ansiedade patológica durante a gestação. Outros fatores de risco para depressão puerperal estão associados a episódios depressivos no passado, complicações obstétricas durante a gestação (como pré-eclâmpsia, hospitalização durante a gestação e suspeita de estresse fetal), história de natimortos, malformação fetal e trabalhos de parto traumáticos.
- A ausência de apoio social também é um fator de risco e um bom preditivo para depressão pós-parto. Um suporte social adequado beneficia a saúde mental materna e reduz o risco de depressão pós-parto. Abordagens psicológicas que incluem mães e pais nas sessões, orientando-os no manejo dos comportamentos dos bebês e nos ajustes na relação afetiva após a chegada do filho, têm se mostrado eficazes na prevenção de problemas de saúde mental no pós-parto em mulheres sem história de doença mental.
- A depressão pós-parto acomete cerca de 10 a 15% das puérperas (contudo, de acordo com um estudo brasileiro, a prevalência de casos prováveis de depressão pós-parto no Brasil foi de 26,3% e caracteriza-se por um quadro depressivo semelhante ao das não grávidas, porém com maior frequência de obsessões com conteúdo de agressão ao bebê, humor lábil e sintomas de ansiedade. O início da depressão pós-parto é insidioso, ocorre geralmente até seis semanas após o nascimento do bebê, mas também pode surgir meses após o parto, sendo o primeiro trimestre o período mais crítico.
- É difícil diagnosticar depressão nas primeiras semanas após o parto, tendo em vista que vários sintomas sugestivos de depressão, como alterações de sono, de apetite e de desejo sexual, estão presentes no pós-parto em geral.
- Depressão puerperal não tratada pode comprometer o cuidado com o recém-nascido e o vínculo afetivo entre mãe e bebê, com efeitos negativos sobre o desenvolvimento cognitivo e emocional

da criança. Além disso, aumenta o risco de suicídio materno e de cronificação da depressão.

- Todos os tratamentos psicológicos para depressão pós-parto têm mostrado algum benefício na qualidade da interação mãe-bebê, na capacidade materna de lidar com os comportamentos do bebê e no desenvolvimento cognitivo da criança. O diagnóstico e seu tratamento precoce são essenciais.
- O pai deve ser igualmente incluído nas avaliações pré e pós-natal e precocemente tratado. O cuidado com toda a família tem se mostrado mais eficiente na prevenção de problemas emocionais no pós-parto e de doenças psiquiátricas nas crianças.
- A recorrência de depressão pós-parto pode chegar a 50% nas próximas gestações. Contudo, apenas uma minoria procura tratamento. Isso se deve à desinformação de pacientes, familiares e médicos, que interpretam as queixas como normais de um período de obrigações com o recém-nascido.
- O período pós-parto representa a fase de maior risco de início ou piora do TAB. Estima-se que, nessa fase, a probabilidade de ocorrer o primeiro episódio seja sete vezes maior do que em outras fases da vida. Mais de 50% dos quadros puerperais começam durante a gravidez. O risco de psicose puerperal nas pacientes com TAB é cem vezes maior (10 a 20% *versus* 0,1 a 0,2% na população em geral).

Psicose puerperal

- A psicose puerperal é uma emergência psiquiátrica caracterizada por quadros graves, de início precoce, com instalação nas primeiras três semanas após o parto, em geral entre as primeiras 48 e 72 horas. Está presente em 0,1 a 0,2% das parturientes. Os sintomas prodrômicos são inquietação, irritabilidade e alteração do sono, que evoluem rapidamente para um quadro psicótico caracterizado por humor depressivo ou eufórico, comportamento desorganizado, labilidade emocional, delírios e alucinações. Também são frequentes quadros confusionais, como o *delirium*. Patologias orgânicas como eclâmpsia, tireoidopatias, tromboflebite cerebral e encefalites devem ser descartadas como causas desses quadros.

- A psicose puerperal deve ser tratada prontamente (Tabela 2). A ausência de tratamento adequado, quase sempre envolvendo internação hospitalar, coloca a mãe e o bebê em risco. A taxa de infanticídio associada à psicose puerperal não tratada tem sido estimada em 4%.
- Uma história prévia ou familiar de transtorno bipolar aumenta substancialmente o risco de desenvolvimento de psicose puerpe-

Tabela 2 Orientações e tratamento para quadros afetivos puerperais

Quadro puerperal	Prevalência	Orientações e tratamento
Disforia puerperal	50 a 85%	Normalização dos sintomas Aumento do suporte social, envolvimento familiar e conjugal
Depressão puerperal	10 a 15% Risco de recorrência em até 50% nas gestações seguintes	• Medidas não farmacológicas Aumento do suporte social, envolvimento familiar e conjugal. Ampliar ajuda nos cuidados dos outros filhos Exercício físico Psicoterapia: terapias cognitivo-comportamental e interpessoal • Medicação Avaliar a manutenção da amamentação: riscos da privação de sono, riscos da medicação para o bebê, risco do não tratamento para a mãe e para o bebê
Psicose puerperal	0,1 a 0,2% Risco de recorrência em até 70% nas gestações seguintes	Urgência médica: 1. Internação psiquiátrica 2. Investigação das causas orgânicas 3. Orientação familiar dos riscos para a mãe e o bebê: suicídio e infanticídio 4. Tratamento farmacológico 5. Interrupção da amamentação Em quadros maniformes, acompanhar a puérpera por um ano, com retirada da medicação gradual e sob supervisão.

ral. Uma mulher com história prévia de doença bipolar ou psicose puerperal apresenta risco elevado de recorrência no próximo parto, estimado em até 70%.

- Das puérperas com quadro psicótico maniforme, 50% evoluem para transtorno bipolar, casos em que a medicação deve ser retirada de forma lenta e cuidadosa, após a remissão completa dos sintomas. A paciente deve ser acompanhada até um ano após a melhora do quadro, sendo necessário o acompanhamento psiquiátrico nas próximas gestações.

Psicofármacos e lactação

- Todas as medicações são excretadas em algum grau no leite materno. Fatores como a quantidade de droga no leite, a absorção, o metabolismo e a excreção pelo bebê, bem como a meia-vida e a presença de metabólitos ativos podem afetar o grau de exposição ao psicofármaco. Os riscos e benefícios do tratamento devem ser cuidadosamente avaliados para cada um dos pares mãe-bebê.

Antidepressivos

- As informações disponíveis sugerem que a menor exposição para o recém-nascido ocorre com a sertralina, a fluvoxamina, a paroxetina e a nortriptilina, em razão da baixa concentração sérica e da baixa frequência de efeitos adversos. Essas medicações devem ser consideradas como primeira escolha quando opta-se pelo tratamento farmacológico.
- A fluoxetina deve ser evitada por seu metabólito ativo ter meia-vida longa, causando acúmulo da droga, com concentração mais alta no bebê. Efeitos adversos foram descritos nos lactentes expostos – choro constante, vômitos, diarreia, cólica e diminuição do sono e do apetite.
- A venlafaxina e o citalopram passam em concentrações consideradas seguras, contudo apresentam metabólitos ativos e há relatos de alguns efeitos adversos.

- Em pacientes com histórico de boa resposta a determinada medicação, deve-se manter essa droga em dose mínima eficaz, mesmo que não seja a mais segura. Nesses casos, mãe e filho devem ser monitorados de perto para detectar possíveis efeitos adversos. Se a paciente responder bem ao antidepressivo, a dose deve ser mantida por pelo menos seis meses após a remissão total do quadro.
- No período puerperal, a escolha do psicotrópico deve visar à rápida recuperação da paciente. O período pós-parto não é o momento para experimentar novos tratamentos.

Benzodiazepínicos

- Alguns relatos de casos apontam recém-nascidos com sedação e hipotonia. Deve-se evitar o uso contínuo, dar preferência aos ansiolíticos de meia-vida mais curta e administrar a mínima dose possível.

Estabilizadores de humor

Carbonato de lítio

- As concentrações no soro dos lactentes variam de 25 a 30% dos níveis maternos. A dificuldade no monitoramento frequente das concentrações de lítio e da função renal, além da propensão à rápida desidratação dos recém-nascidos em doenças febris e infecciosas, é um fator de preocupação, pois aumenta a probabilidade de toxicidade por lítio nos bebês. Por essa razão, muitos especialistas concordam que os riscos da exposição dos bebês ao lítio podem superar os benefícios da amamentação.
- O lítio é bastante eficaz para o tratamento da mania aguda e também na prevenção e no tratamento da psicose pós-parto. O tratamento com lítio no período pós-parto para algumas mulheres pode ser uma necessidade em razão da gravidade da doença. Quando necessário o uso do lítio na amamentação, recomenda-se muito cuidado e monitoração constante.
- Em alguns casos, as mulheres podem optar por continuar tomando lítio e alimentando seus bebês com fórmula. É importante apoiar

essa decisão, reforçando que o desenvolvimento de um bom vínculo com o bebê pode (e deve) acontecer mesmo na ausência do aleitamento materno.

Ácido valproico

- É considerado seguro na amamentação em doses baixas e em monoterapia. Raramente são descritos efeitos adversos nos bebês. Até o momento, o uso do valproato no aleitamento materno é considerado adequado.

Carbamazepina

- A concentração de carbamazepina no leite é baixa. As informações disponíveis não contraindicam o uso no aleitamento.

Lamotrigina

- A concentração sérica nos neonatos é em média 30% da concentração materna. Na maioria dos casos, não há relatos de efeitos adversos, contudo alguns recém-nascidos apresentaram *rash* cutâneo transitório. A lamotrigina pode ser usada com cautela na amamentação, em doses não superiores a 200 mg por dia.

Antipsicóticos

- Não há consenso na literatura, mas a possibilidade de utilizar antipsicóticos na amamentação não pode ser excluída. A olanzapina e a quetiapina (a que menos passa para o leite) estão associadas a baixos níveis no leite e são consideradas seguras no geral, apesar de alguns relatos de sedação. Clorpromazina, haloperidol e risperidona passam mais para o leite e apresentam mais relatos de efeitos adversos e devem ser usados com cautela e supervisão médica regular. São considerados a segunda linha na amamentação. O aripiprazol pode reduzir a produção de leite por diminuir a liberação de prolactina. A clozapina é contraindicada na lactação por conta do risco de agranulocitose e sonolência. Não há informações de segurança sobre a ziprasidona. A sulpirida e a amissulprida estão associadas a taxas de excreção no leite mais elevadas.

Síntese

- O uso de psicofármacos na lactação envolve as mesmas considerações na avaliação dos riscos e benefícios do tratamento. Sertralina, paroxetina, fluvoxamina e os tricíclicos, em particular a nortriptilina, têm se mostrado adequados. Ácido valproico e car-

Quadro 3 Transtornos mentais no período perinatal: orientações gerais
1. Planejar a gestação, sempre que possível, com a paciente em remissão.
2. Avaliar a história da doença. A gravidade da doença materna é o parâmetro mais importante.
3. Estimular comportamentos saudáveis: adesão ao pré-natal, uso de vitaminas (ácido fólico), dieta saudável, exercícios e cursos pré-natais.
4. Usar psicofármacos com mais informações de segurança na gestação e na lactação.
5. Preferir a monoterapia, sempre que possível.
6. Usar dose adequada. É frequente a dose ser reduzida durante a gestação na tentativa de limitar o risco para o feto, o que pode aumentar o risco de recaída. Muitas vezes, é necessário aumentar a dose da medicação ao longo da gestação (sobretudo no terceiro trimestre), reduzindo-a aos níveis pré-gravídicos no pós-parto.
7. Não retirar a medicação semanas antes do parto para evitar os sintomas perinatais. Manter a dose mínima eficaz nesse período, orientando o obstetra e o pediatra sobre os possíveis sintomas perinatais.
8. Monitorar possíveis malformações congênitas com ultrassonografia.
9. Planejar a amamentação durante a gestação.
10. Utilizar a eletroconvulsoterapia (ECT) em casos graves (presença de ideação suicida ou sintomas psicóticos).
11. Associar psicoterapia.
12. Ampliar o suporte psicossocial.
13. Envolver sempre o cônjuge e familiares.

bamazepina também são usados com relativa segurança. Os antipsicóticos e o lítio podem ser usados em casos particulares, sempre sob supervisão médica regular. Os benzodiazepínicos de meia-vida curta apresentam segurança quando utilizados em doses baixas e pontualmente.

CONSIDERAÇÕES FINAIS

- Depressão e ansiedade patológica perinatais podem comprometer a evolução da gestação, o desenvolvimento fetal, o vínculo afetivo entre mãe e bebê e ter impacto significativo no desenvolvimento infantil.
- Os episódios depressivos geralmente mal são tratados ou nem são tratados na gestação. Avaliações e tratamentos adequados podem minimizar o sofrimento materno e as consequências negativas da depressão materna no desenvolvimento da criança e no funcionamento da família.
- Toda gestação com algum transtorno psiquiátrico importante deve ser considerada de alto risco. Não existe a possibilidade de não exposição. O bebê vai ser exposto, seja à doença materna, seja à medicação, ou a ambas.

BIBLIOGRAFIA

1. Abramowitz A, Miller MS, Wisner KL. Treatment options for hyperemesis gravidarum. Arch Womens Ment Health. 2017;20(3):363-72.
2. Albertini E, Ernst CL, Tamaroff RS. Psychopharmacological decision making in bipolar disorder during pregnancy and lactation: a case-by-case approach to using current evidence. Focus (Am Psychiatr Publ). 2019;17(3):249-58.
3. Almeida ND, Basso O, Abrahamowicz M, Gagnon R, Tamblyn R. Risk of miscarriage in women receiving antidepressants in early pregnancy, correcting for induced abortions. Epidemiology. 2016;27(4):538-46.
4. Andersen JT, Anderesen NL, Horwitz H, Poulsen HE, JimenezSolem. Exposure to selective serotonina reuptake ihibitors in early pregnancy and the risk of miscarriage. Obstet Gynecol. 2014;124(4):655-61.

5. Anderson EL, Reti IM. ECT in pregnancy: a review of the literature from 1941 to 2007. Psychosom Med. 2009;71(2):235-42.
6. Andrade C. Gestational exposure to benzodiazepines, 2: the risk of congenital malformations examined through the prism of compatibility intervals. J Clin Psychiatry. 2019;80(5):19f13081.
7. Araujo JSA, Delgado IF, Paumgartten FJR. Antenatal exposure to antidepressant drugs and the risk of neurodevelopmental and psychiatric disorders: a systematic review. Cad Saúde Pública. 2020;36(2):e00026619.
8. Avalos LA, Chen H, Li D. Antidepressant medication use, depression, and the risk of preeclampsia. CNS Spectr. 2015;20(1):39-47.
9. Ban L, Gibson JE, West J, Fiaschi L, Sokal R, Smeeth L, et al. Maternal depression, antidepressant prescriptions, and congenital anomaly risk in offspring: a population--based cohort study. BJOG. 2014;121(12):1471-81.
10. Briggs GG, Gerald D, Freeman RK, Yaffe SJ. Drugs in pregnancy and lactation: a reference guide to fetal and neonatal risk. 11. ed. Filadélfia: Lippincott Williams and Wilkins; 2017.
11. Christensen J, Grønborg TK, Sørensen MJ, Schendel D, Parner ET, Pedersen LH, et al. prenatal valproate exposure and risk of autism spectrum disorders and childhood autism. JAMA. 2013;309(16):1696-703.
12. Cohen LS, Altshuler LL, Harlow BL, et al. Relapse of major depression during pregnancy in women who maintain or discontinue antidepressant treatment. JAMA. 2006;295(5):499-507.
13. Convertino I, Sansone AC, Marino A, Galiulo MT, Mantarro S, Antonioli A, et al. Neonatal adaptation issues after maternal exposure to prescription drugs: withdrawal syndromes and residual pharmacological effects. Drug Saf. 2016;39(10):903-24.
14. Damkier P, Videbech P, Larsen ER. Use of psychotropic drugs during pregnancy and breast-feeding. Acta Psychiatr Scand. 2015;132:1-28.
15. Damkier P, Videbech P. the safety of second-generation antipsychotics during pregnancy: a clinically focused review. CNS Drugs. 2018;32(4):351-66.
16. Deligiannidis KM, Byatt N, Freeman M. Pharmacotherapy for mood disorders in pregnancy: a review of pharmacokinetic changes and clinical recommendations for therapeutic drug monitoring. J Clin Psychopharmacol. 2014;34(2):244-55.
17. Edinoff AN, Sathivadivel N, McNeil SE, Ly AI, Kweon J, Kelkar N, Cornett EM, Kaye AM, Kaye AD. Antipsychotic use in pregnancy: Patient mental health challenges, teratogenicity, pregnancy complications, and postnatal risks. Neurol Int. 2022;14(1):62-74.
18. Ellfolk M, Leinonen MK, Gissler M, Kiuru-Kuhlefelt S, Saastamoinen L, Malm H. Second--generation antipsychotic use during pregnancy and risk of congenital malformations. Eur J Clin Pharmacol. 2021;77(11):1737-1745.
19. Epstein RA, Moore KM, Bobo WM. Treatment of bipolar disorders during pregnancy: maternal and fetal safety and challenges. Drug Healthc Patient Saf. 2015;7:7-29.

20. Fornaro M, Maritan E, Ferranti R, Zaninotto L, Miola A, Anastasia A, et al. Lithium exposure during pregnancy and the postpartum period: a systematic review and metaanalysis of safety and efficacy outcomes. Am J Psychiatry. 2020;177(1):76-92.
21. Fornaro M, Maritan E, Ferranti R, Zaninotto L, Miola A, Anastasia A, et al. Lithium exposure during pregnancy and the postpartum period: a systematic review and meta-analysis of safety and efficacy outcomes. Am J Psychiatry. 2020;177(1):76-92.
22. Freeman, MP, Farchione T, Yao L, Sahin L, Taylor L, Huybrechts KF, et al. Psychiatric medications and reproductive safety: scientific and clinical perspectives pertaining to the US FDA Pregnancy and Lactation Labeling Rule. J Clin Psychiatry. 2018;79(4):18ah38120.
23. Godot Y, Koren G. The use of antidepressants in pregnancy: focus on maternal risks. J Obstet Gynaecol Can. 2015;37(1):56-63.
24. Grigoriadis S, Graves L, Peer M, Mamisashvili L, Dennis CL,Vigod SN, et al. Benzodiazepine use during pregnancy alone or in combination with an antidepressant and congenital malformations: systematic review and metaanalysis. J Clin Psychiatry. 2019;80(4):18r12412.
25. Hogan CS, Freeman M. Adverse effects in the pharmacologic management of bipolar disorders during pregnancy. Psychiatr Clin North Am. 2016;39(3):46575.
26. Hoirisch-Clapauch S, Brenner B, Nardi AE. Adverse obstetric and neonatal outcomes in women with mental disorders. Thromb Res. 2015;(135Suppl1):S60-3.
27. Huybrechs KF, Palmsten K, Avorn J, Cohen LS, et al. Antidepressant use in pregnancy and the risk of cardiac defects. N Engl J Med. 2014;370(25):2397-407.
28. Huybrechts KF, Bateman BT, Pamsten K, Desai RJ, Patorno E, Gopalakrishnan C, et al. Antidepressant use late in pregnancy and risk of persistent pulmonary hypertension of the newborn. JAMA. 2015;313(21):2142-51.
29. Huybrechts KF, Hernández-Díaz S, Patorno E, Desai RJ, Mogun H, Dejene SZ, et al. Antipsychotic use in pregnancy and the risk for congenital malformations. JAMA Psychiatry. 2016;73(9):938-46.
30. Khan SJ, Fersh ME, Ernst C, Klipstein K, Albertini ES, Lusskin SI. Bipolar disorder in pregnancy and postpartum: principles of management. Curr Psychiatry Rep. 2016;18(2):13.
31. Kjaersgaard MIS, Parner ET, Vestergaard M, Sørensen MJ, Olsen J, Christensen J, et al. Prenatal antidepressant exposure and risk of spontaneous abortion: a population based study. PLoS ONE;8(8):e72095.
32. Klinger G, Stahl B, Fusar-Poli P, Merlob P. Antipsychotic drugs and breastfeeding. Pediatr Endocrinol Rev. 2013;10(3):308-17.
33. Kronenfeld N, Berlin M, Shaniv D, Berkovitch M. Use of psychotropic medications in breastfeeding women. Birth Defects Res. 2017;109(12):957-97
34. Marcus SM. Depression during pregnancy: Rates, risks and consequences. Journal of Population Therapeutics and Clinical Pharmacology. 2018;16(1).
35. Mehta TM, Van Lieshout RJ. A review of the safety of clozapine during pregnancy and lactation. Arch Womens Ment Health. 2017;20(1):1-9.
36. Miguel EC Lafer B, Elkis H, Forlenza OV (eds.). Clínica psiquiátrica, vol. 2 – As grandes síndromes psiquiátricas, 2.ed. Barueri: Manole; 2021.

37. Mitchell J, Goodman J. Comparative effects of antidepressant medications and untreated major depression on pregnancy outcomes: a systematic review. Arch Womens Ment Health. 2018;21(5):505-16.
38. Molenaar NM, Bais B, Lambregtse-van den Berg MP, Mulder CL, Howell EA, Fox NS, et al. The international prevalence of antidepressant use before, during, and after pregnancy: A systematic review and meta-analysis of timing, type of prescriptions and geographical variability. J Affect Disord. 2020;264:82-89.
39. Mongan D, Lynch J, Hanna D, Shannon C, Hamilton S, Potter C, et al. Prevalence of self-reported mental disorders in pregnancy and associations with adverse neonatal outcomes: a population-based cross-sectional study. BMC Pregnancy Childbirth. 2019;19(1):412.
40. Nielsen RE, Damkier P. Pharmacological treatment of unipolar depression during pregnancy and breastfeeding - A clinical overview. Nord J Psychiatry. 2012;66(3):159-66.
41. Ornoy A, Koren G. SSRIs and SNRIs (SRI) in Pregnancy: Effects on the course of pregnancy and the offspring: how far are we from having all the answers?. Int J Mol Sci. 2019;20(10):2370.
42. Ornoy A, Weinstein Fudim L, Ergaz Z. Prenatal factors associated with autism spectrum disorder (ASD). Reprod Toxicol. 2015;56:155-69.
43. Palmsten K, Huybrechts KF, Michels KB, Williams PL, Mogun H, Setoguchi S, et al. Antidepressant use and risk for preeclampsia. Epidemiology. 2013;24(5):682-91.
44. Park Y, Hernandez-Diaz S, Bateman BT, Cohen JM, Desai RJ, Patorno E, et al. Continuation of atypical antipsychotic medication during early pregnancy and the risk of gestational diabetes. Am J Psychiatry. 2018;175(6):564-74.
45. Patorno E, Huybrechts KF, Bateman BT, Cohen JM, Desai RJ, Mogun H, et al. lithium use in pregnancy and the risk of cardiac malformations. N Engl J Med. 2017;376(23):2245-54.
46. Schonewille NN, Rijkers N, Berenschot A, Lijmer JG, van den Heuvel OA, Broekman BFP. Psychiatric vulnerability and the risk for unintended pregnancies, a systematic review and meta-analysis. BMC Pregnancy Childbirth. 2022;22(1):153.
47. Schoretsanitis G, Spigset O, Stingl JC, Deligiannidis KM, Paulzen M, Westin AA. The impact of pregnancy on the pharmacokinetics of antidepressants: a systematic critical review and meta-analysis. Expert Opin Drug Metab Toxicol. 2020;16(5):431-40.
48. Theme Filha MM, Ayers S, Gama SG, Leal MC. Factors associated with postpartum depressive symptomatology in Brazil: The Birth in Brazil National Research Study, 2011/2012. J Affect Disord. 2016;194:159-167.
49. Uguz F, Sharma V. Mood stabilizers during breastfeeding: a systematic review of the recent literature. Bipolar Disord. 2016;18(4):325-33.
50. Vadja FJE, O'Brien TJ, Graham J, Lander CM, Eadie MJ. Is carbamazepine a human teratogen? J Clin Neurosci. 2005;23:34-7.
51. Vasilakis-Scaramozza C, Aschengrau A, Cabral H, Jick SS. Antidepressant use during early pregnancy and the risk of congenital anomalies. Pharmacotherapy. 2013;33(7):693-700.

52. Viguera AC, Whitfield T, Baldessarini RJ, Newport DJ, Stowe Z, Reminick A, Zurick A, Cohen LS. Risk of recurrence in women with bipolar disorder during pregnancy: prospective study of mood stabilizer discontinuation. Am J Psychiatry. 2007;164(12):1817-24.
53. Wallwiener S, Goetz M, Lanfer A, Gillessen A, Suling M, Feisst M, Sohn C, Wallwiener M. Epidemiology of mental disorders during pregnancy and link to birth outcome: a large-scale retrospective observational database study including 38,000 pregnancies. Arch Gynecol Obstet. 2019;299(3):755-763.
54. Wang S, Yang L, Wang L, Gao L, Xu B, Xiong Y. selective serotonin reuptake inhibitors (SSRIs) and the risk of congenital heart defects: a metaanalysis of prospective cohort studies. J Am Heart Assoc. 2015;4(5):e001681.
55. Wesseloo R, Wierdsma AI, van Kamp IL, Munk-Olsen T, Hoogendijk WJG, Kushner SA, et al. Lithium dosing strategies during pregnancy and the postpartum period. Br J Psychiatry. 2017;211(1):31-36.

21 Disfunções sexuais

Carmita H. N. Abdo
João Afif Abdo

INTRODUÇÃO

- Disfunção sexual é definida como a incapacidade do indivíduo de participar do ato sexual com satisfação. Essa dificuldade deve ser persistente ou recorrente, além de vivenciada como algo indesejável, desconfortável e incontrolável, impedindo que o ciclo de resposta sexual (desejo, excitação, orgasmo) se processe com sucesso e/ou de modo adequado, o que resulta em sofrimento significativo.
- Para a Classificação Internacional de Doenças (CID-11), as disfunções sexuais são síndromes que compreendem as várias formas pelas quais indivíduos adultos podem ter dificuldade em experimentar atividade sexual satisfatória e não coercitiva. A Tabela 1 descreve as disfunções sexuais femininas e masculinas, segundo o DSM-5 e a CID-11.

PREVALÊNCIA E ETIOPATOGENIA

- A prevalência é alta em qualquer faixa etária. Desejo sexual hipoativo e dificuldade para o orgasmo são as queixas femininas mais frequentes, respectivamente, em mulheres maduras e nas mais jo-

Tabela 1 **Descrição das disfunções sexuais de acordo com o DSM-5 e a CID-11**

DSM-5	CID-11	Descrição
302.71 – Transtorno do desejo sexual hipoativo masculino		Diminuição ou ausência de pensamentos ou fantasias sexuais e falta de desejo por atividade sexual.
	HA00 – Transtorno do desejo sexual hipoativo	Em homens e mulheres. Ausência ou redução acentuada de desejo ou de motivação para participar em atividade sexual.
302.72 – Transtorno do interesse/excitação sexual feminino		Falta ou redução de interesse significativo por atividade sexual; redução de pensamentos ou fantasias sexuais; redução da excitação aos estímulos sexuais e durante a atividade sexual.
	HA01.0 – Transtorno da excitação sexual feminina	Ausência ou redução acentuada de resposta à estimulação sexual, que ocorre apesar do desejo por atividade sexual e estimulação sexual adequada.
302.72 – Transtorno erétil	HA01.1 – Transtorno erétil	Dificuldade persistente e recorrente em obter ou manter ereção satisfatória durante a atividade sexual.
302.74 – Ejaculação retardada	HA03.1 – Ejaculação retardada	Atraso acentuado/ausência de ejaculação, recorrente e persistente, na atividade sexual em parceria.
302.73 – Transtorno do orgasmo feminino	HA02 – Transtornos do orgasmo	Atraso, ausência ou redução acentuada da intensidade do orgasmo, em mais de 75% das atividades sexuais.
302.75 – Ejaculação prematura (precoce)	HA03.0 – Ejaculação prematura (precoce)	Ejaculação rápida, persistente e indesejável, que ocorre em torno de um minuto ou menos, após a penetração vaginal.

(continua)

Tabela 1 Descrição das disfunções sexuais de acordo com o DSM-5 e a CID-11

DSM-5	CID-11	Descrição
302.76 – Transtorno de dor genitopélvica/ penetração	HA20 – Transtorno da dor sexual à penetração	Anteriormente chamado de dispareunia e vaginismo. Dificuldade ou dor durante a penetração vaginal. Pode incluir medo ou ansiedade em relação à penetração ou tensionamento e contração dos músculos do assoalho pélvico durante a relação sexual.
Disfunção sexual induzida por substância/ medicamento	HA40.2 – Disfunção sexual associada com uso de substâncias psicoativas ou medicamentos	Algum transtorno na função sexual causado pelo início do uso de alguma substância/medicamento, aumento de dose ou descontinuação de alguma substância/medicamento.
302.70 – Disfunção sexual não especificada	Outra disfunção sexual não especificada	Quando há sintomas característicos e predominantes de disfunção sexual que causam sofrimento clinicamente significativo, mas não satisfazem os critérios diagnósticos para outras disfunções sexuais.
302.79 – Outra disfunção sexual especificada	Outra disfunção sexual especificada	Os critérios para uma disfunção sexual específica não são satisfeitos e não há informações suficientes para que seja feito um diagnóstico mais específico.

Fonte: adaptada de Associação Psiquiátrica Americana, 2013; World Health Organization, 2022.

vens. Entre os homens, disfunção erétil (DE) e ejaculação precoce (EP) são as mais comumente referidas.

- No Brasil, estudo populacional identificou, na população masculina, 45,1% de prevalência de DE (1,7% DE completa; 12,2% DE moderada; 31,2% DE mínima) e 25,8% de EP. Entre as mulheres: transtorno de excitação sexual (26,6%), anorgasmia (26,2%), dispareunia (17,8%) e 9,5% de desejo sexual hipoativo. Essas taxas são compatíveis com estudos internacionais.

- O equilíbrio entre processos neuromoduladores excitatórios e inibitórios gera a especificidade da resposta sexual. A função sexual pode ser impactada centralmente (no sistema nervoso central), perifericamente (na região genital) ou em ambos, e pode afetar uma ou todas as fases do ciclo de resposta sexual ou, ainda, contribuir para a dor sexual.
- As substâncias neuroquímicas que de forma relevante afetam o ciclo de resposta sexual estão listadas na Tabela 2, classificadas como excitatórias ou inibitórias. Os elementos químicos excitatórios incluem os neurotransmissores dopamina (DA), norepinefrina (NE) e óxido nítrico (ON); atuam como neuromoduladores as melanocortinas, a ocitocina e a vasopressina, além dos esteroides sexuais, como testosterona e estrogênio.
- Os efeitos são regulados pelos sistemas inibitórios, incluindo o neurotransmissor serotonina (5-HT), a prolactina, os moduladores hormonais (como os opioides) e os neuromoduladores (como os endocanabinoides).

Tabela 2 Substâncias neuroquímicas excitatórias e inibitórias

Substâncias	Fases da resposta sexual			
	Desejo	Excitação	Orgasmo	Dor/periférica
Dopamina	+	+	+	
Norepinefrina	+	+		+
Serotonina	–	–		–
Prolactina		–		
Ocitocina	–		+	
Estradiol	+	+	+	+
Progesterona	+	+		+
Testosterona	+	+		+
Óxido nítrico				+
Prostaglandina E				+

Excitação, +; Inibição, –. Fonte: adaptada de Clayton, 2003, 2007.

- O equilíbrio de excitação e inibição também é responsável por recompensa/reforço sexual, períodos refratários e efeitos mais crônicos, como as disfunções sexuais e as mudanças comportamentais.
- As disfunções sexuais resultam de fatores de base física, psiquiátrica, emocional e/ou relacional, além de condições socioculturais e econômicas, que agem de forma isolada ou conjunta. Os principais fatores de risco para essas disfunções são:
  - Hábitos de vida não saudáveis (estresse, tabagismo, uso de drogas, consumo excessivo de bebidas alcoólicas, sedentarismo e obesidade).
  - Doenças de base física e psiquiátrica (hipertensão, dislipidemias, *diabetes mellitus*, doenças cardiovasculares; depressão e transtornos da ansiedade); distúrbios hormonais (deficiência de androgênios e estrogênios, hiperprolactinemia e hiper/hipotireoidismo); efeito adverso de medicamentos (antidepressivos, estabilizantes do humor, anti-hipertensivos, antiarrítmicos, anticancerígenos, diuréticos).
  - Normas culturais (tabus, mitos, preconceitos e expectativas errôneas sobre sexo), condições socioeconômicas e conflitos relacionais.
  - Dificuldade de acesso aos serviços de saúde.
  - Preocupação, cansaço, violência física/sexual, distorções cognitivas, rigidez de costumes e autocontrole excessivo.

QUADRO CLÍNICO E DIAGNÓSTICO

- O diagnóstico das disfunções sexuais é essencialmente clínico e a queixa do(a) paciente e/ou da(o) parceira(o), aliada aos elementos de anamnese, é indispensável.
- Na anamnese, deve ser especificado o subtipo da disfunção sexual:
  - Quanto ao *início*: ao longo da vida (quando coincide com o início da atividade sexual) ou adquirida (presente após período de funcionamento normal).

  - Quanto à *ocorrência*: generalizada (se ocorre em qualquer circunstância) ou situacional (quando se manifesta somente em determinadas circunstâncias e/ou parcerias).
  - Quanto à *intensidade do sofrimento*: mínima, moderada ou grave.
- Deve-se observar um mínimo de 6 meses de sintomatologia como critério para a caracterização do quadro.
- Quando possível, deve-se proceder à investigação das condições do(a) parceiro(a), para afastar a possibilidade de erros de interpretação, diante do quadro referido pelo(a) paciente.
- Idade e experiência sexual do(a) paciente devem ser consideradas. Jovens ou principiantes podem apresentar dificuldades de ereção, do controle da ejaculação (homens) e da lubrificação/relaxamento (mulheres), o que é compreensível e não significa necessariamente disfunção, mas inexperiência.
- A investigação da função sexual se justifica em função do diagnóstico e da recuperação da atividade sexual do(a) paciente, mas também porque a disfunção sexual costuma refletir doenças sistêmicas e/ou psiquiátricas subjacentes.
- O Quadro 1 sintetiza o raciocínio diagnóstico para as disfunções sexuais, segundo o DSM-5.

DISFUNÇÕES SEXUAIS NA ADOLESCÊNCIA

- A literatura sobre disfunção sexual geralmente aborda indivíduos com idade igual ou maior que 18 anos, raramente mais jovens.
- As pesquisas sobre adolescentes e respectiva função sexual têm focalizado gravidez, infecções sexualmente transmissíveis e comportamento sexual de risco, mais que saúde sexual ou disfunções sexuais nessa fase da vida.
- Vale lembrar que não se pode considerar disfuncional a atividade sexual de adolescentes, cuja pouca experiência e rara possibilidade de parceria funcional (pois o parceiro geralmente é adolescente também), comprometem tal avaliação.

Quadro 1 Critérios diagnósticos comuns às disfunções sexuais, de acordo com o DSM-5

Critérios principais
A. Dificuldade sexual persistente ou recorrente (estão incluídos descritores específicos dos sintomas de cada disfunção).
B. Duração mínima de 6 meses dos sintomas do critério A.
C. Presença de sofrimento pessoal clinicamente significativo.
D. Não é mais bem explicado por outro transtorno mental não sexual, não está relacionado a grave conflito no relacionamento ou a outros estressores, nem é atribuído a efeitos de substância/medicação ou a condição médica geral.
Especificadores
• Quanto ao início da disfunção sexual: – Ao longo da vida. – Adquirida.
• Quanto à ocorrência da disfunção sexual: – Generalizada. – Situacional.
• Quanto à intensidade (sofrimento): – Mínima. – Moderada. – Grave.
Investigação de fatores associados que desencadeiam ou agravam as disfunções sexuais
• Parceria (disfunção sexual da parceria, condição de saúde da parceria, p. ex.).
• Relacionamento (comunicação precária, divergência frequente quanto ao desejo por atividade sexual).
• Vulnerabilidade individual (autoimagem corporal insatisfatória, história de abuso sexual ou emocional), comorbidades psiquiátricas (depressão ou ansiedade) ou estressores (desemprego, privações, p. ex.).
• Cultura/religião (proibições/inibições quanto a atividade sexual, atitudes a respeito da sexualidade).
• Presença de condições médicas relevantes para prognóstico, curso e tratamento.

Fonte: adaptado de American Psychiatric Association, 2013.

- Acesso limitado à educação e conhecimento precário sobre a função sexual podem contribuir para o desencadeamento (na adolescência) e a manutenção (na vida adulta) das disfunções sexuais femininas e masculinas.

DISFUNÇÕES SEXUAIS EM IDOSOS

- O impacto do envelhecimento sobre a função sexual incide tanto em mulheres como em homens.
- Em torno dos 50 anos, quando ocorre a menopausa nas mulheres e se intensifica a perda lenta e gradativa de testosterona nos homens, ambos podem apresentar queixas semelhantes, principalmente aquelas relacionadas ao prejuízo quanto à resposta sexual.
- Em mulheres, mudanças fisiológicas associadas à menopausa podem causar desconforto na atividade sexual, pela redução da lubrificação da vagina, durante o ato sexual, em resposta a níveis decrescentes de estrógeno.
- Preconceito em relação à atividade sexual da mulher na pós-menopausa pode aumentar a vulnerabilidade à depressão e à disfunção sexual.
- A perda do parceiro é mais comum às mulheres heterossexuais, resultando em interrupção da vida sexual para boa parte delas. Na opinião de alguns autores, os fatores relacionais e de saúde mental são mais importantes que os físicos para a resposta sexual feminina.
- No envelhecimento masculino, as dificuldades sexuais mais frequentes são DE e desejo sexual hipoativo, por conta da diminuição dos níveis de testosterona, mais acentuados naqueles não saudáveis.
- A DE resulta de depressão, ansiedade, diabetes, doenças cardiovasculares, hipertensão, doenças ou cirurgia da próstata e uso de medicamentos, comuns nessa fase da vida do homem.
- A deficiência androgênica, que geralmente ocorre na meia-idade, provoca pior função erétil (com menor interesse por sexo), dificuldade para o orgasmo e diminuição do volume ejaculatório.

- Em mulheres e homens, depressão e tratamento antidepressivo estão associados à função sexual prejudicada em qualquer idade. No entanto, disfunção sexual em indivíduos idosos deprimidos pode ser subdiagnosticada e, portanto, menos tratada do que em pacientes mais jovens.
- Um resumo das condições físicas e psiquiátricas associadas às disfunções sexuais masculinas e femininas no envelhecimento é apresentado no Quadro 2.

Quadro 2 Condições físicas e psiquiátricas comumente associadas à disfunção sexual no envelhecimento
Abuso de substâncias
Arteriosclerose (doença vascular periférica, acidente vascular cerebral)
Artrite e outras doenças articulares degenerativas
Câncer (especialmente urológico, genital e mamário e respectivos tratamentos)
Demência
Depressão e outros transtornos do humor
Diabetes mellitus
Doença de Parkinson
Doença e cirurgia da próstata
Doença pulmonar obstrutiva crônica
Doenças cardiovasculares (coronariopatias, insuficiência cardíaca congestiva, infarto do miocárdio)
Esclerose múltipla
Insuficiências renal e hepática
Transtorno psicótico
Transtornos ansiosos (ansiedade generalizada, pânico, ansiedade social)
Transtorno obsessivo-compulsivo

Fonte: adaptado de Agronin, 2009; Graziottin e Leiblum, 2005.

DIAGNÓSTICO DIFERENCIAL

- O diagnóstico diferencial mais frequente a ser feito é entre uma e outra disfunção sexual. Por exemplo: avaliar se a precocidade da ejaculação é um sintoma de EP genuína ou uma dificuldade de ereção que leva o homem a ejacular antes de falhar.
- Doenças de base física e/ou psiquiátrica podem causar dificuldades sexuais. Nesses casos, o diagnóstico correto refere-se à patologia que determinou a disfunção sexual, e não à disfunção em si. Por exemplo, a depressão que causa falta de desejo ou o diabetes que leva à dificuldade de ereção: o diagnóstico é de depressão, no primeiro caso, e de diabetes, no segundo.
- A Tabela 3 sistematiza os diagnósticos diferenciais descritos no DSM-5.

Tabela 3 Diagnóstico diferencial, de acordo com o DSM-5

Diferenciar disfunção sexual de	Justificativa
Condição médica responsável pela disfunção sexual	Se a disfunção for inteiramente atribuível aos efeitos fisiológicos diretos de uma condição médica geral (p. ex., neuropatia autonômica), o diagnóstico de disfunção sexual não deve ser feito.
Disfunção sexual induzida por substância/medicamento	Quando a disfunção sexual é mais bem explicada pelo uso, mau uso, interrupção ou aos efeitos fisiológicos diretos de substância ou medicamento.
Dificuldades sexuais associadas a transtorno mental não sexual (p. ex., transtorno depressivo ou bipolar, transtorno de estresse pós-traumático, transtorno psicótico)	Caracteriza-se por disfunção sexual que ocorre apenas no contexto de sintomas de outro transtorno mental (p. ex., baixo desejo sexual no contexto de um episódio depressivo). Se a disfunção sexual estava presente antes do início do transtorno mental não sexual ou persiste depois que o transtorno mental não sexual foi resolvido, um diagnóstico de disfunção sexual pode ser justificado.

(continua)

Tabela 3 Diagnóstico diferencial, de acordo com o DSM-5 (*continuação*)

Diferenciar disfunção sexual de	Justificativa
Problemas sexuais associados a graves conflitos de relacionamento ou violência de parceiro(a)	Se a angústia severa, decorrente de prejuízo no relacionamento ou violência da parceria, explica melhor as dificuldades sexuais, então um diagnóstico de disfunção sexual não é feito.
Dificuldades sexuais associadas a problemas no relacionamento	Frequentemente, limitam-se à parceria específica (situacional) e se caracterizam por exacerbação quando o problema relacional se agrava. Em algumas situações, tanto disfunção sexual quanto problema relacional podem ser diagnosticados em conjunto.
Dificuldades sexuais não decorrentes de disfunção sexual	Podem resultar de estimulação sexual inadequada, que impede a experiência de excitação ou orgasmo. Embora ainda possa haver necessidade de cuidados, não é feito diagnóstico de disfunção sexual.

Fonte: adaptada de First, 2014.

EXAMES COMPLEMENTARES

- Exames laboratoriais não fornecem a etiologia definitiva da disfunção sexual, mas indicam se há alguma condição anômala que mereça ser mais bem investigada. Permitem a identificação de condições como diabetes, dislipidemias, hipo/hipertireoidismo e déficits hormonais que exercem impacto negativo sobre a função sexual de homens e mulheres.
- Um conjunto genérico de exames laboratoriais, utilizados para avaliar alterações de ordem física associadas à função sexual masculina e feminina, é apresentado na Tabela 4.

Tabela 4 Exames laboratoriais utilizados no diagnóstico de disfunções sexuais

Exames recomendados	Exames auxiliares
Estradiol plasmático	Perfil lipídico (colesterol, triglicérides)
Testosterona total	DHEA
Testosterona livre	Glicemia de jejum
SHBG	Hemoglobina glicada
FSH, LH	Painel tireoidiano
Prolactina	Hemograma
Albumina	

DHEA: de-hidroepiandrosterona; FSH: hormônio folículo-estimulante; LH: hormônio luteinizante; SHBG: globulina carreadora de hormônios sexuais.
Fonte: adaptada de Derogatis, 2008.

TRATAMENTO

- Os mecanismos de ação dos fármacos para tratamento das disfunções sexuais visam resgatar a fisiologia do ciclo da resposta sexual.
- O tratamento farmacológico da EP consiste na prescrição de agentes que influenciem a transmissão serotoninérgica, retardando a ejaculação.
- Para a DE, os inibidores da fosfodiesterase tipo 5 (PDE-5) são a primeira escolha. Entretanto, esses fármacos não são capazes de iniciar ou manter a ereção sem a presença de estímulo sexual e desejo sexual preservado.
- No desejo sexual hipoativo masculino e feminino, sem causa hormonal, uma alternativa é a bupropiona, que inibe a recaptação de dopamina na fenda sináptica.
- Quando o desejo sexual hipoativo decorre de diminuição dos níveis de testosterona, a terapia androgênica deve ser cogitada, tanto para homens como para mulheres, obedecendo a critérios e contraindicações bem definidos, apresentados nos Quadros 3 e 4. Na Tabela 5 são apresentadas as formulações para terapia androgênica em homens com hipogonadismo adquirido no envelhecimento.

- Diretriz internacional recomenda terapia androgênica em mulheres somente para desejo sexual hipoativo, desde que estejam na pós-menopausa e sob uso de estrogênio.
- Flibanserina, medicamento não hormonal com ação sobre o SNC, está indicada para mulheres na pré-menopausa, com desejo sexual hipoativo não causado por condições físicas ou psiquiátricas, pelo uso de medicamentos que interfiram na libido ou por conflitos no relacionamento. Ainda indisponível no Brasil, foi aprovada pela Food and Drug Administration (FDA) em 2015.
- Bremelanotide, agonista dos receptores de melanocortina tipo 4 (MCR4) com ação sobre o SNC, também está indicada para desejo sexual hipoativo, em mulheres na pré-menopausa. Aprovada pela FDA em 2019, não está disponível no Brasil.
- As psicoterapias são indicadas para disfunções sexuais com componente psicogênico (primário ou associado à disfunção de origem orgânica) e podem ser aplicadas isoladamente ou em combinação com a farmacoterapia, conforme o caso.
- Os Quadros 3 e 4 detalham os esquemas de tratamento para as disfunções sexuais femininas e masculinas.

Quadro 3 Tratamento de desejo sexual hipoativo, inibição da excitação, anorgasmia feminina e dor genitopélvica/penetração

DESEJO SEXUAL HIPOATIVO FEMININO E MASCULINO E INIBIÇÃO DA EXCITAÇÃO FEMININA
1. Se decorrentes de depressão (homens e mulheres): • Administrar, sempre que possível, antidepressivo de menor prejuízo à função sexual (p. ex., trazodona, bupropiona, mirtazapina, agomelatina, vortioxetina). • Se necessário, acrescentar "antídotos", caso o tratamento de eleição seja com inibidor seletivo da recaptação da serotonina (ISRS) que interfira na função sexual: – Bupropiona (150-300 mg/dia)*. – Buspirona (30-60 mg/dia). – Mirtazapina (15-45 mg/dia). – Trazodona (200-400 mg/dia).

(continua)

Quadro 3 Tratamento de desejo sexual hipoativo, inibição da excitação, anorgasmia feminina e dor genitopélvica/penetração (*continuação*)

* Não indicada se houver histórico de anorexia, bulimia, antecedentes de convulsão, inquietação, insônia, abuso de álcool ou uso de drogas ilícitas (baixa o limiar convulsígeno).

- Adequação da dose do antidepressivo utilizado (quando possível) ou troca por outro com menor efeito negativo sobre a libido.

2. Flibanserina – 100 mg/dia ao deitar, via oral; para mulheres na pré-menopausa.
3. Bremelanotide – solução injetável para mulheres pré-menopausadas; aplicar 45 minutos antes do ato sexual.
4. Psicoterapia/terapia sexual/terapia de casal – homens e mulheres, em casos de disfunção psicogênica ou mista (orgânica com repercussão psicogênica).

ANORGASMIA FEMININA

1. Antidepressivo – bupropiona (75 mg/dia), se anorgasmia por depressão; tratar a depressão.
2. Buspirona (15-60 mg, uso sob demanda; 5-15 mg/duas vezes ao dia) – se anorgasmia por ansiedade; tratar a ansiedade.
3. Psicoterapia/terapia sexual/terapia de casal – para compreensão/reestruturação da competência sexual.

DISPAREUNIA FEMININA (DOR GENITOPÉLVICA/PENETRAÇÃO) E DIFICULDADE DE LUBRIFICAÇÃO

1. Antidepressivo – em baixas doses e que não interfira negativamente na função sexual (para redução de dor neuropática).
2. Ansiolítico – dose variável, conforme o caso.
3. Gel hidrossolúvel – se lubrificação diminuída.
4. Cremes de estrógeno (uso tópico) – contra atrofia da mucosa e falta de lubrificação vaginal.
5. Tibolona – melhora lubrificação de mulheres na pós-menopausa.
6. Fisioterapia específica para fortalecer o assoalho pélvico e os genitais.
7. *Laser* CO_2 fracionado ou *laser* Erbium – melhora dispareunia, atrofia vulvovaginal, secura vaginal e ardor, ao induzir a remodelação do colágeno da mucosa vaginal e a regeneração tópica do tecido conjuntivo.
8. Psicoterapia/terapia sexual/terapia de casal – em casos de disfunção psicogênica ou mista (orgânica com repercussão psicogênica).

(continua)

Quadro 3 Tratamento de desejo sexual hipoativo, inibição da excitação, anorgasmia feminina e dor genitopélvica/penetração (*continuação*)

TERAPIA ANDROGÊNICA PARA MULHERES
• Indicada para o tratamento de desejo sexual hipoativo em mulheres na pós-menopausa, ooforectomizadas bilateralmente, sob rádio ou quimioterapia e em uso de estrogênio. • Contraindicações: câncer de mama ou de útero, síndrome do ovário policístico, níveis baixos de estrógeno, dislipidemia, insuficiência hepática, acne ou hirsutismo grave. • Gel e adesivo são mais indicados do que por via oral, pois evitam a passagem hepática. • Exemplos de prescrição: – Dose de 300 μg/dia de testosterona em adesivo na pele do abdome ou em 1 grama de gel alcoólico ou Pentravan aplicado na pele, duas vezes por semana. – Propionato de testosterona 10 ou 20 mg em 1 grama de gel não alcoólico ou em Pentravan por dose, para aplicar no clitóris e nos pequenos lábios em noites alternadas ou duas vezes por semana.

Fonte: adaptada de Abdo e Afif-Abdo, 2021.

Quadro 4 Tratamento da ejaculação precoce, disfunção erétil, anorgasmia masculina e desejo sexual hipoativo por deficiência androgênica no homem

EJACULAÇÃO PRECOCE
1. Antidepressivos (ISRS) – paroxetina (10-40 mg/dia), fluoxetina (20-40 mg/dia), sertralina (50-200 mg/dia) ou citalopram (20-40 mg/dia). Iniciar com doses menores, adequar gradativamente até a remissão dos sintomas e manter nessa dose. 2. Antidepressivos tricíclicos – clomipramina (12,5-50 mg, uso sob demanda); iniciar com doses baixas e adequar gradativamente, até a remissão dos sintomas. Manter nessa dose. 3. Anestésicos tópicos – lidocaína (25 mg/gm) e/ou prilocaína (25 mg/gm); uso sob demanda; diminuem a sensibilidade peniana; exigem uso de preservativo (para evitar prejuízo à sensibilidade da mucosa vaginal da parceira). 4. Inibidores da fosfodiesterase-5 (PDE-5) associados a ISRS – doses variáveis; mantêm a rigidez peniana, reduzindo a urgência ejaculatória, em alguns casos.

(continua)

Quadro 4 Tratamento da ejaculação precoce, disfunção erétil, anorgasmia masculina e desejo sexual hipoativo por deficiência androgênica no homem (*continuação*)

5. Opioide analgésico de ação central – tramadol (25-50 mg, uso sob demanda); eleva o tempo de latência intravaginal; uso ainda limitado a estudos clínicos; há risco de dependência.
6. Dapoxetina – 30-60 mg, via oral, uso sob demanda.
7. Psicoterapia/terapia sexual/terapia de casal.

DISFUNÇÃO ERÉTIL

Tratamento de primeira linha

1. Educação/mudanças no estilo de vida/adoção de hábitos saudáveis:
   - Atenção e tratamento aos fatores de risco (maus hábitos de vida: bebida alcoólica em excesso, tabagismo, sedentarismo, estresse, alimentação hipercalórica, uso de drogas ilícitas). Orientação/aconselhamento.
2. Psicoterapia/terapia sexual/terapia de casal – em casos de disfunção psicogênica ou mista (orgânica com repercussão psicogênica).
3. Agentes orais (inibidores da PDE-5) – uso sob demanda:
   - Tadalafila – 1 cp, 2 a 3 vezes por semana (20 mg); ou uso diário (5 mg).
   - Citrato de sildenafila – 1 cp/dia (25, 50 ou 100 mg, conforme gravidade da disfunção erétil).
   - Cloridrato de vardenafila – 1 cp/dia (5, 10 e 20 mg, conforme gravidade da disfunção erétil).
   - Carbonato de lodenafila – 1 cp/dia (80 mg).
   - Udenafila – 1 cp/dia (100 mg).

Tratamento de segunda linha (quando a primeira linha for ineficaz)

1. Agentes injetáveis:
   - Aplicação intracavernosa de substâncias vasoativas (papaverina, fentolamina, clorpromazina, prostaglandinas), combinadas ou isoladas.
2. Medicações intrauretrais (alprostadil) – uso restrito no Brasil.
3. Dispositivos a vácuo, aplicados ao pênis – uso restrito no Brasil.

Tratamento de terceira linha (quando a primeira e segunda linhas forem ineficazes)

- Implante de prótese peniana.

(continua)

Quadro 4 Tratamento da ejaculação precoce, disfunção erétil, anorgasmia masculina e desejo sexual hipoativo por deficiência androgênica no homem (*continuação*)

ANORGASMIA MASCULINA

1. Antidepressivo – bupropiona (75 mg/dia), se anorgasmia por depressão; tratar a depressão.
2. Buspirona (15-60 mg, uso sob demanda; 5-15 mg/duas vezes ao dia) – se anorgasmia por ansiedade; tratar a ansiedade.
3. Amantadina (100-400 mg, por 2 dias antes do intercurso ou 75-100 mg/duas vezes ao dia) – se anorgasmia induzida por ISRS.
4. Ciproeptadina (4-12 mg, 4 horas antes do intercurso) – se anorgasmia induzida por ISRS.
5. Psicoterapia/terapia sexual/terapia de casal – para compreensão/reestruturação da competência sexual.

TERAPIA ANDROGÊNICA PARA HOMENS

- Indicada somente quando houver quadro clínico característico de hipogonadismo do adulto e níveis de testosterona < 300 ng/dL, levando a desejo sexual hipoativo.
- Benefícios e riscos devem ser monitorados a cada três meses.
- Todas as opções de tratamento devem ser discutidas com o paciente (Tabela 5).
- Observar as contraindicações para a terapia hormonal:
  - Contraindicações absolutas: câncer de próstata não tratado, câncer de mama ativo, hiperplasia prostática benigna não tratada.
  - Contraindicações relativas: apneia do sono não tratada, insuficiência cardíaca grave, sintomas do trato urinário inferior e policitemia.

Fonte: adaptada de Abdo e Afif-Abdo, 2021.

Tabela 5 Preparações mais utilizadas na terapia androgênica em homens com hipogonadismo adquirido

Via	Droga	Dose/intervalo
Oral	Undecilato de testosterona	120-160 mg em várias doses diárias
Transdérmica – gel	Gel de testosterona hidroalcoólica	50-100 mg/dia
Intramuscular	Ésteres de testosterona	50-250 mg/2-4 semanas
Intramuscular	Cipionato de testosterona	50-400 mg/2-4 semanas
Intramuscular	Undecilato de testosterona	1.000 mg/3 meses

Fonte: Sociedade Brasileira de Urologia, 2012.

CONSIDERAÇÕES FINAIS

- A medicina sexual é uma nova área do conhecimento médico que se ocupa do diagnóstico, do tratamento e da prevenção das disfunções sexuais femininas e masculinas (tema deste capítulo), dos transtornos parafílicos e da disforia de gênero, condições essas consideradas problemas de saúde pública, seja pela alta prevalência, seja pelo número de pessoas envolvidas com o transtorno do paciente e a repercussão na vida.
- Mais recentemente, os tratamentos médicos das disfunções sexuais vêm recebendo novas alternativas, desde medicamentos por via oral até agentes de uso tópico, cirurgias e fisioterapia, além de várias modalidades de psicoterapias de curta duração.
- Tais avanços propiciaram novas oportunidades de desempenho e satisfação sexual aos pacientes e estimularam os pesquisadores à busca de opções terapêuticas cada vez mais efetivas e à elucidação etiológica das diferentes disfunções sexuais. O tratamento e a evolução satisfatória desses transtornos exigem da Medicina o seu mais desafiador modelo: a interdisciplinaridade.
- O prognóstico pode tornar-se mais reservado quando há disfunção em ambos os parceiros, assim como quando a disfunção é primária (ao longo da vida), com vários anos de evolução sem tratamento, e há comorbidade, conflitos conjugais e/ou má qualidade de vida da(o) paciente e/ou de seu(sua) parceiro(a).

BIBLIOGRAFIA

1. Abdo CH, Valadares AL, Oliveira Jr WM, Scanavino MT, Afif-Abdo J. Hypoactive sexual desire disorder in a population-based study of Brazilian women: associated factors classified according to their importance. Menopause. 2010;17(6):1114-1121.
2. Abdo CH. Descobrimento sexual do Brasil. São Paulo: Summus; 2004.
3. Abdo CH. Terapia para disfunções sexuais. In: Abdo CHN (ed.). Sexualidade humana e seus transtornos. 5. ed. atualizada e ampliada. São Paulo: Leitura Médica; 2014. p. 337-52.
4. Abdo CHN, Afif-Abdo J. Disfunções sexuais. In: Miguel EC, Bassitt DP, Guimarães-Fernandes F (eds.). Clínica psiquiátrica: as grandes síndromes psiquiátricas, 2 ed. Barueri: Manole; 2021, v.2, p. 603-15.

5. Agronin ME. Sexual disorders in elderly patients. In: Balon R, Segraves RT. Clinical manual of sexual disorders. Washington, DC: American Psychiatric Publishing; 2009. p. 403-22.
6. Althof SE, McMahon CG, Waldinger MD, Serefoglu EC, Shindel AW, Adaikan PG, et al. An update of the International Society of Sexual Medicine's guidelines for the diagnosis and treatment of premature ejaculation (PE). J Sex Med. 2014;11(6):1392-422.
7. Associação Psiquiátrica Americana (APA). Manual diagnóstico e estatístico de transtornos mentais: DSM-5. 5. ed. Porto Alegre: Artmed; 2014.
8. Bancroft J, Loftus J, Long JS. Distress about sex: a national survey of women in heterosexual relationships. Arch Sex Behav. 2003;32(3):193-208.
9. Basson R, Gilks T. Women's sexual dysfunction associated with psychiatric disorders and their treatment. Womens Health (Lond). 2018;14:1745506518762664.
10. Basson R, Wierman ME, van Lankveld J, Brotto L. Summary of the recommendations on sexual dysfunctions in women. J Sex Med.2010;7(1 Pt 2):314-26.
11. Brotto L, Atallah S, Johnson-Agbakwu C, Rosenbaum T, Abdo C, Byers ES, et al. Psychological and interpersonal dimensions of sexual function and dysfunction. J Sex Med. 2016;13(4):538-71.
12. Clayton AH, Balon R. The impact of mental illness and psychotropic medications on sexual functioning: the evidence and management. J Sex Med. 2009;6(5):1200-11.
13. Clayton AH, Warnock JK, Kornstein SG, Pinkerton R, Sheldon-Keller A, McGarvey EL. A placebo-controlled trial of bupropion SR as an antidote for selective serotonin reuptake inhibitor-induced sexual dysfunction. J Clin Psychiatry. 2004;65:62-7.
14. Clayton AH. Epidemiology and neurobiology of female sexual dysfunction. J Sex Med. 2007;4:260-8.
15. Clayton AH. Sexual function and dysfunction in women. Psychiatr Clin North Am. 2003;26(3):673-82.
16. Corona G, Goulis DG, Huhtaniemi I, Zitzmann M, Toppari J, Forti G, et al. European Academy of Andrology (EAA) guidelines on investigation, treatment and monitoring of functional hypogonadism in males. Andrology.2020; 8(5):970-87:375-80.
17. Derogatis LR. Clinical and research evaluations of sexual dysfunctions. Adv Psychosom Med. 2008;29:7-22.
18. Feldman HA, Goldstein I, Hatzichristou DG, Krane RJ, McKinlay JB. Impotence and its medical and psychosocial correlates: results of the Massachusetts Male Aging Study. J Urol. 1994;151(1):54-61.
19. Fernandes CE, Strufaldi R, Steiner ML, Pompei LM. Uso de andrógenos em mulheres. In: Clapauch R. Endocrinologia feminina e andrologia. São Paulo: A. C. Farmacêutica, 2012. p. 347-59.
20. First MB. DSM-5 Handbook of differential diagnosis. Arlington: American Psychiatric Publishing; 2014. p. 288-9.
21. Fruhauf S, Gerger H, Schmidt HM. Efficacy of psychological interventions for sexual dysfunction: a systematic review and meta-analysis. Arch Sex Behav. 2013;42(6):915-33.

22. Gambacciani M, Palacios S. Laser therapy for the restoration of vaginal function. Maturitas.2017;99:10-5.
23. Goldstein I, Kim NN, Clayton AH, DeRogatis LR, Giraldi A, Parish SJ, et al. Hypoactive sexual desire disorder: International Society for the Study of Women's Sexual Health (ISSWSH) Expert Consensus Panel Review. Mayo Clin Proc. 2017;92(1):114-128.
24. Graziottin A, Leiblum S. Biological and psychosocial pathophysiology of female sexual dysfunction during the menopause transition. J Sex Med. 2005;2(3 suppl):S133-45.
25. Greydanus DE, Matytsina L. Female sexual dysfunction and adolescents. Curr Opin Obstet Gynecol. 2010;22(5):375-80.
26. Harsh V, Clayton AH. Sex differences in the treatment of sexual dysfunction. Curr Psychiatry Rep. 2018;20(3):18.
27. Hatzichristou D, Kirana PS, Banner L, Althof SE, Lonnee-Hoffmann RA, Dennerstein L, et al. Diagnosing sexual dysfunction in men and women: sexual history taking and the role of symptom scales and questionnaires. J Sex Med. 2016;13(8):1166-82.
28. Hatzimouratidis K, Salonia A, Adaikan G, Buvat J, Carrier S, El-Meliegy A, et al. Pharmacotherapy for erectile dysfunction: recommendations from the Fourth International Consultation for Sexual Medicine (ICSM 2015). J Sex Med. 2016;13(4):465-88.
29. Jannini EA, Nappi RE. Couplepause: A new paradigm in treating sexual dysfunction during menopause and andropause. Sex Med Rev. 2018;6(3):384-395.
30. Jiann BP. The office management of ejaculatory disorders. Transl Androl Urol. 2016;5(4):526-40.
31. Kingsberg SA, Althof S, Simon JA, Bradford A, Bitzer J, Carvalho J, et al. Female sexual dysfunction – medical and psychological treatments, Committee 14. J Sex Med. 2017;14(12):1463-91.
32. Laan E, Rellini AH, Barnes T; International Society for Sexual Medicine. Standard operating procedures for female orgasmic disorder: consensus of the International Society for Sexual Medicine. J Sex Med. 2013;10(1):74-82.
33. Lara LA, Lopes GP, Scalco SC, Vale FB, Rufino AC, Troncon JK, et al. Tratamento das disfunções sexuais no consultório do ginecologista. São Paulo: Federação Brasileira das Associações de Ginecologia e Obstetrícia, 2018.
34. Maiorino MI, Bellastella G, Esposito K. Lifestyle modifications and erectile dysfunction: what can be expected? Asian J Androl. 2015;17(1):5-10.
35. Mayer D, Lynch SE. Bremelanotide: new drug approved for treating hypoactive sexual desire disorder. Ann Pharmacother. 2020:1060028019899152.
36. McCabe MP, Sharlip ID, Lewis R, Atalla E, Balon R, Fisher AD, Laumann E, Lee SW, Segraves RT. Incidence and Prevalence of sexual dysfunction in women and men: a consensus statement from the Fourth International Consultation on Sexual Medicine 2015. J Sex Med. 2016;13(2):144-52.
37. McMahon CG, Jannini E, Waldinger M, Rowland D. Standard operating procedures in the disorders of orgasm and ejaculation. J Sex Med. 2013;10(1):204-29.

38. Mollaioli D, Ciocca G, Limoncin E, Di Sante S, Gravina GL, Carosa E, et al. Lifestyles and sexuality in men and women: the gender perspective in sexual medicine. Reprod Biol Endocrinol. 2020;18(1):10.
39. Montejo AL, Montejo L, Baldwin DS. The impact of severe mental disorders and psychotropic medications on sexual health and its implications for clinical management. World Psychiatry. 2018;17(1):3-11.
40. Nobre PJ, Pinto-Gouveia J. Dysfunctional sexual beliefs as vulnerability factors to sexual dysfunction. J Sex Res. 2006;43(1):68-75.
41. Overend K, Bosanquet K, Bailey D, Foster D, Gascoyne S, Lewis H, et al. Revealing hidden depression in older people: a qualitative study within a randomised controlled trial. BMC Fam Pract. 2015;16:142.
42. Rhoden EL, Morgentaler A. Risks of testosterone-replacement therapy and recommendations for monitoring. N Engl J Med. 2004;350:482-92.
43. Robinson K, Cutler JB, Carris NW. First pharmacological therapy for hypoactive sexual desire disorder in premenopausal women: Flibanserin. Ann Pharmacother. 2016;50(2):125-32.
44. Rowland D, Cooper S. Practical tips for sexual counseling and psychotherapy in premature ejaculation. J Sex Med. 2011;8 Suppl 4:342-52.
45. Rubio-Aurioles E, Bivalacqua TJ. Standard operational procedures for low sexual desire in men. J Sex Med. 2013;10(1):94-107.
46. Seftel AD, Sun P, Swindle R. The prevalence of hypertension, hyperlipidemia, diabetes mellitus and depression in men with erectile dysfunction. J Urol. 2004;171(6 Pt 1):2341-5.
47. Segraves RT. Bupropion sustained release for the treatment of hypoactive sexual desire disorder in premenopausal women. J Clin Psychopharmacol. 2004;25:339-42.
48. Sociedade Brasileira de Urologia (SBU), American Urological Association (AUA). Diretrizes. Guia de bolso – Uma referência rápida para os urologistas. São Paulo: SBU; 2017. p. 75-80.
49. Sociedade Brasileira de Urologia. Diretrizes em DAEM. Rio de Janeiro: Sociedade Brasileira de Urologia; 2012.
50. Stahl SM, Sommer B, Allers KA. Multifunctional pharmacology of flibanserin: possible mechanism of therapeutic action in hypoactive sexual desire disorder. J Sex Med. 2011;8(1):15-27.
51. Taylor MJ, Rudkin L, Bullemor-Day P, Lubin J, Chukwujekwu C, Hawton K. Strategies for managing sexual dysfunction induced by antidepressant medication. Cochrane Database Syst Rev. 2013;(5):CD003382.
52. Travison TG, Morley JE, Araujo AB, O'Donnell AB, McKinlay JB. The relationship between libido and testosterone levels in aging men. J Clin Endrocrinol Metab. 2006;91:2509-13.
53. Wender MC, Pompei LM, Fernandes CE. Consenso brasileiro de terapêutica hormonal da menopausa – Associação Brasileira de Climatério (SOBRAC). São Paulo: Leitura Médica; 2014.

54. Wierman ME, Arlt W, Basson R, Davis SR, Miller KK, Murad MH, et al. Androgen therapy in women: a reappraisal: an Endocrine Society clinical practice guideline. J Clin Endocrinol Metab. 2014;99(10):3489-510.
55. World Health Organization. International classification of diseases 11th revision (ICD-11). Disponível em: https://icd.who.int/. Acesso em: 27 set. 2022.
56. Wylie K, Kenney G. Sexual dysfunction and the ageing male. Maturitas. 2010;65(1):23-7.

22 Transtornos relacionados a substâncias e transtornos aditivos

Andre Malbergier
Ricardo Abrantes do Amaral
Mariana Verpa Sanches
Arthur Guerra de Andrade
Andre Brooking Negrão
Priscila Dib Gonçalves
João Maurício Castaldelli-Maia
Hermano Tavares
Mirella Martins de Castro Mariani
Rodrigo Menezes Machado

Transtornos relacionados a substâncias

INTRODUÇÃO

- Este capítulo apresenta, de forma objetiva e concisa, conceitos práticos para diagnóstico e tratamento dos transtornos por uso de substâncias (TUS).

DIAGNÓSTICO

- Duas classificações diagnósticas são as mais utilizadas na atualidade: a Classificação Internacional de Doenças (CID) e o Manual Diagnóstico e Estatístico de Transtornos Mentais (DSM). A primeira foi elaborada pela Organização Mundial da Saúde (OMS) e a segunda, pela Associação Americana de Psiquiatria (APA).

CID-11

- A CID-11 descreve três padrões de uso: uso perigoso (incluído na CID-11) – do inglês, *single episode of harmful substance use* e *harmful pattern of substance use*, que representam um refinamento do diagnóstico de uso nocivo – *harmful use* – e dependência.

- *Hazardous use* – uso perigoso (código QE1X).
- Esta é uma nova categoria na CID-11 e não tem contrapartida direta no DSM-5. Não é um distúrbio como tal e está agrupada nos "fatores de risco à saúde" em um capítulo separado sobre "Fatores que influenciam o estado de saúde ou os encontros com os serviços de saúde".
- Na CID-11, uso perigoso é definido como:

> "Um padrão de uso de drogas que aumenta sensivelmente o risco de consequências prejudiciais à saúde física ou mental para o usuário ou para outros a ponto de exigir atenção e aconselhamento dos profissionais de saúde. O risco aumentado pode ser da frequência do uso, da quantidade usada em determinada ocasião ou de comportamentos de risco associados ao uso ou ao contexto de uso. O uso perigoso ainda não atingiu o nível de causar danos à saúde física ou mental do usuário ou de outras pessoas ao seu redor."

Uso nocivo na CID-11 (código 6C4X)

- O uso nocivo se caracteriza como um episódio único ou como um padrão de uso que causa danos à saúde física ou mental de uma pessoa ou resulta em comportamentos que prejudicam a saúde de outras pessoas. O padrão de uso mantém-se por um período de pelo menos 12 meses se o uso de substâncias for episódico, ou de pelo menos um mês se for contínuo. Os danos à saúde do indivíduo ocorrem em razão de um ou mais dos seguintes fatores:
  - Comportamento relacionado à intoxicação.
  - Efeitos tóxicos diretos ou secundários nos órgãos e sistemas do corpo.
  - Efeitos nocivos relacionados à via de administração.
- Os danos à saúde de terceiros incluem qualquer forma de dano físico ou psicológico, incluindo trauma ou transtorno mental, que seja diretamente atribuível ao comportamento relacionado à intoxicação pela substância por parte da pessoa a quem o diagnóstico de padrão nocivo de uso se aplica.

- Em algumas situações, há episódios em que ocorrem danos à saúde física ou psicológica de uma pessoa ou comportamentos que prejudicam a saúde de outras pessoas. Essa situação é denominada "Episódio de uso nocivo de substâncias". Esse diagnóstico tem como objetivo superar o problema prático de uma pessoa ter danos relacionados ao consumo, mas não há informações sobre o padrão (uso nocivo ou dependência).
- A dependência é definida na CID-11 (6C4X) como:

> "Transtorno da regulação do uso da substância decorrente da utilização repetida ou contínua. O padrão característico é um forte impulso interno de uso, que se manifesta pela capacidade prejudicada de controlá-lo, tornando-se prioritário em relação a outras atividades e à persistência do uso, apesar dos danos ou consequências negativas. Há uma sensação subjetiva de desejo de usar a substância (fissura). Características fisiológicas da dependência também podem estar presentes, incluindo tolerância, sintomas de abstinência após a interrupção ou redução do uso ou utilização para prevenir ou aliviar os sintomas de abstinência. As características da dependência geralmente são evidentes durante um período de pelo menos 12 meses, mas o diagnóstico pode ser feito se o uso for contínuo (diariamente ou quase diariamente) por pelo menos 1 mês."

DSM-5

- O DSM-5 não manteve os conceitos de abuso e dependência. Ele traz uma visão do comportamento de usar uma substância como um *continuum*, em que a gravidade do quadro aumenta à medida que o indivíduo preenche um número maior de critérios. O transtorno por uso de substâncias se caracteriza por um padrão problemático de uso, levando ao comprometimento ou sofrimento clinicamente significativo, e se manifesta por pelo menos dois dos seguintes critérios, ocorrido durante um período de 12 meses:
  - A substância é frequentemente consumida em maiores quantidades ou por um período mais longo do que o pretendido.

  - Existe um desejo persistente ou esforços malsucedidos no sentido de reduzir ou controlar o uso da substância.
  - Muito tempo é gasto em atividades necessárias para a obtenção da substância, utilização ou recuperação de seus efeitos.
  - Fissura, um forte desejo ou necessidade de usar a substância.
  - Uso recorrente da substância, resultando no fracasso em desempenhar papéis importantes no trabalho, na escola ou em casa.
  - Uso continuado da substância, apesar de problemas sociais ou interpessoais persistentes ou recorrentes causados ou exacerbados por seus efeitos.
  - Importantes atividades sociais, profissionais ou recreativas são abandonadas ou reduzidas em virtude do uso da substância.
  - Uso recorrente da substância em situações nas quais isso representa perigo para a integridade física.
  - O uso da substância é mantido, apesar da consciência de ter um problema físico ou psicológico persistente ou recorrente que tende a ser causado ou exacerbado pela substância.
  - Tolerância, definida por qualquer um dos seguintes aspectos:
    - Necessidade de quantidades progressivamente maiores da substância para alcançar a intoxicação ou o efeito desejado.
    - Efeito acentuadamente menor com o uso continuado da mesma quantidade da substância.
  - Abstinência manifestada por qualquer um dos seguintes aspectos:
    - Síndrome de abstinência característica da substância.
    - A substância é consumida para aliviar ou evitar os sintomas de abstinência.
- A gravidade do transtorno se dá pelo número de critérios preenchidos: 2 a 3, leve; 4 a 5, moderado; e 6 ou mais, grave.
- O DSM-5 permite especificar:
  - Em remissão precoce: apesar de os critérios para transtorno por uso de substância terem sido preenchidos há menos de 12 meses, nenhum foi observado durante um período mínimo de

3 meses (com exceção do critério "fissura", ou um forte desejo ou necessidade de usar a substância que pode ocorrer).
- ▷ Em remissão sustentada: apesar de os critérios para transtorno por uso de substância terem sido satisfeitos anteriormente, nenhum deles foi preenchido em qualquer momento durante um período igual ou superior a 12 meses (com exceção do critério "fissura", desejo ou necessidade de usar a substância, que pode ocorrer nessa classificação).
- ▷ Em terapia de manutenção: esse especificador é usado se o indivíduo está sendo mantido com alguma substância que tem efeito semelhante à droga que provocou a dependência, porém com uso controlado e sob prescrição médica. Exemplo: dependente de heroína mantido abstinente para essa droga, mas usando metadona (agonista).
- ▷ Em ambiente controlado: quando a pessoa não preenche os critérios e está em um ambiente que não tem acesso à droga que provocou a dependência. Um exemplo seria a internação.

Exames complementares

- Ainda não contamos com exames subsidiários que confirmem o diagnóstico dos TUS. No caso da utilização de álcool, podemos avaliar as consequências do uso pelo impacto desse consumo em alguns órgãos, como fígado (elevação das enzimas hepáticas, esteatose, fibrose hepática, aumento de bilirrubinas, alterações de coagulação, entre outros), pâncreas (elevação das enzimas pancreáticas e pancreatite) e cérebro (atrofia cerebral), bem como no sangue (aumento do volume corpuscular médio no hemograma, plaquetopenia, aumento da ferritina).
- No caso da nicotina, imagens do pulmão podem ajudar na avaliação dos prejuízos físicos associados ao tabagismo.
- Para avaliar e detectar o consumo de drogas, exames toxicológicos podem ser indicados. Eles podem ser úteis em situações de urgência em prontos-socorros para realizar o diagnóstico do agente

causador do evento que trouxe o paciente ao serviço de saúde. Por exemplo, indivíduo chega ao pronto-socorro em confusão mental após várias convulsões e o exame toxicológico detecta a presença de cocaína. Tal resultado pode facilitar o diagnóstico da situação e as eventuais condutas no caso.

- Os exames toxicológicos também podem ser indicados como forma de monitoramento da abstinência em programas de reabilitação e tratamento. Cabe ressaltar que esses exames indicam presença de droga (uso recente) no organismo, mas não devem ser utilizados como um padrão para realização de diagnóstico de dependência.
- As drogas podem ser pesquisadas em várias matrizes. No nosso meio, as mais comuns são urina e cabelo.
- O período de detecção das drogas nas diferentes amostras depende do tipo de droga, da frequência e da quantidade do uso.

TRATAMENTO

- O tratamento dos TUS se inicia com o estabelecimento de uma boa relação médico-paciente. Como doença crônica de tratamento prolongado, uma relação de confiança deve se estabelecer e o paciente deve participar, inclusive, da escolha dos modelos de tratamento oferecidos pelo médico.
- Para aumentar sua efetividade, os tratamentos devem envolver múltiplas intervenções e monitoramento regular. Tratamentos de curto prazo tendem a não ser efetivos. As melhores evidências indicam que a combinação de abordagens psicossociais e farmacológicas apresenta melhor resultado do que quando oferecidas isoladamente.
- Os medicamentos utilizados para o tratamento dos transtornos por uso de álcool e de nicotina serão detalhados a seguir. Para o tratamento de outras drogas, como cocaína e maconha, ainda não há evidência de fármacos eficazes.

Álcool

Síndrome de abstinência

- Duas das ações do álcool no sistema nervoso central (SNC) estão envolvidas na gênese da síndrome de abstinência (SAA).
- Os sintomas e sinais mais comuns são: hiperatividade autonômica (taquicardia, hipertensão sistólica), tremores, insônia, náusea e/ou vômitos, agitação psicomotora, ansiedade e, em alguns casos, convulsões.
- A Tabela 1 resume os principais sintomas e sinais da abstinência do álcool.

Tabela 1 Sintomas da síndrome de abstinência do álcool

Tempo de abstinência	Sintomas	Duração e evolução
6-24 horas	Ansiedade; irritabilidade; agitação; anorexia; tremores; hipertensão; sudorese; taquicardia; hiper-reflexia; febre; distúrbios do sono; náusea e vômitos; desorientação leve; ilusões; alucinações	48-72 horas de duração. Pode progredir para sintomas mais graves (5% evoluem para *delirium tremens*)
7-48 horas	Convulsões tônico-clônico generalizadas; distraibilidade; sugestionabilidade	Pico em 36 horas. 30% desenvolvem *delirium tremens*
73-96 horas	*Delirium tremens*: confusão; desorientação; delírios; alucinações; agitação; tremores; febre; sudorese; taquicardia; midríase	24-72 horas de duração. 1% de mortalidade

- O uso da escala CIWA-Ar (*Clinical Withdrawal Assessment Revised*) é uma forma objetiva de avaliar a gravidade da SAA e, consequentemente, orientar o tratamento. Trata-se de uma escala com dez itens, cujo escore final classifica a gravidade da SAA em leve (0 a 9), moderada (10 a 18) e grave (> 18). A Figura 1 apresenta a escala.

Nome: ____________________ Data: __________
Pulso ou FC: ______________ PA: __________ Hora: _____

1. Você sente mal-estar no estômago (enjoo)? Você tem vomitado?
0 Não
1 Náusea leve e sem vômito
4 Náusea recorrente com ânsia de vômito
7 Náusea constante, ânsia de vômito e vômito

2. Tremor com os braços estendidos e os dedos separados:
0 Não
1 Não visível, mas sente
4 Moderado, com os braços estendidos
7 Grave, mesmo com os braços estendidos

3. Sudorese:
0 Não 4 Facial 7 Profusa

4. Tem sentido coceiras, sensação de insetos andando no corpo, formigamentos, pinicações?
Código da questão 8

5. Você tem ouvido sons a sua volta? Algo perturbador, sem detectar nada por perto?
Código da questão 8

6. As luzes têm parecido muito brilhantes? De cores diferentes? Incomodam os olhos? Você tem visto algo que tem lhe perturbado? Você tem visto coisas que não estão presentes?
0 Não 4 Alucinações moderadas
1 Muito leve 5 Alucinações graves
2 Leve 6 Extremamente graves
3 Moderada 7 Contínua

7. Você se sente nervoso(a)? (observação)
0 Não 1 Muito leve 4 Leve
7 Ansiedade grave, um estado de pânico, semelhante a um episódio psicótico agudo?

8. Você sente algo na cabeça? Tontura, dor, apagamento?
0 Não 4 Moderado/grave
1 Muito leve 5 Grave
2 Leve 6 Muito grave
3 Moderada 7 Extremamente grave

9. Agitação (observação):
0 Normal 1 Um pouco mais que a atividade normal
4 Moderadamente 7 Constante

10. Que dia é hoje? Onde você está? Quem sou eu? (observação)
0 Orientado
1 Incerto sobre a data, não responde seguramente
2 Desorientado com a data, mas não mais do que 2 dias
3 Desorientado com a data, com mais de 2 dias
4 Desorientado com o lugar e a pessoa
Escore __________

Figura 1 Escala *Clinical Withdrawal Assessment Revised* (CIWA-Ar).
Fonte: Laranjeira et al., 2000.

- A síndrome de abstinência, dependendo da gravidade, pode ser tratada ambulatorialmente ou em ambiente hospitalar.

Tratamento

- Os fármacos mais utilizados no tratamento da SAA são benzodiazepínicos (BZD) de longa duração. Existem dois modelos de condução farmacológica da SAA:
  - O regime de dose fixa, que se baseia em um esquema de dosagem predeterminado com redução lenta da dose diária. O regime de dose fixa deve se basear no resultado da CIWA-Ar e complementado "conforme necessário" para titulação para efeito.
  - O regime "desencadeado por sintomas", em que o controle rápido dos sintomas pode ser obtido com redução da dose total de benzodiazepínicos. Profissionais experientes avaliam a SAA usando a CIWA-Ar em intervalos regulares fixos, e uma dose predeterminada de BZD é administrada quando uma pontuação predefinida é obtida. A prescrição deve ser personalizada e realizada baseando-se nos sinais e sintomas. Idealmente, o médico deve estar junto ao paciente e prescrever os BZD conforme a necessidade.
- Nos casos de menor risco, em ambientes especializados, o regime desencadeado por sintomas é o processo mais útil. Já em ambientes hospitalares gerais, o regime de dose fixa tem sido o mais indicado. O tratamento domiciliar da SAA deve seguir o regime de dose fixa.
- Deve-se iniciar diazepam 10 a 20 mg, via oral, e avaliar repeti-lo de acordo com a presença dos sintomas de abstinência. Além do diazepam, o clordiazepóxido também pode ser utilizado, fazendo a equivalência de 10 mg de diazepam para 50 mg de clordiazepóxido.
- Nos casos em que houver suspeita de insuficiência hepática, deve-se utilizar lorazepam na dose de 2 a 4 mg, de acordo com a presença dos sintomas de abstinência, seguindo a mesma orientação de avaliações de horário dos sintomas.

- Deve-se atentar para a intoxicação por BZD, evitando prescrever a medicação quando o paciente apresentar sinais de sedação. Após o controle dos sintomas, as medicações devem ser diminuídas lentamente, ao longo de vários dias, até a retirada completa dos BZD.
- A vitamina B1 (tiamina) também deve ser utilizada na SAA. Ainda não há um consenso de quais as melhores doses, vias ou tempo de administração. Em nosso serviço, utilizamos a apresentação intramuscular por 3 dias seguida de administração via oral de 300 mg por pelo menos 6 meses. A tiamina é indicada com o objetivo de evitar a síndrome de Wernicke, que cursa com ataxia, confusão mental e anormalidades de movimentação ocular extrínseca.
- Além dos BZD, alguns fármacos anticonvulsivantes, como a carbamazepina, também podem ser efetivos no tratamento da SAA.

Tratamento de manutenção

- Três medicações são aprovadas pelo FDA (Food and Drug Administration), órgão norte-americano que controla os medicamentos naquele país, para tratamento do transtorno por uso de álcool (TUA). Das três – naltrexona, dissulfiram e acamprosato –, a naltrexona e o dissulfiram estão disponíveis no Brasil neste momento.

Naltrexona

- O bloqueio dos receptores opioides parece ser o modo de ação da naltrexona no tratamento do TUA. Essa ação levaria à diminuição do desejo de beber (fissura) e do prazer (reforço positivo) associado ao consumo de álcool. Com isso, diminuem as recaídas e, quando o indivíduo bebe, há uma tendência de consumir menos doses.
- Apesar de ser uma droga segura para a grande maioria dos pacientes, uma avaliação hepática deve ser realizada antes de iniciar o tratamento. Deve-se garantir também que os pacientes não estejam usando nenhum opioide, já que a naltrexona irá desencadear o bloqueio dos receptores opioides e levar à síndrome de abstinência dessas substâncias.

- A medicação deve ser evitada em indivíduos que apresentem níveis de enzimas hepáticas, AST (TGO) e ALT (TGP), quatro a cinco vezes acima do limite superior da faixa normal.
- A dose inicial típica da naltrexona é de 25 mg por alguns dias, aumentando para 50 mg durante a 1ª semana de uso. O medicamento deve ser tomado após uma refeição, pois é mais provável que ocorra náusea e vômito se for ingerido em jejum.
- Os testes de enzimas hepáticas devem ser refeitos cerca de um mês após o início do tratamento. Esses testes podem ser repetidos periodicamente durante o período de tratamento prolongado com naltrexona. Eventos adversos comuns são náusea, vômito, dor de cabeça e fadiga. A maioria dos efeitos colaterais é leve e autolimitada e, geralmente, ocorre apenas durante o início do tratamento. Em casos específicos, a dose pode chegar até 200 mg por dia.

Dissulfiram

- O dissulfiram é um fármaco utilizado no tratamento do alcoolismo com base em sua capacidade de causar uma reação aversiva quando tomado com álcool.
- Essa reação é causada pela inibição da atividade da enzima acetaldeído desidrogenase, que interfere no metabolismo oxidativo do álcool, resultando no acúmulo de acetaldeído. As elevações nos níveis séricos de acetaldeído causam os sintomas aversivos do dissulfiram, que incluem rubor, dor de cabeça, náusea, vômito e sudorese, e podem resultar em tonturas, visão turva, dispneia, palpitações, hipotensão, dor no peito e síncope. A Figura 2 mostra o metabolismo do álcool e ilustra a ação da acetaldeído desidrogenase.
- O dissulfiram precisa ser utilizado por alguns dias para que a reação aversiva ocorra de forma mais intensa. Paciente e familiares devem entender os mecanismos de ação e os riscos associados ao uso dessa medicação. Recomenda-se esperar em torno de 24 horas de abstinência para iniciar o uso da medicação. Deve-se tomar cuidado com o emprego em pacientes com suspeita de hepatopatias

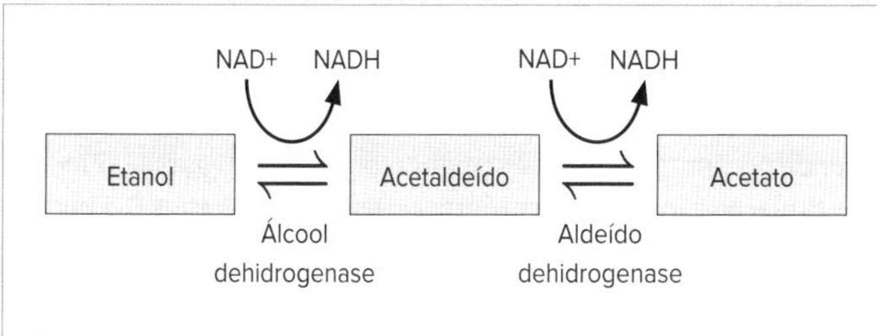

Figura 2 Metabolismo do álcool.
Fonte: Krampe et al., 2010.

ou que apresentem comorbidades clínicas que aumentem o risco associado a possíveis reações da combinação álcool-dissulfiram.

- Por si só (sem uso de álcool), o dissulfiram tem poucos efeitos colaterais. Os mais comuns são erupções cutâneas, distúrbios gastrointestinais, sonolência, dor de cabeça, tremores e gosto metálico.
- É importante ressaltar que o dissulfiram pode causar lesão hepática clinicamente grave e até fatal.

Nicotina

Bupropiona

- A bupropiona é um antidepressivo atípico cujo mecanismo de ação antitabágica se dá possivelmente por sua ação nos sistemas dopaminérgicos e noradrenérgicos, sendo que há indícios de que ela aja como um antagonista não competitivo da nicotina. O início do uso da bupropiona deve ser feito de 7 a 14 dias antes da data marcada para interromper o cigarro e se estende por 12 semanas. Na introdução, sugerem-se 150 mg/dia entre os dias 1 e 3 e 300 mg/dia a partir do 4º dia. Possíveis efeitos colaterais: cefaleia, insônia e agitação psicomotora. Deve-se evitar essa medicação em pacientes em risco de crises convulsivas.

Vareniclina

- O início da tomada da vareniclina também deve ser feito 7 a 14 dias antes da data marcada para a interrupção do cigarro, e se estende por, no mínimo, 12 semanas, podendo chegar até 6 meses. A titulação é indicada na própria cartela da medicação: 0,5 mg/dia nos dias 1 a 3, 0,5 mg duas vezes ao dia entre os dias 4 e 7 e 1 mg duas vezes ao dia daí em diante. Possíveis efeitos colaterais: náuseas e sonho vívidos. Hoje, há estudos que mostram que o tratamento com vareniclina mantém sua eficácia após 104 semanas.

Terapia de reposição de nicotina (TRN)

- Existem cinco formas de reposição de nicotina: goma de mascar, adesivo transdérmico, *inhaler* (inalador), *spray* nasal e pastilhas de absorção oral. De modo geral, fatores individuais podem ditar a escolha. No Brasil, o adesivo, a goma e as pastilhas estão disponíveis no mercado. Todas as formas de reposição de nicotina são vendidas sem receita médica, mas sugere-se acompanhamento médico em casos de grávidas, cardiopatas e pacientes com doenças sistêmicas.
- Os adesivos transdérmicos tendem a ser bem tolerados. No entanto, até um terço dos pacientes pode apresentar irritação da pele com o seu uso. Eles são vendidos em três apresentações: 21, 14 e 7 mg de nicotina por dia de uso.
- A goma de mascar pode ser encontrada em duas apresentações, com 2 e 4 mg de nicotina.
- O uso da TRN não tem sido associado a efeitos adversos graves.
- A Tabela 2 resume a farmacoterapia do tabagismo.

PSICOTERAPIAS NO TRATAMENTO DO TUS

- Apesar das várias medicações testadas para tratamento dos TUS, as psicoterapias ainda são parte essencial da abordagem do paciente dependente. Há várias abordagens teóricas, e aqui serão apresentadas as mais estudadas. São elas: entrevista motivacional, prevenção de recaída, manejo de contingência, *mindfulness* e

Tabela 2 Farmacoterapia do tabagismo

Farmacoterapia	Precauções e contraindicações	Efeitos adversos	Dosagem	Duração do tratamento
Cloridrato de bupropiona	História de convulsões e de transtornos alimentares	Insônia Boca seca	150 mg todas as manhãs durante 3 dias, depois, 300 mg por dia (inicie o tratamento 1–2 semanas antes da parada do cigarro)	12 semanas
Goma de nicotina		Dispepsia Feridas na boca	1 a 24 cigarros/dia: goma de 2 mg (até 24 gomas/dia) ≥ 25 cigarros/dia: 4 mg de goma (até 24 gomas/dia)	12 semanas, mas pode ser ampliado
Adesivo de nicotina		Irritação de pele Insônia	20 cigarros/dia: 21 mg por 4 semanas 14 mg por 4 semanas 7 mg por 4 semanas	12 semanas, mas pode ser ampliado
Vareniclina	Doença renal grave Humor deprimido e outros sintomas psiquiátricos	Náusea Insônia Sonhos vívidos Alterações de humor	0,5 mg/dia durante 3 dias 0,5 mg duas vezes/dia, por 4 dias A partir do 7º dia, 1 mg duas vezes/dia (comece o tratamento pelo menos uma semana antes da parada)	3 a 6 meses

intervenções focadas na família. Todas as abordagens podem ser em grupo ou individuais.

Entrevista motivacional (EM)

- Entrevista motivacional é uma abordagem e estilo de aconselhamento focados na mudança de comportamento. É um estilo de conversa colaborativa voltada para o fortalecimento da motivação, comprometimento com a mudança e resolução da ambivalência.
- A EM tem metodologia composta por cinco estratégias. A primeira é fazer perguntas abertas para encorajar o cliente a falar o máximo possível. A segunda é a forma que o terapeuta responde seu cliente por meio da escuta reflexiva. A terceira é trazer apoio e valorização de situações que ocorrem na relação terapêutica. A quarta é resumir, ou seja, conectar os assuntos relatados no atendimento, com a finalidade de mostrar que o cliente foi ouvido e, também, como maneira de organizar ideias. E, por fim, se necessário, aconselhar e informar o cliente.

Prevenção de recaída (PR)

- A PR tem embasamento teórico na terapia cognitivo-comportamental, sendo um elemento importante do tratamento da dependência química e aplicável a todas as substâncias psicoativas.
- Resumidamente, a PR baseia-se em três pilares principais: conscientização e aumento da autopercepção, treinamento de habilidades de enfrentamento e modificações do estilo de vida.

Manejo de contingência (MC)

- Manejo de contingência é uma intervenção baseada nos pressupostos teóricos da terapia comportamental, especificamente alinhada aos princípios do condicionamento operante (comportamento/consequência). Essa intervenção tem efetividade comprovada na promoção da abstinência e da adesão ao tratamento.
- O MC, a partir da teoria comportamental, baseia-se no reforço de comportamentos desejados e na recusa ou punição de com-

portamentos indesejáveis a partir de três princípios: selecionar e monitorar o comportamento desejado, reforçar adequadamente o comportamento e, por último, eliminar o reforçador quando o comportamento visado não ocorre.

- Os objetivos do MC podem ser a abstinência, a adesão aos medicamentos e aos aconselhamentos e a realização de atividades pró-sociais ou mudanças no estilo de vida.
- O MC consiste na oferta de incentivos (fichas/*vouchers* e prêmios) para pacientes que têm comportamentos positivos como abstinência, adesão ao tratamento, atividade física, metas de tratamento estabelecidas, dentre outros.

MANEJO DOS TRANSTORNOS RELACIONADOS AO USO DE ÁLCOOL E OUTRAS DROGAS ENTRE ADOLESCENTES

- Segundo dados da OMS, o uso de álcool é o principal fator de risco para a perda de anos saudáveis entre 10 e 24 anos.
- Nessa faixa etária, os tratamentos baseados em evidências são quase exclusivamente psicossociais (entrevista motivacional, terapia cognitivo-comportamental, grupos de pais, entre outros), e o tratamento farmacológico é basicamente semelhante ao de adultos. A literatura sobre o tema, no entanto, é limitada.
- Alguns estudos sugerem que a naltrexona é segura e pode ser potencialmente útil em adolescentes para a redução da probabilidade de beber e beber em excesso, a fim de atenuar a fissura pelo álcool e as respostas subjetivas ao consumo de álcool ou a intensidade do consumo, sem que se observem efeitos adversos importantes.

MANEJO DOS TRANSTORNOS RELACIONADOS AO USO DE ÁLCOOL E OUTRAS DROGAS ENTRE IDOSOS

- Entre idosos, o uso problemático de substâncias pode ser entendido a partir de três dinâmicas, a de manutenção (padrões de vida inalterados), a dos sobreviventes (usuários problemáticos de longo prazo) e a de reação (início posterior ou aumento dos padrões).

- Segundo Lehmann e Fingerhood, o diagnóstico dos TUS deve ser feito de acordo com alguns cuidados:
  - Idosos podem ter prejuízos usando a mesma quantidade tomada quando mais jovens.
  - Podem não perceber que o uso é problemático, especialmente na utilização prolongada.
  - Têm comprometimento relativo de papéis, por serem aposentados ou morar sozinhos.
  - Os papéis sociais são menos óbvios.
  - Podem estar sob maior risco de acidentes.
  - Podem ter consequências médicas graves, incluindo confusão, quedas com lesões e sintomas psiquiátricos.
  - Tolerância: pode ocorrer comprometimento sintomático sem uma necessidade óbvia de aumentar a quantidade.
  - Síndrome de abstinência: sintomas podem ser mais sutis, como a confusão.
- Os grupos de Alcoólicos Anônimos (AA) podem ter impacto importante tanto no aspecto clínico como no social para idosos.
- Agentes farmacológicos para o tratamento em longo prazo dos TUA, como o dissulfiram e a naltrexona, embora não tenham sido estudados adequadamente em idosos, podem ser indicados. O uso do dissulfiram, no entanto, deve ser considerado com cautela, uma vez que as interações medicamentosas e condições médicas preexistentes representam riscos potenciais.

Adição por jogos

- O comportamento lúdico envolve um investimento considerável de energia. Ele é mais frequente na infância, porém em nossa espécie ele persiste em indivíduos maduros e assume características próprias, como o jogo ou o brincar regulado por regras.

- Os jogos que envolvem apostas estão presentes na história desde as primeiras civilizações, também referido na literatura internacional como *gambling*.
- Outras atividades lúdicas envolvendo jogos foram profundamente transformadas a partir da sua transposição para o mundo digital, dando origem aos jogos eletrônicos, popularmente referidos como videogames ou referido de forma mais genérica na literatura internacional como *gaming*, podendo ou não envolver transações financeiras também, mas não incluiriam apostas, a não ser em formas híbridas de *gambling* e *gaming*.
- Pesquisas clínicas e epidemiológicas alertam para os riscos de perda de controle e comportamento lúdico impulsivo representados pelos diagnósticos de transtorno do jogo (TJ, em inglês *gambling disorder*) e transtorno do jogo videogame (TVG, em inglês *gaming disorder*).

TRANSTORNO DO JOGO

Introdução e definições

- Por definição o jogo de azar envolve apostar, o que significa empenhar um bem ou valor financeiro na previsão de um evento futuro, para o qual o resultado não depende da ação de quem apostou.
- Praticantes de jogos de azar são classificados em quatro níveis:
  - Jogador social, aposta ocasionalmente e não tem dificuldades oriundas dessa atividade.
  - Jogador problema ou de risco, joga com mais intensidade e já manifestou consequências negativas como endividamento, brigas ou discussões por causa das apostas, mas nuca preencheu critérios para TJ.
  - Jogador patológico, popularmente descrito como compulsivo, joga com intensidade, tem perda de controle na maioria das vezes em que aposta, prejuízo psicossocial e comprometimento das relações interpessoais e sociais, preenche ou já preencheu critérios para TJ ao longo da vida.

  - Um quarto nível é descrito para jogadores particularmente graves que procuram tratamento para TJ, apresentando sofrimento subjetivo relevante (ideação suicida eventual ou recorrente) e consequências graves como endividamento severo, desemprego e ruptura dos laços familiares.
- Nas edições anteriores do DSM e da CID, TJ estava classificado entre os transtornos do controle do impulso, porém nas edições mais recentes ele foi reclassificado como um transtorno aditivo, juntamente com os quadros de dependências de substâncias.

Aspectos epidemiológicos

- Dados iniciais sobre a prevalência de jogo de azar no Brasil indicam que 1% da população preenche critérios para TJ e 1,3% para jogo-problema, além de mostrar que 12% da população realiza apostas regularmente (uma vez por mês).
- Dentre os comportamentos de abuso e dependência, o jogo de azar é o terceiro mais comum depois do tabaco e do álcool.
- É mais frequente em homens do que em mulheres numa proporção aproximada de 3:1. Essa desproporção entre gêneros se acentua quanto mais grave for o descontrole com as apostas.
- O risco de envolvimento problemático com jogo de azar é associado a minorias étnicas e religiosas, desemprego, baixo *status* socioeconômico e menos acesso à educação e indicadores de dificuldade de inserção social em geral.
- As apostas em menores de idade é um fenômeno predominantemente masculino, na faixa etária dos 14 aos 17 anos. Apenas meninos relataram contato significativo com jogo; destes, 2,8% relataram envolvimento potencialmente problemático e 1,6% preencheram critérios para TJ. Chama a atenção a rápida progressão entre início de apostas regulares e primeiro problema com jogo (4 meses).
- Adultos mais velhos preferem jogos aleatórios e podem jogar mais como um esforço para melhorar os estados emocionais negativos, para socializar ou remediar a inatividade.

Etiopatogenia e mecanismos fisiopatológicos

- Fatores individuais de natureza psicobiológica em interação com fatores contextuais contribuem para o desenvolvimento de dificuldades com apostas (gênero, renda, idade, escolaridade e raça/etnia, presença ou não de transtorno de humor).
- Estudos indicam haver herdabilidade genética entre 50 e 60%, com maior participação genética nas formas mais graves.
- Estudos estruturais de ressonância magnética indicam mudanças modestas no volume regional da substância cinzenta e reduções difusas na integridade da substância branca.
- Estudos de neuroimagem funcional indicam hiperatividade dopaminérgica no sistema de recompensa cerebral (semelhante aos achados para dependências de substâncias), porém sem redução da densidade de receptores D2 em neurônios pós-sinápticos, diferentemente dos descritos para dependência de substâncias.

Evolução

- A evolução de TJ é descrita em três fases: vitórias, perdas e desespero:
  - Fase vitoriosa: é marcada por experiências iniciais positivas com jogo.
  - Fase das perdas: quando o endividamento se torna mais evidente, habitualmente se encerra após a primeira quebra financeira, o jogador busca socorro financeiro mediante o compromisso de abstinência ou moderação das apostas.
  - Fase do desespero: após quebra da promessa de moderação e nova perda financeira, o jogador passa a apostar com mais intensidade para tentar reverter as perdas das apostas pregressas.
- A recuperação natural sem intervenção clínica também é uma possibilidade; metade dos indivíduos que preenchem critérios para TJ ao longo da vida apresentou um episódio único.

- Para os que apresentam mais de um episódio, o curso intermitente, em que se alternam os períodos abstinência, jogo social e jogo descontrolado, a apresentação é a mais comum.

Diagnóstico

- O diagnóstico de TJ acompanha o raciocínio geral das dependências, assentando-se sobre três pilares: perda de controle, ajustamento psicofisiológico à atividade repetida com frequência e persistência do comportamento, mesmo em face aos prejuízos.
- A perda de controle é verificada nos quesitos diagnósticos que investigam se é gasto mais tempo, ou mais dinheiro com jogo do que o planejado, ou se apresentam tentativas frustradas de reduzir ou cessar as apostas.
- A prática recorrente de apostas induz neuroadaptações que clinicamente se observam como fenômenos correlatos de tolerância e abstinência descritos nas dependências em geral, como apostar volumes maiores e buscar apostas mais arriscadas para ter a mesma emoção experimentada no início do envolvimento com jogo e à sensação de inquietação, angústia e desatenção quando privado de apostar.
- As consequências negativas mais comuns relatadas são endividamento, brigas familiares, desemprego ou falha acadêmica, envolvimento em atividades ilegais e tentativas de suicídio.
- Jogar como forma de lidar com as emoções negativas ou para tentar sanar as dificuldades financeiras causadas pelo próprio jogo são critérios diagnósticos que evidenciam uma relação adoecida com as apostas.
- TJ deve ser diferenciado de comportamento de risco ocasional envolvendo apostas produzido por outro estado de alteração psíquica como mania aguda, doença neurodegenerativa, intoxicação aguda por substâncias ou outro estado condicionante de impulsividade secundária (vide Quadro 1).

Quadro 1 Critérios diagnósticos atuais para transtorno do jogo segundo o DSM-5-TR

A. Comportamento de jogo problemático persistente e recorrente levando a prejuízo ou sofrimento clinicamente significativo, conforme indicado pelo indivíduo exibindo quatro critérios (ou mais) num período de 12 meses: 1. Necessidades de jogar com quantidades crescentes de dinheiro, a fim de obter a excitação desejada. 2. É agitado ou irritado quando tenta diminuir ou parar de jogar. 3. Tem feito repetidos esforços infrutíferos para controlar, diminuir ou parar de jogar. 4. É muitas vezes preocupado com o jogo (por exemplo, ter pensamentos persistentes de reviver experiências de jogo passadas, fragilizando-se ou ao planejar a próxima aventura, pensando em maneiras de obter dinheiro para jogar). 5. Muitas vezes, quando joga sente-se angustiado (por exemplo, impotente, culpado, ansioso, deprimido). 6. Depois de perder dinheiro no jogo, frequentemente volta outro dia para recuperar perdas. 7. Mente para esconder a extensão do envolvimento com jogos de azar. 8. Colocou em risco ou perdeu um relacionamento significativo, emprego ou oportunidade de educação ou carreira por causa do jogo. 9. Depende de outros para prover dinheiro para reviver situação financeira desesperadora causada pelo jogo.
B. O comportamento de jogo não é mais bem explicado por um episódio maníaco.

Tratamento

- As diretrizes principais no tratamento do TJ são: a supressão do comportamento de jogo problemático, reparo dos problemas causados pelo jogo, promoção da saúde geral (mental e física) e promoção de qualidade de vida.
- A avaliação inicial deve incluir:
  - Motivação para busca de tratamento.
  - Comorbidades psiquiátricas mais frequentes como tabagismo, transtornos ansiosos, depressão, abuso e dependência e transtornos de personalidade.

- ▷ Risco de suicídio.
- ▷ Histórico pregresso ao jogo com sinais indicativos de disfunção executiva, particularmente do transtorno do déficit de atenção e hiperatividade, pois sua sintomatologia estaria associada a maior gravidade do TJ e maior desregulação emocional.

Primeiras medidas

- Psicoeducação do paciente e familiar quanto à natureza do transtorno e o seu tratamento, bem com uma ou duas intervenções motivacionais para redução da ambivalência do paciente em relação ao tratamento.
- Medidas de controle contextual podem ser tomadas uma vez que o vínculo terapêutico estiver estabelecido (geralmente no terceiro ou quarto encontro), como: restringir o próprio acesso a crédito financeiro e operar com um valor monetário semanal.
- Intervenções farmacológicas para o tratamento de TJ dão suporte preliminar para o uso de antagonistas opioides (naltrexona e o nalmefeno). Por outro lado, os achados são inconclusivos com relação aos efeitos dos estabilizadores de humor, havendo evidências limitadas para apoiar a eficácia dos antidepressivos.

Intervindo nos processos subjacentes

- A terapia cognitivo-comportamental acumula mais evidências de benefícios terapêuticos na abordagem do TJ, seguindo uma estrutura multimodal eclética que combina elementos de psicoeducação, intervenção motivacional, controle de estímulos, restruturação cognitiva, treino de habilidades de enfrentamento (*coping*) e prevenção de recaída, semelhante à estrutura de abordagem de transtornos aditivos em geral.
- Modelos alternativos enfatizam processos psicodinâmicos com foco nas emoções do paciente, ênfase em relacionamentos passados, experiências interpessoais, exploração de desejos inconscientes, fantasias e sonhos.

TRANSTORNO DO VIDEOGAME

Introdução

- O acesso aos jogos eletrônicos por consoles específicos ou via celular é virtualmente universal hoje em dia independentemente de classe social.
- Isso desafia pais e educadores, pois a dedicação ao videogame concorre com horas usualmente dedicadas ao estudo, à alimentação e à socialização.
- Quando essa interferência atinge um limiar que compromete a adaptação psicossocial do indivíduo caracteriza-se o transtorno do videogame (TVG).
- A prevalência agrupada geral de TVG na população mundial é de 3,3%, sendo mais alta no sexo masculino (8,5%) do que no feminino (3,5%).

Diagnóstico

- Tendo em vista o acúmulo de dados alarmantes associados a tais prejuízos e à robustez crescente das evidências científicas, a OMS incluiu na CID-11 a dependência de jogos *on-line* e *off-line*, ou *gaming disorder*, como novo transtorno psiquiátrico (Quadro 2).

Transtorno do videogame, dependência e comorbidades psiquiátricas

- O caráter gratificante intrínseco ao brincar e a combinação estética sensorial multimodal do jogo o tornam um estímulo complexo e particularmente ativador do sistema de recompensa cerebral.
- Estudos de neuroimagem evidenciam esta base compartilhada entre TVG, TJ e outros comportamentos aditivos, com envolvimento do córtex cingulado, pré-cúneo, estriado e ínsula.
- TVG tem associação frequente com transtorno depressivo maior, transtornos de ansiedade (em especial a ansiedade social) e o transtorno de déficit de atenção e hiperatividade.

Quadro 2 Critérios diagnósticos atuais para transtorno do videogame segundo a CID-11

Padrão de comportamento persistente ou recorrente de jogar (jogos digitais ou videogames) *on-line* ou *off-line* manifestado por: • Controle prejudicado sobre o jogo (p. ex., início, frequência, intensidade, duração, término e contexto). • Prioridade crescente dada ao jogo, na medida em que o jogo tem precedência sobre outros interesses da vida e atividades diárias. • Continuação ou escalada da prática de jogar, apesar da ocorrência de consequências negativas. O padrão de comportamento é grave o suficiente para resultar em prejuízo significativo nas áreas pessoal, familiar, social, educacional, ocupacional ou outras importantes áreas de funcionamento.
O padrão de comportamento do jogo pode ser contínuo ou episódico e recorrente.
O comportamento de jogo e outras características normalmente são evidentes durante pelo menos doze meses para que um diagnóstico seja atribuído, embora a duração necessária possa ser encurtada se todos os requisitos diagnósticos forem cumpridos e os sintomas forem graves.

Fonte: Organização Mundial da Saúde, 2018.

- Os transtornos do humor podem tanto preceder o desenvolvimento do TVG, atuando como facilitadores para o seu desenvolvimento, como podem ser deflagrados pelas consequências do jogo descontrolado, como o isolamento social, piora na qualidade do sono e na qualidade de alimentação.

Tratamento

- Assim como no caso do TJ, as evidências acumuladas são favoráveis à terapia cognitivo-comportamental para abordagem do TVG.
- O tratamento farmacológico do TVG ainda é incipiente e no momento se restringe ao tratamento das comorbidade psiquiátricas, porém há sugestão de benefício no tratamento com escitalopram e bupropiona.
- Ao contrário do tratamento das dependências por álcool e outras substâncias psicoativas, o tratamento para TVG pode não ter

como objetivo a abstinência completa, buscando então a moderação do comportamento (ou autorregulação).

- A experiência clínica sugere que a abstinência de jogos é normalmente necessária, especialmente para adultos, embora reconheça que a abstinência na internet muitas vezes não é sustentável, dadas as funções diárias importantes que envolvem o uso da internet.
- Dados preliminares sugerem que os pacientes que pretendem se abster de jogos têm melhor evolução do que aqueles que visam jogar de forma controlada.
- Considerando a alta associação de TVG e comorbidades psiquiátricas, há concordância na literatura de que os portadores de TVG devem ser sistematicamente investigados para essas comorbidades, pois o tratamento adequado dessas condições resulta em uma melhor evolução no longo prazo.

BIBLIOGRAFIA

Transtornos relacionados a substâncias

1. American Psychiatric Association. DSM-5: Manual diagnóstico e estatístico de transtornos mentais. Porto Alegre: Artmed; 2014.
2. Arias HR. Is the inhibition of nicotinic acetylcholine receptors by bupropion involved in its clinical actions? Int J Biochem Cell Biol. 2009;41(11):2098-108.
3. Barrons R, Roberts N. The role of carbamazepine and oxcarbazepine in alcohol withdrawal syndrome. J Clin Pharm Ther. 2010;35:153-67.
4. Carroll KM. Recent advances in the psychotherapy of addictive disorders. Curr Psychiatry Rep. 2005;7:329-36.
5. Carson-Chahhoud KV, Smith BJ, Peters MJ, et al. Two-year efficacy of varenicline tartrate and counselling for inpatient smoking cessation (STOP study): A randomized controlled clinical trial. PLoS One. 2020;15(4):e0231095.
6. Clinical Guidelines on Drug Misuse and Dependence Update 2017 Independent Expert Working Group (2017) Drug misuse and dependence: UK guidelines on clinical management. London: Department of Health, 2017. Disponível em: https://assets.publishing.service.gov.uk/government/uploads/system/uploads/attachment_data/file/673978/clinical_guidelines_2017.pdf.
7. Day E, Daly C. Clinical management of the alcohol withdrawal syndrome. Addiction. 2022;117(3):804-814.
8. Figlie NB. A Entrevista Motivacional: conversas sobre mudança. Boletim - Academia Paulista de Psicologia. 2014;34(87):472-89.

9. Goh ET, Morgan MY. Review article: pharmacotherapy for alcohol dependence: the why, the what and the wherefore. Aliment Pharmacol Ther. 2017;45:865-82.
10. Higgins ST, Petry NM. Contingency management: Incentives for sobriety. Alcohol Research & Health. 1999;23(2):122.
11. Krampe H, Ehrenreich H. Supervised disulfiram as adjunct to psychotherapy in alcoholism treatment. Curr Pharm Des. 2010;16(19):2076-90.
12. Kuerbis A, Sacco P. A review of existing treatments for substance abuse among the elderly and recommendations for future directions. Substance abuse: research and treatment. 2013;7:SART-S7865.
13. Laranjeira R, Nicastri S, Jerônimo C, Marques AC. Consenso sobre a Síndrome de Abstinência do Álcool (SAA) e o seu tratamento. Braz J Psychiatry. 2000;22:62-71.
14. Lee PN, Fariss MW. A systematic review of possible serious adverse health effects of nicotine replacement therapy. Arch Toxicology. 2017;91(4):1565-1594.
15. Lehmann SW, Fingerhood M. Substance-use disorders in later life. N Engl J MedDec. 2018;13;379(24):2351-60.
16. Leone FT, Zhang Y, Evers-Casey S, et al. Initiating pharmacologic treatment in tobacco--dependent adults. An Official American Thoracic Society Clinical Practice Guideline. Am J Respir Crit Care Med. 2020;202(2):e5-e31.
17. McCaul ME, Wand GS, Rohde C, Lee SM. Serum 6-beta-naltrexol levels are related to alcohol responses in heavy drinkers. Alcoholism: Clinical and Experimental Research. 2000;24:1385-1391.
18. Miguel AQC. Manejo de contingência. In: Diehl A, Cordeiro D, Laranjeira R, et al. Dependência Química: prevenção, tratamento e políticas públicas. Porto Alegre: Artmed; 2011. p.278-287.
19. Miranda R, Ray L, Blanchard A, Reynolds EK, Monti PM, Chun T, et al. Effects of naltrexone on adolescent alcohol cue reactivity and sensitivity: an initial randomized trial. Addiction Biology. 2014;19(5):941-54.
20. O'Malley SS, Corbin WR, Leeman RF, DeMartini KS, Fucito LM, Ikomi J, et al. Reduction of alcohol drinking in young adults by naltrexone: a double-blind, placebo-controlled, randomized clinical trial of efficacy and safety. J Clin Psychiatry. 2015;76(2):17169.
21. Rangé BP, Marlatt GA. Terapia cognitivo-comportamental de transtornos de abuso de álcool e drogas. Braz J Psychiatry. 2008;30:s88-s95.
22. Rash CJ, Stitzer M, Weinstock J. Contingency Management: New directions and remaining challenges for an evidence-based intervention. J Subst Abuse Treat. 2017;72:10-18.
23. Rastegar D, Fingerhood MI. The American Society of Addiction Medicine Handbook of Addiction Medicine. 2.ed. 01 Aug.2020.
24. Reed GM, First MB, Kogan CS, Hyman SE, Gureje O, Gaebel W, et al. Innovations and changes in the ICD-11 classification of mental, behavioural and neurodevelopmental disorders. World Psychiatry. 2019;18(1):3-19.
25. Richmond R, Zwar N. Review of bupropion for smoking cessation. Drug and Alcohol Review. 2003;22(2):203-220.

26. Stanger C, Budney AJ. Contingency Management: Using incentives to improve outcomes for adolescent substance use disorders. Pediatric Clinics. 2019;66(6):1183-1192.
27. WHO. Global health risks: mortality and burden of disease attributable to selected major risks. 2009. Disponível em: http://www.who.int/ healthinfo/global_burden_disease/GlobalHealthRisks_report_full.pdf.
28. Yuan Z, Dawson N, Cooper GS, Einstadter D, Cebul R, Rimm AA. Effects of alcohol-related disease on hip fracture and mortality: a retrospective cohort study of hospitalized Medicare beneficiaries. Am J Public Health. 2001;91(7):1089.
29. Zanelatto N. Prevenção de Recaída. In: Diehl A, Cordeiro D, Laranjeira R, et al. Dependência química: prevenção, tratamento e políticas públicas. Porto Alegre: Artmed; 2011. p.278-87.

Adição por jogos

30. American Psychiatric Association (APA). Diagnostic and statistical manual of mental disorders (5th ed., text rev.). Arlington: APA; 2022.
31. Andreassen CS, Billieux J, Griffiths MD, Kuss DJ, Demetrovics Z, Mazzoni E, et al. The relationship between addictive use of social media and video games and symptoms of psychiatric disorders: A large-scale cross-sectional study. Vol. 30. Psychology of Addictive Behaviors. American Psychological Association (APA); 2016. p. 252-62.
32. Carneiro E, Tavares H, Sanches M, Pinsky I, Caetano R, Zaleski M, et al. Gender differences in gambling exposure and at-risk gambling behavior. J Gambl Stud. 2020;36(2):445-57.
33. Clark L, Boileau I, Zack M. Neuroimaging of reward mechanisms in gambling disorder: an integrative review. Mol Psychiatry. 2019;24(5):674-93.
34. Dowling N, Merkouris S, Lubman D, Thomas S, Bowden-Jones H, Cowlishaw S. Pharmacological interventions for the treatment of disordered and problem gambling. Cochrane Database Syst Rev. 2022;9(9):CD008936.
35. Dowling NA, Cowlishaw S, Jackson AC, Merkouris SS, Francis KL, Christensen DR. Prevalence of psychiatric co-morbidity in treatment-seeking problem gamblers: a systematic review and meta-analysis. Aust N Z J Psychiatry. 2015;49(6):519-39.
36. Fauth-Bühler M, Mann K. Neurobiological correlates of internet gaming disorder: Similarities to pathological gambling. Addictive Behaviors. 2017;64:349-56.
37. Kim HS, Son G, Roh EB, Ahn WY, Kim J, Shin SH, et al. Prevalence of gaming disorder: a meta-analysis. Addictive Behaviors. 2022;126:107183.
38. King DL, Wölfling K, Potenza MN. Taking gaming disorder treatment to the next level. JAMA Psychiatry. 2020;77:869.
39. Lobo DS, Kennedy JL. Genetic aspects of pathological gambling: a complex disorder with shared genetic vulnerabilities. Addiction. 2009;104(9):1454-65.
40. Mallorquí-Bagué N, Mestre-Bach G, Testa G. Craving in gambling disorder: a systematic review. J Behav Addict. 2023

41. Mestre-Bach G, Steward T, Potenza MN, Granero R, Fernández-Aranda F, Mena-Moreno T, et al. The role of ADHD symptomatology and emotion dysregulation in gambling disorder. J Atten Disord. 2021;25(9):1230-9.
42. Penna Ac, Kim Hs, De Brito Amc, Tavares H. The impact of an exercise program as a treatment for gambling disorder: a randomized controlled trial. Mental Health and Physical Activity. 2018;15:53-62.
43. Rosenthal RJ. Psychodynamic psychotherapy and the treatment of pathological gambling. Rev Bras Psiquiatr. 2008;30(Suppl1):S41-50.
44. Solé-Morata N, Baenas I, Etxandi M, Granero R, Gené M, Barrot C, et al. Underlying mechanisms involved in gambling disorder severity: a pathway analysis considering genetic, psychosocial, and clinical variables. Nutrients. 2023;15(2):418.
45. Spritzer DT, Rohde LA, Benzano DB, Laranjeira R, Pinsky I, Zaleski M, et al. Prevalence and correlates of gambling problems among a nationally representative sample of brazilian adolescents. J Gambling Stud. 2011;27:649-61.
46. Stevens MWR, King DL, Dorstyn D, Delfabbro PH. Cognitive-behavioral therapy for Internet gaming disorder: a systematic review and meta-analysis. Vol. 26. Clinical Psychology & Amp; Psychotherapy. Wiley; 2018. p. 191-203.
47. Subramaniam M, Wang P, Soh P, Vaingankar JA, Chong SA, Browning CJ, Thomas SA. Prevalence and determinants of gambling disorder among older adults: a systematic review. Addict Behav. 2015;41:199-209.
48. Tavares H, Carneiro E, Sanches S, Pinsky, Caetano R, Zaleski M, Laranjeira R. Gambling in Brazil: Lifetime prevalences and socio-demographic correlates. Psychiatry Research. 2010;180(1):35-41.
49. Tavares H, Zilberman ML, el-Guebaly N. Are there cognitive and behavioural approaches specific to the treatment of pathological gambling? Can J Psychiatry. 2003b;48(1):22-7.
50. Tavares H, Zilberman ML, Hodgins DC, el-Guebaly N. Comparison of craving between pathological gamblers and alcoholics. Alcohol Clin Exp Res. 2005;29(8):1427-31.
51. Tolchard B. Cognitive-behavior therapy for problem gambling: a critique of current treatments and proposed new unified approach. J Ment Health. 2017;26(3):283-90.
52. Triberti S, Milani L, Villani D, Grumi S, Peracchia S, Curcio G, et al. What matters is when you play: Investigating the relationship between online video games addiction and time spent playing over specific day phases. Addictive Behaviors Reports. 2018;8:185-8.
53. World Health Organization (2021). International statistical classification of diseases and related health problems (11th ed.). https://icd.who.int/
54. Zheng H, Hu Y, Wang Z, Wang M, Du X, Dong G. Meta-analyses of the functional neural alterations in subjects with Internet gaming disorder: similarities and differences across different paradigms. Prog Neuro-Psychopharmacol Biol Psychiatry. 2019;94:109656.

23 Impulsividade e transtornos do impulso

Hermano Tavares
Henrique Moura Leite Bottura
Daniel Carr Gulassa
Edson Luiz de Toledo
Nicole Rezende da Costa
Vitor Vincenzo Tancredi

INTRODUÇÃO: IMPULSIVIDADE E A CLÍNICA PSIQUIÁTRICA

- Impulsividade é uma característica de comportamentos descritos como reações rápidas e não planejadas em que a avaliação das consequências é inexistente ou parcial, focada principalmente em consequências de curto prazo em detrimento de consequências de médio ou de longo prazo.
- Ela representa a resultante final de um equilíbrio dinâmico entre forças moduladoras e propelentes do comportamento.
- Os fatores de inibição do comportamento podem ser organizados em uma estrutura hierárquica de complexidade crescente. Afetos básicos, como o medo, a ansiedade e a tristeza, seriam o primeiro freio comportamental. As funções cognitivas, principalmente atenção, memória e planejamento, são a segunda instância reguladora. Finalmente, tem-se a empatia, função da qual derivam os freios social e moral.
- Os fatores de propulsão do comportamento são os impulsos primários, agrupados em dois tipos: os desejos e a agressividade impulsiva.

- A falha de um freio particular ou o prevalecimento de um tipo de propulsão resulta no caráter multidimensional da personalidade, que se revela em características distintas em diferentes diagnósticos.
- Para uma finalidade didática, esses fenômenos impulsivos são resumidos no acrônimo "ACEDA", apresentado a seguir, juntamente com seus respectivos diagnósticos paradigmáticos.

Freios

- Afetos: síndromes marcadas por instabilidade afetiva, por exemplo, transtorno de personalidade *borderline* e as síndromes inclusas no chamado espectro bipolar.
- Cognição: síndromes causadas por deficiência ou instabilidade da atenção ou disfunção executiva, por exemplo, transtorno de déficit de atenção e hiperatividade.
- Empatia: síndromes causadas por deficiência de aquisição de um código de valores sociais, por exemplo, transtorno antissocial de personalidade.

Propulsores

- Desejo: síndromes marcadas por apetites exagerados, por exemplo, dependência de substâncias e dependências comportamentais (jogo, sexo, comida, compras etc.).
- Agressividade: síndromes marcadas por comportamento hetero ou autoagressivo, por exemplo, automutilação, comportamento suicida recorrente, transtorno explosivo intermitente.

CLASSIFICAÇÃO DOS TRANSTORNOS DO IMPULSO

- A Classificação Internacional das Doenças, em sua décima primeira edição (CID-11), especifica uma seção denominada "Transtornos de controle do impulso (TCI)", composta por transtornos singularizados por um comportamento específico, cujas características principais são a incapacidade reiterada de resistir ao impulso de executar esse comportamento que a curto prazo pode ser recompensador ou causar alívio, mas cujas consequências a longo prazo serão danosas ao próprio indivíduo ou a terceiros, com prejuízos pessoais, familiares, sociais, educacionais ou ocupacionais marcantes, incluindo piromania, cleptomania, transtorno do comportamento sexual compulsivo, transtorno explosivo intermitente e outros transtornos do impulso especificados (códigos 6C70 a 6C7Z).

- A tricotilomania, originalmente classificada entre os TCI, foi particularizada juntamente com o transtorno de escoriação em uma subseção designada "Transtornos de comportamento repetitivo com foco no corpo" (códigos 6B25.0 e 6B25.1).
- A CID-11 apresenta ainda uma subseção de comportamentos disruptivos e comportamentos dissociais que incluem síndromes da infância e adolescência como transtorno opositivo desafiador e transtorno de conduta (códigos respectivos 6C90 e 6C91, vide capítulo correspondente neste livro) e, finalmente, a CID-11 contempla ainda outras condições assemelhadas em que a impulsividade está implicada e que poderiam ser incluídas entre os TCI, mas que por compartilharem características com outros transtornos foram classificadas em outra seção, caso do transtorno do jogo e do transtorno do videogame ou *gaming*, ambos alocados na seção dos transtornos devido ao uso de substâncias ou comportamentos de dependência (vide capítulo correspondente neste livro).
- A quinta edição do Manual Diagnóstico e Estatístico de Transtornos Mentais (DSM-5) trouxe uma importante revisão do conceito de transtorno do impulso. Uma nova seção foi proposta, denominada "Transtornos disruptivos, do controle do impulso e de conduta", reunindo diagnósticos caracterizados por dificuldades no autocontrole das emoções e do comportamento, que em geral incorrem em condutas que violam os direitos de terceiros e denotam conflitos com normas sociais e autoridades.
- Os diagnósticos incluídos nessa nova seção foram: transtorno opositivo-desafiador (TOD), transtorno de conduta, transtorno explosivo intermitente, piromania e cleptomania. Em razão da

sua associação com transtorno de conduta, o transtorno antissocial de personalidade é classificado nessa seção tanto quanto na seção de transtorno de personalidade (vide capítulo correspondente neste livro).

- O DSM-5 reconhece a frequente associação e o compartilhamento de sintomas desses dois diagnósticos com o transtorno de déficit de atenção e hiperatividade (TDAH), entretanto, este último foi alocado em uma seção de transtornos do neurodesenvolvimento (vide capítulo correspondente neste livro).
- O DSM-5 propõe uma subdivisão da nova seção de transtornos disruptivos, do controle do impulso e de conduta em três subgrupos:
- Transtornos cuja característica central é a falha na autorregulação emocional, com ênfase em irritabilidade, raiva e expressão de agressividade: TOD e transtorno explosivo intermitente.
- Transtornos cuja característica central é a falha na autorregulação do comportamento, com ênfase na dificuldade de adequação a regras e contexto social: transtorno de conduta e transtorno antissocial de personalidade.
- Transtornos com falha de controle sobre comportamentos específicos: cleptomania e piromania.
- Uma combinação dos modelos classificatórios apresentados anteriormente estabelece a configuração de quatro grupos: transtornos marcados por impulsividade agressiva e deficiência no controle da raiva, melhor representados pelo transtorno explosivo intermitente e pela automutilação recorrente sem finalidade suicida, incluída na seção III do DSM-5 como transtorno em necessidade de mais estudos e pelo TOD; transtornos caracterizados pela deficiência empática e comportamento social transgressivo recorrente, como o transtorno antissocial de personalidade e o transtorno de conduta; transtornos caracterizados por desejo intenso e necessidade de gratificação urgente, caso das dependências comportamentais; e, finalmente, transtornos marcados por perda de controle sobre comportamento específico como a piromania e a cleptomania.

- As fronteiras entres os dois últimos grupos, desejos intensos e perda de controle sobre comportamento específico, parecem particularmente mal delimitadas e ainda não é possível afirmar se representam grupos realmente distintos.
- Nos tópicos a seguir, abordam-se os grupos delineados anteriormente e seus principais transtornos, à exceção do TOD e do transtorno de conduta, descritos no Capítulo 5, que enfoca especificamente os transtornos do impulso habitualmente diagnosticados na infância; o transtorno antissocial de personalidade, abordado juntamente com os outros transtornos de personalidade no Capítulo 24; e os transtornos do jogo e do videogame, abordados no Capítulo 22, junto com transtornos por uso de substâncias.

IMPULSIVIDADE AGRESSIVA E DEFICIÊNCIA NO CONTROLE DA RAIVA

Transtorno explosivo intermitente (TEI)

- As características centrais desse transtorno são explosões súbitas de raiva e agressão, cuja exuberância e intensidade são desproporcionais ao seu desencadeante.
- O ato agressivo pode envolver violência suficiente para produzir lesão corporal ou dano considerável à propriedade, ou agressões verbais desde que frequentes (duas vezes por semana por pelo menos 3 meses) e que sejam fonte de desadaptação.
- O diagnóstico exige que elas sejam recorrentes e causem embaraço, sofrimento emocional e prejuízo de ajuste social. O Quadro 1 exibe os critérios diagnósticos propostos pelo DSM-5 para o transtorno explosivo intermitente.
- Variações nas taxas entre diferentes países (0,1 a 2,7%) sugerem que a expressão do TEI sofre influência socioambiental relevante.
- TEI tem sido associado a alguns fatores sociodemográficos como sexo masculino, jovem, desempregado, divorciado ou separado e baixa escolaridade. Experiências traumáticas anteriores envolven-

Quadro 1 Critérios diagnósticos para transtorno explosivo intermitente

A. Comportamento recorrente de explosões que representam perda do controle de impulsos agressivos manifestados por um dos seguintes: 1. Agressão verbal (p. ex., birras, discussões verbais ou brigas) ou agressão física a propriedade, animais ou outros indivíduos, ocorrendo duas vezes por semana em média, durante um período de 3 meses. A agressão física não resulta em destruição de bem material nem em danos físicos a pessoas ou animais. 2. Três episódios de explosões que resultam em danos a bens materiais e/ou ataque físico com consequente lesão a outra pessoa ou animal, ocorrendo em um período de 12 meses.
B. O grau de agressividade expressada durante os episódios está nitidamente fora de proporção com quaisquer estressores psicossociais desencadeantes.
C. Os episódios de explosão recorrentes não são premeditados (são impulsivos e/ou decorrentes de raiva) e não têm nenhum objetivo secundário, como ganhar dinheiro, poder ou intimidação.
D. Os episódios trazem sofrimento significativo na vida da pessoa, atrapalhando nas esferas ocupacional e interpessoal, ou levam a consequências legais ou financeiras.
E. A idade cronológica deve ser no mínimo de 6 anos (ou nível de desenvolvimento equivalente).
F. Os episódios agressivos não são melhor explicados por outro transtorno mental (p. ex., transtorno depressivo maior, transtorno afetivo bipolar, transtorno da regulação disruptiva do humor, um transtorno psicótico, transtorno antissocial de personalidade, transtorno *borderline*), nem são atribuíveis a uma condição médica geral (p. ex., traumatismo craniano, doença de Alzheimer) ou aos efeitos fisiológicos de uma substância (p. ex., droga de abuso, medicamento). Para crianças com idade de 6 a 18 anos com comportamento agressivo que ocorre como parte de um transtorno de ajustamento, este diagnóstico não deve ser considerado.

Nota: esse diagnóstico pode ser adicional a transtorno de déficit de atenção e hiperatividade, transtorno de conduta, transtorno opositivo-desafiador ou a transtorno do espectro autista quando episódios de explosão agressiva recorrentes ocorrem com mais frequência do que o habitual para esses transtornos e requerem atenção clínica independente.

do violência física ou sexual foram associadas ao aumento do risco de aparecimento de TEI.

- As primeiras manifestações sintomáticas surgem normalmente na segunda metade da adolescência entre 15 e 17 anos.
- O diagnóstico de TEI costuma ocorrer mais cedo do que a maioria dos outros transtornos mentais, exceto aqueles com início habitual na primeira infância, como fobias e TDAH.
- Comorbidades psiquiátricas são frequentes, cerca de 80%, incluindo principalmente abuso de álcool e depressão.
- Dados brasileiros reproduzem os achados de estudos internacionais, com índices de comorbidade psiquiátrica duas vezes mais frequentes em comparação com indivíduos sem.
- TEI é associado com comprometimento grave do funcionamento social ou de relacionamento em cerca de 40% dos seus portadores.
- Um complexo sistema córtico-límbico está envolvido na produção e na regulação dos impulsos agressivos, que envolvem estruturas límbicas, projeções para estruturas pré-frontais responsáveis pela análise do contexto socioemocional e tomada de decisão (agredir ou não agredir) e estruturas frontoparietais, envolvidas na regulação de emoções e impulsos.
- A modulação desse circuito por vias serotoninérgicas é um dos achados mais robustos em neurobiologia do comportamento.
- Agonismo de receptores pós-sinápticos 5-HT1a e antagonismo de receptores pré-sinápticos 5-HT2a reduzem a expressão da agressividade. Medicações como buspirona, inibidores seletivos de recaptação de serotonina (ISRS) e neurolépticos atípicos têm sido utlizados no controle de ataques de raiva.
- O tratamento farmacológico estrito não é suficiente para remissão dos episódios agressivos. Intervenções psicossociais também se mostram eficazes no tratamento do transtorno explosivo intermitente, particularmente programas pautados em técnicas de manejo de raiva, treino de assertividade e terapia cognitivo-comportamental (TCC).

DEFICIÊNCIA EMPÁTICA E COMPORTAMENTO SOCIAL TRANSGRESSIVO RECORRENTE

- Os diagnósticos incluídos nesse grupo são o transtorno de conduta e o transtorno de personalidade antissocial.
- O transtorno de conduta apresenta uma subdivisão entre início precoce e início durante a adolescência.
- O subtipo de início precoce associado ao traço de frieza emocional está associado a maior probabilidade de evolução para transtorno de personalidade antissocial e pior prognóstico.
- Contudo, estudos de coorte recente mostraram que mesmo o grupo de início tardio apresenta dificuldades de adaptação na vida adulta. Mais detalhes sobre as duas condições podem ser encontrados nos Capítulos 5 e 24.

DESEJO INTENSO E NECESSIDADE DE GRATIFICAÇÃO URGENTE

- Esse grupo também é descrito como dependências comportamentais.
- Entre as dependências comportamentais, a mais estudada é o transtorno do jogo patológico, que é discutido no Capítulo 22 deste livro.
- Oniomania (compras compulsivas), impulso sexual excessivo e dependência de tecnologias ainda não são considerados dependências comportamentais, apesar de algumas evidências sugerirem isso.
- Por ser a mais prevalente e com inegável impacto sobre indivíduos e sociedade, a oniomania é descrita a seguir como um modelo paradigmático de dependência comportamental.

Oniomania

- A oniomania (ou compras compulsivas) não consta nos códigos atuais de classificação, exceto como outros transtornos dos hábitos e impulsos, no CID-10, apesar de apresentar taxas estimadas de prevalência muito elevadas, de 5 a 8% da população geral.

- O gênero feminino prevalece sobre o masculino em uma proporção de 4:1, entretanto, levantamentos epidemiológicos por telefone, em que o anonimato é absoluto, relatam razão entre gênero próxima de 1:1.
- Há controvérsia cercando sua classificação e alguns autores propõem que a oniomania pertence ao espectro bipolar e outros ao espectro obsessivo-compulsivo.
- Um estudo recentemente concluído mostrou que portadores de oniomania se diferenciam de portadores de transtorno afetivo bipolar e transtorno obsessivo-compulsivo por apresentarem elevado impulso de aquisição e dificuldade de planejamento.
- O Quadro 2 exibe os critérios diagnósticos propostos por McElroy et al.
- A oniomania apresenta elevada comorbidade com transtornos do humor, transtornos de ansiedade, transtornos de personalidade, dependências, transtornos alimentares e outros transtornos do impulso.
- Há especulações sobre subtipos de oniomania, um mais impulsivo e motivado pela busca de emoções e outro mais compulsivo motivado pelo alívio das emoções negativas.

Quadro 2 Critérios diagnósticos para compras compulsivas (oniomania)

A. Preocupação, impulsos ou comportamento mal adaptativos envolvendo compras, como indicado por, ao menos, um dos seguintes critérios:

1. Preocupação frequente com compras ou impulso de comprar irresistível, intrusivo, ou sem sentido.
2. Comprar mais do que pode, comprar itens desnecessários, ou por mais tempo que o pretendido.

B. A preocupação com compras, os impulsos ou o ato de comprar causam sofrimento marcante, consomem tempo significativo e interferem com o funcionamento social e ocupacional ou resultam em problemas financeiros.

C. As compras compulsivas não ocorrem exclusivamente durante episódios de hipomania ou mania.

Fonte: McElroy et al., 1994.

- ISRS em geral e citalopram em particular têm sido usados para tratar a oniomania, mas sua eficácia nesse caso permanece indeterminada.
- A modulação indireta da atividade dopaminérgica no sistema de gratificação cerebral por meio de fármacos como a naltrexona e o topiramato tem sido especulada.
- Até o momento, a abordagem terapêutica mais estudada e com eficácia comprovada envolve tratamento das comorbidades psiquiátricas e tratamento cognitivo-comportamental.

PERDA DE CONTROLE SOBRE COMPORTAMENTO ESPECÍFICO

Piromania

- A piromania surge com maior frequência em contextos forenses, quando o diagnóstico diferencial se impõe em relação a suspeitas de incêndio criminoso envolvendo fraude securitária, destruição de provas, vingança ou simples crueldade.
- O paciente típico é descrito como fascinado pelo fogo e por tudo que se relaciona com ele desde jovem, apreciando testemunhar incêndios causados por terceiros ou por ele mesmo.
- Essa apresentação clássica é rara e sua prevalência é desconhecida.
- A prevalência ao longo da vida do comportamento de provocar incêndio recorrentemente, que isoladamente não é suficiente para o diagnóstico de piromania, é em torno de 1%, embora levantamentos recentes apontem uma prevalência próxima a 4%.
- Esse comportamento tem sido tipicamente associado com transtorno de conduta, transtornos do desenvolvimento na infância e adolescência e dificuldades acadêmicas em geral.
- O Quadro 3 exibe os critérios operacionais do DSM-5 para piromania.
- Não há modelos de tratamento específico para a piromania. As intervenções propostas até o momento são pautadas no tratamento das condições neuropsiquiátricas associadas ao comportamento incendiário, identificadas caso a caso.

Quadro 3 Critérios diagnósticos para piromania
A. Comportamento incendiário deliberado e proposital em mais de uma ocasião.
B. Tensão ou excitação afetiva antes do ato.
C. Fascinação, interesse, curiosidade ou atração pelo fogo e seus contextos situacionais (p. ex., parafernália, usos, consequências).
D. Prazer, gratificação ou alívio ao provocar incêndios ou quando testemunha ou participa de seus resultados.
E. O comportamento incendiário não ocorre visando obter ganhos monetários, expressar uma ideologia sociopolítica, encobrir uma atividade criminosa, expressar raiva ou vingança, melhorar as próprias condições de vida, em resposta a um delírio ou alucinação, ou em consequência de um prejuízo no julgamento (p. ex., em transtorno neurocognitivo maior, no retardo mental ou na intoxicação por substância).
F. O comportamento incendiário não é mais bem explicado por um transtorno da conduta, um episódio maníaco ou um transtorno da personalidade antissocial.

Cleptomania

- O paciente cleptomaníaco vive uma sofrida ambiguidade entre o risco da consecução bem-sucedida do furto e o prazer da posse do objeto de um lado e a culpa e o medo de outro.
- São comuns os relatos de inúmeras tentativas frustradas de controlar ou cessar os furtos.
- O ato em geral é antecedido de grande tensão e alívio após a sua execução.
- Os furtos habitualmente têm início na adolescência e podem passar anos sem serem percebidos.
- São relativamente frequentes, ocorrendo em média duas a três vezes por semana.
- O Quadro 4 exibe os critérios operacionais do DSM-5 para cleptomania.
- Dados epidemiológicos da cleptomania são desconhecidos.

Quadro 4 Critérios diagnósticos para cleptomania
A. Fracasso recorrente em resistir aos impulsos de furtar objetos que não são necessários para o uso pessoal ou por seu valor monetário.
B. Sentimento aumentado de tensão imediatamente antes da realização do furto.
C. Prazer, satisfação ou alívio no momento de cometer o furto.
D. O furto não é cometido para expressar raiva ou vingança nem ocorre em resposta a um delírio ou alucinação.
E. O furto não é mais bem explicado por um transtorno de conduta, um episódio maníaco ou transtorno antissocial de personalidade.

Adaptado de American Psychiatric Association, 2022.

- Sua prevalência na população é estimada em 0,6%, podendo ser maior em virtude do juízo moral que impede que a maioria dos pacientes busque tratamento.
- Uma associação entre cleptomania, gênero feminino e transtorno alimentar tem sido descrita.
- Geralmente os furtos iniciam na adolescência, mas a idade de início pode variar. Este transtorno pode começar na infância, adolescência ou idade adulta e, raramente, no final da idade adulta.
- Estudos de neuroimagem e neuropsicologia sugerem comprometimento dos lobos frontais com prejuízo das funções executivas e controle cognitivo na cleptomania.
- A vergonha e o juízo moral impedem que a maioria desses pacientes procure tratamento. Tentativas de suicídio podem ocorrer quando o cleptomaníaco é ameaçado de delação ou quando cruelmente exposto
- Vários métodos psicoterápicos, como psicodinâmicos, terapia cognitivo-comportamental, sensibilização encoberta e dessensibilização foram propostos, porém todos limitados a séries de caso sem controle adequado.
- O único fármaco testado em estudo controlado e randomizado foi a naltrexona, que se mostrou superior ao placebo.

MOVIMENTOS REPETITIVOS COM FOCO NO CORPO (MRFC)

- Neste grupo específico figuram dois transtornos: a tricotilomania (TTM) e o transtorno de escoriação (TE), ambos reconhecidos pelo DSM-5 e pela CID-11.
- Outros comportamentos similares podem ser incluídos nos MRFC, como onicofagia (roer de unhas grave), mordedura de lábios e bochechas, chupar ou morder os dedos das mãos, entre outros, porém são apenas sintomas e não caracterizam um transtorno específico.
- Estes comportamentos acessórios são comuns na TTM e no TE.
- A TTM já foi classificada como transtorno do impulso e hoje figura entre os transtornos relacionados ao TOC junto com o TE no DSM-5, porém a classificação dos MRFC ainda é controversa, pois sua sintomatologia e gravidade parecem ser independentes de outras características impulsivas ou compulsivas.
- Os MRFC representam comportamentos automáticos, sobre os quais o paciente tem controle apenas parcial, e se assemelham a comportamentos rudimentares de autocuidado observados em outros animais como coçadura, inspeção e higiene da pelagem por meio de lambedura.

Tricotilomania (TTM)

- A TTM tem como principal característica o fato de que o indivíduo arranca o próprio cabelo ou pelos corporais. O nome vem do grego *thrix* (cabelo), *tillein* (arrancar) e mania (loucura ou frenesi).
- Na CID-11, a TTM está classificada no grupo dos transtornos do comportamento focado no corpo sob o código 6B25.0. No DSM-5, a TTM passou a ser classificada entre os transtornos relacionados ao TOC. O Quadro 5 exibe os critérios diagnósticos vigentes.
- O DSM-5TR sugere uma prevalência em adultos e adolescentes de 1 a 2% da população geral com TTM, sendo o sexo feminino mais afetado com uma relação de 10:1, entretanto esta diferença não é observada em crianças.

Quadro 5 Critérios diagnósticos para tricotilomania
A. Arrancar o próprio cabelo de forma recorrente, resultando em perda de cabelo.
B. Tentativas repetidas de reduzir ou parar o comportamento de arrancar cabelo.
C. O ato de arrancar cabelo causa sofrimento clinicamente significativo ou prejuízo no funcionamento social, profissional ou em outras áreas importantes da vida do indivíduo.
D. O ato de arrancar cabelo ou a perda de cabelo não se deve a outra condição médica (p. ex., uma condição dermatológica).
E. O ato de arrancar cabelo não é mais bem explicado pelos sintomas de outro transtorno mental (p. ex., tentativas de melhorar um defeito ou falha percebidos na aparência, no transtorno dismórfico corporal).

Adaptado de American Psychiatric Association, 2022.

- O comportamento de arrancar cabelo pode ser do tipo "focado" ou "automático", ou uma combinação de ambos. Aproximadamente 75% dos pacientes adultos com TTM relatam que o comportamento de arrancar cabelo ocorre "automaticamente".
- Os cabelos e pelos mais frequentemente arrancados se concentram principalmente no polo cefálico (80%), mas podem ocorrer em qualquer outra região.
- A idade média de início para a TTM relatada em um estudo foi de 13 anos.
- A TTM pode ocorrer na infância e em geral tem fácil resolução com intervenções mínimas.
- Ela é geralmente deflagrada em períodos de estresse.
- Cerca de metade dos pacientes com TTM apresentam comportamentos orais associados, como correr o cabelo entre os lábios, morder e engolir o cabelo, denominado tricofagia, que pode ocasionar obstrução do trato gastrointestinal.
- Uma das observações que mais chama a atenção sobre a TTM é a alienação social e o comportamento de evitação, que frequentemente acompanham esse transtorno.
- Cerca de um quarto dos portadores de TTM jamais revelaram seus sintomas para o melhor amigo, cônjuge ou parceiro.

Transtorno de escoriação (TE)

- Também referido como dermatotilexomania, do grego *dermato* (pele), *tilexo* (cutucar) e *mania* (loucura ou frenesi), mas também frequentemente referida como *skin-picking disorder* na literatura internacional.
- É uma condição incapacitante e pouco reconhecida em que o paciente arranha, cutuca ou belisca sua pele, ocasionando feridas visíveis, cicatrizes e até mesmo infecções.
- O paciente pode acumular sofrimento e prejuízos significativos na vida social, acadêmica e profissional.
- O comportamento pode ser desencadeado por ansiedade ou tédio, ou como resposta à necessidade de eliminar alguma irregularidade na pele.
- O sujeito pode se engajar no comportamento de forma automática ou focada ou ainda de forma mista.
- A maioria gasta no mínimo 1 hora do dia beliscando, pensando no comportamento ou tentando resistir ao impulso de cutucar a pele.
- O Quadro 6 exibe os critérios diagnósticos vigentes, segundo o DSM-5.
- Entre 1,4 e 5,4% da população mundial sofre com TE.

Quadro 6 Critérios diagnósticos para transtorno de escoriação
A. Beliscar a pele repetidamente resultando em lesões.
B. Tentativas de parar ou reduzir o comportamento escoriativo, sem sucesso.
C. A ação de escoriar a pele resulta em sofrimento significativo ou prejuízo em alguma área social significativa da vida do indivíduo.
D. A ação de escoriar-se na pele não ocorre devido ao efeito fisiológico de alguma substância ou a alguma condição médica.
E. A ação de escoriar-se na pele não é melhor explicada pelo sintoma de algum outro transtorno mental (como em delírios ou alucinações em um psicótico, tentativa de melhorar a aparência em um transtorno dismórfico corporal ou pela intenção de causar-se dano na autolesão não suicida).

Adaptado de American Psychiatric Association, 2022.

- Um estudo sobre o transtorno na população brasileira encontrou uma taxa de prevalência de 3,4%.
- O TE tem início na adolescência e estende-se ao longo da vida, acometendo majoritariamente mulheres.
- É acompanhado por altas taxas de comorbidade, destacando-se ansiedade e depressão.

TRATAMENTO: CONSIDERAÇÕES GERAIS

- Revisões sugerem tamanhos de efeitos superiores para intervenções psicoterápicas quando comparadas aos resultados de estudos de tratamentos farmacológicos.
- Apesar de evidências favoráveis ao TCC, nenhum estudo comparando diferentes abordagens psicoterápicas foi publicado até o momento.
- O tratamento farmacológico deve ser pautado pelo tipo de impulsividade envolvido.
- ISRS são indicados para controle da impulsividade agressiva observada no transtorno explosivo intermitente e nos transtornos relacionados.
- A naltrexona vem se consolidando como uma opção interessante nas dependências comportamentais e outros diagnósticos em que urgência e tensão prévios à realização do ato estejam presentes (p. ex., cleptomania).
- No caso dos MRFC, a psicoterapia, particularmente intervenções baseadas em técnicas comportamentais, tem se mostrado o recurso mais eficaz, sendo que não há tratamento farmacológico comprovado até o momento. Todavia, o tratamento nutracêutico com n-acetil-cisteína e a modulação da neurotransmissão glutamatérgica por memantina têm mostrado potencial clínico.

CONSIDERAÇÕES FINAIS

- Os transtornos do impulso são uma classe de diagnóstico mais prevalente e com impacto na sociedade maior do que o imaginado antes.
- Além dos diagnósticos abordados neste capítulo, outras manifestações impulsivas são relevantes e merecem a atenção de clínicos, pois podem afetar a saúde coletiva, por exemplo, impulso sexual excessivo, transtorno compulsivo alimentar periódico, uso excessivo da internet e automutilação repetida.
- Um cenário tão amplo de sintomas e apresentações pede uma classificação melhor, que contemple as subdivisões dos fenômenos impulsivos e que facilite a compreensão dos transtornos do impulso.
- Apesar da sua diversidade, esses transtornos têm em comum a impulsividade e a precipitação ao ato que comprometem a tomada de decisão.
- Seu tratamento representa o resgate daquilo que consideramos essencialmente humano, que é a habilidade de ponderar e, baseado nessa ponderação, exercer o livre-arbítrio.

BIBLIOGRAFIA

1. Aboujaoude E. Compulsive buying disorder: a review and update. Current pharmaceutical design. 2014;20(25):4021–5.
2. American Psychiatric Association. Diagnostic and Statistical Manual of Mental Disorders, 5.ed., text revision. Washington: Americam Psychiatric Association; 2022.
3. Andrade LH, Wang YP, Andreoni S, Silveira CM, Alexandrino-Silva C, Siu ER, et al. Mental disorders in megacities: findings from the São Paulo megacity mental health survey, Brazil. PloS One. 2012;7(2):e31879.
4. Burton PR, McNiel DE, Binder RL. Firesetting, arson, pyromania, and the forensic mental health expert. J Am Acad Psychiat Law. 2012;40(3):355-65.
5. Coccaro EF, Fanning JR, Phan KL, Lee R. Serotonin and impulsive aggression. CNS spectrums. 2015;20(3):295-302.
6. Dowling N, Merkouris S, Lubman D, Thomas S, Bowden-Jones H, Cowlishaw S. Pharmacological interventions for the treatment of disordered and problem gambling. Cochrane Database Syst Rev. 2022;9(9):CD008936.

7. Filomensky TZ, Almeida KM, Castro Nogueira MC, Diniz JB, Lafer B, Borcato S, et al. Neither bipolar nor obsessive-compulsive disorder: compulsive buyers are impulsive acquirers. Compr Psychiatr. 2012;53(5):554-61.
8. Grant JE, Chamberlain SR, Redden SA, Leppink EW, Odlaug BL, Kim SW. N-acetylcysteine in the treatment of excoriation disorder: a randomized clinical trial. JAMA Psychiatry. 2016;73(5):490-9.
9. Grant JE, Chesivoir E, Valle S, Ehsan D, Chamberlain SR. Double-blind placebo-controlled study of memantine in trichotillomania and skin-picking disorder. Am J Psychiatry. 2023;180(5):348-56.
10. Lochner C, Roos A, Stein DJ. Excoriation (skin-picking) disorder: a systematic review of treatment options. Neuropsychiatric disease and treatment. 2017;1867-72.
11. Machado MO, Köhler CA, Stubbs B, Nunes-Neto PR, Koyanagi A, Quevedo J, et al. Skin picking disorder: prevalence, correlates, and associations with quality of life in a large sample. CNS Spectr. 2018;23:311-20.
12. McCloskey MS, Chen EY, Olino TM, Coccaro EF. Cognitive-behavioral versus supportive psychotherapy for intermittent explosive disorder: a randomized controlled trial. Behavior Ther. 2022;53(6):1133-46.
13. McElroy SL, Keck PE Jr, Pope HG Jr, Smith JM, Strakowski SM. Compulsive buying: a report of 20 cases. J Clin Psychiatr. 1994;55(6):242-8.
14. Oliveirra ECB, Fitzpatrick CL, Kim HS, Gulassa DCR, Amaral RS, Cristiana NM, et al. Obsessive-compulsive or addiction? Categorical diagnostic analysis of excoriation disorder compared to obsessive-compulsive disorder and gambling disorder. Psychiatry Res. 2019;281:112518.
15. Pereira DCS, Coutinho ESF, Corassa RB, Andrade LH, Viana MC. Prevalence and psychiatric comorbidities of intermittent explosive disorders in Metropolitan São Paulo, Brazil. Social Psychiatry and Psychiatric Epidemiology. 2021;56(4):687-94.
16. Scott KM, de Vries YA, Aguilar-Gaxiola S, Al-Hamzawi A, Alonso J, Bromet EJ, et al.; World Mental Health Surveys collaborators. Intermittent explosive disorder subtypes in the general population: association with comorbidity, impairment and suicidality. Epidemiol Psychiatric Sci. 2020;29:e138.
17. Torales J, González I, Castaldelli-Maia JM, Ventriglio A. Kleptomania as a neglected disorder in psychiatry. Int Rev Psychiatry. 2020;32(5-6):451-4.
18. World Health Organization (WHO). International Classification of Diseases, 11 rev. (ICD-11); 2019/2021. Disponível em: https://icd.who.int/browse11.

24 Transtornos de personalidade

João Cronemberger Sá Ribeiro
Marcos Signoretti Croci
Marcelo José Abduch Adas Brañas
Hermano Tavares
Eduardo Martinho Jr.

EPIDEMIOLOGIA E RELEVÂNCIA

- A prevalência dos transtornos de personalidade (TP) apresenta taxas variáveis de 5 a 20%, com uma tendência para 15% da população geral. As variações são explicadas por diferenças nos critérios e instrumentos adotados. Em amostras clínicas, a prevalência é ainda mais elevada, oscilando entre 30 e 50% dos pacientes em tratamento por outro transtorno psiquiátrico e mais da metade daqueles tratados em regime de internação.
- Os TP significam grande sofrimento subjetivo e dificuldades de adaptação tanto para portadores como para familiares, e o seu diagnóstico ainda é revelado com relutância e pessimismo por parcela significativa dos psiquiatras, ao considerarem essa condição clínica uma sentença imutável e intratável. Os estudos recentes sobre o curso longitudinal desses transtornos, no entanto, fornecem evidências na direção contrária: pacientes apresentam melhora sintomática significativa ao longo do tempo, a comunicação precoce do diagnóstico é bem-aceita em geral e reduz sintomas, e o tratamento por meio de psicoterapia baseada em evidências impacta positivamente no prognóstico e na funcionalidade.

DEFINIÇÃO DE PERSONALIDADE

- Personalidade diz respeito à forma única como cada indivíduo responde e interage com outros indivíduos e com o ambiente. Os modelos atuais dimensionais de personalidade convergem para uma estrutura que a divide em predisposições temperamentais inatas e padrões comportamentais moldados pelo desenvolvimento.

DEFINIÇÃO DE TRANSTORNO DE PERSONALIDADE

- O DSM-5 estabelece que os TP são uma condição que se manifesta precocemente, comprometem os elementos estruturais da personalidade e são caracterizados por "um padrão persistente de vivência íntima e comportamento que se desvia acentuadamente das expectativas da cultura do indivíduo, é generalizado e inflexível, tem início na adolescência ou no início da idade adulta". Sobre o impacto na funcionalidade, o DSM-5 afirma que "provoca sofrimento ou prejuízo, e se manifesta em pelo menos duas das seguintes áreas: cognição, afetividade, funcionamento interpessoal ou controle dos impulsos".

DIAGNÓSTICO

- Os critérios diagnósticos mais utilizados na atualidade, tanto para pesquisa como para manejo clínico, são aqueles propostos pelo DSM-5 (Seção II) e pela CID-10. Ambos trabalham com uma estrutura categorial, o que facilita a realização de diagnósticos por profissionais de saúde e que sejam estabelecidas condutas específicas para o tratamento clínico dos TP.
- No entanto, apesar dessas vantagens, o uso de diagnóstico categorial para os TP traz consigo uma série de limitações e desalinhamentos com os avanços científicos nessa área:
  - Na natureza, existe um espectro de continuidade entre personalidades normais e anormais.

- Há altas taxas de comorbidades entre os vários TP.
- A maior parte dos pacientes que fecha critérios para TP acaba entrando no grupo dos TP SOE (sem outra especificação).
- Há extrema heterogeneidade entre pacientes que recebem o mesmo diagnóstico.
- O diagnóstico de um TP não dá uma ideia refinada da gravidade do quadro.

- Os modelos diagnósticos dimensionais, apresentados pelo Modelo Alternativo para TP do DSM-5 (*Alternative Model for Personality Disorders* – AMPD) e pela CID-11, são mais fidedignos à realidade dos TP do que as categorias, no entanto, de mais difícil aplicação.
- Segundo o AMPD, para que o paciente apresente um TP, há a necessidade de que dois critérios sejam satisfeitos:
  - Critério A: o indivíduo deve apresentar disfunções significativas do funcionamento da personalidade, isto é, do funcionamento individual (identidade e autodirecionamento) e interpessoal (empatia e intimidade). Ao longo de um *continuum* unidimensional, também é possível avaliar o nível de prejuízo do TP que foi diagnosticado (moderado, grave ou extremo). É o aspecto central, comum a todos os TP.
  - Critério B: detalha os traços patológicos da personalidade, específicos a cada indivíduo que recebeu o diagnóstico de TP de acordo com o critério A. Os traços patológicos da personalidade são avaliados por meio de cinco grandes domínios (afetividade negativa, distanciamento, antagonismo, desinibição e psicoticismo).
- O AMPD compreende, a partir desses critérios, seis diagnósticos específicos de TP (esquizotípica, antissocial, *borderline*, narcisista, obsessivo-compulsiva, esquiva), seguindo-se assim um modelo diagnóstico híbrido, categórico e dimensional. Existe também o diagnóstico de TP especificado pelo traço em indivíduos que preenchem critérios para TP, mas não para os seis tipos específicos.
- Dessa forma, os TP SOE são substituídos por um perfil de traços patológicos que podem ser descritos para cada indivíduo, po-

dendo, inclusive, capturar traços caraterísticos dos TP paranoide, esquizoide, histriônico e dependente. Já a CID-11 apresenta um sistema classificatório bastante parecido com o AMPD, também focado no nível de prejuízo da funcionalidade individual e interpessoal. Ela possibilita que também sejam classificados "problemas de personalidade", que conferem prejuízo de forma subclínica, inferior ao encontrado em TP. Em relação aos traços patológicos de personalidade, não está presente na CID-11 o psicoticismo, mas em contrapartida temos o anancasticismo (características obsessivo-compulsivas).

- No entanto, mesmo nessa classificação marcadamente dimensional foi criado o especificador padrão *borderline*, que mantém os critérios categoriais para o diagnóstico de TPB inalterados. Isso se deu pela importância clínica do TPB e por haver para ele diversos tratamento baseados em evidência, além de ser o melhor protótipo de TP grave, como veremos a seguir. De qualquer forma, é esperado que esse especificador seja removido da CID-11 após a adaptação dos serviços de saúde ao modelo dimensional.

PRINCÍPIOS GERAIS DO TRATAMENTO DOS TRANSTORNOS DE PERSONALIDADE

- A compreensão moderna é de que a patologia da personalidade é composta por um fator geral, comum a todos os TP, e um conjunto de fatores específicos sustenta a utilização de princípios gerais, que se aplicam ao tratamento de todos os TP. A maior parte desses princípios foi desenvolvida em pesquisas sobre TP *borderline*, e vem sendo adaptada e utilizada no tratamento de outros TP.
    - ▹ Psicoeducação: discussão aberta sobre biologia, diagnóstico, prognóstico e opções de tratamento. O diagnóstico determina a expectativa do clínico e do paciente sobre o tratamento e forma a base da aliança terapêutica.

- Relação médico-paciente: o vínculo é de extrema importância para que haja uma atmosfera de confiança, em que o paciente possa falar sobre seus problemas e preocupações.
- Tratamento estruturado e consistente: um plano de tratamento com objetivos e responsabilidades do clínico e do paciente deve ser implementado para melhorar a adesão e reduzir o abandono do tratamento.
- Psicofarmacologia: em geral, o tratamento dos transtornos de personalidade é a psicoterapia. Os psicofármacos têm efeito limitado na redução de sintomas. É comum, na prática clínica, utilizar diversas medicações em conjunto, apesar de não haver evidência para isso. Essa prática (polifarmácia) deve ser evitada, já que além de aumentar prejuízos decorrentes dos efeitos colaterais, dá a falsa impressão ao paciente de que são as medicações que resolverão seus problemas, reforçando uma postura passiva no tratamento.
- Tratamento das comorbidades: é comum que esses pacientes apresentem diversos outros transtornos. Alguns deles podem requerer tratamento específico e, em alguns casos, o tratamento da patologia comórbida pode ser uma condição para o sucesso do tratamento do TP, como a anorexia, o transtorno de estresse pós-traumático complexo ou a dependência química. Sintomas depressivos e pânico, por exemplo, tendem a melhorar com o tratamento do TP. É importante salientar que, se houver um episódio depressivo maior, haverá a necessidade de tratamento conjunto com antidepressivos.
- Estabilização das crises: pacientes com transtorno de personalidade podem apresentar agudização do quadro, com crises suicidas. É comum a realização de um plano de segurança, no qual o paciente terá, entre as consultas, um fluxograma de estratégias para lidar com crises. Isso o auxiliará em momentos em que não há disponibilidade do profissional de saúde mental, além de reforçar postura proativa e responsável. As internações devem ser realizadas em casos extremos, quando

há alto risco suicida e, sempre que possível, devem ser curtas (de 3 a 14 dias). O tratamento farmacológico breve (1 a 7 dias) com medicações sedativas (antipsicóticos ou anti-histamínicos) pode ser utilizado.

- ▷ Foco em reabilitação: na história natural desses transtornos, sintomas como tentativas de suicídio, automutilação e impulsividade diminuem com o tempo. No entanto, os pacientes apresentam importantes limitações de funcionalidade social e laboral. O clínico deve estimular e ajudar o paciente a ter alguma responsabilidade, com projetos realistas e objetivos viáveis.

ASPECTOS ESPECÍFICOS DOS PRINCIPAIS TRANSTORNOS DE PERSONALIDADE

Transtorno de personalidade esquizotípica

- Os sintomas do transtorno de personalidade esquizotípica (TPE) geralmente se manifestam na transição da infância para a adolescência, e se mantêm estáveis até o início da idade adulta na maioria dos casos. Os indivíduos com TPE apresentam distorções cognitivas e condutas excêntricas pautadas em um sistema de crenças que, não sendo delirante, ainda assim é idiossincrático, não compartilhado com outros. Entre 10 e 20% dos pacientes diagnosticados precocemente com TPE desenvolvem esquizofrenia ou transtorno esquizoafetivo. Por essa razão, as CID-10 e 11 incluem o TPE no espectro da esquizofrenia.
- O objetivo primário do clínico, ao atender um paciente com TPE, é estabelecer uma relação de confiança. Até o momento, nenhum tratamento estruturado foi validado para o TPE. A experiência clínica demonstra que terapia psicossocial pode ajudar os pacientes a manterem relações interpessoais, ao diminuir medos paranoides e aumentar chances de empregabilidade, e ao prover treino vocacional a fim de desenvolver habilidades.

- Não existem ensaios clínicos randomizados que estabeleçam a eficácia do uso de medicações no TPE. Alguns estudos com amostras pequenas de pacientes demonstraram que psicofármacos podem ser utilizados para sintomas específicos. Antipsicóticos de segunda geração em dose baixa podem atenuar sintomas cognitivo-perceptuais egodistônicos.
- Psicoestimulantes podem ser utilizados se o paciente apresentar déficit cognitivo, e benzodiazepínicos podem ajudar com ansiedade social; mas a evidência para isso é baseada em estudos pequenos ou experiência clínica. Além disso, devemos ter cuidado e nos atentar para o surgimento de sintomas psicóticos ou maniformes com estimulantes, e para o risco de dependência com o uso de benzodiazepínicos por tempo prolongado.

Transtorno da personalidade antissocial

- A prevalência do TP antissocial oscila em torno de 3% dos homens e 1% das mulheres na população geral. Em pacientes psiquiátricos, essa taxa varia de acordo com o contexto clínico e o diagnóstico, entre 3 e 30%. Suas características mais importantes são: senso de importância pessoal em detrimento dos outros, ausência de remorso, indiferença aos problemas alheios, compreensão idiossincrática das normas sociais, atitudes manipulativas e uso de charme superficial e agressividade para obtenção de vantagens e domínio das relações interpessoais. O TP antissocial apresenta uma estrutura pautada em duas dimensões, uma que agrupa as características associadas à indiferença emocional e outra a um estilo de vida nômade e socialmente desviante. O risco de TP antissocial aumenta quando há relato de transtorno de conduta na adolescência, história familiar de TP antissocial, abuso e dependência de substâncias.
- Medicações são utilizadas apenas quando há comportamento agressivo importante. Nessa situação, podem-se usar antipsicóticos de segunda geração. O nível de evidência disponível para essa medida é, infelizmente, de relatos de caso. Em relação às psicoterapias,

não há estratégias com eficácia significativamente comprovada. Há, inclusive, ensaios clínicos demonstrando ausência de eficácia dessa abordagem e até efeitos deletérios quando o paciente apresenta sintomas graves ou psicopatia. Há um estudo recente que demonstrou melhora de raiva, hostilidade, paranoia, frequência de automutilação e tentativas de suicídio com tratamento baseado na mentalização (MBT) em um grupo de pacientes que apresentavam, em comorbidade com o transtorno de personalidade antissocial, o transtorno de personalidade *borderline*.

Transtorno da personalidade *borderline*

- O TP *borderline* abrange indivíduos com instabilidade afetiva pervasiva, déficits de autoimagem, sensação crônica de vazio interno e marcada impulsividade. Comportamentos de autolesão e tentativas de suicídio são comuns, sendo que esses pacientes podem responder por um quinto das internações psiquiátricas. Estudos recentes mostraram que o TP *borderline* atinge cerca de 6% da população. A prevalência é igual em homens e em mulheres, porém, nas mulheres está associado à maior incapacitação social.
- É o TP mais estudado, sendo o tratamento de escolha as psicoterapias baseadas em evidência. Estas apresentam bons resultados e refutam o mito de que pacientes com *borderline* são intratáveis. Iremos abordar sucintamente quatro desses tratamentos baseados em evidência. O último é uma abordagem generalista e manualizada de mais fácil acesso para o profissional de saúde mental generalista, que envolve menos recursos e com resultados comparáveis, em termos de eficácia, a psicoterapias mais especializadas, como o Bom Manejo Clínico para o TPB (*General Psychiatric Management* [GPM], em inglês).
- A Psicoterapia Focada na Transferência (*Transference-Focused Psychotherapy* [TFP]) também é um tratamento baseado em evidência e bastante estudado para o TPB. Abordaremos seus principais aspectos na sessão sobre transtorno de personalidade narcisista, para o qual também pode ser utilizada.

- Terapia Comportamental Dialética (*Dialectical Behavior Therapy* [DBT]) é a psicoterapia com maior quantidade de estudos empíricos que comprovam sua eficácia para o TPB. Tem como um dos principais conceitos a dialética e, como uma das principais estratégias, a validação. A DBT, aplicada em seu modelo padrão, consiste em psicoterapia individual semanal de uma hora de duração, grupo de habilidades semanal com cerca de duas horas, grupo de consultoria semanal de uma hora para discussão de casos entre os terapeutas e *coaching* por telefone ou mensagens para manejo de crise dos pacientes e generalização das habilidades.
- Tratamento Baseado na Mentalização (*Mentalization-based Treatment* [MBT]) conceitua os problemas vivenciados pelos pacientes *borderlines* em termos de insegurança no apego e na capacidade de mentalização disfuncional. Estudos mostram que o MBT pode ser um tratamento reservado para pacientes com psicopatologia mais grave da personalidade, por exemplo, quando há transtorno de personalidade *borderline* com comorbidades com outros transtornos de personalidade (p. ex., antissocial e narcisista).
- Bom Manejo Clínico para o Transtorno de Personalidade *Borderline* (GPM), apesar de ter orientação psicoterapêutica, não é focado na mudança do funcionamento psicológico do indivíduo, e sim em um "bom" manejo clínico empregado por profissionais que conheçam o curso natural do TPB e seus principais sintomas. Em geral, as sessões são semanais, mas isso não é um pré-requisito. O modelo teórico utilizado é o da hipersensibilidade interpessoal (modelo de coerência interpessoal). Ele dita que a grande maioria das descompensações psicopatológicas do transtorno decorrem de eventos interpessoais. O objetivo é ser um tratamento básico, bom o suficiente, destinado a profissionais generalistas, que não pretendam se especializar em transtornos de personalidade, mas que queiram fornecer um cuidado de qualidade a esses pacientes.

Tratamento psicofarmacológico

- Intervenções psicofarmacológicas no TPB demonstram, na maioria dos estudos, eficácia modesta. Lembre-se de que a primeira linha de tratamento é a psicoterapia. O GPM oferece um guia prático de como prescrever de forma parcimoniosa nesses casos, estimulando o paciente a tomar um papel ativo e colaborativo em ajudar o clínico na avaliação de quão eficaz ou não está sendo cada uma das medicações. Benzodiazepínicos devem ser evitados pelo potencial de abuso e de aumento da impulsividade (Tabela 1).

Tabela 1 Tratamento psicofarmacológico

Grupo de sintomas	Primeira opção	Segunda opção
Ansiedade/depressão/ instabilidade afetiva	Estabilizadores de humor	ISRS
Impulsividade/raiva	Antipsicóticos de 2ª geração	Estabilizadores de humor
Cognitivos/perceptuais	Antipsicóticos de 2ª geração	Estabilizadores de humor

- Recentemente, esse algoritmo tem sido questionado, pois um estudo de 2018 demonstrou que a lamotrigina, um estabilizador de humor que havia mostrado eficácia em estudos anteriores, não se diferenciou do placebo para o tratamento de sintomas de TPB durante um acompanhamento de 52 semanas. Apesar de diversas críticas ao estudo (alta taxa de *dropout*, instrumentos pouco sofisticados para avaliar psicopatologia e grande proporção de TP graves), esse é o maior e mais desenhado ensaio clínico randomizado (ECR) farmacológico para TPB. De forma geral, os *guidelines* atuais (p. ex., NICE) recomendam o tratamento farmacológico apenas para comorbidades ou crises, conforme já mencionado.

Transtorno de personalidade narcisista (TPN)

- Apresenta sensação pervasiva de grandiosidade, necessidade de admiração, comprometimento da empatia e exploração dos relacionamentos interpessoais. O conceito de narcisismo tem sido criticado como excessivamente abrangente, atravessando descrições de personalidade normal e patológica, com traços compartilhados por quase todos os TP. Uma análise dos seus componentes propõe a existência de pelo menos três dimensões diferentes: liderança e autoridade, grandiosidade e exibicionismo, sentimento de merecimento (em inglês, *entitlement*) e exploração. Os dois últimos fatores, particularmente o senso de merecimento e exploração, se mostraram mal adaptativos. Porém, o fator liderança e autoridade associou-se à boa adaptação social. O TP narcisista é mais frequente em homens (7%) do que em mulheres (5%).

- O tratamento baseado em mentalização (MBT), em virtude das características flexíveis discutidas, pode ser facilmente adaptado para o TPN. Esses pacientes apresentam excessivo foco em si mesmos e capacidade limitada de entendimento dos outros, sendo estes dois importantes pontos de abordagem da MBT nesses casos. A terapia comportamental dialética (DBT) também parece promissora para o TPN, endereçando, por exemplo, a desregulação emocional, que também é presente nesses pacientes.
- A psicoterapia focada nos esquemas (SFT) é uma abordagem que combina estratégias da terapia cognitivo-comportamental, da teoria do apego e das psicoterapias psicodinâmicas. Esquemas negativos – percepções pervasivas sobre si, sobre os outros e sobre o lugar do sujeito na sociedade formadas desde idades precoces – são trabalhados a fim de que o paciente não haja na vida adulta como se estivesse lidando com situações traumáticas do passado, algo que pode ser bastante desadaptativo. A STF aborda esquemas centrais do narcisismo, como sensação de ser "defeituoso", vergonha, senso de merecimento e possível privação emocional precoce.

Psicoterapia focada na transferência

- A psicoterapia focada na transferência (TFP) conceitualiza um conjunto de estruturas de personalidade denominado organização de personalidade *borderline*, da qual os transtornos de personalidade narcisista e *borderline* fazem parte. É um tratamento baseado em evidência para o TPB, que pode ser estendido para o TPN. O tratamento usa como técnicas a interpretação, o manejo da transferência e da agressividade, a descrição e a abordagem de mecanismos de defesa, entre outras. Tem como uma de suas fortes bases teóricas as relações objetais. A frequência preconizada é, em geral, duas vezes por semana.

Adaptação do bom manejo clínico (GPM) para o transtorno de personalidade narcisista

- Recentemente, foi formalizada uma adaptação do GPM para o TPN. Ao fazer o diagnóstico e iniciar psicoeducação, são discutidos os critérios diagnósticos do DSM-5 com o paciente. É importante correlacionar de forma empática tais sintomas com a dificuldade central do paciente em regular a autoestima. Expor o diagnóstico de TPN dessa maneira facilita a colaboração e a aceitação pelo paciente.
- A adaptação do GPM para o TPN reestrutura o modelo de coerência interpessoal para uma formulação intitulada modelo de coerência intrapsíquica. Esse modelo ajuda os clínicos e os pacientes a detectarem gatilhos para descompensação psicopatológica, situação vivenciada pelo paciente como "golpe" na autoestima; assim como fatores causadores de melhora, como admiração, validação externa, retorno de um senso de controle e tempo sozinho, no qual o paciente fique longe do contato com possíveis críticas externas. Os seguintes pontos são alvos no início do tratamento, já que são o que o paciente mais sente urgência em melhorar, motivando-os para a psicoterapia: ganho de maestria, senso de controle e estabilização da autoestima.
- Ao longo da terapia, paulatinamente, são realizadas confrontações que visam mostrar a discrepância entre a realidade e suas crenças grandiosas, sempre acompanhadas de muito suporte e traçando planos pragmáticos de como contornar e abordar frustrações. São questionadas e ponderadas as vantagens e as desvantagens de

características do paciente, como isolamento social, desvalorização e desatenção aos outros. É importante para o clínico ter em mente que a velocidade de progresso é mais lenta no tratamento de pacientes narcisistas do que em pacientes *borderlines*, além de avaliar constantemente se o progresso objetivo está sendo realizado, já que é muito comum tomar como progresso verdadeiro pseudo *insights* intelectualmente elaborados, que na verdade servem como esquiva e não se traduzem em ganho funcional. Além disso, o uso de contingências externas é mais necessário ainda em pacientes que também apresentam traços antissociais.

- Apesar de todas essas transposições de tratamentos desenvolvidas para o TPB serem bastante adequadas para o TPN, na opinião de especialistas da área, é importante que no futuro mais pesquisas e testagens formais de tais pressupostos teóricos sejam realizadas. Até o momento, nenhuma psicoterapia estruturada para o TPN foi testada em ensaios clínicos randomizados.

Tratamento psicofarmacológico

- Não há ensaios clínicos realizados avaliando a eficácia de medicações para o TPN. É recomendado que medicações sejam utilizadas apenas quando houver sintomas graves, como agressividade, alterações cognitivo-perceptuais e desregulação afetiva importante. Os princípios de prescrição de tais medicações seguem os do TPB, já discutidos anteriormente. Comorbidades são frequentes e podem ser tratadas com o uso de medicações, se indicado.

Transtorno de personalidade obsessivo-compulsiva (TPOC)

- É caracterizado por preocupações exageradas e grande apreço a regras, organização e controle. Apesar de ser o transtorno de personalidade mais prevalente na população geral (8%), seus portadores comumente são discretos em suas manifestações emocionais e sentem-se desconfortáveis diante de expressão afetiva exuberante. Além de muito comum, o apreço pela ordem e controle parece funcionar como um fator de proteção contra condutas de risco (abuso de drogas, busca por emoções fortes etc.). São descritos como trabalhadores dedicados. Porém, o perfeccionismo, a inflexibilidade e a dificuldade de delegar tarefas podem comprometer a eficiência no trabalho.

- É muito comum a ocorrência de comorbidade psiquiátrica com transtornos de ansiedade e de humor, TOC e transtornos alimentares nesses pacientes, sendo que o tratamento psicofarmacológico destes pode diminuir a expressão exacerbada dos traços de personalidade disfuncionais. Terapia cognitiva e terapia cognitivo-comportamental (TCC) foram avaliadas em diversos estudos. Ambas são eficazes em reduzir a gravidade dos sintomas do TPOC, da ansiedade e de sintomas depressivos. O TPOC é um dos transtornos caracterizados pelo excesso de controle inibitório e a terapia dialética comportamental radicalmente aberta (RO-DBT) é uma modalidade de psicoterapia desenvolvida para o tratamento de tais quadros. Sua base teórica é bastante eclética, incluindo os princípios de DBT clássica, TCC, entrevista motivacional, entre outros. Trabalha em pontos relevantes do TPOC: excesso de autocontrole, rigidez comportamental e cognitiva, alta inibição de emoções, excesso de detalhismo e perfeccionismo e diminuição de conexões sociais. RO-DBT parece um tratamento promissor, no entanto é uma terapia ainda bastante nova e que ainda carece de evidências científicas sobre sua eficácia.
- Em 2021, foi apresentada uma proposta de abordagem generalista para o TPOC. O GPM para TPOC se vale do conhecimento atual sobre esse transtorno e dos princípios do GPM para TPB a fim de elaborar uma conceitualização acessível sobre o transtorno e um tratamento orientado por oito princípios:
  - Comunicação diagnóstica com avaliação do efeito do perfeccionismo e da rigidez na vida social.
  - Psicoeducação sobre o papel da confiança exagerada no excesso de controle como um mecanismo central de instabilidade.
  - Foco na vida fora do tratamento como base para o crescimento pessoal.

- ▷ Uso de experiências corretivas para dissipar crenças rigidamente mantidas e promover um funcionamento de personalidade mais flexível.
- ▷ Tratamento de comorbidades.
- ▷ Uso de tratamentos multimodais.
- ▷ Gerenciamento de segurança usando avaliação geral de risco de suicídio.
- ▷ Tratamento farmacológico conservador.

Quando encaminhar ao especialista

- Dentre os tratamentos apresentados, o GPM é um dos que elenca situações nas quais deve-se considerar encaminhar o paciente com TPB para um especialista na área. Encorajamos usar esses parâmetros de forma flexível, principalmente os relacionados aos marcos de melhora, já que alguns pacientes podem demandar um tempo um pouco maior para responder às intervenções. Além disso, deve-se considerar a disponibilidade e a acessibilidade a esses tratamentos, já que boa parte dos lugares não conta com esses especialistas.
  - ▷ O clínico é excessivamente idealizado e a relação terapêutica se torna um substituto de relacionamentos reais.
  - ▷ O paciente exige disponibilidade de 24 horas. Nesses casos, o especialista avaliará a situação e, a depender do caso, e com a cautela de evitar comportamento regressivo pelo paciente, indicará tratamentos mais intensivos.
  - ▷ Em 3 semanas de tratamento: adesão é pobre; sofrimento subjetivo não apresentou melhora; profissional não gosta do paciente.
  - ▷ Em 3 meses de tratamento: paciente deprecia ou não vê utilidade na terapia; ainda há ocorrência frequente de atos que colocam a vida em risco; empatia ou entendimento do paciente não melhoraram.
  - ▷ Em 6 meses de tratamento: persistência de comportamentos que colocam a vida em risco na mesma intensidade e frequência do início do tratamento; paciente não demonstra apreen-

der com o que lhe é ensinado nas sessões; paciente não apresentou melhora do funcionamento vocacional ou acadêmico; paciente não compreende a importância de eventos interpessoais, como rejeição e abandono, na sua sintomatologia.

CONSIDERAÇÕES FINAIS

- Com este capítulo, esperamos que o leitor possa ter observado que, diferentemente do que ainda muito se difunde no meio médico e psicológico, os transtornos de personalidade não apresentam caráter imutável em termos de intensidade e frequência de sintomas psicopatológicos ao longo da vida. Além disso, também é possível obter melhora funcional (laboral, acadêmica e social) por meio de diversos tratamentos baseados em evidência hoje existentes.
- Diagnóstico precoce, oferta de psicoeducação a pacientes e familiares e não retardamento do tratamento adequado são de extrema importância para uma evolução benigna. Há também disponíveis tratamentos generalistas manualizados com resultados comparáveis a tratamentos mais especializados, os quais psiquiatras e outros profissionais de saúde mental podem facilmente apreender, a fim de prestar cuidado de qualidade a essa população.

BIBLIOGRAFIA

1. Bach B, First MB. Application of the ICD-11 classification of personality disorders. BMC Psychiatry. 2018;18(1):351.
2. Bateman A, Fonagy P. Psychotherapy for borderline personality disorder: mentalization--based treatment. Oxford: Oxford University Press; 2004.
3. Bateman A, O'Connell J, Lorenzini N, Gardner T, Fonagy P. A randomised controlled trial of mentalization-based treatment versus structured clinical management for patients with comorbid borderline personality disorder and antisocial personality disorder. BMC Psychiatry. 2016;16(1).
4. Choi-Kain LW, Albert EB, Gunderson JG. Evidence-based treatments for borderline personality disorder: Implementation, integration, and stepped care. Harv Rev Psychiatry. 2016;24(5):342-56.

5. Choi-Kain LW, Unruh BT. Mentalization-based treatment: a common-sense approach to borderline personality disorder. Psychiatric Times; 2016.
6. Choi-Kain LW, Weinberg I, F Finch E, McCommon B, Hersh RG. Good psychiatric management's intrapsychic coherence model of narcissistic personality disorder. Narcissistic Personality Disorder Conference. Waltham: McLean Hospital – Borderline Personality Disorder Training Institute; 2018.
7. Crawford MJ, Sanatinia R, Barrett B, et al. The clinical effectiveness and cost-effectiveness of Lamotrigine in borderline personality disorder: A randomized placebo-controlled trial. Am J Psychiatry. 2018;175(8):756-64.
8. Finch EF, Choi-Kain LW, Iliakis EA, Eisen JL, Pinto A. Good psychiatric management for obsessive–compulsive personality disorder. Current Behavioral Neuroscience Reports. 2021;1-12.
9. Fonagy P, Allison E. The role of mentalizing and epistemic trust in the therapeutic relationship. Psychotherapy. 2014;51(3):372-80.
10. Gunderson JG, Links PS. Manual do bom manejo clínico para transtorno de personalidade borderline. São Paulo: Hogrefe; 2019.
11. Linehan MM, Korslund KE, Harned MS, Gallop RJ, Lungu A, Neacsiu AD, et al. Dialectical behavior therapy for high suicide risk in individuals with borderline personality disorder: a randomized clinical trial and component analysis. JAMA Psychiatry. 2015;72(5):475-82.
12. Lynch TR. Radically open dialectical behavior therapy: theory and practice for treating disorders of overcontrol. Oakland: New Harbinger Publications; 2018.
13. McMain SF, Guimond T, Streiner DL, Cardish RJ, Links PS. Dialectical behavior therapy compared with general psychiatric management for borderline personality disorder: Clinical outcomes and functioning over a 2-year follow-up. Am J Psychiatry. 2012;169(6):650-61.
14. National Collaborating Centre for Mental Health (UK). Borderline personality disorder: Treatment and management. Leicester: British Psychological Society (UK); 2009.
15. Ronningstam E. Narcissistic personality disorder basics. 2.ed. National Educational Alliance for Borderline Personality Disorders; 2016.
16. Sharp C, Wright AGC, Christopher Fowler J, Christopher Frueh B, Allen JG, Oldham J, et al. The structure of personality pathology: Both general ('g') and specific ('s') factors? J Abnorm Psychol. 2015;124(2):387-98.
17. Sharp C. Personality Disorders. N Engl J Med. 2022;387(10):916-23.
18. Stoffers-Winterling J, Storebø OJ, Lieb K. Pharmacotherapy for borderline personality disorder: an update of published, unpublished and ongoing studies. Curr Psychiatry Rep. 2020;22(8):37.
19. Yeomans FE, Clarkin JF, Kernberg OF. Transference-focused psychotherapy for borderline personality disorder: a clinical guide. Washington: American Psychiatric Publishing; 2015.
20. Zanarini MC, Conkey LC, Temes CM, Fitzmaurice GM. Randomized controlled trial of web-based psychoeducation for women with borderline personality disorder. J Clin Psychiatry. 2018;79(3):52-9.

25 Emergências psiquiátricas

Gabriel Henrique Beraldi
Débora Luciana Melzer-Ribeiro
Daniel Kawakami
Chei Tung Teng

AGITAÇÃO PSICOMOTORA

Etiologia e diagnóstico diferencial

- A agitação psicomotora pode estar associada a diversas condições médicas, sejam elas psiquiátricas ou não.
- Como de praxe, na prática da psiquiatria de emergência, as causas não psiquiátricas devem ser sempre excluídas antes de se presumir tratar-se de um quadro primário (Tabela 1).

Avaliação do paciente agitado

- Avaliação médica: é sempre essencial a realização da propedêutica e dos exames complementares necessários, com especial atenção aos pacientes que apresentam quadros de agitação pela primeira vez na vida.
- Local: deve ser preferencialmente separado dos outros ambientes, além de contar com equipe de enfermagem dedicada apenas a esses pacientes. O consultório médico deverá ser disposto de maneira que a porta seja de fácil acesso ao médico, caso o manejo verbal durante a consulta se mostre ineficaz.

Tabela 1 Principais causas de agitação psicomotora em um serviço de emergência

Condição médica geral	Intoxicação ou abstinência	Transtornos psiquiátricos	Agitação indiferenciada
Traumatismo cranioencefálico Encefalite, meningite ou outra infecção do sistema nervoso central Encefalopatia (principalmente renal ou hepática) Exposição a toxinas ambientais Distúrbios metabólicos (hiponatremia, hipocalcemia, hipoglicemia) Hipóxia Tireoidopatias Epilepsia (pós-ictal) Intoxicação medicamentosa	Álcool Outras drogas (cocaína, *ecstasy*, cetamina, inalantes, metanfetamina)	Transtornos psicóticos Transtorno bipolar (mania ou estado misto) Depressão agitada Transtornos ansiosos Transtornos de personalidade Transtorno de adaptação Transtorno do espectro autista	Necessária investigação diagnóstica; deverá ser considerada como tendo causa médica não psiquiátrica até que se prove o contrário

Adaptada de Nordstrom et al., 2012.

- Equipe de saúde: os profissionais que trabalham nesse ambiente deverão ser devidamente qualificados. Atitudes como retaliações, discussões ou assumir uma posição defensiva e reativa apenas pioram a situação.
- Fatores de risco: ser do gênero masculino (exceto na população internada em instituições psiquiátricas), jovem, antecedente de agitação ou violência, falta de escolaridade e abuso de drogas.

Tratamento não farmacológico

- Pode-se dividir o manejo do paciente agitado entre medidas não coercitivas (como o manejo ambiental e comportamental) e coercitivas (como o tratamento farmacológico e a contenção física). Algumas atitudes simples e respeitosas, como se identificar com o nome e a função naquele local já são um bom início. Deve-se dialogar dando atenção de forma verdadeiramente interessada no que o paciente diz.
- Descalonamento verbal: consiste na combinação de estratégias verbais e não verbais que têm a intenção de acalmar o paciente e possibilitar que ele coopere com o tratamento. As técnicas dessa estratégia estão resumidas no Quadro 1.

Quadro 1 Técnicas de descalonamento verbal

Respeitar o espaço individual do paciente.
Usar linguagem apropriada (adotar tom de voz calmo, claro e conciso).
Evitar movimentos bruscos, contato visual e provocações ao paciente.
Identificar os anseios e os medos; ouvir com atenção verdadeira o que o paciente fala.
Evitar ao máximo discordar do paciente.
Estabelecer regras e limites claros e explicar o que ocorrerá no pronto-socorro.
Acolher e oferecer opções, preocupar-se com o bem-estar do paciente (p. ex., comida, água, cobertores).
Ser claro na comunicação com o paciente e a equipe.

Adaptado de Nordstrom et al., 2012.

Tratamento farmacológico

- A primeira escolha, após a avaliação do risco de heteroagressividade e comportamento violento, é definir a via de administração. Sempre que possível, a via de administração deve ser a oral (Tabela 2), pela segurança; mas muitas vezes, pela recusa do paciente, a via mais indicada é a intramuscular, pela rapidez de ação, facilidade de uso e segurança (Tabela 3). A via intravenosa somente deve ser considerada quando houver suporte clínico especializado, preferencialmente em pronto-socorro clínico ou unidade de terapia intensiva, pelo risco aumentado de depressão respiratória e arritmias (Tabela 4).

Escolha de medicações

- Antipsicóticos de primeira geração: a principal classe psicofarmacológica utilizada é a dos antipsicóticos, que possuem capacidade tranquilizadora independentemente da etiologia psiquiátrica ou médica subjacente ao comportamento. As medicações de primeira geração mais utilizadas para a tranquilização rápida são clorpromazina, levomepromazina e haloperidol.
- Antipsicóticos de segunda geração: possuem menores riscos para causarem sintomas extrapiramidais, como o pseudoparkinsonismo e a discinesia tardia. Antipsicóticos atípicos, como aripiprazol, olanzapina, risperidona e ziprasidona, são eficazes para a rápida tranquilização.
- Benzodiazepínicos: produzem efeitos sedativos, hipnóticos (indutores do sono), ansiolíticos, anticonvulsivantes e miorrelaxantes. Devemos, no entanto, monitorizar as funções vitais do paciente pelo risco de depressão respiratória. É recomendável ter disponível o flumazenil para reverter depressões respiratórias induzidas por benzodiazepínicos (BZD).

Contenção física

- Uma vez que o descalonamento verbal falhou e ante a possibilidade da progressão da gravidade com risco de agressão, a restrição física deverá ser prontamente indicada. A Figura 1 resume as principais recomendações não farmacológicas preconizadas no manejo do paciente em diferentes graus de agitação.
- Técnicas de contenção física: a equipe deve estar treinada, cada membro deve saber previamente o que fazer, sendo que o líder, em geral o médico, é quem define o momento da abordagem. O número ideal é de cinco pessoas, e cada um dos profissionais deve fi-

Tabela 2 Medicações orais recomendadas no tratamento da agitação psicomotora

Medicação	Dose (mg)	Início de ação (h)	Meia-vida (h)	Repetir após (h)	Dose máxima diária (mg)	Efeitos colaterais
Risperidona	2-3	1	24	1	18	Sonolência, SEP, náusea, hipotensão, arritmia
Olanzapina	10	1-4	21-54	4	30	SEP, hipotensão, tontura, arritmia
Haloperidol	5-15	1-4	15-37	8	15	SEP, alteração no ECG, convulsões
Risperidona + clonazepam	2 + 2	1	20-40	1	6 + 6	SEP, convulsões, arritmia, sedação excessiva, reação paradoxal
Diazepam	10	0,5-1,5	20-80	1	60	Amnésia, ataxia, sedação excessiva, efeito paradoxal

ECG: eletrocardiograma; SEP: sintomas extrapiramidais; VO: via oral. Fonte: adaptada de Baldaçara et al., 2019.

Tabela 3 Medicações intramusculares recomendadas no tratamento da agitação psicomotora

Medicação	Dose (mg)	Início de ação (min)	Meia-vida (h)	Repetir após (min)	Dose máxima diária (mg)	Efeitos colaterais
Haloperidol	2,5-10	30	15-37	30	30	Convulsões, SEP, sonolência, cefaleia e tontura
Haloperidol + midazolam	2,5 + 7,5-15	20	15	30	30	Sedação excessiva e SEP
Haloperidol + prometazina	2,5-10 + 25-50	30	15-37	30	30 + 100	Sedação excessiva, SEP e convulsões
Midazolam	Até 15	15-20	90-150	30	–	Sedação excessiva e depressão respiratória

SEP: sintomas extrapiramidais. Fonte: adaptada de Baldaçara et al., 2019.

Tabela 4 Fármacos com possibilidade de serem realizados por via intravenosa*

Medicação	Dose (mg)	Início de ação (min)	Meia-vida (h)	Repetir após (min)	Dose máxima diária (mg)	Efeitos colaterais
Droperidol	2,5-10	3-10	4-6	15	10	SEP, hipotensão e aumento QT
Haloperidol	5	20	12-22	30	20	SEP, hipotensão
Midazolam	2,5-10	5	1,5-2,5	15	–	Depressão respiratória, hipotensão
Lorazepam	1-4	1-5	10-20	15	10	Depressão respiratória, hipotensão
Diazepam	10	1-5	20-80	30	40	Depressão respiratória, hipotensão

* Evitar a via intravenosa, se possível. Em paciente com alto risco cardíaco, a via intravenosa somente deve ser utilizada com o suporte cardiorrespiratório adequado. Sinais vitais e eletrocardiograma são necessários para pacientes com alto risco cardíaco ou cuja história médica é desconhecida. SEP: sintomas extrapiramidais. Fonte: adaptada de Baldaçara et al., 2019.

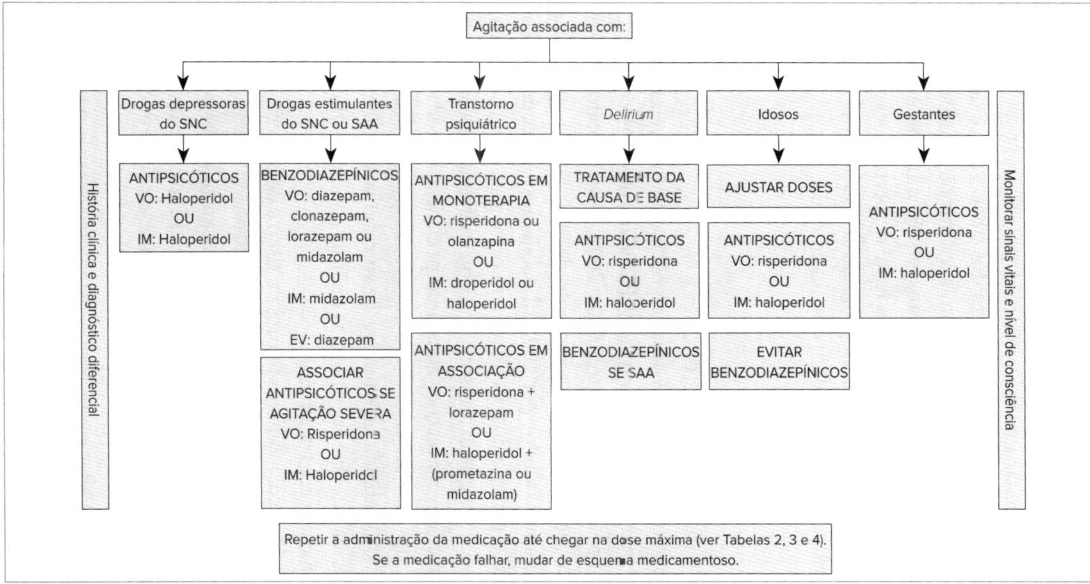

Figura 1 Fluxograma do manejo farmacológico da agitação psicomotora.
IM: intramuscular; SAA: síndrome de abstinência alcoólica; SNC: sistema nervoso central; VO: via oral.
Fonte: adaptada de Baldaçara et al., 2019.

car responsável pela imobilização de um membro específico (braços e pernas), sendo o coordenador o responsável por segurar a cabeça para evitar traumas cranianos.

- Após a contenção: monitoramento dos sinais vitais e do local de restrição, verificando dor, hiperemia, edema ou soluções de continuidade na pele a cada 15 minutos, por 60 minutos, e a cada 30 minutos, por 4 horas ou até o paciente despertar. Deve-se registrar todo o procedimento no prontuário do paciente, incluindo justificativa e monitoramento dos sinais vitais.

SUICÍDIO

Etiologia e diagnóstico diferencial

- Epidemiologia: os serviços de emergências médicas recebem muitos pacientes que necessitam de avaliação quanto ao risco de suicídio. O Brasil registrou, entre 1980 e 2006, 158.952 óbitos por suicídio, o que representa um aumento de 30% na taxa, que passou de 4,4 para 5,7 óbitos por 100 mil habitantes. Antes de cometer suicídio, a maioria dos pacientes tem certo grau de ambivalência. Todo paciente que expressou direta ou indiretamente a intenção de morrer deverá receber atenção especializada e toda tentativa de suicídio deve ser vista como um evento grave que necessita de avaliação detalhada. A tentativa de suicídio, assim como a ideação suicida, são apenas sintomas de uma condição clínica subjacente que merece tratamento.
- Fatores de risco: inúmeros fatores de risco e de proteção têm sido identificados e estão resumidos no Quadro 2.
- Modelo de estresse e diátese: entre os vários modelos para se explicar o suicídio, o modelo biopsicossocial é o que se mostra mais adequado. Nele, a relação entre os fatores de risco pode ser entendida por meio do modelo de estresse e diátese, no qual crises existenciais agudas e transtornos psiquiátricos são estressores comuns proximais, enquanto o pessimismo ou a desesperança e a agressão e a impulsividade seriam componentes de diátese (pre-

disposição) para o comportamento suicida. Fatores familiares ou genéticos, experiências da infância e outros fatores, como a concentração do colesterol, influenciam a predisposição, de forma que o transtorno psiquiátrico não é o único fator para que um paciente cometa suicídio.

Quadro 2 Fatores de risco para o suicídio

Distal (traço)
Carga genética
Características de personalidade (p. ex., impulsividade, agressão)
Restrição de crescimento fetal ou eventos perinatais
Eventos traumáticos no início da vida
Distúrbios neurobiológicos (p. ex., disfunção no sistema serotonérgico e hiperatividade do eixo hipotalâmico-hipofisário)
Proximal (estado)
Transtornos psiquiátricos
Doenças clínicas
Estressores psicossociais
Acesso a meios letais

Adaptado de Hawton e Heeringen, 2009.

Avaliação do paciente em risco de suicídio

- Ideação suicida: paciente apresenta uma ideação suicida ativa ou relata um desejo de se matar? O paciente menciona algum meio específico para se matar? Se sim, ele tem acesso a esses meios?
- Substâncias psicoativas: o paciente faz uso excessivo de álcool ou outras drogas? Ele iniciou recentemente o uso de alguma substância psicoativa?
- Sentido na vida: o paciente verbaliza uma falta ou perda de sentido na vida ou vê poucas razões para continuar vivo?
- Raiva: paciente expressa sentimentos de raiva, ódio ou vingança incontroláveis?

- Sem saída: ele acredita que não há saída para a sua situação atual? A morte é vista como uma opção frente a uma vida de dor? Ele acredita que não existem outras saídas?
- Desesperança: o paciente possui uma visão negativa de si mesmo, dos outros e do futuro? Ele vê poucas chances de uma mudança positiva?
- Isolamento: o paciente começou a se isolar de sua família, amigos e de outras pessoas próximas? Ele expressa esse desejo?
- Ansiedade: o paciente sente-se ansioso, agitado, incapaz de dormir ou relata incapacidade de relaxar? Ou, ao contrário, ele relata estar dormindo o tempo todo? Qualquer uma dessas alternativas sugere risco maior de suicídio.
- Irresponsabilidade: o paciente se coloca em atividades de risco, sem pensar ou considerar os riscos potenciais?
- Mudanças de humor: o paciente relata estar passando por mudanças abruptas e intensas em seu humor?

Formas de tratamento do paciente em risco de suicídio

- Tratamento ambulatorial: em situações em que o risco é baixo, existe cooperação do paciente e o suporte familiar é bom, o médico pode optar pelo tratamento ambulatorial. Nesses casos, o médico deve informar aos familiares sobre a situação clínica e os cuidados de que necessita o paciente, além de orientá-los sobre os recursos terapêuticos disponíveis em caso de uma nova emergência.
- Internação domiciliar: é uma alternativa intermediária entre o tratamento ambulatorial e a internação hospitalar e pode ser indicada nos casos em que o risco de suicídio não é alto, existe cooperação do paciente, bom suporte familiar e monitorização adequada e contínua.
- Internação hospitalar: nos casos mais graves, quando o risco for alto, a opção deve ser pela internação. Se o paciente não concordar e houver risco iminente de suicídio, a internação deve ser realizada involuntariamente. Nesse caso, deve-se obter o consenti-

mento dos familiares e comunicar a internação involuntária ao Ministério Público.

Tratamento farmacológico

- Antidepressivos: os antidepressivos utilizados na depressão demoram aproximadamente duas semanas para fazer efeito e podem melhorar primeiro a atividade (psicomotricidade) e a energia, antes de melhorar a ideação suicida. Portanto, o período entre o início do tratamento e a melhora clínica é crítico e exige monitoração intensiva, pois o paciente pode adquirir energia e disposição para colocar em prática o planejamento suicida. Outro cuidado é que alguns antidepressivos, como tricíclicos e inibidores da monoaminoxidase, são perigosos quando ingeridos em superdosagem e, portanto, não devem ser prescritos em grande quantidade, evitando-se assim que o paciente tenha acesso à medicação.
- Antipsicóticos: na presença de sintomas psicóticos, a medicação de primeira escolha são os antipsicóticos de segunda geração como olanzapina, risperidona, quetiapina e ziprasidona. Embora os antipsicóticos típicos, como o haloperidol, sejam eficazes no controle dos sintomas psicóticos, seu uso é limitado pelo risco de efeitos extrapiramidais, em especial a acatisia, que pode aumentar o risco de suicídio.
- Benzodiazepínicos: têm papel importante no paciente em risco de suicídio. Eles atuam em sintomas como ataques de pânico, crises de ansiedade, inquietação psicomotora e insônia, sintomas esses que podem aumentar o risco de suicídio quando não tratados.
- Lítio: é uma medicação com diversas evidências científicas que sustentam seu uso para pacientes em risco de suicídio. Ele é indicado especialmente para aqueles pacientes que apresentam transtorno afetivo bipolar, mas também pode ser usado para potencialização do tratamento antidepressivo. Em pacientes com transtorno bipolar, ocorre diminuição de cinco vezes o risco de suicídio e dez vezes o risco de nova tentativa. Entretanto, tal efeito só é verificado ao longo de 3 a 8 semanas, o que torna necessária a combi-

nação com outros psicofármacos. O lítio também pode ser fatal em superdosagem, de forma que não devem ser prescritas grandes quantidades de comprimidos e a medicação deve ser guardada por um cuidador em local onde o paciente não tenha acesso.

Tratamento não farmacológico

- Eletroconvulsoterapia (ECT): é indicada em situações nas quais o tempo é extremamente importante para preservar a vida; por exemplo, quando há risco importante de suicídio e o paciente apresenta quadro grave de depressão. Também é segura e pode ser indicada em gestantes, nas quais as opções farmacológicas disponíveis são limitadas.
- Psicoeducação: a maioria dos pacientes se beneficia de orientação psicoeducacional e, se eles consentirem, os familiares devem ser envolvidos. As orientações ao paciente e aos familiares devem ser claras e objetivas. É fundamental discutir a tentativa de suicídio e os motivos, esclarecer sobre a doença subjacente, os sintomas e mostrar que existe tratamento.
- Psicoterapia associada à farmacoterapia: é fundamental a abordagem psicoterapêutica. A psicoterapia deve ser suportiva, flexível, diretiva e abordar as circunstâncias sociais e pessoais que colocam o paciente sob risco de suicídio. O terapeuta e o paciente identificam os principais problemas e selecionam aqueles que devem ser abordados de início. Propostas de mudanças significativas de comportamento, instituição de psicoterapia de base analítica ou outra orientação psicodinâmica podem ser indicadas para alguns pacientes depois de ter passado a fase crítica.

RISCO DE HOMICÍDIO

Etiologia e diagnóstico diferencial

- Epidemiologia: diversas condições psiquiátricas aumentam a probabilidade de ideação homicida, incluindo transtorno de personalidade antissocial, transtorno esquizoafetivo, transtorno de personalidade *borderline*, transtorno de personalidade paranoide, esquizofrenia, transtorno de personalidade obsessivo-compulsivo, transtorno psicótico breve, psicose não especificada, transtorno de personalidade esquiva, transtorno de personalidade esquizoide, transtorno delirante persistente e outros transtornos psicóticos.

- Fatores de risco: ao contrário dos dados epidemiológicos de pacientes suicidas, os dados sobre os pacientes homicidas não fornecem indícios epidemiológicos reais para identificar os pacientes que são propensos a cometer homicídios após a alta. O indicador mais confiável de violência futura é uma história de comportamento violento anterior.

Avaliação do paciente com ideação homicida

- A principal preocupação do profissional é com a segurança pessoal e a presença de uma rota de saída rápida e que não possa ser bloqueada pelo paciente. Enquanto o paciente com ideação homicida permanecer na instituição de saúde, ele deve entregar seus pertences, que serão guardados em local separado, a fim de evitar que esteja portando objetos que possam servir como arma.
- A abordagem consiste, primeiramente, em ajudar o paciente a se sentir seguro, criando um ambiente não ameaçador e falando em voz baixa e calma. A entrevista deve ser concisa, clara e objetiva. O entrevistador deve ouvir atentamente o paciente e tentar alcançar um entendimento sempre que possível. Idealmente, o profissional que realizar a abordagem deverá estar acompanhado de outros membros, a fim de mostrar ao paciente que a equipe agirá prontamente caso ele tenha um comportamento violento.

Tratamento não farmacológico

- Uma vez decidido o local do tratamento, o paciente deve idealmente ter seus pertences guardados em local separado, a fim de evitar contato com objetos que potencialmente seriam usados como arma. Se o paciente estiver agitado, a conduta deve seguir os protocolos preconizados em seção anterior.

- Responsabilidade legal: o homicídio é a mais séria e onerosa das ofensas criminais. Nesse contexto, a ideação homicida deve ser entendida como um potencial precursor da conduta homicida. Ao avaliar pacientes com ideação homicida, os profissionais de saúde devem estar cientes das responsabilidades legais decorrentes da informação obtida. A depender do local de atuação, a legislação determina que o profissional é legalmente responsável por informar as autoridades policiais ou a vítima em potencial. Essa informação pode ser prestada à revelia do desejo do paciente, mesmo que o profissional de saúde tenha assinado um termo de confidencialidade.

SÍNDROME NEUROLÉPTICA MALIGNA

Etiologia e diagnóstico diferencial

- A síndrome neuroléptica maligna (SNM) é uma emergência idiossincrática rara, mas potencialmente fatal, associada à exposição a antagonistas da dopamina, em geral antipsicóticos. É observada principalmente com antipsicóticos de primeira geração de alta potência, como o haloperidol, mas pode ocorrer com qualquer classe de medicações antipsicóticas. A retirada do agonista da dopamina, tipicamente medicação antiparkinsoniana, também está implicada, assim como a metoclopramida. Pode ocorrer após uma única dose antipsicótica ou após anos de uso do mesmo antipsicótico na mesma dose.
- É caracterizada por sintomas que evoluem ao longo de 1 a 3 dias: alteração do estado mental (principalmente delírio agitado), rigidez muscular, febre e instabilidade autonômica. A maioria dos pacientes segue uma progressão de sintomas que têm início com confusão mental, evoluindo para rigidez muscular, seguida de hipertermia e disfunção autonômica, mas o quadro clínico e a gravidade dos sintomas podem variar bastante.

Avaliação do paciente

- Níveis muito elevados de creatinofosfoquinase (CPK) são uma característica marcante da SNM, e o grau de elevação se correlaciona com a gravidade e o prognóstico. A leucocitose com desvio à esquerda é um achado frequente e a mioglobinúria resultante de rabdomiólise pode levar à insuficiência renal aguda. Pode ocorrer rebaixamento do nível de consciência, além de sintomas de disautonomia, como sudorese profusa e arritmias.
- Muitas vezes, é difícil distinguir a SNM de outras condições com sintomatologia semelhante, como síndrome serotoninérgica (SS) grave, hipertermia maligna e infecções do sistema nervoso central. Muitos pacientes usam inibidores de recaptação de serotonina e antipsicóticos de forma associada, de modo que as características que podem ajudar a diferenciar a SNM da SS são hiper-reflexia, mioclonia e ataxia, presentes mais frequentemente na SS. A hipertermia maligna incluirá uma história de exposição a anestésicos inalatórios halogenados e/ou suxametônio, e as infecções do sistema nervoso central podem ser diagnosticadas com o uso de análise do líquido cefalorraquidiano e neuroimagem.

Tratamento farmacológico

- O tratamento da SNM deve seguir dois princípios básicos:
  - Suspensão imediata dos antipsicóticos.
  - Internação em unidade de terapia intensiva com o objetivo de garantir estabilidade hemodinâmica, corrigir eventuais distúrbios hidroeletrolíticos, controlar a hipertermia e fornecer hidratação vigorosa. Uma das consequências mais importantes dessas medidas é a diminuição da rigidez muscular, reduzindo assim o risco de rabdomiólise e consequente insuficiência renal aguda.
- Não há estudos controlados com abordagem específica para o tratamento de SNM. As recomendações atuais são baseadas em relatos de casos e opiniões de especialistas e são às vezes conflitantes,

mas algumas medicações são utilizadas com sucesso, como: dantrolene, bromocriptina, amantadina e BZD (Tabela 5).

- Dantrolene: atua como um relaxante muscular, visando principalmente a redução da hipertermia. Dessa forma, é indicado especialmente para pacientes que apresentam extrema rigidez e hipertermia, características de SNM grave, nas doses de 1 a 10 mg/kg/dia.
- Bromocriptina e amantadina: são agonistas da dopamina utilizados para reversão farmacológica da ação dos antipsicóticos, a fim de restaurar o tônus dopaminérgico. Estão disponíveis apenas na formulação oral, e podem ser administrados via sonda nasoenteral, se necessário. As doses preconizadas são de 2,5 a 8 mg VO de 8/8 horas (bromocriptina) e 200 a 400 mg/dia (amantadina).
- Benzodiazepínicos: os BZD atuam no sistema gabaérgico e têm sua eficácia na SNM atribuída à ação como relaxante muscular. São geralmente utilizados em combinação, quando os fármacos anteriores falharam em controlar a hipertermia e/ou agitação psicomotora. O lorazepam intravenoso é o BZD de escolha nesses ca-

Tabela 5 Tratamento farmacológico da síndrome neuroléptica maligna

	Posologia	Efeitos adversos
Lorazepam	1-2 mg, a cada 4 a 6 horas	*Delirium*, sedação, hipotensão
Diazepam	10 mg IV a cada 8 horas	Sedação, depressão respiratória, reação paradoxal
Bromocriptina	2,5 mg a cada 6 a 8 horas, até o máximo de 40 mg/dia	Hipotensão, intolerância gastrointestinal, úlcera, psicose*
Amantadina	200-400 mg por dia, divididos em 2 ou 3 doses	Hipotensão ortostática, agitação, náusea
Dantrolene	1-2,5 mg/kg/dia inicialmente, IV, seguidos de infusão de 1 mg/kg a cada 6 horas (máximo 10 mg/kg/dia)	Anafilaxia, hepatotoxicidade, *flushing*, insuficiência cardíaca, taquicardia, fraqueza muscular, sonolência, náusea, diarreia

* A bromocriptina parece ser bem tolerada por pacientes psicóticos. IV: intravenoso; SNM: síndrome neuroléptica maligna.

Fonte: adaptada de Van Rensburg et al., 2019.

sos, assim como na catatonia. Sua dose preconizada é de 1 a 2 mg a cada 4 ou 6 horas. Como no Brasil não temos a apresentação endovenosa, pode-se utilizar a apresentação em comprimido via sonda nasoenteral, se necessário. Na ausência do lorazepam, podemos administrar diazepam 10 mg endovenoso a cada 8 horas.

Tratamento não farmacológico

- Eletroconvulsoterapia: a ECT é segura no tratamento da SNM, embora o risco de complicações cardiovasculares deva ser considerado, assim como o risco de hipertermia maligna desencadeado pela succinilcolina utilizada durante o procedimento. A ECT deve ser utilizada quando a SNM for grave e o risco de complicações for alto, sendo necessária uma intervenção mais rápida. Também deve ser prontamente utilizada na suspeita de catatonia maligna ou, ainda, nos casos de SNM em pacientes com depressão psicótica.

SÍNDROME SEROTONINÉRGICA

Etiologia e diagnóstico diferencial

- A SS é uma condição clínica resultante da hiperatividade serotoninérgica em sinapses dos sistemas nervoso central e periférico. A SS é desencadeada por medicamentos que são cada dia mais utilizados, como os inibidores seletivos de recaptação de serotonina (ISRS). Os gatilhos mais comuns da SS são os antidepressivos, para os quais a incidência de uso em adultos nos Estados Unidos aumentou de 6% em 1999 para 10,4% em 2010.
- Pode surgir em pacientes expostos a qualquer substância que provoque a ativação de receptores serotoninérgicos, como analgésicos opioides, antieméticos (como a ondansetrona), drogas ilícitas (sintéticas) e antipsicóticos de segunda geração, especialmente quando usados em associação. Ao contrário da SNM, a SS é dose-dependente, o que permite um amplo espectro de sintomas, variando de casos muito leves até o óbito, a depender da quantidade ingerida da substância. Altas doses ou associação de medicamentos seroto-

ninérgicos são ainda o principal fator de risco conhecido. Outros fatores associados são idade avançada, hepatopatia ou polifarmácia, por conta das interações medicamentosas em nível hepático.

Avaliação do paciente

- O diagnóstico de SS permanece puramente clínico no momento. A SS caracteriza-se pela tríade: alterações cognitivo-comportamentais (confusão ou agitação psicomotora), disfunção autonômica (taquicardia, febre, midríase, hipo ou hipertensão) e excitação neuromuscular (clônus, hiper-reflexia, tremor), podendo também surgir diarreia, dor abdominal, vômitos e até *delirium*. Os critérios diagnósticos mais recentes são conhecidos como Critério Hunter e são considerados o padrão-ouro para o diagnóstico desse quadro.
- Vários outros quadros apresentam sinais e sintomas semelhantes aos presentes na SS, como SNM, intoxicação por drogas anticolinérgicas, hipertermia maligna, síndrome de descontinuação de antidepressivo e abstinência alcoólica. Todos podem resultar em algum grau de desregulação autonômica (incluindo taquicardia, hipertensão e hipertermia) e alteração mental aguda. A Tabela 6 mostra as diferenças nesses quadros.

Tratamento

- Prevenção da SS: a medida mais importante para SS é a prevenção. Os médicos devem evitar prescrever o uso combinado de antidepressivos ou associar antidepressivos a outras medicações serotoninérgicas, como opioides. As trocas entre antidepressivos devem respeitar o período de *washout* (intervalo entre a suspensão de um medicamente e a introdução de outro), principalmente quando se trata de inibidores irreversíveis da monoaminoxidase.
- Retirada das medicações: a principal medida para o tratamento da SS já estabelecida é a retirada imediata de todas as medicações com ação serotoninérgica. A maior parte dos sintomas da SS remite espontaneamente em até 24 horas, e uma minoria deles necessitará de suporte clínico e psiquiátrico.

Tabela 6 Diagnóstico diferencial da síndrome serotoninérgica

	Medicamento usado	Sintomas compartilhados	Sintomas característicos
Síndrome serotoninérgica	Medicações serotoninérgicas	Hipertensão, taquicardia, hipertermia e estado mental alterado	Clônus, hiper-reflexia, ruídos hidroaéreos aumentados
Síndrome neuroléptica maligna	Antipsicóticos e/ou outros antagonistas dopaminérgicos	Hipertensão, taquicardia, hipertermia e estado mental alterado	Rigidez muscular, bradicinesia, hiporreflexia
Intoxicação por drogas anticolinérgicas	Antagonista da acetilcolina	Hipertensão, taquicardia, hipertermia e estado mental alterado	Sem clônus ou hiper-reflexia, pele seca, ruídos hidroaéreos ausentes
Hipertermia maligna	Anestésicos halogenados e/ou succinilcolina	Hipertensão, taquicardia, hipertermia e estado mental alterado	Rigidez muscular extrema, bradicinesia, hiporreflexia

- Antagonistas 5HT2: casos refratários podem ser tratados com ciproeptadina, um antagonista serotoninérgico. A dose inicial recomendada é de 12 mg, seguidos de 2 mg a cada 2 horas, até estabilização clínica. A dose máxima preconizada é de até 32 mg/dia.
- Pacientes que não apresentarem melhora poderão receber uma dose de manutenção de 8 mg a cada 6 horas, até controle dos sintomas.
- Cuidados intensivos: são necessários em casos de síndromes hipertensivas, hipertermia e distúrbios hidroeletrolíticos.
- A principal medida de suporte psiquiátrico para o tratamento da SS grave é o controle da agitação psicomotora. Nesses casos, os BZD são a medicação de escolha, como lorazepam, diazepam ou

midazolam. Deve-se evitar ao máximo a contenção física, pelo risco de rabdomiólise.

ATAQUES DE PÂNICO E CRISE DE ANSIEDADE NO PRONTO-SOCORRO

Etiologia e diagnóstico diferencial

- Muitos quadros não psiquiátricos podem simular ataques de pânico. Sendo assim, diversas apresentações agudas de ansiedade podem ser encontradas nos atendimentos de urgência e emergência.
- Pacientes com comorbidades clínicas, ou que apresentam ataques de pânico pela primeira vez, requerem atenção especial. É importante o questionamento do uso de novas substâncias e/ou associações, tratamentos e doenças de base. Em parte dos casos, a resolução desses quadros se dá com a compensação do quadro clínico ou a suspensão da medicação que desencadeou o quadro ansioso.

Tratamento não farmacológico

- A abordagem do paciente deve ser séria e respeitosa, sempre levando em consideração que esse paciente não tem controle sobre seus sintomas.
- Deve-se levar o paciente para um local protegido e assegurá-lo da não gravidade física do quadro.
- Dar apoio ao paciente e à família.
- Proporcionar um ambiente físico com privacidade e segurança.
- Manter atitude de respeito e interesse.
- Explicar clara e objetivamente o quadro e quais as possíveis alternativas de tratamento.
- Estar aberto aos questionamentos do paciente, muitas vezes repetitivos.
- Diante de pacientes excessivamente tímidos e ansiosos, fazer primeiro perguntas neutras (onde mora, estado civil etc.) para, gradativamente, evoluir para questões mais íntimas, como problemas familiares ou uso de drogas.

Tratamento farmacológico

- Os BZD alprazolam, clonazepam, diazepam e lorazepam são efetivos e se mostraram superiores ao placebo no tratamento de fase aguda do transtorno do pânico e nas crises de ansiedade. Contudo, não são a melhor opção como tratamento de longo prazo, em razão do risco de abuso, dependência e prejuízos cognitivos.
- Para tratamento do ataque de pânico e crises de ansiedade no pronto-socorro, pode-se prescrever ao paciente doses de 30 em 30 minutos, conforme descrito na Tabela 7.
- Em pacientes idosos, é recomendado iniciar com metade da dose habitual.
- Os efeitos colaterais mais comumente associados ao uso de BZD nos serviços de emergência são sonolência, confusão e reação paradoxal (agitação psicomotora).
- É discutível se devemos iniciar o tratamento farmacológico do transtorno de pânico no pronto-socorro. Pacientes que tiveram um ataque de pânico não necessariamente apresentam diagnóstico de transtorno do pânico e devem idealmente ser encaminhados para seguimento ambulatorial.
- Os ISRS são a primeira escolha no tratamento do transtorno de pânico e devem ser iniciados em doses mais baixas para minimizar os riscos de efeitos colaterais (como uma piora inicial da ansiedade).

Tabela 7 Tratamento farmacológico da crise de ansiedade no pronto-socorro

Benzodiazepínico	Dose inicial (mg)	Dose média (mg)	Dose máxima (mg)
Alprazolam	1,5	4	6
Clonazepam	0,5	2	6
Diazepam	5	10	30
Lorazepam	1	2	4

Fonte: adaptada de Batelaan et al., 2012.

CRISE DISSOCIATIVA E CONVERSIVA NO PRONTO-SOCORRO

Transtorno conversivo

- Caracteriza-se por sintomas ou déficits que afetam o controle motor voluntário ou o sistema neurológico sensorial, fazendo parte do grande grupo de quadros somatoformes, que são caracterizados pelo aparecimento de sintomas físicos sem que haja nenhuma condição médica que os justifique. Por isso é altamente prevalente no atendimento em pronto-socorro e nas interconsultas psiquiátricas.

Transtorno dissociativo

- A alteração da consciência de si mesmo caracterizada como cisão na percepção da própria realidade é o principal atributo do transtorno dissociativo. Comumente o sintoma amnésico é parcial e seletivo. Em geral, é associado a um evento traumático recente grave e inesperado, como acidentes, lutos imprevistos ou conflitos interpessoais importantes para o paciente. Os tipos mais comuns de transtornos dissociativos são: amnésia dissociativa, fuga dissociativa e estado de transe e possessão.
- Deve-se investigar se esse paciente não apresenta algum quadro orgânico que poderia ser o causador de tal sintomatologia, mesmo os pacientes que já tenham história prévia de quadros conversivos ou dissociativos. Uma abordagem de acolhimento, proporcionando ao paciente um local com menos estímulos, inclusive, separando-o da família e/ou acompanhantes (quando presentes) e reforçando que tais sintomas irão melhorar e desaparecer de forma lenta e gradual, é fundamental para uma boa evolução do quadro. Deve-se tranquilizar o paciente em relação à não gravidade de seus sintomas físicos.

EMERGÊNCIAS RELACIONADAS AO USO DE ÁLCOOL

Etiologia e diagnóstico diferencial

- Intoxicação aguda: os sintomas dependem de fatores como quantidade ingerida, velocidade do consumo, ingestão concomitante de alimentos e tolerância aos efeitos do álcool. Em casos severos de intoxicação, a depressão respiratória e a hipotensão arterial podem ser fatais, mas a dose fatal é extremamente variável, pois depende de metabolismo individual.
- Síndrome de abstinência: os sintomas de abstinência alcoólica aparecem, em geral, 6 a 12 horas após a interrupção da ingestão etílica e se caracterizam por tremor, insônia, náusea, vômitos, sudorese, taquicardia, aumento da pressão arterial, inquietação, irritabilidade e ansiedade. O aparecimento de crises convulsivas é sinal de maior gravidade, pois sugere evolução para *delirium tremens*. Na Tabela 8, temos algumas gradações da SAA.
- Encefalopatia de Wernicke: é considerada uma emergência neurológica e se caracteriza pela tríade: confusão mental, oftalmoplegia e ataxia cerebelar. No entanto, a tríade completa pode estar presente em somente 10% dos casos. A iatrogenia, ou seja, a administração de glicose parenteral em pacientes alcoolistas sem administração prévia de tiamina é uma das causas de encefalopatia de Wernicke.
- Síndrome de Wernicke-Korsakoff: muitos dos pacientes que apresentaram a encefalopatia de Wernicke poderão evoluir para a síndrome de Korsakoff, que se caracteriza por ser condição crônica, em que há comprometimento da memória recente, amnésia anterógrada e retrógrada, confabulação e desorientação temporal. A síndrome de Korsakoff refere-se a um estado persistente de disfunção mental caracterizada por comprometimento da memória associado à confabulação.

Tabela 8 Classificação da síndrome de abstinência alcoólica (SAA)

SAA	Início	Manifestações
SAA não complicada	12 horas; pico entre 24 e 36 horas	Leve: tremores, nervosismo, irritabilidade, náusea e vômito são os primeiros sintomas e os sinais mais comuns. Moderada/grave: graves com duração de 10 a 14 dias e incluem tremores grosseiros, anorexia, náusea, vômito, mal-estar, hiperatividade autonômica (hipertensão, taquicardia, sudorese), irritabilidade, sonhos vívidos e insônia.
SAA com convulsões	12 horas; pico entre 12 e 48 horas	Crises tônico-clônicas generalizadas que ocorrem durante o curso da SAA. Até 1/3 dos pacientes terá apenas uma, enquanto 2/3 terão múltiplas convulsões, frequentemente espaçadas, se não tratadas. Apenas 3% dos casos evoluirão para estado de mal epilético.
Alucinose alcoólica	8 horas; pico entre 24 e 96 horas	Geralmente consistem principalmente em alucinações visuais e táteis.
Delirium tremens (DT)	1 a 3 dias; pico entre 4 e 5 dias	*Delirium* na presença de SAA. Os sintomas geralmente incluem confusão, desorientação, flutuação, distúrbios perceptivos (p. ex., alucinações auditivas ou visuais ou ilusões), agitação, insônia, febre, hiperatividade autonômica, agitação e, principalmente, alucinações visuais (às vezes táteis) de insetos, pequenos animais ou outras distorções perceptivas.

Adaptada de Maldonado et al., 2017.

Tratamento farmacológico

- Intoxicação aguda:
  - Suporte clínico: manutenção de vias aéreas e ventilação mecânica, se necessária, drogas antieméticas e medidas de prevenção de aspiração, hidratação, correção de distúrbios hidroeletrolíticos, correção da hipoglicemia.

  - Sedação: se necessária, usar haloperidol (evitar benzodiazepínicos e anti-histamínicos).
  - Aceleração da eliminação do etanol: pode-se usar piridoxina (300 a 900 mg intravenosos).
- Síndrome de abstinência:
  - Benzodiazepínicos: os BZD são a medicação de primeira escolha no tratamento da SAA. Além de aliviarem os sintomas de abstinência, os BZD ajudam a prevenir crises convulsivas e evolução para *delirium tremens*. Os BZD de meia-vida longa são os mais indicados. Pelo fato de aliviarem os sintomas de abstinência de forma mais suave, são mais eficazes para prevenir convulsões e oferecem menor risco de causar sintomas rebote após a interrupção. Nos casos de pacientes que apresentam comprometimento hepático importante, é mais indicado usar lorazepam ou oxazepam.
  - Antipsicóticos: podem ser usados em associação com BZD nos casos de marcada agitação ou alucinações.
  - Outras medicações: os betabloqueadores, a carbamazepina e a clonidina são medicamentos que também aliviam os sintomas de abstinência, mas que não são recomendados como monoterapia, pois não reduzem o risco de evolução para *delirium tremens* e, com exceção da carbamazepina, também não previnem o aparecimento de crises convulsivas.
- Encefalopatia de Wernicke: os esquemas sugeridos para profilaxia e tratamento são:
  - Profilaxia: 100 a 200 mg intravenosos ou intramusculares de tiamina, 3 vezes ao dia, por 3 a 5 dias, seguidos de 100 mg por via oral, 3 vezes ao dia por 1 a 2 semanas, seguidos de 100 mg por via oral ao dia.
  - Tratamento: 500 mg intravenosos de tiamina, 3 vezes ao dia, por 5 a 7 dias, seguidos de 100 mg por via oral, 3 vezes ao dia por 1 a 2 semanas, seguidos de 100 mg por via oral ao dia.

EMERGÊNCIAS RELACIONADAS AO USO DE COCAÍNA, CRACK E ANFETAMINAS

Etiologia e diagnóstico diferencial

- Os critérios para diagnóstico da intoxicação e abstinência por psicoestimulantes estão reunidos na Tabela 9. O uso de psicoestimulantes acarreta sintomas psíquicos como ansiedade, ataques de pânico, comportamentos obsessivo-compulsivos, sintomas depressivos como anedonia ou elevação do humor, pensamentos de grandeza e discurso acelerado, além de agitação psicomotora, agressividade ou comportamento violento. Pode também ocorrer psicose, com delírios persecutórios e de autorreferência, além de alucinações auditivas e visuais. Em doses maiores, o uso de estimulantes é potencialmente letal, podendo desencadear comportamentos suicidas e violência física decorrentes dos sintomas psicóticos. Dentre os sintomas físicos, prevalecem a hipertensão e a taquicardia. Altas doses podem causar convulsão.
- Síndrome de abstinência: os sintomas mais prevalentes são irritabilidade e fissura. Os sintomas físicos são também muito significativos e incluem fadiga, sonhos vívidos e pesadelos, alterações do sono, aumento do apetite e alterações na psicomotricidade, mais comumente a lentificação psicomotora.

Tratamento farmacológico

- Intoxicação: a principal linha de tratamento na intoxicação por estimulantes é a administração de BZD. Para o controle rápido da agitação, o midazolam (5 mg) administrado por via intramuscular é muito eficaz. Casos mais leves podem ser tratados com uso oral de diazepam 10 mg, que pode ser repetido a cada 30 minutos. O haloperidol não é usado como um medicamento de primeira linha em razão de seu potencial para diminuir o limiar convulsivo. Os betabloqueadores têm sido contraindicados no manejo da síndrome coronariana aguda relacionada à cocaína, em virtu-

Tabela 9 Critérios diagnósticos do DSM-5 para intoxicação e abstinência por estimulantes, o que inclui a cocaína, o crack e as anfetaminas

(A) Intoxicação por estimulantes	(B) Abstinência de estimulantes
A. Uso recente de uma substância tipo anfetamina, cocaína ou outro estimulante. **B.** Alterações comportamentais ou psicológicas clinicamente significativas e problemáticas (p. ex., euforia ou embotamento afetivo; alterações na sociabilidade; hipervigilância; sensibilidade interpessoal; ansiedade, tensão ou raiva; comportamentos estereotipados; julgamento prejudicado) desenvolvidas durante ou logo após o uso de um estimulante. **C.** Dois (ou mais) dos seguintes sinais ou sintomas, desenvolvidos durante ou logo após o uso de estimulantes. 1. Taquicardia ou bradicardia. 2. Dilatação pupilar. 3. Pressão arterial elevada ou diminuída. 4. Transpiração ou calafrios. 5. Náusea ou vômito. 6. Evidências de perda de peso. 7. Agitação ou retardo psicomotor. 8. Fraqueza muscular, depressão respiratória, dor torácica ou arritmias cardíacas. 9. Confusão, convulsões, discinesias, distonias ou coma. **D.** Os sinais ou sintomas não são atribuíveis a outra condição médica nem mais bem explicados por outro transtorno mental, incluindo intoxicação por outra substância.	**A.** Cessação (ou redução) do uso prolongado de substância tipo anfetamina, cocaína ou outro estimulante. **B.** Humor disfórico e duas (ou mais) das seguintes alterações fisiológicas, desenvolvidas no prazo de algumas horas a vários dias após o Critério A: 1. Fadiga. 2. Sonhos vívidos e desagradáveis. 3. Insônia ou hipersonia. 4. Aumento do apetite. 5. Retardo ou agitação psicomotora. **C.** Os sinais ou sintomas do Critério B causam sofrimento clinicamente significativo ou prejuízo no funcionamento social, profissional ou em outras áreas importantes da vida do indivíduo. **D.** Os sinais ou sintomas não são atribuíveis a outra condição médica nem são mais bem explicados por outro transtorno mental, incluindo intoxicação por ou abstinência de outra substância.

Fonte: American Psychiatric Association, 2014.

de do potencial de vasoconstrição generalizada resultante da ação exclusiva de receptores alfa-adrenérgicos.

- Síndrome de abstinência:
  - Fissura: não há medicações aprovadas para o tratamento específico da fissura. Uma alternativa ainda em estudo seria uma espécie de terapia de substituição, já usada com sucesso no tratamento da dependência de nicotina e opioides, por exemplo. Apesar dos resultados promissores com metilfenidato e dexanfetamina, essa classe de medicação ainda não é recomendada para o tratamento da fissura por psicoestimulantes, seja cocaína ou metanfetamina. Outra classe inicialmente promissora, mas que não mostrou eficácia nesses casos, foram os antipsicóticos, tanto de primeira como de segunda geração, apesar de poucos estudos terem sido publicados até o momento.
  - Agitação psicomotora. Pode ser feita por meio de BZD, desde que administrados por pouco tempo, dado o potencial de dependência dessa classe de medicação. Uma alternativa aos BZD são os antipsicóticos sedativos, como olanzapina ou risperidona.

EMERGÊNCIAS RELACIONADAS AO USO DE OPIOIDES

Etiologia e diagnóstico diferencial

- Intoxicação: o paciente pode apresentar miose, xerostomia, euforia, desrealização, despersonalização, alucinações, constipação intestinal, taquicardia, hipotensão, arreflexia, euforia ou disforia, rubor e prurido facial, calor, sonolência e depressão respiratória.
- Síndrome de abstinência: a dependência de opioides é um quadro que se desenvolve rapidamente e o tempo para o surgimento dos sintomas de abstinência varia de acordo com o opioide usado, variando de 3 (no caso do fentanil) até 72 horas no caso da metadona, por exemplo. Geralmente, os sintomas de abstinência são opostos aos da intoxicação, sendo os principais: midríase, sudo-

rese, lacrimejamento, rinorreia, piloereção, fadiga, cefaleia, dores abdominais, alterações abruptas da sensibilidade à temperatura, taquicardia e taquipneia, náuseas e vômitos, dores musculares generalizadas, febre e insônia.

Tratamento farmacológico

- Intoxicação: o tratamento preconizado para intoxicação por opioides pode ser resumido da seguinte forma:
  - Medidas clínicas: manutenção de vias aéreas pérvias e suporte ventilatório, controle da pressão arterial, frequência cardíaca, temperatura e outras alterações autonômicas, correção dos distúrbios hidroeletrolíticos e hidratação.
  - Naloxona: iniciar com 0,8 mg, EV, e repetir a dose a cada 15 minutos, até o máximo de 32 mg ou resposta satisfatória (midríase e melhora do nível de consciência). Caso haja edema pulmonar, não usar diuréticos, pois a fisiopatologia de edema está relacionada ao extravasamento do conteúdo vascular através dos capilares pulmonares, e não à sobrecarga volêmica.
- Síndrome de abstinência: é preconizado o uso de metadona 10 mg. A dose total de metadona nas primeiras 24 horas, que raramente é maior do que 50 mg, é definida como a dose de estabilização. No segundo dia, a última dose é dividida em duas. A dose total diária de metadona é então reduzida em variações de 5 mg/dia, até que se complete a retirada. Após a última dose de metadona, pode ser utilizada clonidina em uma dose de 0,3 a 1,2 mg, objetivando evitar ou aliviar os sintomas noradrenérgicos causados pela síndrome de abstinência.

BIBLIOGRAFIA

1. American Psychiatric Association. Manual diagnóstico e estatístico de transtornos mentais (DSM-5). 5. ed. [S.l.]: Artmed; 2014.
2. Associação Brasileira de Psiquiatria. Diretrizes para um modelo de assistência integral em saúde mental no Brasil. 2006:58.

3. Baldaçara L, Diaz AP, Leite V, Pereira LA, Santos RM, Gomes Jr VP, et al. Brazilian guidelines for the management of psychomotor agitation. Part 2. pharmacological approach. Braz J Psychiatry. 2019;41(4):324-35.
4. Baldaçara L, Ismael F, Leite V, Pereira LA, Santos RM, Gomes Jr VP, et al. Brazilian guidelines for the management of psychomotor agitation. Part 1. non-pharmacological approach. Braz J Psychiatry. 2019;41(2):153-167.
5. Baltieri DA, Strain EC, Dias JC, Scivoletto S, Malbergier A, Nicastri S, et al. Diretrizes para o tratamento de pacientes com síndrome de dependência de opioides no Brasil. Rev Bras Psiquiatria. 2004;26(4):259-69.
6. Batelaan NM, Van Balkom AJ, Stein DJ. Evidence-based pharmacotherapy of panic disorder: an update. Int J Neuropsychopharmacol. 2012;15(3):403-15.
7. Bolton JM, Gunnell D, Turecki G. Suicide risk assessment and intervention in people with mental illness. BMJ.2015;351:h4978. .
8. Caldwell CB, Gross JB. Physostigmine reversal of midazolam-induced sedation. Anesthesiol. 1982;57(2):125-7.
9. Caniff K, Telega E, Bostwick JR, Gardner KN. Pregabalin as adjunctive therapy in benzodiazepine discontinuation. Am J Health Syst Pharm. 2018;75(2):67-71.
10. Carbone JT, Holzer KJ, Vaughn MG, DeLisi M. Homicidal ideation and forensic psychopathology: evidence from the 2016 Nationwide Emergency Department Sample (NEDS). J Forensic Sci. 2020;65(1):154-9.
11. Caroff SN, Mann SC. Neuroleptic malignant syndrome. Med Clin North Am. 1993;77(1):185-202.
12. Datilo PB, Hailpern SM, Fearon K, Sohal D, Nordin C. Beta-blockers are associated with reduced risk of myocardial infarction after cocaine use. Ann Emerg Med. 2008;51(2):117-25.
13. Day GS, Del Campo CM. Wernicke encephalopathy: A medical emergency. CMAJ. 2014;186(8):130091.
14. Dieltjens T, Moonens I, Van Praet K, De Buck E, Vandekerckhove P. A systematic literature search on psychological first aid: Lack of evidence to develop guidelines. PLoS One. 2014;9(12):e114714.
15. Drayer CS, Cameron DC, Woodward WD, Glass AJ. Psychological first aid in community disaster. J Am Med Assoc. 1954;156(1):36-41.
16. Fluyau D, Revadigar N, Manobianco BE. Challenges of the pharmacological management of benzodiazepine withdrawal, dependence, and discontinuation. Ther Adv Psychopharmacol. 2018;8(5):147-68.
17. Francescangeli J, Karamchandani K, Powell M, Bonavia A. The serotonin syndrome: From molecular mechanisms to clinical practice. Int J Mol Sci. 2019;20(9):2288.
18. Garriga M, Pacchiarotti I, Kasper S, Zeller SL, Allen MH, Vásquez G, et al. Assessment and management of agitation in psychiatry: Expert consensus. World J Biol Psychiatry. 2016;17(2):86-128.
19. Hawton K, Van Heeringen K. Suicide. Lancet. 2009;373(9672):1372-81.

20. Howland RH. Gabapentin for the treatment of substance use disorders. J Psychosoc Nurs Ment Health Serv. 2013;51(12):11-4.
21. Ibrahim M, Maselli DJ, Hasan R, Hamilton A. Safety of beta-blockers in the acute management of cocaine-associated chest pain. Am J Emerg Med. 2013;31(3):613-6.
22. Indave BI, et al. Antipsychotic medications for cocaine dependence. Cochrane Database Syst Rev. 2016(3):Cd006306.
23. Khokhar MA, Rathbone J. Droperidol for psychosis-induced aggression or agitation. Cochrane Database of Systematic Reviews. 2016;2016(12).
24. Konnopka A, Leichsenring F, Leibing E, König HH. Cost-of-illness studies and cost-effectiveness analyses in anxiety disorders: a systematic review. J Affect Disord. 2009;114(1-3):14-31.
25. Kosten TR, O'Connor PG. Management of drug and alcohol withdrawal. N Engl J Med. 2003;348(18):1786-95.
26. Krakowski M, Czobor P. Gender differences in violent behaviors: Relationship to clinical symptoms and psychosocial factors. Am J Psychiatry. 2004;161(3):459-65.
27. Latt N, Dore G. Thiamine in the treatment of Wernicke encephalopathy in patients with alcohol use disorders. Internal Med J. 2014;44(9):911-5.
28. Lee N, Johns L, Jenkinson R, Johnston J, Connolly K, Hall K, et al. Clinical treatment guidelines for alcohol and drug clinicians. No 14: Methamphetamine dependence and treatment. Fitzroy, Victoria: Turning Point Alcohol and Drug Centre; 2007.
29. Levenson JL. Neuroleptic malignant syndrome. Am J Psychiatry. 1985;142(10):1137-45.
30. Longo M, Wickes W, Smout M, Harrison S, Cahill S, White JM. Randomized controlled trial of dexamphetamine maintenance for the treatment of methamphetamine dependence. Addiction. 2009;105(1):146-54.
31. Lovisi GM, et al. Análise epidemiológica do suicídio no Brasil entre 1980 e 2006. Rev Bras Psiquiatr. 2009;31(Supl II):86-94.
32. Lussier JP, Heil SH, Mongeon JA, Badger GJ, Higgins ST. A meta-analysis of voucher-based reinforcement therapy for substance use disorders. Addiction. 2006;101(2):192-203.
33. Machado DB, Santos DN. Suicídio no Brasil, de 2000 a 2012. J Bras Psiquiatr. 2015;64(1):45-54.
34. Maldonado JR. Novel algorithms for the prophylaxis and management of alcohol withdrawal syndromes–beyond benzodiazepines. Crit Care Clin. 2017;33(3):559-99.
35. Mancuso CE, Tanzi MG, Gabay M. Paradoxical reactions to benzodiazepines: literature review and treatment options. Pharmacotherapy. 2004;24(9):1177-85.
36. Mojtabai R, Olfson M. National trends in long-term use of antidepressant medications: results from the U.S. National Health and Nutrition Examination Survey. J Clin Psychiatry. 2014;75(2):169-77.
37. Nisavic M, Nejad SH, Isenberg BM, Bajwa EK, Currier P, Wallace PM, et al. Use of phenobarbital in alcohol withdrawal management: a retrospective comparison study of phenobarbital and benzodiazepines for acute alcohol withdrawal management in general medical patients. Psychosomatics. 2019;60(5):458-67.

38. Nordstrom K, et al. Medical evaluation and triage of the agitated patient: Consensus statement of the American Association for emergency psychiatry project BETA Medical Evaluation Workgroup. West J Emerg Med. 2012;13(1):3-10.
39. Ozer F, Meral H, Aydin B, Hanoglu L, Aydemir T, Oral T. Electroconvulsive therapy in drug--induced psychiatric states and neuroleptic malignant syndrome. J ECT. 2005;21(2):125-7.
40. Parr JM, Kavanagh DJ, Cahil L, Mitchell G, Young RMcD. Effectiveness of current treatment approaches for benzodiazepine discontinuation: a meta-analysis. Addiction. 2009;104(1):13-24.
41. Rangel C, Shu RG, Lazar LD, Vittinghoff E, Hsue PY, Marcus MG. Beta-blockers for chest pain associated with recent cocaine use. Arch Intern Med. 2010;170(10):874-9.
42. Richmond JS, et al. Verbal De-escalation of the Agitated Patient: Consensus Statement of the American Association for Emergency Psychiatry Project BETA De-escalation Workgroup. West J Emerg Med. 2012;13(1):17-25.
43. Roppolo LP, et al. Improving the management of acutely agitated patients in the emergency department through implementation of Project BETA (Best Practices in the Evaluation and Treatment of Agitation). JACEP Open. 2020:1-10.
44. Runeson B, et al. Instruments for the assessment of suicide risk: a systematic review evaluating the certainty of the evidence. PLoS ONE. 2017;12(7):1-13.
45. Sakkas P, Davis JM, Janicak PG, Wang ZY. Drug treatment of the neuroleptic malignant syndrome. Psychopharmacol Bull. 1991;27(3):381-4.
46. Siefried KJ, Acheson LS, Lintzeris N, Ezard N. Pharmacological treatment of methamphetamine/amphetamine dependence: a systematic review. CNS Drugs. 2020;34(4):337-65.
47. Sood TR, Mcstay CM. Evaluation of the psychiatric patient. Emerg Med Clin North Am. 2009;27(4):669-ix.
48. Stanley B, et al. Association of aggressive behavior with altered serotonergic function in patients who are not suicidal. Am J Psychiatry. 2000;157(4):609-14.
49. Sternbach H. The serotonin syndrome. Am J Psychiatry. 1991;148(6):705-13.
50. Swanson JW, et al. Violence and psychiatric disorder in the community: Evidence from the epidemiologic catchment area surveys. Hosp Community Psychiatry. 1990;41(7):761-70.
51. Trollor JN, Sachdev PS. Electroconvulsive treatment of neuroleptic malignant syndrome: a review and report of cases. Austral N Z J Psychiatry. 1999;33(5):650-9.
52. Van Rensburg R, Decloedt EH. An approach to the pharmacotherapy of neuroleptic malignant syndrome. Psychopharmacol Bull. 2019;49(1):84-91.
53. Verma K, Jayadeva V, Serrano R, Sivashanker K. Diagnostic, treatment, and system challenges in the management of recurrent neuroleptic malignant syndrome on a general medical service. Case Rep Psychiatry. 2018;4016087:2018.
54. Vieta E, et al. Protocol for the management of psychiatric patients with psychomotor agitation. BMC Psychiatry. 2017;17(1):1-11.
55. Volpi-Abadir J, Kaye AM, Kaye AD. Serotonin syndrome. Ochsner J. 2013;13(4):533-40.
56. Vonghia L, Leggio L, Ferrulli A, Bertini M, Gasbarrini G, Addoloratto G, et al. Acute alcohol intoxication. Eur J Int Med. 2008;19(8):561-7.

57. Warburton K. The new mission of forensic mental health systems: Managing violence as a medical syndrome in an environment that balances treatment and safety. CNS Spectr. 2014;19(5):368-73.
58. Wheat S, Dschida D, Talen MR. Psychiatric emergencies. Prim Care. 2016;43(2):341-54.
59. Wodarz N, Scheidler AK, Christ M, Fleischmann H, Looser W, Schoett K, et al. Evidence--based guidelines for the pharmacological management of acute methamphetamine--related disorders and toxicity. Pharmacopsychiatry. 2017;50(3):87-95.
60. Wolf A, Whiting D, Fazel S. Violence prevention in psychiatry: an umbrella review of interventions in general and forensic psychiatry. J Forens Psychiatry Psychol. 2017;28(5):659-73.
61. Wolf C, Curry A, Nacht J, Simpson SA. Management of alcohol withdrawal in the emergency department: Current perspectives. Open Access Emerg Med. 2020;12:53-65.
62. Zimmerman JL. Cocaine intoxication. Crit Care Clin. 2012;28(4):517-26.

26 Suicídio

Alexandrina Maria Augusto da Silva Meleiro
Chei Tung Teng

INTRODUÇÃO

- Frente a uma situação difícil, em algum momento da vida, as pessoas podem experimentar o desejo de morrer. A complicação começa quando o desejo de morrer associa-se ao desejo de se matar e o suicídio passa a ser visto como um assassinato em 180 graus, voltado para si mesmo. É preciso romper esse silêncio e despertar a sociedade para a urgência de um movimento em defesa da vida. Há um determinismo multifatorial do suicídio, que torna necessária uma elucidação científica e clínica de seus mecanismos, as estratégias de abordagem e de prevenção existentes na atualidade.
- O suicídio é um grande problema de saúde pública evitável, e a tentativa de suicídio está associada a uma redução considerável na expectativa de vida em comparação com a população em geral. Diversos fatores podem ser barreiras para impedir a detecção e, consequentemente, a prevenção do suicídio: estigma e sigilo; dificuldade em buscar ajuda; falta de conhecimento e atenção sobre o suicídio por parte dos profissionais de saúde; informações conflituosas por parte dos familiares; baixa qualidade das informações provenientes de prontuários médicos e atestados de óbi-

to; dificuldades em determinar se realmente ocorreu com intencionalidade suicida ou se foi acidental ou, ainda, um homicídio; falta de serviços de referências para o esclarecimento de mortes por causas externas; falta de envio das informações ao Ministério da Saúde, por meio do sistema de Informação de Agravos de Notificação (SINAN).

- A avaliação sistemática do risco de suicídio em quadros que chegam à emergência médica deve fazer parte da prática clínica rotineira, em todas as especialidades médicas, para que os casos potencialmente fatais possam ser devidamente diagnosticados, tratados e encaminhados. Fazem parte do comportamento suicida as ideações suicidas, os planos de suicídio, a tentativa de suicídio e o suicídio em si. Este último pode ser definido como um ato deliberado, executado pelo próprio indivíduo, cuja intenção seja a morte, de modo consciente, intencional, mesmo que ambivalente, usando um meio que ele acredita ser letal.

COMPLEXIDADE MULTIDIMENSIONAL NO PROCESSO SUICIDA

- A complexidade multidimensional do ato de tirar a própria vida é maior em uma série de doenças mentais, em especial depressão, esquizofrenia, transtorno por uso de substância psicoativa (álcool e outras drogas) e transtorno de personalidade. Os comportamentos suicidas têm etiologia multifatorial e são considerados dois pontos principais:
  - Fatores de riscos distais ou predisponentes: são as adversidades da vida precoce (estresse intrauterino, trauma no momento do parto, acontecimentos estressantes da infância e da adolescência etc.), além de transtornos psiquiátricos, tentativa prévia de suicídio, suicídio na família, abuso sexual na infância, impulsividade/agressividade, isolamento social, doenças incapacitantes/incuráveis e alta recente de internação psiquiátrica.

- ▷ Fatores de riscos proximais ou precipitantes ou gatilhos: são os eventos graves de vida e o uso abusivo de substâncias psicoativas, desilusão amorosa, conflitos relacionais, desonra/vergonha, separação conjugal, derrocada financeira, perda de emprego, embriaguez e fácil acesso a meio letal.
- O estado perceptivo do indivíduo é de constrição, estreitamento afetivo e intelectual de opções disponíveis em sua consciência. Circunstancialmente, a única ação possível é a saída intencional do sofrimento. Um erro do profissional de saúde pode marcar um rótulo negativo para o paciente suicida, especialmente para quem verbaliza a intenção. O senso clínico do profissional pode julgar de modo precipitado que a comunicação é manipulativa, deliberadamente confusa, irracional e hostil. Sem uma apreciação apurada, é muito provável que o profissional de ajuda e o paciente possam proceder em diferentes sintonias, e o desfecho seja trágico. Os fatos ocultos por trás do suicídio são múltiplos e multifacetados e envolvem uma interação única de fatores biológicos, psicossociais e culturais para cada indivíduo.

FATORES DE VULNERABILIDADE PARA A IDEAÇÃO SUICIDA

- Observam-se quatro grandes categorias de variáveis relevantes para o comportamento suicida: demográficas, diagnósticas, de histórico psiquiátrico e psicológicas. Nenhuma das inúmeras variáveis sozinha é suficiente para desencadear um ato suicida. Na verdade, tais fatores acumulam-se e interagem para aumentar a vulnerabilidade de uma pessoa ao comportamento suicida.
- Variáveis demográficas: a grande preocupação é na faixa etária de adolescentes e adultos jovens, que têm alto risco de suicídio. Quanto ao sexo, os homens são 75% mais propensos a morrer em razão de suicídio que as mulheres. As mortes por suicídio ocorrem em adolescentes e adultos de todas as idades, entretanto, aumentaram muito na população mais jovem (Figura 1).

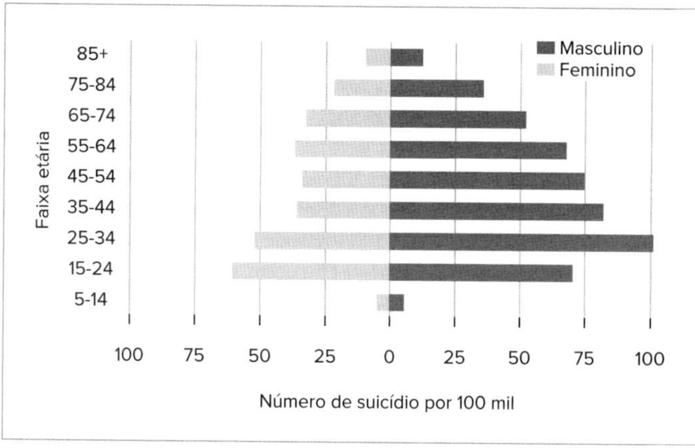

Figura 1 Mortes por suicídio global por idade e sexo, 2016.
Fonte: WHO, 2018.

- Quanto à orientação sexual, não existem estatísticas nacionais ou internacionais para a morte por suicídio, pois ela não é identificada nas certidões de óbito. A taxa de suicídio com relação à raça e à etnia varia bastante, de acordo com o país e a região. A população indígena apresentou o maior risco de morte por suicídio, com taxa de 17,5 mortes por 100 mil habitantes. Algumas variáveis demográficas podem mudar ao longo da vida: estado civil, desemprego e situação socioeconômica, e podem ser fatores de risco.
- Nas variáveis diagnósticas, a existência de doenças físicas ou mentais aumenta a vulnerabilidade ao suicídio por meio da ativação da desesperança, da falta de sentido percebido para a vida e da perda de importantes papéis sociais. Cerca de 97% dos indivíduos que morrem por suicídio são diagnosticados com um ou mais transtornos psiquiátricos. O risco de um indivíduo depressivo morrer por suicídio é 20 vezes maior do que para o não depressivo.
- Nas variáveis da história psiquiátrica, o mais potente preditor do suicídio é a existência de tentativas prévias, em especial no pri-

meiro ano após a alta do hospital por aquele intento. Uma pesquisa de Rudd et al. mostrou que as pessoas que fizeram várias tentativas estão particularmente em risco, pois têm perturbações psiquiátricas mais graves do que as que relatam apenas ideação, mas nunca chegaram a tentar suicídio. A história familiar de suicídio também está associada à tentativa de suicídio.

- As variáveis psicológicas são passíveis de ser modificadas por meio de intervenções psicoterapêuticas focadas, em particular: desesperança, cognições relacionadas com o suicídio, maior impulsividade, déficits na resolução de problemas e perfeccionismo. Wenzel et al. determinaram que níveis altos de desesperança, independentemente do nível dos sintomas depressivos, estavam associados a altos níveis de intenção suicida. As cognições relacionadas com o suicídio restringem durante a crise e em longo prazo a maneira como buscam soluções. A impulsividade é considerada por alguns autores um traço de personalidade, na rápida tomada de decisão, na falha em considerar as consequências de suas ações, nas desorganizações e na incapacidade de planejar. Existem muitas facetas do que é impulsividade. Muitos foram criados em ambientes onde se aprende que o suicídio é uma solução aceitável para seus problemas frente à desesperança.
- Entre os fatores de vulnerabilidade para a ideação suicida, há o perfeccionismo. Entre as muitas facetas do perfeccionismo, a que é mais associada à desesperança e à ideação suicida consiste no perfeccionismo socialmente prescrito, que prediz a ideação suicida independentemente da depressão e da desesperança.
- O perfeccionismo coloca a pessoa em risco de suicídio, com a lógica do "tudo ou nada" e o foco nos próprios defeitos, e acentua a aversão ao próprio estresse. O perfeccionismo é inerentemente um conjunto de cognições distorcidas sobre as expectativas de outros e as consequências de não alcançar esses padrões. Portanto, as estratégias de terapia cognitiva projetada para modificar distorções cognitivas são efetivas na redução de pensamentos perfeccionistas e do potencial de ideações suicidas. O risco de atos suicidas é

determinado não apenas por um transtorno psiquiátrico (o estressor), mas também por uma diátese refletida por tendências a experimentar mais ideação suicida e ser mais impulsivo e, portanto, mais propenso a agir com sentimentos suicidas, como no transtorno de personalidade *borderline* comórbido, transtorno por uso de álcool e outras substâncias.

- De um lado, como diátese, há impulsividade, agressividade, pessimismo, inflexibilidade cognitiva, baixa de serotonina e uso abusivo de substâncias. De outro, fatores ambientais (p. ex.: fácil acesso a meios letais e falta de tratamento adequado) como gatilhos estressores de vida, além de episódios de transtornos psiquiátricos, o que leva a mudanças neurobiológicas no organismo.

COMO ABORDAR O PACIENTE COM RISCO DE SUICÍDIO

- Nem sempre é tarefa fácil abordar questões da doença mental e avaliar a "suicidabilidade". Para a abordagem segura do paciente em risco de suicídio, algumas regras gerais devem ser respeitadas. Todo paciente que fala sobre suicídio tem risco em potencial e merece investigação e atenção especial. São fundamentais a escuta e o bom julgamento clínico, sem preconceito ou crítica. Não é verdade que "quem fala que vai se matar não se mata"; por impulsividade ou por erro de cálculo da tentativa, a fatalidade acontece[1].
- O manejo inicia-se durante a investigação do risco, e a abordagem verbal pode ser tão ou mais importante que a medicação. Isso porque proporciona alívio, acolhimento e valor ao paciente, fortalecendo a aliança terapêutica. Deve-se saber investigar e abordar o comportamento suicida, além de identificar e descobrir se houve tratamento prévio de transtornos psiquiátricos existentes, como: depressão, transtorno afetivo bipolar e por uso/abuso de álcool e outras substâncias psicoativas, entre outros.
- O profissional de saúde deve abordar com cautela, de maneira gradual. As perguntas devem ser feitas em dois blocos: o primeiro para todos os pacientes; e o segundo apenas para aqueles indiví-

duos que responderem às três perguntas iniciais que sugerem, pelas respostas, um risco de suicídio. São seis perguntas fundamentais, três delas para todos os pacientes em cada consulta (Quadro 1).

Quadro 1 Perguntas fundamentais para a investigação de risco de suicídio
Você tem planos para o futuro? A resposta do paciente com risco de suicídio é não.
A vida vale a pena ser vivida? A resposta do paciente com risco de suicídio, novamente, é não.
Se a morte viesse, ela seria bem-vinda? Desta vez, a resposta será sim para aqueles que querem morrer.
Se o paciente der as respostas anteriores, o profissional de saúde deverá fazer as seguintes perguntas: Você está pensando em se machucar/se ferir/fazer mal a si mesmo/morrer? Você tem algum plano específico para morrer/se matar/tirar sua vida? Você fez alguma tentativa de suicídio recentemente?

Fonte: Meleiro et al., 2018.

- As questões adicionais são para avaliar a frequência e a gravidade da ideação, bem como a possibilidade real de suicídio. É importante saber se o paciente tem algum plano suicida, além dos meios para praticá-lo. Para o raciocínio clínico, ainda é importante que os itens abordados no Quadro 2 sejam esclarecidos.
- A avaliação é clínica e leva em conta todo o conhecimento que o profissional deve ter sobre o comportamento suicida.
- Geralmente, o risco de suicídio não é reconhecido, portanto, não será tratado. Ele aumenta a morbidade e mortalidade substancialmente. As mudanças não são detectadas por pais, professores e profissionais de saúde (pediatra, clínico). O ônus da detecção recai sobre os profissionais de saúde não mental, bem como as complexidades e implicações sérias de rastrear todas as crianças e adolescentes para o suicídio. Estudos mostram que a gestão de rastreios positivos é um desafio monumental, mas importan-

Quadro 2 Pontos a serem esclarecidos em caso de paciente com risco de suicídio

1. Há meios acessíveis para cometer suicídio (armas, andar de casa/prédio onde mora, remédios ou inseticidas, procurou na internet meios de suicídio)?
2. Quais são a letalidade do plano e a concepção da letalidade pelo paciente? Qual é a probabilidade de resgate ou como foi o resgate?
3. Alguma preparação foi feita (carta, testamento ou acúmulo de comprimidos)?
4. Quão próximo o paciente esteve de completar o suicídio? O paciente praticou anteriormente o ato suicida?
5. O paciente tem habilidade de controlar seus impulsos?
6. Há fatores estressantes recentes que tenham piorado as habilidades de lidar com as dificuldades ou de participar no plano de tratamento?
7. Há fatores protetores? Quais são os motivos para o paciente se manter vivo? Qual é a visão do paciente sobre o futuro?

Fonte: Neves et al., 2014.

te para a prevenção do suicídio. Incluindo o problema dos falsos positivos e o fardo imposto aos sistemas de cuidados, escolas, clínicas de cuidados primários e pronto-socorro são ambientes lógicos nos quais a triagem pode ser realizada e a intervenção iniciada. Quase 60% dos jovens que precisam de serviços de saúde mental não recebem os cuidados de que necessitam, mesmo após tentativa de suicídio.

NÍVEIS DE RISCO DE SUICÍDIO E CONDUTA

- O risco baixo caracteriza-se pela pessoa que teve alguns pensamentos suicidas, mas não fez nenhum plano. Convém manejar esse risco com escuta acolhedora para compreensão e amenização de sofrimento; facilitar a vinculação do sujeito ao suporte e à ajuda possível ao seu redor – social e institucional; e iniciar o tratamento de possível transtorno psiquiátrico. Realiza-se encaminhamento, caso não haja melhora, para profissional especializado.

Deve-se esclarecer ao paciente os motivos do encaminhamento; certificar-se do atendimento e agilizá-lo ao máximo – tendo em vista a excepcionalidade do caso e o risco de morte; e tentar obter uma contratransferência do atendimento.

- O risco médio caracteriza-se pela pessoa que tem pensamentos e planos, mas não pretende cometer suicídio imediatamente. A conduta inclui total cuidado com possíveis meios de cometer suicídio que possam estar no próprio espaço de atendimento; escuta terapêutica que possibilite ao paciente falar e esclarecer para si sua situação de crise e sofrimento; investimento nos possíveis fatores protetivos do suicídio; e família e amigos do paciente como parceiros no acompanhamento do indivíduo.
- Convém encaminhar o paciente para o serviço de psiquiatria para avaliação e conduta ou agendar uma consulta o mais brevemente possível. Deve-se pedir autorização para entrar em contato com a família, os amigos e/ou colegas e explicar a situação sem alarde, informando o necessário e preservando o sigilo de outras informações sobre particularidades do indivíduo.
- Orienta-se sobre medidas de prevenção, como esconder armas, facas e cordas, deixar medicamentos em local em que a pessoa não tenha acesso etc.
- O risco alto caracteriza-se pela pessoa que tem um plano definido, com meios para fazê-lo, e planeja fazê-lo prontamente. O paciente encontra-se em um cenário em que tentou suicídio recentemente e mantém firme a ideia quanto a uma nova tentativa ou tentou várias vezes em um curto espaço de tempo. O manejo é difícil, por isso, nunca deixá-lo sozinho. Convém ter total cuidado com possíveis meios de cometer suicídio que estejam no próprio espaço de atendimento; realizar contrato de "não suicídio"; e informar a família, da maneira já sugerida.
- Encaminha-se para o serviço de psiquiatria para avaliação, conduta e, se necessário, internação. Caso não seja possível, considera-se o caso como emergência e entra-se em contato com um profissional de saúde mental ou do serviço de emergência mais

próximo. Providencia-se uma ambulância e encaminha-se a pessoa ao pronto-socorro psiquiátrico, de preferência.

- O manejo do paciente na urgência/emergência tem três objetivos: redução do risco imediato, manejo dos fatores predisponentes e realizar o acompanhamento.
- A vigilância 24 horas deve ser estruturada, seja por alguém da equipe de saúde ou por um familiar ou cuidador (se for avaliado como capacitado), até a reavaliação médica. Itens que podem causar danos (facas, instrumentos pontiagudos, remédios, cintos, cordas, escadas e alturas) devem ser retirados do acesso do indivíduo. A bolsa do paciente também deve ser revistada para avaliar a existência destes. Portas, inclusive do banheiro, não devem ser trancadas. Sugere-se que a transferência de pacientes entre instituições seja feita de ambulância, e não por familiares. Os pacientes com alto risco de suicídio e frágil suporte social devem ser internados em instituição especializada.
- A Portaria n. 1.271, de 6 de junho de 2014, que define a Lista Nacional de Notificação Compulsória de doenças, agravos e eventos de saúde pública nos serviços de saúde públicos e privados em todo o território nacional inclui a tentativa de suicídio como notificação compulsória imediata, que deverá ser realizada em até 24 horas, a partir do conhecimento da ocorrência. Apenas a notificação compulsória não basta. Há de se garantir que essa pessoa que acabou de fazer uma tentativa de suicídio seja imediatamente colocada em tratamento para reduzir o risco de nova tentativa.
- A chance de suicídio aumenta, proporcionalmente, quanto mais fatores de risco estiverem presentes. Entretanto, muitos indivíduos podem ter um ou mais fatores de risco e não apresentar intenção suicida. O que faz a diferença entre decisão de vida e morte não é só a presença de fatores de risco, mas o acesso a fatores protetores, que fortalecem as estratégias de enfrentamento. O nível aumenta particularmente quando um ou mais fatores de proteção são eliminados. Nos últimos anos, os fatores de proteção têm sido enfatizados. A capacidade de recuperar-se frente a adversidades da

vida é chamada de resiliência (como as fibras de um tapete que, mesmo após ser pisado, têm a capacidade de retornar ao natural). A resiliência pode ser inerente e/ou adquirida durante a vida antenatal e da educação infantil até a vida adulta. Pode-se observá-la em: estilo cognitivo e personalidade, fatores sociais e culturais, padrão familiar e fatores ambientais.

CONDUTA MÉDICA APÓS TENTATIVA

- Algumas decisões são necessárias para prosseguir os cuidados após tentativa: se o paciente irá permanecer internado (médico/cirúrgico/UTI), se ele será encaminhado ao ambulatório de saúde mental ou se deve ser transferido para uma unidade psiquiátrica pelo risco, ou de transtorno psiquiátrico que necessite de tratamento especializado. Todo cuidado é pouco na enfermaria, pois é um local no qual há disponibilidade de itens como anestésicos, cloreto de potássio, psicofármacos, bisturi, tesouras, escadas, janelas e lençóis, entre outros. É importante observar e anotar os comportamentos não verbais suspeitos ou significativos de comportamento suicida.
- Há relatos de pacientes de UTI que desligaram seus próprios aparelhos como gesto suicida, ou de indivíduos que se enforcaram dentro de hospitais psiquiátricos. A inclusão de amigos e membros solidários da família pode ser útil nas enfermarias nas quais o recurso humano para vigilância é escasso. Qualquer paciente com doença psiquiátrica deve ser avaliado quanto à tendência suicida de forma periódica durante o curso da doença, independentemente de sua situação clínica.
- As opções após a avaliação dependerão do sistema de saúde em que o paciente está sendo atendido. Na prática diária no Brasil, sabe-se da dificuldade de se obter uma vaga em unidade psiquiátrica e de ter acesso ao tratamento adequado.
- Considera-se grave o ato que necessitou de uma hospitalização ou de suporte clínico-cirúrgico para evitar sequelas. Estima-se

que 10% das tentativas precisarão de hospitalização. A gravidade da tentativa é um forte fator de risco para repetição. Entretanto, a avaliação da gravidade da lesão deve ser cuidadosa, pois uma lesão pouco grave pode simplesmente traduzir o desconhecimento da letalidade do método utilizado pelo paciente com intenção suicida real. Negligenciar a intenção pode subestimar o risco futuro.

POSVENÇÃO PARA OS SOBREVIVENTES DO SUICÍDIO

- O termo *postvention*, que significa intervenção após o suicídio, foi criado por Edwin Shneidman em 1967. Posvenção refere-se, então, somente ao luto por suicídio, para lidar com as especificidades desse luto e prevenir o suicídio entre os sobreviventes enlutados. Isso não inclui pacientes que fizeram tentativas, estes são os *suicide attempter*; estes continuam a ser assistidos pela prevenção do suicídio, confusão que tem acontecido com o uso errôneo do termo, mas que necessita de abordagens diferentes. Para Shneidman, a posvenção é "qualquer ato apropriado e de ajuda que aconteça após o suicídio com o objetivo de auxiliar os sobreviventes a viver mais, com mais produtividade e menos estresse do que viveriam se não houvesse esse auxílio".
- Desde o início do tratamento, familiares devem ser acompanhados ou encaminhados para terapia. Podemos identificar dois tipos de família: a família suicidogênica: favorece o gatilho, às vezes sem perceber; e a família desestruturada pela patologia do suicida. Ambas necessitam de ajuda. Cerca de 750 mil pessoas/ano ficam de luto por suicídio na família. Além da sensação de perda, resta uma herança de vergonha, de medo, de rejeição, com um misto de raiva e de culpa. Familiares são responsabilizados, evitados e rejeitados pelas pessoas à volta. Há um nível elevado de vergonha, que aumenta isolamento e autoculpa, dificuldade de falar sobre o assunto, carregado de estigma e preconceitos.
- As reações psicológicas (TEPT) de quem perdeu alguém por suicídio são comparáveis a quem vivenciou estupro, guerra ou cri-

me. As acusações surgem de diferentes formas, não são direcionadas apenas a si mesmo, e sim, por exemplo, a familiares que não viram o que estava acontecendo ou ao médico que talvez não tenha dado o tratamento correto. Qualquer um pode ser alvo desse sentimento destrutivo e inútil, inclusive a equipe de saúde, e todos devem enfrentar o julgamento dos outros ("ninguém fez nada") e a resistência em lidar com as próprias fragilidades.

ESTRATÉGIAS PREVENTIVAS PROPOSTAS

- Mrazek e Haggerty propuseram um modelo conceitual de prevenção primária de transtornos mentais, definido como "intervenções que ocorrem antes do início de um transtorno", composto por três tipos de ação preventiva, diferentes entre si conforme o grupo-alvo. Esse modelo adquire uma importância especial no campo da saúde pública por se dirigir diretamente a grupos populacionais, embora cubra também casos individuais. São eles:
  - ▷ Intervenções universais: dirigidas ao público em geral ou a toda a população que não tenha sido identificada com base em riscos individuais.
  - ▷ Intervenções seletivas: dirigidas a indivíduos ou subgrupos da população com risco mais elevado que a média de desenvolver uma dada condição. O risco pode ser iminente ou persistente ao longo da vida e pode ter natureza biológica, psicológica ou social.
  - ▷ Intervenções indicadas: dirigidas a indivíduos de alto risco, já com sinais e sintomas ou indicadores biológicos, precursores da condição que se quer prevenir.

CONSIDERAÇÕES FINAIS

- Nem todos os casos de suicídio poderão ser prevenidos. Contudo, a habilidade em lidar com suicídio faz diferença, pois milhares de vidas podem ser salvas todos os anos se as pessoas que tentaram suicídio forem adequadamente abordadas e tratadas. Essa perspectiva é de particular importância para a suicidologia, uma vez que a diminuição de morbidade (ideação suicida e tentativa de suicídio) leva à diminuição da mortalidade.

- Os esforços de prevenção ao suicídio, muitas vezes, dirigem-se à melhora da assistência clínica ao indivíduo que já luta contra ideias suicidas ou àquele que precise de atendimento médico por tentativa de suicídio.
- A prevenção ao suicídio também exige abordagens que possam reduzir a probabilidade do suicídio antes que indivíduos vulneráveis alcancem o ponto de risco.

BIBLIOGRAFIA

1. Ackerman JP, McBee-Strayer SM, Mendoza K, Stevens J, Sheftall AH, Campo JV, et al. Risk-sensitive decision-making deficit in adolescent suicide attempters. J Child Adolesc Psychopharmacol. 2015;25(2):109-13.
2. Baldaçara L, Meleiro, Quevedo J, Vallada H, Silva AG. Epidemiology of suicides in Brazil: a systematic review. Global Psychiatry Archives. 2022;5(1):10-25.
3. Brezo J, Klempan T, Turecki G. The genetic of suicide: a critical review of molecular studies. Psychiatr Clin North Am. 2008;31(2):179-203.
4. Bridge JA, Reynolds B, McBee-Strayer SM, Sheftall AH, Ackerman J, Stevens J, et al. Impulsive aggression, delay discounting, and adolescent suicide attempts: effects of current psychotropic medication use and family history of suicidal behavior. J Child Adolesc Psychopharmacol. 2015;25(2):114-23.
5. Gunnell D, Ho D, Murray V. Medical management of deliberate drug overdose: a neglected area for suicide prevention? Emerg Med J. 2004;21(1):35-8.
6. Hewitt PL, Flett GL, Sherry SB, et al. Trait perfectionism dimensions and suicidal behavior. In: Ellis TE (ed.). Cognition and suicide: theory, research and therapy. Washington: APA; 2006.
7. Holdsworth N, Belshaw D, Murray S. Developing A&E nursing responses to people who deliberaty self-harm: the provision and evaluation of a series of reflective workshops. J Psychiatr Ment Health Nurs. 2001;8(5):449-58.
8. Horowitz LM, Ballard ED, Paoa M. Suicide screening in schools, primary care and emergency departments. Curr Opin Pediatr. 2009;21(5):620-7.
9. Jokinen J, Boström AE, Dadfar A, Ciuculete DM, Chatzittofis A, Asberg M, et al. Epigenetic changes in the CRH gene are related to severity of suicide attempt and a general psychiatric risk score in adolescents. EBioMedicine. 2018;27:123-33.

10. Kim CD, Seguin M, Therrien N, Riopel G, Chawky N, Lesage AD, et al. Familial aggregation of suicidal behavior: a family study of male suicide completers from the general population. AM J Psychiatry. 2005;165(5):1017-9.
11. King CA, Berona J, Czyz E, Horwitz AG, Gipson PY. Identifying adolescents at highly elevated risk for suicidal behavior in the emergency department. J Child Adolesc Psychopharmacol. 2015;25(2):100-8.
12. Meleiro AMAS, Correa H. Comportamento suicida. In: Meleiro AMAS. Psiquiatria: estudos fundamentais. Rio de Janeiro: Guanabara Koogan, 2018.
13. Ministério da Saúde. Brasil. Portaria n. 1.271, de 6 de junho de 2014. Define a Lista Nacional de Notificação Compulsória de doenças, agravos e eventos de saúde pública nos serviços de saúde públicos e privados em todo o território nacional, nos termos do anexo, e dá outras providências. Disponível em: http://bvsms.saude.gov.br/bvs/saudelegis/gm/2014/prt1271_06_06_2014.html.
14. Mrazek PJ, Haggerty RJ. Reducing risks for mental disorders: frontiers for preventive intervention research. Washington: National Academy Press; 1994.
15. Neves MCL, Meleiro AMAS, Souza FGM, Silva AG, Corrêa H. Suicídio: fatores de risco e avaliação. Brasília Med. 2014;51(1):66-73.
16. Rudd MD, Joiner T, Rajab MH. Relationships among suicide ideators, attempters, and multiple attempters in a young adult sample. J Abnormal Psychol. 1996;105(4):541-50.
17. Scavacini K, Meleiro AMAS. Posvenção/sobreviventes do suicídio. In: Meleiro AMAS. Psiquiatria: estudos fundamentais. Rio de Janeiro: Guanabara Koogan; 2018.
18. Scivoletto S, Boarati MA, Turkiewicz G. Psychiatric emergencies in childhood and adolescence. Rev Bras Psiquiatr. 2010;32(suppl. 2):S112-20.
19. Wenzel A, Brow GK, Beck AT. Terapia cognitiva comportamental para pacientes suicidas. Porto Alegre: Artmed; 2010.
20. World Health Organization (WHO). World health statistics 2018: monitoring health for the SDGs, sustainable development goals. 2018. Global Health Estimates 2016: Deaths by cause, age, sex, by country and by region, 2000–2016. Geneva: World Health Organization, 2018. In: http://apps.who.int/iris/bitstream/handle/10665/272596/9789241565585-eng.pdf?ua=1.

27 *Delirium*

Flávia Barreto Garcez
Thiago Junqueira Avelino da Silva

- *Delirium* é uma síndrome neuropsiquiátrica aguda caracterizada por desatenção, comprometimento da consciência e/ou da psicomotricidade, de natureza com frequência flutuante, como resultado da ação de um ou mais fatores etiológicos (Tabela 1). Apesar de ser mais frequente no indivíduo idoso, *delirium* pode ocorrer em qualquer faixa etária, incluindo crianças criticamente enfermas. Independentemente da idade, *delirium* está associado a maior complexidade do cuidado e a diversos eventos desfavoráveis, que, muitas vezes, resultam em declínio funcional e cognitivo, maior tempo de internação hospitalar e aumento da mortalidade, além de elevação significativa dos custos para o sistema de saúde.

EPIDEMIOLOGIA

- A frequência e os desfechos clínicos de *delirium* variam conforme o contexto clínico. A ocorrência é mais elevada em unidades de terapia intensiva, de cuidados pós-operatórios e de cuidados paliativos, em comparação com outros cenários de assistência. No departamento de emergência, *delirium* ocorre em 10 a 13% dos idosos e pode elevar sua mortalidade em até três vezes. Em enfermarias gerais e geriátricas, a ocorrência de *delirium* varia de 29 a 64%, com cerca de metade dos idosos sendo afetada durante a internação hospitalar. Nesse cenário, a incidência de desfechos desfavoráveis associados a *delirium* também é elevada, com aumento da mortalidade e do risco de institucionalização após a alta, especialmente entre pacientes com demência. A sobreposição de *delirium* em pessoas com doença de Alzheimer pode alterar a trajetória natural da doença, com acentuação da perda cognitiva em longo prazo.

- Os dados epidemiológicos na população brasileira são escassos, com elevada heterogeneidade. Nas unidades de terapia intensiva, a incidência de *delirium* varia entre 26 e 93%. Dentro do contexto de pós-operatório ortopédico, a ocorrência varia de 9 a 25% em pacientes submetidos a procedimentos eletivos de prótese de joelho ou quadril, e alcança 26 a 60% em idosos com fratura de colo de fêmur. Nas unidades de internação geral ou geriátrica, a evidência é ainda mais restrita. Em uma coorte de 1.409 idosos agudamente enfermos internados em enfermaria geriátrica, *delirium* foi detectado em 47% das admissões. Nesse mesmo cenário, uma análise de 309 pacientes realizada por Garcez et al. demonstrou uma associação de *delirium* com um risco quase duas vezes maior para o surgimento de demência no acompanhamento pós-alta.
- O subdiagnóstico de *delirium* ainda é frequente, com casos não detectados chegando até 72% em enfermarias gerais e 65% em pacientes brasileiros admitidos na unidade de emergência.

ETIOPATOGENIA

Mecanismos fisiopatológicos

- *Delirium* parece se desenvolver pela interação complexa entre diferentes processos neurológicos, endócrinos e inflamatórios, em um construto denominado "falência de integração de sistemas" (Figura 1). De acordo com esse modelo, *delirium* seria produto da intersecção entre mecanismos de cinco sistemas principais,

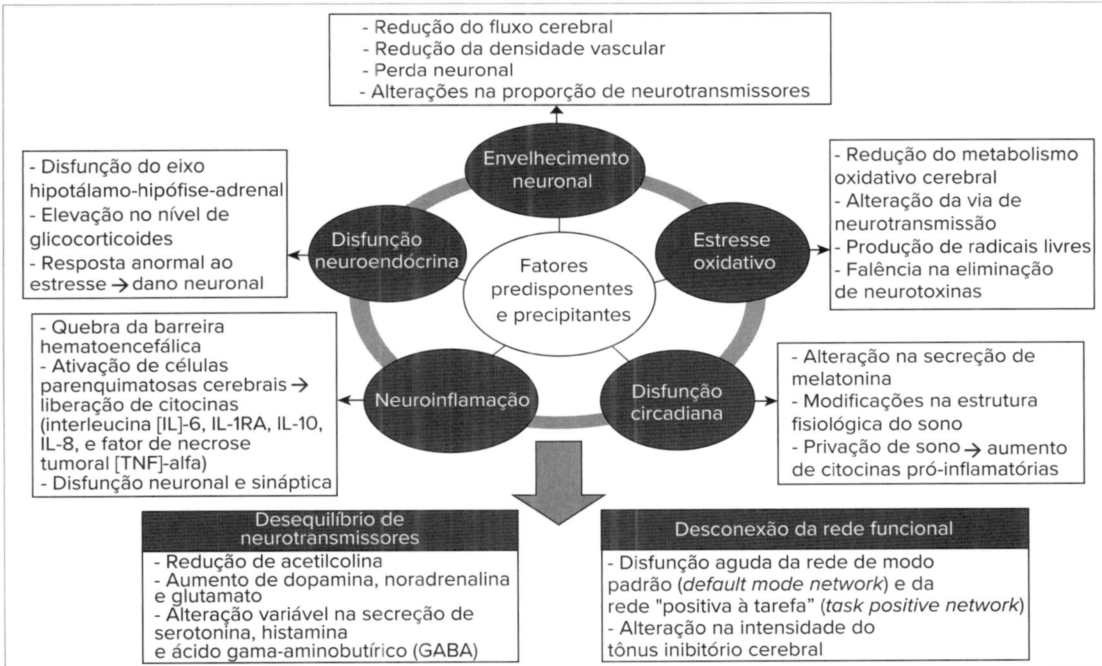

Figura 1 Hipótese de falência de integração de sistemas na fisiopatogenia do *delirium*.

ativados em diferentes proporções, a depender dos fatores etiológicos vigentes. Tais mecanismos atuariam em conjunto, gerando uma via comum de desequilíbrio de neurotransmissores e desconexão das redes funcionais do cérebro, que, por sua vez, seriam os responsáveis diretos pela apresentação fenotípica de *delirium*.

Causas e fatores de risco

- Do ponto de vista clínico, o *delirium* também é multifatorial, decorrendo da interação entre fatores determinantes de vulnerabilidade (predisponentes) e fatores estressores (precipitantes). Dependendo do grau de risco intrínseco do indivíduo e da intensidade de possíveis agentes nocivos, determina-se uma conjunção favorável para a instalação de *delirium* (Tabela 1).

QUADRO CLÍNICO E DIAGNÓSTICO

Características clínicas

- *Delirium* é caracterizado por uma alteração aguda da consciência e de um ou mais domínios cognitivos ou comportamentais, especialmente atenção, memória, orientação temporoespacial e linguagem. É comum que também ocorra desorganização do pensamento, com discursos incoerentes e dispersos. A desatenção é considerada um achado central da síndrome e consistentemente encontrada em associação aos demais elementos. Já o tempo de instalação de *delirium* varia de horas a poucos dias, sendo um aspecto marcante de seu curso a flutuação ou oscilação de sintomas (alternância, no transcorrer das horas, entre períodos de ausência ou presença de sintomas, ou entre sintomas de maior ou menor intensidade). Quando o quadro clínico se estende ao longo da internação ou após a alta, chama-se *delirium* persistente ou prolongado, ocorrendo sobretudo em idosos portadores de demência ou multimorbidade, com pior prognóstico.
- Outras manifestações clínicas incluem distúrbios de sensopercepção (alucinações ou ilusões, predominantemente visuais), alterações

Tabela 1 Fatores associados à ocorrência de *delirium*

Fatores predisponentes	Fatores precipitantes
Principais	Principais
Idade ≥ 75 anos	Infecções
Demência ou déficit cognitivo prévio	Medicamentos: polifarmácia, drogas psicoativas, sedativos ou hipnóticos
Depressão	Contenção física
Dependência funcional	Uso de sonda vesical
Comorbidades ou gravidade de doença	Distúrbios hidroeletrolíticos (sódio, potássio), acidose metabólica, desidratação
História de evento cerebrovascular agudo	Alterações glicêmicas
	Hipoalbuminemia
Déficit visual	Cirurgias: cardíacas, neurocirurgias
Hipoacusia	Admissão por trauma
História de *delirium*	Iatrogenias
Abuso de álcool	Coma
Outros: sexo masculino, imobilidade, sedentarismo, desnutrição, disfunção renal crônica, hepatopatia crônica, história de quedas	Outros: uremia, hospitalização, dor, doença coronariana aguda, constipação, anemia aguda, retenção urinária, drogas (anticolinérgicas, anti-histamínicas, opioides), privação de sono

comportamentais (agressividade, euforia, apatia, ansiedade, medo), inversão do ciclo sono-vigília e alteração de psicomotricidade (hipoatividade vs. hiperatividade). Quanto ao componente psicomotor, cada subtipo pode ocorrer de maneira isolada ou alternar-se em um mesmo paciente (*delirium* misto). O subtipo hipoativo é a forma mais comum de apresentação em idosos, com maior dificuldade de reconhecimento e consequente atraso no diagnóstico.

Critérios diagnósticos

- O diagnóstico de *delirium* é clínico e deve ser baseado na anamnese, avaliação de fatores predisponentes e precipitantes, além de exame físico minucioso. A informação sobre o estado cognitivo e comportamental prévio do indivíduo é primordial para determinar o caráter agudo ou crônico do quadro, coletada sempre de um familiar e/ou cuidador habilitados. Exames subsidiários não são necessários para o diagnóstico, apesar de importantes para a identificação de fatores de risco ou etiológicos que auxiliarão na abordagem terapêutica.

- Os critérios diagnósticos de *delirium* são padronizados pelo Manual diagnóstico e estatístico de transtornos mentais (DSM), conforme exposto no Quadro 1.

Quadro 1 Critérios para diagnóstico de *delirium* segundo o Manual diagnóstico e estatístico de transtornos mentais, 5ª edição (DSM-5)

A. Distúrbio da atenção (capacidade de dirigir, focar, sustentar e redirecionar atenção) e consciência.
B. Distúrbio desenvolve-se ao longo de um curto período (em geral, de horas a dias), representando mudança em relação ao padrão basal e com tendência a flutuar no decorrer do dia.
C. Alteração cognitiva associada (déficit de memória, desorientação, linguagem, percepção visuoespacial).
D. As alterações não são mais bem explicadas por distúrbio neurocognitivo preexistente, em evolução, ou estabelecido, e não ocorrem no contexto de coma.
E. Existem evidências a partir da história, exame físico ou achados laboratoriais de que o distúrbio é causado por consequências fisiológicas diretas de uma condição médica geral, abstinência ou intoxicação à droga, ou efeito colateral de medicação.

Instrumentos de rastreio e diagnóstico

- A abordagem diagnóstica baseada no DSM é dificultada pela indisponibilidade de profissionais capacitados e pela limitação de tempo. Na prática clínica, o *Confusion Assessment Method* (CAM) é o instrumento mais utilizado para detecção de *delirium*, em especial a versão curta (Quadro 2), com boa acurácia. O CAM foi validado e adaptado para a população brasileira, com sensibilidade de 94% e especificidade de 96%. A aplicação correta do CAM requer treinamento adequado e deve incluir testes cognitivos breves,

Quadro 2 Critérios empregados na versão curta do *Confusion Assessment Method* para diagnóstico de *delirium*. Devem estar presentes os itens 1 e 2, somados ao item 3 ou 4

	Sim	Não
Início agudo (ou curso flutuante): há evidência de uma mudança aguda ou flutuante do estado mental de base do paciente?		
Distúrbio de atenção **A.** O paciente teve dificuldade em focalizar sua atenção, por exemplo, distraiu-se facilmente ou teve dificuldade em acompanhar o que estava sendo dito? • Ausente em todo o momento da entrevista. • Presente em algum momento da entrevista, porém leve. • Presente em algum momento da entrevista, de forma marcante. • Incerto		
B. Se presente ou anormal, esse comportamento variou durante a entrevista, isto é, tendeu a surgir e desaparecer ou aumentar e diminuir de gravidade? • Incerto • Não aplicável		
Pensamento desorganizado: o pensamento do paciente era desorganizado ou incoerente, com conversação dispersiva ou irrelevante, fluxo de ideias pouco claro ou ilógico, ou mudança imprevisível do assunto?		
Alteração do nível de consciência: em geral, como você classificaria o nível de consciência do paciente? • Alerta (normal) • Vigilante (hiperalerta) • Letárgico (sonolento, facilmente acordável) • Estupor (dificuldade para despertar) • Coma • Incerto		

como o *Mini-Cog* e o *10-Point Cognitive Screener* (10-CS). Portanto, o CAM pode não ser completado em pacientes com rebaixamento do nível de consciência acentuado, gerando resultados inconclusivos nesses casos.

- Outra escala com uso crescente em idosos hospitalizados é o 4AT (*4 "As" Test*), que avalia quatro itens: (1) nível de alerta; (2) Teste Mental Abreviado de 4 itens (AMT4), que questiona idade, data de nascimento, local e ano atual; (3) atenção, avaliada pelo teste dos meses do ano ao contrário; e (4) mudança aguda do estado mental ou curso flutuante. O 4AT traz como vantagens a rapidez de administração (cerca de 2 minutos), a ausência da necessidade de treinamento formal ou de testes cognitivos adicionais e a possibilidade de obter pontuações para pacientes incapazes de se comunicar (letárgicos, comatosos ou com agitação psicomotora grave).
- Os estudos de avaliação psicométrica do 4AT são escassos quando comparados às evidências sobre o CAM, mas demonstram resultados promissores. A versão traduzida e adaptada para a língua portuguesa pode ser acessada na plataforma eletrônica do instrumento (www.the4at.com).

DIAGNÓSTICO DIFERENCIAL

- Os principais diagnósticos diferenciais de *delirium* são demência, depressão e quadros psicóticos, como a esquizofrenia. Em todos os casos, anamnese e exame físico detalhados serão fundamentais para a elucidação diagnóstica.
- As síndromes demenciais costumam ser caracterizadas por declínio cognitivo crônico, de evolução lenta (meses a anos) e progressiva na maioria dos casos, com preservação da atenção até as fases mais avançadas, além de não serem esperadas alterações acentuadas do nível de consciência, diferentemente do que se observa no *delirium*.
- O transtorno depressivo pode causar distúrbios da atenção, mas possui evolução crônica e sem prejuízo do pensamento ou do nível de consciência.
- Quanto aos quadros psicóticos, um diferencial do *delirium* é que a alteração de sensopercepção costuma envolver temas relacionados

às circunstâncias imediatas ou ao próprio ambiente de cuidado, e as alucinações são mais frequentemente visuais do que auditivas.

PREVENÇÃO E TRATAMENTO

Gerenciamento não farmacológico

- A estratégia mais eficaz para evitar complicações e reduzir o impacto causado por *delirium* é a prevenção. Dentre as estratégias propostas, a abordagem multicomponente (Tabela 2) de medidas não farmacológicas dirigidas aos principais fatores de risco é a mais estudada e utilizada, com eficácia e custo-efetividade favoráveis. Com a intervenção, foi possível evitar 40% dos casos de *delirium* em idosos de alto risco. Esses resultados serviram de base para a elaboração do *Hospital Elder Life Program* (HELP), um programa de prevenção de *delirium* e declínio funcional já implementado em mais de 200 hospitais ao redor do mundo e considerado um modelo de cuidados ao idoso hospitalizado.
- Para aqueles pacientes com *delirium*, deve-se buscar os possíveis fatores precipitantes e gerenciar a doença aguda ou doença crônica descompensada que levou à hospitalização (Figura 2). As medidas não farmacológicas para tratamento de *delirium* devem ser realizadas de maneira semelhante às de prevenção, com recomendação do uso de abordagem multicomponente. Essa intervenção mostrou-se benéfica para redução da intensidade e duração dos episódios de *delirium*.

Gerenciamento farmacológico

- No caso de falência das medidas não farmacológicas ou de impossibilidade de sua aplicação prática, seja por agitação psicomotora perigosa, seja por indisponibilidade de recursos, pode ser necessário instituir o controle medicamentoso de sintomas de *delirium* (Figura 2). Também há recomendação de tratamento farmacológico para controle de sintomas psicóticos que tragam sofrimento inten-

Tabela 2 Intervenção multicomponente para prevenção e tratamento de *delirium* em idosos hospitalizados

Componentes da intervenção*	Exemplos de medidas implementadas
Estratégias de reorientação	Comunicação para reorientação temporal e especial Uso de calendários Quadro com nome dos membros da equipe e atividades do dia Envolvimento de familiares
Atividades terapêuticas	Estimulação cognitiva: discussão sobre eventos recentes; palavras cruzadas ou outros jogos; terapia de reminiscência estruturada
Normalização do ciclo sono-vigília	Próximo ao horário de dormir: bebida quente (leite ou chá); músicas relaxantes; massagem Estratégias para redução de ruído no ambiente Ajuste de horários de medicamentos e procedimentos eletivos
Mobilidade precoce e segura	Exercícios de deambulação ou de amplitude de movimento Uso mínimo de equipamentos como contenção física ou sondas vesicais
Correção de déficits sensoriais	Déficit visual: óculos ou lentes de aumento; impressos com letras de maior tamanho; fita fluorescente na campainha Déficit auditivo: dispositivo de amplificação portátil; remoção de cerume impactado; técnicas especiais de comunicação
Abordagem de insultos agudos	Tratamento das condições agudas identificadas na avaliação clínica Manutenção da hidratação e do estado nutricional Reversão da hipóxia
Ajuste de medicamentos	Redução ou suspensão de medicamentos psicoativos Evitar doses de resgate Priorizar medidas não farmacológicas para sono e ansiedade

*A implementação dos componentes deve ser individualizada e baseada no rastreio dos principais fatores de risco (déficit cognitivo, privação de sono, imobilidade, déficit visual, déficit auditivo e desidratação). A abordagem de insultos agudos e o ajuste de medicamentos podem ser aplicados para todos os pacientes com diagnóstico de *delirium*.

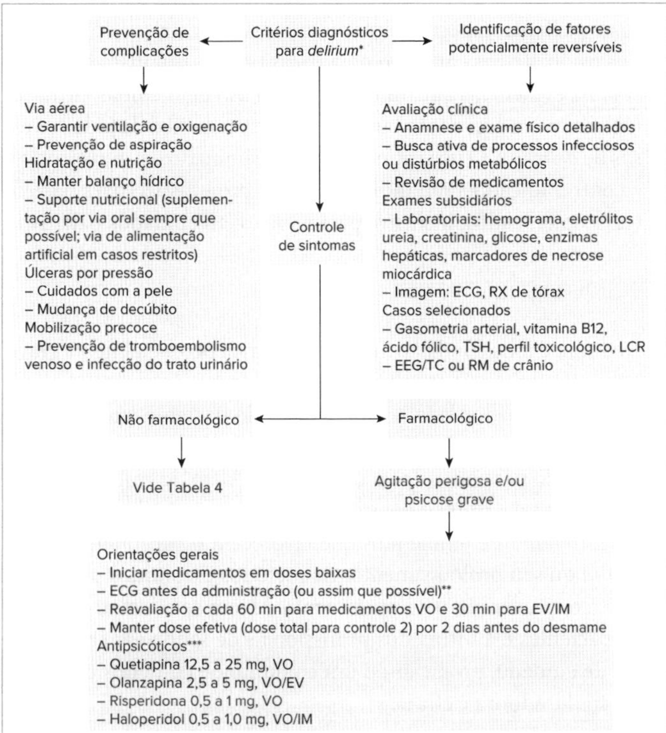

Figura 2 Fluxograma para abordagem de pacientes com *delirium*.

ECG: eletrocardiograma; EEG: eletroencefalograma; EV: endovenosa; IM: intramuscular; LCR: líquido cefalorraquiadiano; RNM: ressonância nuclear magnética; RX: radiografia; TC: tomografia computadorizada; TSH: hormônio tireoestimulante; VO: via oral. * Baseados em instrumento validado (p. ex., CAM) ou em critérios diagnósticos do DSM. ** O uso de antipsicóticos está associado ao risco de alargamento do intervalo QT, especialmente o haloperidol parenteral. Nenhum antipsicótico deve ser administrado se QT > 500 ms. Deve ser realizada avaliação periódica do intervalo QT, com monitoração cardíaca contínua (se haloperidol parenteral) ou com ECG diário para os demais antipsicóticos. *** Os antipsicóticos atípicos (quetiapina, olanzapina) estão menos associados a eventos adversos e devem ser priorizados em detrimento dos típicos (haloperidol e risperidona). A posologia recomendada corresponde às doses citadas para cada medicamento, até duas vezes ao dia.

so ao paciente, especialmente ao se considerar o risco de transtornos psiquiátricos em longo prazo ocasionados por esses sintomas.

- Não há evidências que fundamentem o uso de medidas farmacológicas para a prevenção ou tratamento sistemático de todos os casos de *delirium*. O uso rotineiro e indiscriminado de antipsicóticos é contraindicado, com indícios de pior prognóstico para pacientes hospitalizados, inclusive para aqueles em cuidados paliativos.

CONSIDERAÇÕES FINAIS

- *Delirium* é uma condição neuropsiquiátrica potencialmente grave. Dessa forma, qualquer alteração súbita de estado mental deve ser prontamente abordada, assim como todo paciente que se encontre agudamente enfermo ou hospitalizado deve ser estratificado e rastreado para ocorrência de *delirium*. Além do rastreamento, é fundamental a implementação de medidas que reduzam os fatores individuais e ambientais que favorecem o surgimento de *delirium* ou seu prolongamento. Os métodos escolhidos para diagnóstico, prevenção e gerenciamento devem se adequar ao perfil de pacientes e à rotina dos profissionais de saúde em cada cenário de cuidado, propiciando um conjunto de cuidados com aplicação duradoura e eficaz.

BIBLIOGRAFIA

1. Agar MR, Lawlor PG, Quinn S, Draper B, Caplan GA, Rowett D, et al. Efficacy of oral risperidone, haloperidol, or placebo for symptoms of delirium among patients in palliative care: A randomized clinical trial. JAMA Intern Med. 2017;177(1):34-42.
2. Almeida ICT, Soares M, Bozza FA, Shinotsuka CR, Bujokas R, Souza-Dantas VC, et al. The impact of acute brain dysfunction in the outcomes of mechanically ventilated cancer patients. PLoS One. 2014;9(1):e85332. Disponível em: https://dx.plos.org/10.1371/journal.pone.0085332.
3. Apolinario D, Lichtenthaler DG, Magaldi RM, Soares AT, Busse AL, Das Gracas Amaral JR, et al. Using temporal orientation, category fluency, and word recall for detecting cognitive impairment: The 10-point cognitive screener (10-CS). Int J Geriatr Psychiatry. 2016;31(1):4-12.

4. Avelino-Silva TJ, Campora F, Curiati JAE, Jacob-Filho W. Prognostic effects of delirium motor subtypes in hospitalized older adults: A prospective cohort study. PLoS One. 2018;13(1):1-18.
5. Basciotta M, Zhou W, Ngo L, Donnino M, Marcantonio ER, Herzig SJ. Antipsychotics and the risk of mortality or cardiopulmonary arrest in hospitalized adults. J Am Geriatr Soc. 2020;68(3):544-50.
6. Bellelli G, Morandi A, Davis DHJ, Mazzola P, Turco R, Gentile S, et al. Validation of the 4AT, a new instrument for rapid delirium screening: a study in 234 hospitalised older people. Age Ageing. 2014;43(4):496-502.
7. Bolton C, Thilges S, Lane C, Lowe J, Mumby P. Post-traumatic stress disorder following acute delirium. J Clin Psychol Med Settings. 2019.
8. Borson S, Scanlan J, Brush M, Vitaliano P, Dokmak A. The Mini-cog: a cognitive "vital signs" measure for dementia screening in multi-lingual elderly. Int J Geriatr Psychiatry. 2000;15(11):1021-7.
9. Collins N, Blanchard MR, Tookman A, Sampson EL. Detection of delirium in the acute hospital. Age Ageing. 2010;39(1):131-5.
10. Dahmani S, Delivet H, Hilly J. Emergence delirium in children: an update. Curr Opin Anaesthesiol. 2014;27(3):309-15.
11. Dasgupta M, Hillier LM. Factors associated with prolonged delirium: a systematic review. Int Psychogeriatrics. 2010;22(3):373-94.
12. De J, Wand APF. Delirium screening: a systematic review of delirium screening tools in hospitalized patients. Gerontologist. 2015;55(6):1079-99.
13. De Santana Bosmak F, Gibim PT, Guimarães S, Ammirati AL. Incidence of delirium in postoperative patients treated with total knee and hip arthroplasty. Rev Assoc Med Bras. 2017;63(3):248-51.
14. Fabbri RMA, Moreira MA, Garrido R, Almeida OP. Validity and reliability of the portuguese version of the confusion assessment method (CAM) for the detection of delirium in the elderly. Arq Neuropsiquiatr. 2001;59(2 A):175-9.
15. Fong TG, Jones RN, Shi P, Marcantonio ER, Yap L, Rudolph JL, et al. Delirium accelerates cognitive decline in Alzheimer disease. Neurology. 2009;72(18):1570-5.
16. Furlaneto ME, Garcez-Leme LE. Delirium in elderly individuals with hip fracture: Causes, incidence, prevalence, and risk factors. Clinics. 2006;61(1):35-40.
17. Garcez FB, Apolinario D, Campora F, Curiati JAE, Jacob-Filho W, Avelino-Silva TJ. Delirium and post-discharge dementia: results from a cohort of older adults without baseline cognitive impairment. Age Ageing. 2019;48(6):845-51.
18. Gross AL, Jones RN, Habtemariam DA, Fong TG, Tommet D, Quach L, et al. Delirium and long-term cognitive trajectory among persons with dementia. Arch Neurol. 2012;69(12):1639.
19. Hshieh TT, Inouye SK, Oh ES. Delirium in the elderly. Psychiatr Clin North Am. 2018;41(1):1-17.

20. Hshieh TT, Yang T, Gartaganis SL, Yue J, Inouye SK. Hospital Elder Life Program: systematic review and meta-analysis of effectiveness. Am J Geriatr Psychiatry. 2018;26(10):1015-33.
21. Hshieh TT, Yue J, Oh E, Puelle M, Dowal S, Travison T, et al. Effectiveness of multicomponent nonpharmacological delirium interventions: a meta-analysis. JAMA Intern Med. 2015;175(4):512-20.
22. Inouye SK, Bogardus ST, Charpentier PA, Leo-Summers L, Acampora D, Holford TR, et al. A multicomponent intervention to prevent delirium in hospitalized older patients. N Engl J Med. 1999;340(9):669-76.
23. Inouye SK, Van Dyck CH, Alessi CA, Balkin S, Siegal AP, Horwitz RI. Clarifying confusion: The confusion assessment method: A new method for detection of delirium. Ann Intern Med. 1990;113(12):941-8.
24. Inouye SK, Westendorp RG, Saczynski JS. Delirium in elderly people. Lancet. 2014;383(9920):911-22.
25. Lee S, Gottlieb M, Mulhausen P, Wilbur J, Reisinger HS, Han JH, et al. Recognition, prevention, and treatment of delirium in emergency department: an evidence-based narrative review. Am J Emerg Med. 2020;38(2):349-57.
26. Leite MA, Osaku EF, Costa CRL de M, Cândia MF, Toccolini B, Covatti C, et al. Delirium during weaning from mechanical ventilation. Crit Care Res Pract. 2014;2014:1-7.
27. Maldonado JR. Delirium pathophysiology: an updated hypothesis of the etiology of acute brain failure. Int J Geriatr Psychiatry. 2018;33(11):1428-57.
28. McCusker J, Cole M, Dendukuri N, Han L, Belzile É. The course of delirium in older medical inpatients: a prospective study. J Gen Intern Med. 2003;18(9):696-704.
29. Meagher DJ, Moran M, Raju B, Gibbons D, Donnelly S, Saunders J, et al. Phenomenology of delirium: assessment of 100 adult cases using standardised measures. Br J Psychiatry. 2007;190:135-41.
30. Mori S, Takeda JRT, Carrara FSA, Cohrs CR, Zanei SSV, Whitaker IY. Incidence and factors related to delirium in an intensive care unit. Rev da Esc Enferm USP. 2016;50(4):587-93.
31. Neufeld KJ, Yue J, Robinson TN, Inouye SK, Needham DM. Antipsychotic medication for prevention and treatment of delirium in hospitalized adults: a systematic review and meta-analysis. J Am Geriatr Soc. 2016;64(4):705-14.
32. Oh ES, Fong TG, Hshieh TT, Inouye SK. Delirium in older persons: advances in diagnosis and treatment. JAMA. 2017;318(12):1161-74.
33. Ritter SRF, Cardoso AF, Lins MMP, Zoccoli TLV, Freitas MPD, Camargos EF. Underdiagnosis of delirium in the elderly in acute care hospital settings: lessons not learned. Psychogeriatrics. 2018;18(4):268-75.
34. Schieveld JNM, Janssen NJJF. Delirium in the pediatric patient: on the growing awareness of its clinical interdisciplinary importance. JAMA Pediatr. 2014;168(7):595-6.
35. Shenkin SD, Fox C, Godfrey M, Siddiqi N, Goodacre S, Young J, et al. Delirium detection in older acute medical inpatients: a multicentre prospective comparative diagnostic test accuracy study of the 4AT and the confusion assessment method. BMC Med. 2019;17(1):1-14.

36. Tomasi CD, Grandi C, Salluh J, Soares M, Giombelli VR, Cascaes S, et al. Comparison of CAM-ICU and ICDSC for the detection of delirium in critically ill patients focusing on relevant clinical outcomes. J Crit Care. 2012;27(2):212-7.
37. van Velthuijsen EL, Zwakhalen SMG, Warnier RMJ, Mulder WJ, Verhey FRJ, Kempen GIJM. Psychometric properties and feasibility of instruments for the detection of delirium in older hospitalized patients: a systematic review. Int J Geriatr Psychiatry. 2016;31(9):974-89.
38. Wacker P, Nunes P V., Cabrita H, Forlenza O V. Post-operative delirium is associated with poor cognitive outcome and dementia. Dement Geriatr Cogn Disord. 2006;21(4):221-7.

28 Comprometimento cognitivo leve

Júlia Cunha Loureiro
Marcos Vasconcelos Pais
Luiz Fernando de Almeida Lima e Silva
Márcia Radanovic
Orestes Vicente Forlenza

INTRODUÇÃO

- A caracterização do estágio de transição entre cognição normal e as primeiras manifestações de uma doença que causa demência, particularmente a doença de Alzheimer (DA), representa uma área de grande interesse por favorecer a elaboração de estratégias preventivas e terapêuticas.
- Diversas nomenclaturas já foram adotadas na tentativa de descrever esse estágio transicional, isto é, esquecimento benigno da senescência (EBS), comprometimento da memória associado à idade (AAMI), declínio cognitivo associado à idade (DCAI) e comprometimento cognitivo sem demência (CIND). A nomenclatura atual, comprometimento cognitivo leve (CCL), consagrou-se como o termo utilizado para descrever um estágio prodrômico, ou transicional, dentro do espectro evolutivo das doenças neurodegenerativas.
- O CCL constitui um diagnóstico sindrômico, relacionado à idade, em que se observam alterações discretas dos diferentes domínios cognitivos gerando pouco ou nenhum acometimento de funcionalidade. Indivíduos com diagnóstico de CCL podem ou não reportar queixas cognitivas, mas, quando objetivamente subme-

tidos à testagem neuropsicológica, demonstram desempenho abaixo do patamar que seria esperado para sua idade e escolaridade.

Aspectos epidemiológicos

- Estudos populacionais estimam que a prevalência do CCL se situa entre 15 e 20% dos indivíduos idosos. Como no caso das demências, as taxas de prevalência tendem a aumentar a depender da faixa etária, variando de 3% em pessoas com menos de 60 anos até 15% naqueles por volta dos 75 anos. Há pouca informação disponível quanto à prevalência do CCL na população brasileira. Um estudo conduzido em Porto Alegre encontrou taxas de incidência de CCL de 13,2 por 1.000 pessoas/ano.
- Indivíduos com CCL correspondem a um grupo de maior risco para desenvolver demência. A taxa anual de progressão do CCL para demência varia de 8 a 15% ao ano, enquanto na população geral esse risco gira em torno de 1 a 2%.

QUADRO CLÍNICO E INSTRUMENTAÇÃO DIAGNÓSTICA

- O procedimento clínico para diagnóstico do CCL exige uma anamnese minuciosa a respeito das queixas cognitivas do paciente, que devem ser confirmadas e detalhadas por um informante confiável. A Tabela 1 busca demonstrar algumas das queixas mais comuns e sua correspondência neuropsicológica com os domínios cognitivos afetados.
- Caso a história identifique um declínio ou mudança, por mais leve que seja, na *performance* cognitiva do indivíduo, ele deverá ser submetido a uma avaliação cognitiva objetiva. Alguns testes de triagem cognitiva de amplo uso na clínica estão listados a seguir:
  - Miniexame do Estado Mental (MEEM): constitui o teste de triagem mais utilizado em cenários clínicos e de pesquisa. Apesar de possuir bons indicadores de sensibilidade e especificidade para diagnóstico de demência, não é considerado um teste com boa acurácia para discernir cognição normal de CCL.

Tabela 1 Modelos de queixas frequentes divididas por domínios cognitivos

Domínio cognitivo predominantemente afetado	Queixas comuns
Memória episódica recente	Dificuldade para se lembrar de eventos ou conversas recentes Dificuldade para apreender novas informações Fazer perguntas repetitivas ou contar várias vezes a mesma história Dificuldade para lembrar detalhes do enredo de um livro que está lendo
Atenção	Não lembrar onde guardou objetos Esquecer a panela no fogo Dificuldade para fixar um número de telefone por tempo suficiente a fim de repeti-lo em seguida
Habilidades visuoespaciais	Não conseguir desenvolver estratégias para se localizar em locais não conhecidos Perder-se em locais familiares
Linguagem	Dificuldade para nomear objetos Dificuldade para compreender frases ou textos Dificuldade para construir frases gramaticalmente corretas Dificuldade para organizar o discurso de forma objetiva e concisa Circunlóquios; discurso prolixo, porém vago de significado
Funções executivas	Dificuldade para planejar, organizar e executar certa tarefa (p. ex., um jantar para convidados ou uma viagem) Demorar muito mais tempo para realizar tarefas que costumavam ser familiares Dificuldade para controlar ou inibir comportamentos inapropriados

- *Montreal Cognitive Assessment* (MoCA): instrumento breve e de fácil aplicação que aborda os principais domínios cognitivos, incluindo funções executivas, atenção, linguagem, controle inibitório, memória e orientação temporoespacial. Os subtestes que melhor diferenciam pacientes cognitivamente normais daqueles que apresentam CCL são a prova de evocação de memória, o teste de trilhas B reduzido e a cópia do desenho do cubo.

- *Cambridge Cognitive Test* (CAMCog): consiste na subescala de avaliação cognitiva do *Cambridge Examination for Mental Disorders of the Elderly* (CAMDEX). Apesar de possuir bons índices de sensibilidade e especificidade para identificar sujeitos com CCL (acima de 80%), sua aplicação é demorada, exige treinamento específico e os resultados sofrem grande influência do nível educacional. Recentemente, o grupo dos autores publicou os resultados da aplicação de duas versões mais concisas do original, denominadas CAMCog-Short – uma para baixa escolaridade e outra para alta escolaridade, demonstrando boa acurácia diagnóstica.
- Teste do Desenho do Relógio (TDR): solicita-se ao paciente que desenhe um relógio com todos os números e os ponteiros marcando determinada hora. O teste não é cronometrado e pode ser repetido quantas vezes forem necessárias. O TDR é de fácil aplicação e sofre pouca influência do grau de escolaridade.
- Testes de fluência verbal: solicita-se que o paciente nomeie itens de uma determinada categoria semântica (como animais ou frutas) por 1 minuto. São exigidas habilidades como memória operacional, capacidade de organização e categorização, controle inibitório e autorregulação.
- Bateria CERAD: trata-se de uma bateria com boa acurácia para diagnóstico de CCL. Compreende um conjunto de instrumentos em que estão combinados teste de fluência verbal; teste de nomeação de Boston (versão reduzida); memória imediata, de evocação e reconhecimento da lista de palavras; praxia construtiva e evocação tardia da praxia.

  - ▷ Bateria breve de rastreio cognitivo de Nitrini: bateria de rastreio que combina testes de nomeação e memorização de dez figuras, fluência verbal de categoria (animais) e o TDR. A bateria breve tem a vantagem de sofrer menos influência do nível de escolaridade.
- A determinação da progressão do diagnóstico de CCL para demência ocorre por meio da avaliação da funcionalidade. Funcionalidade consiste na capacidade do indivíduo de realizar as atividades da vida diária com independência e autonomia. O Índice de Pfeffer e a Escala de Lawton e Brody avaliam as habilidades do sujeito para executar, de forma independente, as principais atividades instrumentais da vida diária (AIVD).
- No Índice de Pfeffer, considera-se que há impacto na funcionalidade quando o escore é maior ou igual a cinco. Na Escala de Lawton e Brody, se o paciente somar 27 pontos, ele é considerado independente; de 18 a 26 pontos, com dependência parcial; e menos que 18 pontos, dependente. A Escala de Katz avalia a autonomia do paciente para realizar atividades básicas da vida diária (ABVD).

Classificação do comprometimento cognitivo leve

- O CCL é denominado amnéstico (CCLa) quando a memória é o principal domínio cognitivo acometido; ou não amnéstico (CCL-na) se a memória está preservada e são outros os domínios mais afetados (p. ex., linguagem, habilidades visuoespaciais, funções executivas etc.). A Figura 1 ilustra o conceito de que o padrão de domínios cognitivos acometidos no CCL pode auxiliar no direcionamento do diagnóstico etiológico.

SISTEMAS DE CLASSIFICAÇÃO DIAGNÓSTICA

- A quinta edição do Manual diagnóstico e estatístico de transtornos mentais (DSM-5) reconhece as demências como transtornos neurocognitivos maiores (TNM) e o CCL, como transtorno neurocognitivo menor (TNm).

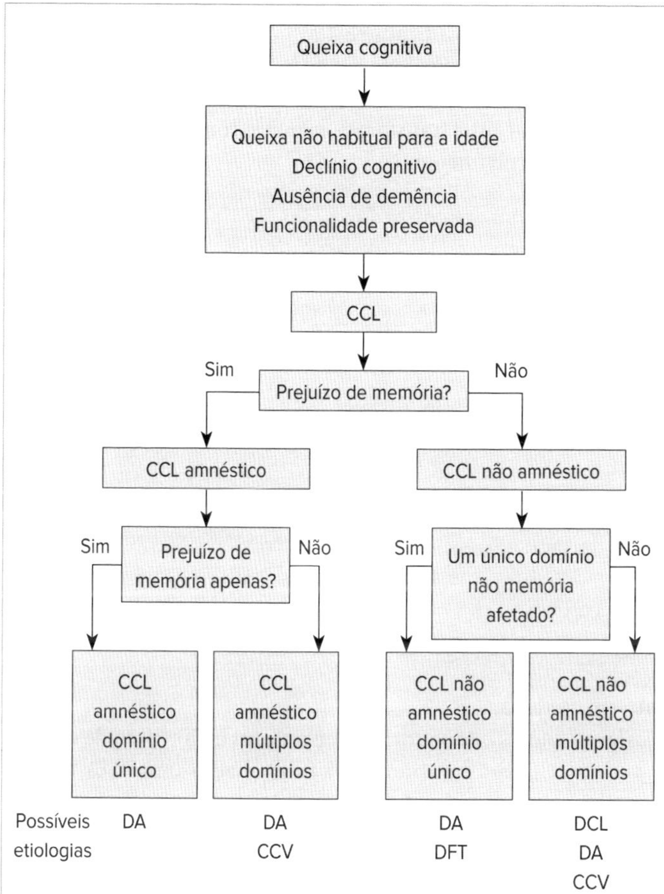

Figura 1 Fluxograma demonstrando os variados fenótipos do comprometimento cognitivo leve (CCL) e como se relacionam com as possíveis etiologias subjacentes.

CCV: comprometimento cognitivo vascular; DA: doença de Alzheimer; DCL: demência por corpúsculos de Lewy; DFT: demência frontotemporal.

Fonte: Petersen, 2004.

- A 11ª edição da Classificação Estatística Internacional de Doenças e Problemas Relacionados à Saúde (CID-11) classifica o transtorno neurocognitivo leve (6D71) sob transtornos neurocognitivos, dentro da categoria transtornos mentais, comportamentais ou do neurodesenvolvimento (código 6).

Tabela 2 Nomenclaturas adotadas pelas diferentes classificações diagnósticas

	Classificações e nomenclatura
Petersen, 2004	Comprometimento cognitivo leve (CCL)
DSM-5	Transtornos neurocognitivos Transtorno neurocognitivo menor (TNm)
CID-11	Transtornos mentais, comportamentais ou do neurodesenvolvimento (código 6) Transtornos neurocognitivos – Transtorno neurocognitivo leve (código 6D71)

Petersen, 2004; Rosenberg et al., 2013; Taragano et al., 2008.

ETIOPATOGENIA DO COMPROMETIMENTO COGNITIVO LEVE NA DOENÇA DE ALZHEIMER

Fatores de risco

- Alguns fatores que se correlacionam com maior risco de conversão do CCL para demência são a apresentação amnéstica, desempenho ruim em testes de memória com pistas (*cued memory recall test*), ser carreador do alelo e4 da apolipoproteína E (APOE), presença de atrofia hipocampal em ressonância magnética (RM), presença de hipometabolismo temporoparietal em tomografia por emissão de pósitrons com fluordeoxiglicose (FDG-PET), existência de doença cerebrovascular e ocorrência de sintomas neuropsiquiátricos (SNP).

Mild behavioral impairment

- Nem todos os estágios prodrômicos de doenças que levam à demência envolvem comprometimento cognitivo como primeira manifestação, podendo as alterações comportamentais serem a primeira expressão clínica do processo neuropatológico em curso. As alterações neuropsiquiátricas passaram a ser identificadas mesmo na ausência de déficits cognitivos e ganhou corpo o conceito *Mild behavioral impairment* (MBI). MBI é fundamentalmente um diagnóstico sindrômico. O Quadro 1 descreve os critérios definidores do MBI segundo Ismail et al.

Quadro 1 Critérios para diagnóstico de *mild behavioral impairment*

Surgimento tardio (> 50 anos) de alterações comportamentais, de personalidade ou sintomas psiquiátricos persistentes.
Impacto em relacionamentos interpessoais ou funcionamento sócio-ocupacional.
Os sintomas neuropsiquiátricos não podem ser atribuídos a uma condição clínica ou distúrbio psiquiátrico prévio.
Há preservação da independência funcional e da capacidade de gestão das atividades de vida diária; ausência de demência.

Fonte: Ismail et al., 2016.

DIAGNÓSTICO DIFERENCIAL

- O processo neuropatológico da DA se inicia décadas antes da emergência dos sintomas clínicos, sejam eles cognitivos ou comportamentais. O conceito de *continuum* da DA concerne três estágios principais: fase pré-clínica (assintomática), fase prodrômica e demência na DA. O CCL compreende justamente o estágio intermediário entre a DA pré-clínica e a demência propriamente dita. Nessa fase, exames laboratoriais e biomarcadores de neuroimagem e liquóricos podem servir de auxílio ao clínico e devem fazer parte de seu arsenal de investigação etiológica e direcionamento terapêutico.

Exames complementares

Exames laboratoriais

- A investigação etiológica deve se iniciar com a solicitação de exames laboratoriais. Eles permitirão a identificação de condições clínicas que estejam contribuindo para o comprometimento cognitivo ou a exclusão dessa hipótese. Os principais distúrbios que necessitam ser afastados são deficiência de vitamina B_{12}, hipotireoidismo, distúrbios do sono (p. ex., síndrome da apneia obstrutiva do sono), diabete descompensado, doenças infectocontagiosas ativas (p. ex., sífilis), hematoma subdural (HSD), encefalites, processos neoplásicos cerebrais ou acidentes vasculares cerebrais (AVC).
- Transtornos psiquiátricos primários como depressão ou transtornos de ansiedade também podem cursar com impacto cognitivo e devem receber intervenção terapêutica.

Biomarcadores – neuroimagem estrutural e funcional

- O passo seguinte consiste na realização de um exame de neuroimagem estrutural, isto é, RM ou tomografia computadorizada (TC) de crânio.
- A aquisição de neuroimagem permite afastar doenças neurológicas, identificar causas tratáveis e até reversíveis que podem estar contribuindo para o déficit cognitivo, avaliar padrões de atrofia das estruturas cerebrais que estão envolvidas nas doenças neurodegenerativas (p. ex., regiões mediais dos lobos temporais, no caso da DA) e possibilita verificar a existência de doença cerebrovascular.
- Do ponto de vista de neuroimagem funcional, o FDG-PET consiste em uma técnica com boa sensibilidade para identificar disfunção sináptica de forma precoce, podendo-se identificar alterações ainda durante a fase do CCL. Tipicamente, no caso da DA, observa-se padrão de hipometabolismo em regiões temporoparietais e na porção posterior do giro do cíngulo.

Biomarcadores – neuroimagem molecular

- O PET molecular com ligante para beta-amiloide (PET-βA) tem boa correlação com o grau de acometimento cerebral por patologia amiloide observado em autópsias. As taxas de PET-βA alterado são maiores em indivíduos com CCLa, e a positividade do PET-βA prediz a progressão do CCL para DA. Além dos ligantes para beta-amiloide, foram desenvolvidos ligantes para proteína tau que identificam agregados fibrilares dessa proteína com razoável acurácia. É interessante notar que os padrões topográficos observados no PET-tau correspondem mais diretamente ao padrão de hipometabolismo observado em FDG-PET e com a manifestação clínica do que os padrões de captação por PET-βA. O PET-tau ainda não está disponível para uso assistencial no Brasil.

Biomarcadores liquóricos

- Os biomarcadores que podem ser dosados no líquido cefalorraquidiano (LCR), isto é, concentrações de peptídeo beta-amiloide$_{42}$ (betaA$_{42}$), proteína Tau total (T-Tau) e proteína Tau em sua porção hiperfosforilada (P-Tau), refletem alterações neuropatológicas fundamentais e têm grande valor para a elucidação do diagnóstico etiológico. No caso da DA, o modelo que se espera encontrar é a diminuição da concentração de betaA$_{42}$ concomitante ao aumento das concentrações de T-Tau e, em especial, da porção P-Tau. Esse padrão, denominado assinatura patológica para DA, tem correlação mais forte com a previsão de progressão do CCL para DA do que outros fatores de risco consagrados, por exemplo, idade, nível de escolaridade, genótipo APOE e desempenho cognitivo nos testes cognitivos.
- No entanto, não existe recomendação clínica de se realizar pesquisa de biomarcadores liquóricos de rotina para diagnóstico de CCL. As indicações específicas em que se sugere o diagnóstico diferencial pela determinação desses parâmetros são a ocorrência de apresentação clínica atípica, casos de início antes dos 65 anos ou naqueles em que há deterioração cognitiva e funcional rapi-

damente progressiva. Apesar de os biomarcadores liquóricos serem, portanto, ferramentas úteis, seus valores devem ser interpretados com cautela.

TRATAMENTO

Intervenções farmacológicas

- Até o momento, não existem tratamentos farmacológicos aprovados para o CCL. As drogas inibidoras da acetilcolinesterase (i. e., donepezil, rivastigmina e galantamina) não demonstraram benefício em função cognitiva global ou na redução das taxas de progressão do CCL para demência. O uso de vitamina E não representou benefício cognitivo e não se diferenciou do placebo quanto às taxas de progressão para demência. Outros medicamentos foram testados, por exemplo, piracetam, uma droga com ação nootrópica, e rofecoxib, um agente anti-inflamatório inibidor da ciclo-oxigenase 2 (COX-2), sem, contudo, demonstrar benefícios significativos em parâmetros de cognição.

Intervenções não farmacológicas

Controle de fatores de risco modificáveis

- Estudos recentes demonstram que intervenções que envolvessem melhora em parâmetros modificáveis como escolaridade; tratamento da hipoacusia; instituição de atividade física regular; controle de fatores de risco cerebrovasculares; tratamento de condições psiquiátricas primárias e convívio social de qualidade poderiam diminuir em até 35% a incidência de demência por todas as causas.
- Atividade física tem sido apontada como fator protetor contra o risco de desenvolver demência. Abbott et al. apontam que pessoas que andam pelo menos 3,2 km têm risco 1,8 menor do que indivíduos sedentários de desenvolver demência em um período de 6 anos. Além da memória, a prática de atividade física parece contribuir para a melhora em parâmetros de atenção, funções execu-

tivas e adiar o início dos sintomas de CCL. A prática de atividade física pode trazer, ainda, outros benefícios à saúde do idoso, por exemplo, melhora de sintomas depressivos, parâmetros de qualidade de vida, diminuição de quedas, melhora de função cardiovascular e prevenção da síndrome da fragilidade do idoso.

Estimulação cognitiva

- Estudos demonstram que intervenções neuropsicológicas, individuais ou em grupo, podem ser úteis no tratamento do CCL. O método de estimulação cognitiva envolve o treino de competências cognitivas e o desenvolvimento de estratégias que buscam melhorar o desempenho do indivíduo em suas tarefas diárias, baseando-se no conceito de plasticidade neuronal. Espera-se que, ao serem submetidos a estímulo cognitivo desafiador seguido de treinamento de estratégias, os cérebros de pacientes com CCL busquem recrutar vias neurais mais íntegras ou saudáveis a fim de atingir o resultado final. O estímulo, inicialmente percebido como exigência, pode suscitar um processo de adaptação neuronal, possibilitando que novos padrões de conexões se estabeleçam.
- Uma revisão sistemática verificou os resultados de 20 estudos que submeteram indivíduos com CCL à estimulação cognitiva. Os autores descrevem que o treinamento cognitivo melhorou o uso de estratégias, a eficiência cognitiva, o desempenho em atividades da vida diária e a percepção subjetiva do sujeito sobre sua cognição. Estudos de RM funcional revelaram mudanças nos padrões de ativação cerebral e melhora da conectividade.

CONSIDERAÇÕES FINAIS

- A identificação e o encaminhamento terapêutico do CCL ainda constituem desafio diagnóstico por se referirem a um grupo heterogêneo e potencialmente de risco. Preconiza-se a investigação de sua causa de base por meio de exames específicos que devem descartar condições reversíveis e indicar possíveis etiologias que expliquem os déficits. Apesar dos avanços na compreensão e discriminação do CCL, as opções de tratamento ainda são incertas.

BIBLIOGRAFIA

1. Abbott RD. Walking and dementia in physically capable elderly men. JAMA. 2004; 292(12):1447.
2. American Psychiatric Association. Diagnostic and statistical manual of mental disorders – 5.ed. (DSM-5). Washington: American Psychiatric Association, 2013.
3. Assis LO, Assis MG, de Paula JJ, Malloy-Diniz LF. O Questionário de Atividades Funcionais de Pfeffer: revisão integrativa da literatura brasileira. In: Estudos interdisciplinares sobre o envelhecimento. 2014. p. 297-323.
4. Baker LD, Frank LL, Foster-Schubert K, Green PS, Wilkinson CW, McTiernan A, et al. Effects of aerobic exercise on mild cognitive impairment. Arch Neurol. 2010;67(1):487.
5. Chang JT, Morton SC, Rubenstein LZ, Mojica WA, Maglione M, Suttorp MJ, et al. Interventions for the prevention of falls in older adults: systematic review and meta-analysis of randomised clinical trials. BMJ. 2004;328(7441):680.
6. Clark CM, Pontecorvo MJ, Beach TG, Bedell BJ, Coleman RE, Doraiswamy PM, et al. Cerebral PET with florbetapir compared with neuropathology at autopsy for detection of neuritic amyloid-β plaques: a prospective cohort study. Lancet Neurol. 2012;11(8):669-78.
7. Cooper C, Li R, Lyketsos C, Livingston G. Treatment for mild cognitive impairment: systematic review. Br J Psychiatry. 2013;203(4):255-64.
8. Crook T, Bahar H, Sudilovsky A. Age-associated memory impairment: diagnostic criteria and treatment strategies. Int J Neurol. 1987;21-22:73-82.
9. Doody RS, Ferris SH, Salloway S, Sun Y, Goldman R, Watkins WE, et al. Donepezil treatment of patients with MCI: a 48-week randomized, placebo-controlled trial. Neurology. 2009;72(18):1555-61.
10. Dubois B, Feldman HH, Jacova C, Hampel H, Molinuevo JL, Blennow K, et al. Advancing research diagnostic criteria for Alzheimer's disease: the IWG-2 criteria. Lancet Neurol. 2014;13(6):614-29.
11. Dubois B, Hampel H, Feldman HH, Scheltens P, Aisen P, Andrieu S, et al. Preclinical Alzheimer's disease: definition, natural history, and diagnostic criteria. Alzheimer's Dement. 2016;12(3):292-323.
12. Ebly EM, Hogan DB, Parhad IM. Cognitive impairment in the nondemented elderly. Results from the Canadian Study of Health and Aging. Arch Neurol. 1995;52(6):612-9.
13. Feldman HH, Ferris S, Winblad B, Sfikas N, Mancione L, He Y, et al. Effect of rivastigmine on delay to diagnosis of Alzheimer's disease from mild cognitive impairment: the InDDEx study. Lancet Neurol. 2007;6(6):501-12.
14. Folstein MF, Folstein SE, McHugh PR. "Mini-mental state." J Psychiatr Res. 1975;12(3):189-98.

15. Freedman M, Leach L, Kaplan E, Winocur G, Shulman KI, Delis DC. Clock drawing: a neuropsychological analysis. Oxford University Press; 1994.
16. Frisoni GB, Fox NC, Jack CR, Scheltens P, Thompson PM. The clinical use of structural MRI in Alzheimer disease. Nat Rev Neurol. 2010;6(2):67-77.
17. Hansson O, Zetterberg H, Buchhave P, Londos E, Blennow K, Minthon L. Association between CSF biomarkers and incipient Alzheimer's disease in patients with mild cognitive impairment: a follow-up study. Lancet Neurol. 2006;5(3):228-34.
18. Herholz K, Ebmeier K. Clinical amyloid imaging in Alzheimer's disease. Lancet Neurol. 2011;10(7):667-70.
19. Ismail Z, Smith EE, Geda Y, Sultzer D, Brodaty H, Smith G, et al. Neuropsychiatric symptoms as early manifestations of emergent dementia: provisional diagnostic criteria for mild behavioral impairment. Alzheimer's Dement. 2016;12(2):195-202.
20. Jelic V. Clinical trials in mild cognitive impairment: lessons for the future. J Neurol Neurosurg Psychiatry. 2006;77(4):429-38.
21. Katz S. Studies of illness in the aged. JAMA. 1963;185(12):914.
22. Keysor J. Does late-life physical activity or exercise prevent or minimize disablement? A critical review of the scientific evidence. Am J Prev Med. 2003;25(3):129-36.
23. Kral VA. Senescent memory decline and senile amnestic syndrome. Am J Psychiatry. 1958;115(4):361-2.
24. Kumar R, Dear KBG, Christensen H, Ilschner S, Jorm AF, Meslin C, et al. Prevalence of mild cognitive impairment in 60- to 64-year-old community-dwelling individuals: the Personality and Total Health through Life 60+ Study. Dement Geriatr Cogn Disord. 2005;19(2-3):67-74.
25. Landau SM, Harvey D, Madison CM, Reiman EM, Foster NL, Aisen PS, et al. Comparing predictors of conversion and decline in mild cognitive impairment. Neurology. 2010;75(3):230-8.
26. Lawton MP, Brody EM. Assessment of older people: self-maintaining and instrumental activities of daily living. Gerontologist. 1969;9(3):179-86.
27. Levy R. Aging-associated cognitive decline. Working Party of the International Psychogeriatric Association in collaboration with the World Health Organization [published correction appears in Int Psychogeriatr 1994;6(2):133]. Int Psychogeriatr. 1994;6(1):63-8.
28. Livingston G, Sommerlad A, Orgeta V, Costafreda SG, Huntley J, Ames D, et al. Dementia prevention, intervention, and care. Lancet. 2017;390(10113):2673-734.
29. Lopez OL, Jagust WJ, DeKosky ST, Becker JT, Fitzpatrick A, Dulberg C, et al. Prevalence and classification of mild cognitive impairment in the Cardiovascular Health Study Cognition Study. Arch Neurol. 2003;60(10):1385.
30. Luck T, Luppa M, Briel S, Riedel-Heller SG. Incidence of mild cognitive impairment: a systematic review. Dement Geriatr Cogn Disord. 2010;29(2):164-75.
31. Memória CM, Yassuda MS, Nakano EY, Forlenza OV. Brief screening for mild cognitive impairment: validation of the Brazilian version of the Montreal cognitive assessment. Int J Geriatr Psychiatry. 2013;28(1):34-40.

32. Mielke MM, Rosenberg PB, Tschanz J, Cook L, Corcoran C, Hayden KM, et al. Vascular factors predict rate of progression in Alzheimer disease. Neurology. 2007;69(19):1850-8.
33. Moms JC, Heyman A, Mohs RC, Hughes JP, van Belle G, Fillenbaum G, et al. The Consortium to Establish a Registry for Alzheimer's Disease (CERAD). Part I. Clinical and neuropsychological assesment of Alzheimer's disease. Neurology. 1989;39(9):1159.
34. Nasreddine ZS, Phillips NA, Bédirian V, Charbonneau S, Whitehead V, Collin I, et al. The Montreal Cognitive Assessment, MoCA: a brief screening tool for mild cognitive impairment. J Am Geriatr Soc. 2005;53(4):695-9.
35. Nelson PT, Alafuzoff I, Bigio EH, Bouras C, Braak H, Cairns NJ, et al. Correlation of Alzheimer disease neuropathologic changes with cognitive status: a review of the literature. J Neuropathol Exp Neurol. 2012;71(5):362-81.
36. Netz Y, Wu M-J, Becker BJ, Tenenbaum G. Physical activity and psychological well-being in advanced age: a meta-analysis of intervention studies. Psychol Aging. 2005;20(2):272-84.
37. Nitrini R, Brucki SMD, Smid J, Carthery-Goulart MT, Anghinah R, Areza-Fegyveres R, et al. Influence of age, gender and educational level on performance in the Brief Cognitive Battery-Edu. Dement Neuropsychol. 2008;2(2):114-8.
38. Nitrini R, Caramelli P, Herrera Júnior E, Porto CS, Charchat-Fichman H, Carthery MT, et al. Performance of illiterate and literate nondemented elderly subjects in two tests of long-term memory. J Int Neuropsychol Soc. 2004;(10):634-8.
39. Nitrini R, Lefèvre BH, Mathias SC, Caramelli P, Carrilho PE, Sauaia N, et al. Testes neuropsicológicos de aplicação simples para o diagnóstico de demência. Arq Neuropsiquiatr. 1994;(52):457-65.
40. Nunes PV, Diniz BS, Radanovic M, Abreu ID, Borelli DT, Yassuda MS, et al. CAMcog as a screening tool for diagnosis of mild cognitive impairment and dementia in a Brazilian clinical sample of moderate to high education. Int J Geriatr Psychiatry. 2008;23(11):1127-33.
41. Olchik MR, Farina J, Steibel N, Teixeira AR, Yassuda MS. Memory training (MT) in mild cognitive impairment (MCI) generates change in cognitive performance. Arch Gerontol Geriatr. 2013;56(3):442-7.
42. Petersen RC, Doody R, Kurz A, Mohs RC, Morris JC, Rabins PV, et al. Current concepts in mild cognitive impairment. Arch Neurol. 2001;58(12):1985-92.
43. Petersen RC, Roberts RO, Knopman DS, Geda YE, Cha RH, Pankratz VS, et al. Prevalence of mild cognitive impairment is higher in men: The Mayo Clinic Study of Aging. Neurology. 2010;75(10):889-97.
44. Petersen RC, Smith GE, Waring SC, Ivnik RJ, Tangalos EG, Kokmen E. Mild cognitive impairment. Arch Neurol. 1999;56(3):303.
45. Petersen RC, Thomas RG, Grundman M, Bennett D, Doody R, Ferris S, et al. Vitamin E and donepezil for the treatment of mild cognitive impairment. N Engl J Med. 2005;352(23):2379-88.
46. Petersen RC. Mild cognitive impairment. Contin Lifelong Learn Neurol. 2016;22(2, Dementia):404-18.
47. Petersen RC. Mild cognitive impairment. Continuum. 2004;10:9-28.

48. Pfeffer RI, Kurosaki TT, Harrah CH, Chance JM, Filos S. Measurement of functional activities in older adults in the community. J Gerontol. 1982;37(3):323-9.
49. Prestia A, Caroli A, van der Flier WM, Ossenkoppele R, Van Berckel B, Barkhof F, et al. Prediction of dementia in MCI patients based on core diagnostic markers for Alzheimer disease. Neurology. 2013;80(11):1048-56.
50. Radanovic M, Facco G, Forlenza OV. Sensitivity and specificity of a briefer version of the cambridge cognitive examination (CAMCog-short) in the detection of cognitive decline in the elderly: an exploratory study. Int J Geriatr Psychiatry. 2018;33(5):769-78.
51. Ravaglia G, Forti P, Montesi F, Lucicesare A, Pisacane N, Rietti E, et al. Mild cognitive impairment: epidemiology and dementia risk in an elderly Italian population. J Am Geriatr Soc. 2008;56(1):51-8.
52. Reijnders J, van Heugten C, van Boxtel M. Cognitive interventions in healthy older adults and people with mild cognitive impairment: a systematic review. Ageing Res Rev. 2013;12(1):263-75.
53. Rosenberg PB, Mielke MM, Appleby BS, Oh ES, Geda YE, Lyketsos CG. The association of neuropsychiatric symptoms in MCI with incident dementia and Alzheimer disease. Am J Geriatr Psychiatry. 2013;21(7):685-95.
54. Roth M, Tym E, Mountjoy CQ, Huppert FA, Hendrie H, Verma S, et al. CAMDEX: a standardised instrument for the diagnosis of mental disorder in the elderly with special reference to the early detection of dementia. Br J Psychi-atry. 1986;149(6):698-709.
55. Sanchez MAS, Correa PCR, Lourenço RA. Cross-cultural adaptation of the "Functional Activities Questionnaire - FAQ" for use in Brazil. Dement Neuropsychol. 2011;5(4):322-7.
56. Santos RL, Virtuoso Júnior JS. Reliability of the Brazilian version of the Scale of Instrumental Activities of Daily Living. Rbps. 2008;21(4):290-6.
57. Scherder EJA, Van Paasschen J, Deijen J-B, Van Der Knokke S, Orlebeke JFK, Burgers I, et al. Physical activity and executive functions in the elderly with mild cognitive impairment. Aging Ment Health. 2005;9(3):272-80.
58. Simon SS, Yokomizo JE, Bottino CMC. Cognitive intervention in amnestic mild cognitive impairment: a systematic review. Neurosci Biobehav Rev. 2012;36(4):1163-78.
59. Sperling RA, Aisen PS, Beckett LA, Bennett DA, Craft S, Fagan AM, et al. Toward defining the preclinical stages of Alzheimer's disease: recommendations from the National Institute on Aging-Alzheimer's Association workgroups on diagnostic guidelines for Alzheimer's disease. Alzheimer's Dement. 2011;7(3):280-92.
60. Spirduso WW, Cronin DL. Exercise dose-response effects on quality of life and independent living in older adults. Med Sci Sports Exerc. 2001;33(Supplement):S598-608.
61. Taragano FE, Allegri RF, Krupitzki H, Sarasola DR, Serrano CM, Loñ L, et al. Mild behavioral impairment and risk of dementia. J Clin Psychiatry. 2009;70(4):584-92.
62. Taragano FE, Allegri RF, Lyketsos C. Mild behavioral impairment: a prodromal stage of dementia. Dement Neuropsychol. 2008;2(4):256-60.

63. Thal LJ, Ferris SH, Kirby L, Block GA, Lines CR, Yuen E, et al. A randomized, double-blind, study of rofecoxib in patients with mild cognitive impairment. Neuropsychopharmacology. 2005;30(6):1204-15.
64. Thompson PD, Buchner D, Piña IL, Balady GJ, Williams MA, Marcus BH, et al. Exercise and physical activity in the prevention and treatment of atherosclerotic cardiovascular disease. Circulation. 2003;107(24):3109-16.
65. Tierney MC, Szalai JP, Snow WG, Fisher RH, Nores A, Nadon G, et al. Prediction of probable Alzheimer's disease in memory-impaired patients: a prospective longitudinal study. Neurology. 1996;46(3):661-5.
66. Tschanz JT, Welsh-Bohmer KA, Lyketsos CG, Corcoran C, Green RC, Hayden K, et al. Conversion to dementia from mild cognitive disorder: the Cache County Study. Neurology. 2006;67(2):229-34.
67. Uffelen JGZ van, Chin A Paw MJM, Hopman-Rock M, Mechelen W van. The effects of exercise on cognition in older adults with and without cognitive decline: a systematic review. Clin J Sport Med. 2008;18(6):486-500.
68. Winblad B, Gauthier S, Scinto L, Feldman H, Wilcock GK, Truyen L, et al. Safety and efficacy of galantamine in subjects with mild cognitive impairment. Neurology. 2008;70(22):2024-35.
69. Winblad B, Palmer K, Kivipelto M, Jelic V, Fratiglioni L, Wahlund L-O, et al. Mild cognitive impairment – beyond controversies, towards a consensus: report of the International Working Group on Mild Cognitive Impairment. J Intern Med. 2004;256(3):240-6.
70. World Health Organization. International classification of diseases for mortality and morbidity statistics (11th Revision). 2018. Disponível em: https://icd.who.int/browse11/l-m/en.

29 Transtornos neurocognitivos: doença de Alzheimer

Aline Siqueira de Souza
Ricardo Vieira Nasser
Marcos Vasconcelos Pais
Júlia Cunha Loureiro
Orestes Vicente Forlenza

INTRODUÇÃO E DEFINIÇÕES

- A doença de Alzheimer (DA) é uma doença neurodegenerativa, cujas alterações neuropatológicas se iniciam décadas antes do surgimento dos sintomas clínicos. A demência na DA é definida quando há comprometimento de pelo menos dois domínios cognitivos associados a declínio na funcionalidade, com prejuízo significativo de atividades instrumentais de vida diária (AIVD).
- A DA constitui a causa mais comum de demência neurodegenerativa, em ambas as formas: senil, quando o início dos primeiros sintomas ocorre com 65 anos ou mais, ou pré-senil, quando o início é antes dos 65 anos. A DA contribui para 60 a 70% do total de casos de demência no mundo.
- Aproximadamente 3% dos casos de DA são pré-senis. Mulheres têm o dobro de risco de desenvolver DA ao longo da vida quando comparadas aos homens.
- Nas últimas duas décadas, os Estados Unidos e a Europa Ocidental tiveram redução na incidência de demência na DA, o que foi explicado em razão do investimento em escolarização e controle

dos fatores de risco cardiovasculares. No Brasil, acredita-se que a demência na DA seja subdiagnosticada.

ETIOPATOGENIA

- O principal fator de risco relacionado à DA é a idade (Tabela 1). Em menos de 1% dos casos de demência na DA é encontrada uma das mutações genéticas com herança autossômica dominante – genes da proteína precursora amiloide (APP), presenilina 1 (PSEN-1) ou presenilina 2 (PSEN-2), com penetrância próxima a 100%.
- Entretanto, acredita-se que diversos genes estejam envolvidos na gênese da DA, sendo o papel de cada um ainda incerto. Já foram descobertos genes envolvidos na cascata beta-amiloide, como APP, PSEN1 e PSEN2; genes envolvidos no metabolismo do colesterol e *clearance* beta-amiloide, como APOE; vias lisossomais e imunológicas e de endocitose. O polimorfismo da APOE, em particular, é relativamente frequente na população e pode configurar risco aumentado de demência quando presente o alelo APOE ε4.

Tabela 1 Fatores de risco para a doença de Alzheimer

Não modificáveis	Modificáveis
Idade (principal)	Risco: diabetes, hipotensão ortostática, estresse, depressão, hipertensão, traumatismo cranioencefálico, obesidade na meia-idade, cirurgia de revascularização miocárdica. Outros fatores de risco: distúrbios do sono, como síndrome da apneia e hipopneia obstrutiva do sono (causalidade incerta), infecção pelo vírus herpes-vírus tipos 1 ou 2 ou varicela-zóster.
Genética Polimorfismo APOE ε4 (principal; não é biomarcador)	Proteção: maior escolaridade, maior índice de massa corporal em idosos e maior participação em atividades com estimulação cognitiva.

Fonte: adaptada de McDade, 2022.

- A fisiopatologia da DA é essencialmente caracterizada pelos depósitos extracelulares de placas senis ou neuríticas (PN), decorrentes de acúmulo de polímeros do peptídeo beta-amiloide; e por depósitos intracelulares de emaranhados neurofibrilares (ENF), decorrentes da hiperfosforilação da proteína tau.
- Uma hipótese bastante conhecida e considerada central para a fisiopatogenia da DA é a da cascata amiloide. Quando a clivagem da proteína precursora amiloide ocorre por uma via anormal, isso resulta em formação de peptídeos beta-amiloides que, por sua vez, formam oligômeros insolúveis e tóxicos, que se depositam no espaço extracelular. Como resultado, tem-se reação inflamatória local, levando a uma cascata de eventos que culminam em morte neuronal e no acúmulo de PN. São genes importantes envolvidos na cascata amiloide os anteriormente citados: APP, PSEN-1 e PSEN-2.
- Um dado importante é que indivíduos com síndrome de Down possuem maior chance de ter DA ao longo da vida, por terem um cromossomo 21 a mais, o que aumenta a chance de sofrerem mutações no gene da APP, que se localiza nesse cromossomo. Por fim, curiosamente, a propagação dos ENF, e não as PN, guarda relação com o declínio cognitivo.

QUADRO CLÍNICO E DIAGNÓSTICO

- A DA costuma manifestar-se inicialmente com a forma típica amnéstica, ocorrendo em 88% do total de casos. Até mesmo na DA pré-senil, a apresentação inicial amnéstica é a forma mais prevalente. Outras apresentações atípicas e menos frequentes começam com predomínio de alterações da linguagem, das habilidades visuoespaciais, das funções executivas ou motoras complexas. As formas atípicas (geralmente pré-senis) mais comuns são a variante logopênica da afasia progressiva primária (APPvl) e a visual-espacial-apráxica da DA, chamada atrofia cortical posterior (ACP); e as menos comuns são a síndrome corticobasal (SCB) e a variante comportamental e disexecutiva (DAvcd).

- Na anamnese, é essencial a presença de informante confiável, que conheça bem o paciente. O médico psiquiatra deve saber instigar o informante a se lembrar de quando os primeiros sintomas começaram, seja sinais de comprometimento cognitivo ou alterações do comportamento; se esse declínio está sendo consistente e progressivo ou se em degraus – este último diz mais a favor de um declínio pós-evento isquêmico; bem como quais domínios são acometidos. É também importante lembrar que o diagnóstico de demência não pode ser realizado na vigência de *delirium*.
- É importante fazer perguntas como: paciente está mais repetitivo, esquecendo de se lembrar de compromissos ou pagando contas atrasado? (memória recente/episódica); está tendo problemas para dirigir, dificuldade de localizar itens dentro do campo visual ou problemas para reconhecer faces ou objetos? (visuoespacial); tem *word-finding*, problemas na compreensão de frases, perda de fluência do discurso, erros de soletração, problemas na escrita ou leitura? (linguagem); problemas para organizar, *multitasking*, ou para manter o foco, distraibilidade, problemas de julgamento ou tomada de decisões? (funções executivas).
- Outras perguntas podem ser importantes não para diagnosticar a demência na DA em si, mas para fazer o diagnóstico diferencial com outras etiologias de demência. No caso do diagnóstico diferencial com alfa-sinucleinopatias, identificar ou perguntar sobre parkinsonismo, flutuação cognitiva, transtorno comportamental do sono REM, alterações sensoperceptivas como alucinações visuais ou delírios, instabilidade postural e quedas. No caso de diagnóstico diferencial com a demência frontotemporal variante comportamental, perguntar sobre apatia, desinibição, alterações do hábito alimentar e hiperoralidade precoces; comportamentos ritualísticos, perseverantes ou estereotipados e identificar disfunção executiva.
- Por ser uma síndrome cognitivo-comportamental, a demência na DA se manifesta não apenas com prejuízo de domínios cognitivos, mas também com sintomas neuropsiquiátricos, que tendem a se tornar mais graves na fase moderada e grave. São sintomas mais

comuns: ansiedade, apatia e depressão, mas também pode haver agitação, delírios, alucinações, distúrbios do sono, comportamento motor aberrante e perambulação.

- Para o diagnóstico de demência na doença de Alzheimer, ou transtorno neurocognitivo maior em razão de doença de Alzheimer, podem ser usados os critérios da Academia Brasileira de Neurologia ou o DSM-5-TR, sendo que a primeira usa a denominação demência, e o segundo, TNM. Nos Quadros 1 e 2, são elencados os critérios dos dois manuais.

DIAGNÓSTICO DIFERENCIAL

- A Tabela 2 apresenta os principais diagnósticos diferenciais da demência por doença de Alzheimer. Na DA pré-senil, um diagnóstico diferencial importante é a demência frontotemporal (DFT), cuja proporção relativa tem aumentado nos últimos anos.

Quadro 1 Diagnóstico da demência da doença de Alzheimer

Demência da doença de Alzheimer provável
Preenche critérios para demência e tem, adicionalmente, as seguintes características:
I. Início insidioso (meses ou anos).
II. História clara ou observação de piora cognitiva.
III. Déficits cognitivos iniciais e mais proeminentes em uma das seguintes categorias: • Apresentação amnéstica (deve haver outro domínio afetado). • Apresentação não amnéstica (deve haver outro domínio afetado). • Linguagem (lembranças de palavras). • Visuoespacial (cognição espacial ou agnosia para objetos ou faces e alexia). • Funções executivas (alteração do raciocínio, julgamento e solução de problemas).
IV. Tomografia ou, preferencialmente, ressonância magnética do crânio deve ser realizada para excluir outras possibilidades diagnósticas ou comorbidades, principalmente a doença vascular cerebral.

(continua)

Quadro 1 Diagnóstico da demência da doença de Alzheimer (*continuação*)

V. O diagnóstico de demência da DA provável não deve ser aplicado quando houver:

- Evidência de doença cerebrovascular importante definida por história de AVC temporalmente relacionada ao início ou piora do comprometimento cognitivo; ou presença de infartos múltiplos ou extensos; ou lesões acentuadas na substância branca evidenciadas por exames de neuroimagem.
- Características centrais de demência com corpos de Lewy (alucinações visuais, parkinsonismo, distúrbio comportamental do sono REM e flutuação cognitiva).
- Características proeminentes da variante comportamental da demência frontotemporal (hiperoralidade, hipersexualidade, perseveração).
- Características proeminentes de afasia progressiva primária manifestando-se como a variante semântica (com discurso fluente, anomia e dificuldades de memória semântica) ou como a variante não fluente (com agramatismo e/ou apraxia de fala importante).
- Evidência de outra doença concomitante e ativa, neurológica ou não neurológica, ou de uso de medicação que pode ter efeito substancial sobre a cognição.

Fonte: modificado de: Mckhann et al., 2011; Frota et al., 2011.

Quadro 2 Critérios diagnósticos para transtorno neurocognitivo maior ou leve em razão de doença de Alzheimer – adaptado do DSM-5-TR
A. São atendidos os critérios para transtorno neurocognitivo maior ou leve.
B. Há surgimento insidioso e progressão gradual de prejuízo em um ou mais domínios cognitivos (no caso de transtorno neurocognitivo maior, pelo menos dois domínios devem estar prejudicados).
C. Os critérios são atendidos para doença de Alzheimer provável ou possível, do seguinte modo:
Para transtorno neurocognitivo maior:
Provável doença de Alzheimer é diagnosticada se qualquer um dos seguintes está presente; caso contrário, deve ser diagnosticada possível doença de Alzheimer.
1. Evidência de uma mutação genética causadora de doença de Alzheimer a partir de história familiar ou teste genético.

(continua)

Quadro 2 Critérios diagnósticos para transtorno neurocognitivo maior ou leve em razão de doença de Alzheimer – adaptado do DSM-5-TR (*continuação*)

2. Todos os três a seguir estão presentes: a. Evidências claras de declínio na memória e na aprendizagem e em pelo menos outro domínio cognitivo (com base em história detalhada ou testes neuropsicológicos em série). b. Declínio constantemente progressivo e gradual na cognição, sem platôs prolongados. c. Ausência de evidências de etiologia mista (i.e., ausência de outra doença neurodegenerativa ou cerebrovascular ou de outra doença ou condição neurológica, mental ou sistêmica provavelmente contribuindo para o declínio cognitivo).
Para transtorno neurocognitivo leve:
Provável doença de Alzheimer é diagnosticada se há evidência de alguma mutação genética causadora de doença de Alzheimer, constatada em teste genético ou história familiar.
Possível doença de Alzheimer é diagnosticada se não há evidência de mutação genética causadora de doença de Alzheimer, de acordo com teste genético ou história familiar, com presença de todos os três a seguir: 1. Evidências claras de declínio na memória e na aprendizagem. 2. Declínio constantemente progressivo e gradual na cognição, sem platôs prolongados. 3. Ausência de evidências de etiologia mista (i. e., ausência de outra doença neurodegenerativa ou cerebrovascular ou de outra doença ou condição neurológica ou sistêmica provavelmente contribuindo para o declínio cognitivo).
D. A perturbação não é mais bem explicada por doença cerebrovascular, outra doença neurodegenerativa, efeitos de uma substância ou outro transtorno mental, neurológico ou sistêmico.

Fonte: American Psychiatric Association, 2022.

Tabela 2 Diagnósticos diferenciais na doença de Alzheimer

Transtorno depressivo maior	Doenças clínicas:	Doenças neurológicas:
	• Hipovitaminose B12 • Hipotireoidismo • Hiperparatireoidismo	• Neurossífilis • HSD • HPN • Demências (HIV, HPN, DFT, DCL, DV)

HSD: hematoma subdural; HPN: hidrocefalia de pressão normal; DFT: demência frontotemporal; DCL: demência por corpos de Lewy; DV: demência vascular. Fonte: adaptada de McDade, 2022.

EXAMES COMPLEMENTARES

- A investigação de um quadro clínico de demência na DA inclui a solicitação de exames laboratoriais e de neuroimagem. Os exames laboratoriais servem para identificar outra causa que justifique ou contribua para a síndrome demencial. É recomendado pedir os seguintes exames: hemograma, função renal, enzimas hepáticas, albumina; perfil lipídico e metabólico; íons (sódio, potássio, cálcio séricos), vitamina B12, TSH, T4 livre, VDRL e, especialmente em casos atípicos ou em situações de suspeita clínica, sorologia anti-HIV.
- O exame do liquor também deve ser solicitado em pacientes com demência pré-senil, quadros atípicos ou em suspeita de doença inflamatória, priônica ou infecciosa.
- Já a neuroimagem é fundamental para o diagnóstico adequado da DA, para afastar diagnósticos diferenciais de lesões secundárias ou identificar marcadores biológicos da doença.
- É recomendado pedir tomografia computadorizada de crânio ou, preferencialmente, ressonância magnética do encéfalo (RME). Na RME, o padrão mais comum é o de atrofia do lobo temporal mesial, com alterações no volume do hipocampo e na espessura do córtex entorrinal, para os lobos parietal, occipital e frontal ao longo dos anos.

TRATAMENTO

- O tratamento da DA envolve tanto intervenções farmacológicas como o planejamento e o manejo de intervenções não farmacológicas.
- As intervenções não farmacológicas incluem iniciativas como estabelecimento de metas junto aos familiares e cuidadores, adequação de expectativas, adaptação do ambiente e organização do cuidado.

Tratamento não farmacológico

- Várias condutas, como a terapia ocupacional em suas diferentes modalidades, a estimulação cognitiva, a estimulação da socialização, da realização de atividades físicas e de dieta adequada, dentre outras, constituem recursos imprescindíveis para a ativação cognitiva do paciente, melhora da competência para o desempenho das atividades instrumentais e básicas da vida diária, e redução dos distúrbios de comportamento.
- A atividade física, particularmente de natureza aeróbia, além de estimular as funções cognitivas, traz benefícios indiscutíveis à condição vascular e cardiorrespiratória.
- As intervenções não farmacológicas são a primeira linha de tratamento dos distúrbios de comportamento na demência, e incluem terapia ocupacional, musicoterapia, terapia comportamental, orientação para a realidade, dentre outros programas. Há benefícios importantes no controle da agitação, um fenômeno comum na DA, frequentemente associado à institucionalização precoce do paciente, ao agravamento de sua qualidade de vida e ao aumento do estresse do familiar e cuidador. A psicoeducação, em que o profissional de saúde informa a família a respeito do diagnóstico e dos próximos passos, tem significativo impacto no engajamento dos familiares no tratamento.

Tratamento farmacológico

- No Brasil, até o momento não estão disponíveis drogas com potencial modificador de doença que impeçam a progressão da DA. É de conhecimento amplo que o processo fisiopatológico da doença se inicia muitos anos antes de suas primeiras manifestações clínicas. Quando surgem os primeiros sinais de prejuízo cognitivo, o processo de lesão neuronal subjacente costuma já ser extenso e irreversível.
- De modo geral, os principais medicamentos disponíveis para o tratamento da DA têm efeito sintomático e contribuem para aumentar a disponibilidade de acetilcolina na fenda sináptica por

meio da inibição da enzima colinesterase. Os medicamentos anticolinesterásicos disponíveis para uso clínico são a donepezila, a rivastigmina e a galantamina (ver Tabela 3).

- Também é aprovada para tratamento sintomático da DA a memantina (ver Tabela 5), um antagonista dos receptores N-metil-D-aspartato (NMDA), que atua bloqueando os receptores glutamatérgicos e impedindo o influxo neuronal de cálcio em estados hiperexcitatórios tóxicos.

Anticolinesterásicos

- Não há evidência de que determinada droga anticolinesterásica produza maior eficácia do que outra. No entanto, a frequência do uso diário do medicamento, a variação da dosagem, o tempo de escalonamento da dose e a viabilidade – oral ou transdérmica – constituem elementos que, eventualmente, venham a interferir na aceitação individual do tratamento e colaborar com a melhor evolução do quadro clínico.
- Conforme um estudo de coorte, de 17.763 pacientes com diagnóstico de DA e demência com corpos de Lewy, a prescrição de anticolinesterásicos associou-se à diminuição do risco do início do uso de antipsicóticos e de medicação ansiolítica, como benzodiazepínicos.

Donepezila

- Sugere-se iniciar com a dose de 5 mg/dia e pode ser aumentada para 10 mg/dia após 4 a 6 semanas. Caso o paciente apresente sensibilidade gastrointestinal, pode-se aventar a possibilidade de realizar a introdução da donepezila de forma ainda mais cautelosa. Nesse caso, pode ser feito aumento gradual a cada mês de 2,5 mg até a dose alvo de 10 mg/dia.

Rivastigmina

- Assim como a donepezila, a rivastigmina deve ser introduzida de forma lenta e gradual a fim de garantir melhor adaptação do pa-

Tabela 3 Propriedades farmacocinéticas dos anticolinesterásicos atualmente disponíveis para uso clínico no Brasil

Medicamento	Meia-vida (h)	Tmáx (h)	Metabolismo	Absorção afetada por alimento	Apresentação (mg)
Donepezil	60-90	3-5	Hepático (CYP2D6 e CYP3A4)	Não	Comprimidos de 5 e 10
Rivastigmina	1,5-2 *	0,8-1,8	Hidrólise na fenda sináptica	Sim	Cápsulas de 1,5; 3; 4,5 e 6
Rivastigmina Patch	3,4 *	8-12		Não	Adesivos de 4,6; 9,5 e 13,3
Galantamina ER **	25-35	4,5-5	Hepático (CYP2D6 e CYP3A4)	Sim	Cápsulas de 8; 16 e 24

* Rivastigmina tem meia-vida de 2-3, 4 horas, mas a inibição enzimática dura em torno de 9 horas. ** Galantamina ER: ***extended release*** (liberação prolongada). Tmáx: tempo para atingir concentraçãc plasmática máxima.

Fonte: adaptada de Atri, 2019.

ciente. Assim, pode-se iniciar com a dose de 1,5 mg duas vezes ao dia. Se bem tolerada, a dose pode ser aumentada para 3 mg duas vezes ao dia após 2 semanas. Aumentos subsequentes para 4,5 e 6 mg duas vezes ao dia devem ser tentados após, no mínimo, 2 semanas na dose anterior. Dose máxima: 6 mg duas vezes ao dia.

- Costuma causar mais sintomas gastrointestinais, podendo ser mais difícil a tolerabilidade. Orientar que sejam tomadas após as refeições (café da manhã e jantar), buscando amenizar os efeitos adversos gastrointestinais.

Rivastigmina – adesivo transdérmico

- O tratamento geralmente inicia com a dose de 4,6 mg/dia (5 cm^2) por um período de 24 horas. Depois do primeiro mês de uso, deve-se aumentar a dose para o adesivo de 9,5 mg/dia (10 cm^2). Se bem tolerado, deve-se atingir a dose-alvo com o adesivo de 13,3 mg/dia (15 cm^2).
- Atentar para irritação na pele, vermelhidão ou erupção cutânea no local da aplicação.

Galantamina

- Assim como os dois outros anticolinesterásicos já mencionados, a galantamina deve ser introduzida de forma lenta e gradual a fim de garantir parâmetros de segurança e a melhor adaptação do paciente.
- Iniciar com a dose de 8 mg/dia por 4 semanas, aumentar para 16 mg/dia por mais 4 semanas, até alcançar a dose-alvo de 24 mg/dia.
- Durante todo o período em que estiver usando qualquer um dos anticolinesterásicos, o paciente deverá ser monitorado por meio de ECG, ausculta pulmonar e cardíaca, e controle de peso corporal, buscando antever os principais efeitos indesejáveis relacionados ao uso prolongado dessas medicações: diminuição sintomática da frequência cardíaca, aumento da secretividade brônquica, perda de peso não intencional decorrente de diminuição do apetite.

Efeitos colaterais do tratamento com anticolinesterásicos que merecem monitorização

- Efeitos adversos podem ocorrer em 5 a 20% dos pacientes que iniciam com anticolinesterásicos, mas geralmente são leves e transitórios e podem ser mitigados pela dose e pela taxa de aumento da dose. Ver os principais efeitos adversos na Tabela 4.
- Normalmente, bradicardia e maior risco de síncope podem ocorrer em indivíduos que são suscetíveis (como aqueles com síndrome do nódulo sinusal ou bloqueio atrioventricular) e com superdosagem. As principais contraindicações são: doença cardíaca instável ou grave, epilepsia não controlada, síncope inexplicada e úlcera péptica ativa.

Tabela 4 Frequência dos efeitos adversos mais comuns durante período de introdução dos anticolinesterásicos (segundo estudos que realizaram titulação de dose semanal)

Medicamento	Náusea	Vômitos	Diarreia	Tontura	Insônia	Cãibras musculares
Donepezila						
5 mg	1,2*	1,0	2,3	1,4	1,7	3,3
10 mg	3,5	3,4	3,6	1,7	2,8	5,0
Rivastigmina oral						
6-12 mg	4,7	7,4	1,5	2,4	NA	NA
Galantamina ER						
16 mg	3,0	4,4	2,1	1,7	NA	NA
24 mg	3,2	5,0	1,1	2,1		

*Pacientes que receberam 5 mg de donepezila experienciaram 1,2 vez mais náusea que aqueles que receberam placebo. NA: não se aplica. Fonte: adaptada de Gauthier, 2002.

Agente antiglutamatérgico – memantina

- A memantina é um antagonista dos receptores N-metil-D-aspartato (NMDA). A droga tem baixa afinidade por esses receptores e permite reduzir a neurotoxicidade induzida pelo influxo errático do cálcio no neurônio, sem interferência, porém, na atividade fisiológica neuronal.

- Recomenda-se iniciar com a dose de 5 mg/dia e fazer ajustes semanais de 5 mg até um máximo de 20 mg/dia, sendo as doses divididas em duas vezes/dia. Sugere-se aumentar meio comprimido de 10 mg, duas vezes ao dia (5 mg, a cada 12 horas); depois, 1 comprimido de 10 mg de manhã e meio comprimido à noite; e, por último, na quarta semana, atinge-se a dose-alvo de 1 comprimido de 10 mg, duas vezes ao dia (20 mg/dia). A dose máxima recomendada na insuficiência renal grave é de 5 mg, duas vezes ao dia.

Efeitos adversos

- Os principais efeitos colaterais da memantina são: confusão mental, agitação, cefaleia, tontura, constipação intestinal e alterações no padrão do sono (insônia ou sonolência). Esses efeitos não costumam ser graves e podem ser controlados pela titulação de dose lenta e gradual. Deve-se estar atento ao perfil de excreção renal da memantina. Em indivíduos que apresentem taxa de filtração glomerular com índice de *clearance* de creatinina menor que 30, a dose máxima preconizada é de 10 mg por dia (ver Tabela 5).

TRATAMENTO FARMACOLÓGICO DOS SINTOMAS NEUROPSIQUIÁTRICOS NA DA

- Agitação, agressão e sintomas psicóticos são distúrbios neuropsiquiátricos comuns nos estágios avançados da demência em razão da DA. Geram sofrimento ao paciente, agravam o declínio cognitivo e aumentam o estresse dos familiares e dos cuidadores. Nessas situações, o tratamento demanda intervenção farmacológica. Os antipsicóticos de segunda geração são drogas úteis para o controle dessas manifestações psicopatológicas, porém, exigem cuidados especiais, com a aferição cuidadosa dos riscos e benefícios.
- Alterações comportamentais leves tendem a melhorar com antidepressivos do tipo inibidor da recaptação da serotonina (ISRS –

Tabela 5 Propriedades farmacocinéticas da memantina

Medicamento	Meia-vida (h)	Tmáx (h)	Metabolismo/ excreção	Absorção afetada por alimento	Apresentação
Memantina	60-80	9-12	Hepático (< 10%)* Excreção renal**	Não	Comprimidos de 10 mg Solução 10 mg/mL

* Memantina não inibe de forma significativa as enzimas hepáticas do sistema CYP450. ** Excreção renal da memantina exige que as doses sejam ajustadas quando ClCr < 30. Tmáx: tempo para atingir concentração plasmática máxima.
Fonte: adaptada de Atri, 2019.

sertralina, citalopram, escitalopram), trazodona, mirtazapina ou venlafaxina. Em agitação grave e agressão, em que o paciente coloca em risco sua integridade física ou a de outras pessoas, ou quando há sintomas psicóticos que provocam sofrimento, a opção por um antipsicótico, preferencialmente de segunda geração, pode ser considerada. Essa decisão deve ser adotada quando outras estratégias, não farmacológicas e farmacológicas, falharem. A risperidona pode deflagrar sinais e sintomas extrapiramidais, quetiapina e olanzapina provocam sedação, sonolência e hipotensão postural, com elevado risco de quedas e fraturas, fatores estes que determinam a prescrição de um antipsicótico apenas quando estritamente necessário, em doses baixas e por tempo restrito.

- A depressão representa uma condição frequente e não pode ser desconsiderada na prática clínica, uma vez que ela causa sofrimento para o paciente e predispõe a um declínio cognitivo mais acelerado. Os ISRS constituem opções disponíveis; antidepressivos duais, como venlafaxina e mirtazapina, e trazodona, que tem ação multimodal, são também frequentemente utilizados para o tratamento da depressão na demência. Assim, em geral, prescreve-se um ISRS para o tratamento da depressão. No entanto, para o paciente com anorexia e emagrecimento, a mirtazapina constitui uma escolha pertinente. Para aqueles com ansiedade e insônia, a trazodona mostra-se benéfica. Na depressão juntamente com a sensação de anergia ou hipobulia, a venlafaxina deve ser considerada.

- Apatia tem sido descrita como o sintoma neuropsiquiátrico mais comum em algumas demências, atingindo taxas em torno de 80% dos pacientes.
- Com base na hipótese de que a apatia seria uma consequência direta da depleção de acetilcolina, o uso de anticolinesterásicos poderia representar uma proposta terapêutica. No entanto, os resultados são limitados e por um período restrito. Intervenções com antidepressivos duais, do tipo venlafaxina, também têm propiciado resultados pouco convincentes.

CONSIDERAÇÕES FINAIS

- O diagnóstico preciso das alterações cognitivas é importante e necessário, assim como tomar uma decisão quanto à intervenção, ou não, com psicofármacos.
- As intervenções preventivas dos fatores de risco para o desenvolvimento dos transtornos neurocognitivos parecem causar o maior impacto na redução da incidência de demência na população.
- Medidas visando o controle da pressão arterial, do diabete melito, da obesidade, intervenções para o tratamento da depressão, para desenvolvimento de hábitos saudáveis – como atividades físicas regulares e cessação do tabagismo – são capazes de reduzir consideravelmente a incidência de demência na população.
- A combinação do uso dos anticolinesterásicos com a memantina e a instituição, em paralelo, das estratégias não farmacológicas compreende o melhor arsenal terapêutico disponível para minimizar os efeitos deletérios do comprometimento cognitivo e dos sintomas comportamentais associados.

BIBLIOGRAFIA

1. Alzheimer's Society. Optimising treatment and care for people with behavioural and psychological symptoms of dementia. A best practice guide for health and social care professionals. London: Alzheimer's Society; 2011.
2. American Psychiatric Association. Diagnostic and statistical manual of mental disorders, 5th ed., text rev. (DSM-5-TR). American Psychiatric Association; 2022.
3. Atri A. Current and future treatments in Alzheimer's disease. Med Clin North Am. 2019;103(2):26393.
4. Birks J. Cholinesterase inhibitors for Alzheimer's disease. Cochrane Database Syst Rev. 2006;1:CD00559.
5. Boeve BF. Behavioral variant frontotemporal dementia. Continuum (Minneap Minn). 2022;28(3):702-725.
6. Chen RC, Liu CL, Lin MH, et al. Nonpharmacological treatment reducing not only behavioral symptoms, but also psychotic symptoms of older adults with dementia: a prospective cohort study in Taiwan. Geriatr Gerontol Int. 2014;14(2):4406.
7. Feter N, Leite JS, Caputo EL, Cardoso RK, Rombaldi AJ. Who are the people with Alzheimer's disease in Brazil? Findings from the Brazilian Longitudinal Study of Aging. Rev Bras Epidemiol. 2021;24:e210018.
8. Gauthier S. Advances in the pharmacotherapy of Alzheimer's disease. CMAJ. 2002;166(5):61623.
9. Goldman JG, Holden SK. Cognitive syndromes associated with movement disorders. Continuum (Minneap Minn). 2022;28(3):726-749.
10. Grossberg GT. Diagnosis and treatment of Alzheimer's disease. J Clin Psychiatry. 2003;64(9):36.
11. Kales HC, Gitlin LN, Lyketsos CG. When less is more, but still not enough: why focusing on limiting antipsychotics in people with dementia li the wrong policy imperative. JAMDA. 2019;20:107479.
12. Lane CA, Hardy J, Schott JM. Alzheimer's disease. Europ Neurol. 2018;25:5970.
13. McDade EM. Alzheimer disease. Continuum (Minneap Minn). 2022;28(3):648-675.
14. McKhann GM, Knopman DS, Chertkow H, et al. The diagnosis of dementia due to Alzheimer's disease: recommendations from the National Institute on Aging-Alzheimer's Association workgroups on diagnostic guidelines for Alzheimer's disease. Alzheimers Dement. 2011;7(3):263-9.
15. Nitrini R, Takada LT, Smid J. Doença de Alzheimer. In: Miguel EC, Bassitt DP, et al (eds.). Clínica psiquiátrica: as grandes síndromes psiquiátricas, volume 2, 2. ed., ampl. e atual. Barueri (SP): Manole, 2021. p. 1234-1262.
16. Pais MV, Loureiro JC, Silva LFAL, et al. Tratamento dos transtornos neurocognitivos: comprometimento cognitivo leve e doença de Alzheimer. In: Michel EC, Carvalho APL, et al. (eds.). Clínica psiquiátrica: a terapêutica psiquiátrica. 2. ed., ampl., atual. Barueri: Manole; 2021.p. 1481-1499.

17. Polsinelli AJ, Apostolova LG. Atypical Alzheimer disease variants. Continuum (Minneap Minn). 2022;28(3):676-701.
18. Schilling LP, et al. Diagnóstico da doença de Alzheimer: recomendações do Departamento Científico de Neurologia Cognitiva e do Envelhecimento da Academia Brasileira de Neurologia. In: Dement Neuropsychol. 2022;16(3 Suppl. 1):25-39.
19. Smid J, et al. Declínio cognitivo subjetivo, comprometimento cognitivo leve e demência - diagnóstico sindrômico: recomendações do Departamento Científico de Neurologia Cognitiva e do Envelhecimento da Academia Brasileira de Neurologia. In: Dement Neuropsychol. 2022;16(3 Suppl 1):1-17.
20. Sperling RA, Aisen PS, Beckett LA, Bennett DA, Craft S, Fagan AM, et al. Toward defining the preclinical stages of Alzheimer's disease: recommendations from the National Institute on Aging Alzheimer's Association workgroups on diagnostic guidelines for Alzheimer's disease. Alzheimers Dement. 2011;7(3):28092.
21. Steinberg M, Shao H, Zandi P, Lyketsos CG, Welsh-Bohmer KA, Norton MC, et al. Cache county investigators. Point and 5year period prevalence of neuropsychiatric symptoms in dementia: the cache county study. Int J Geriatr Psychiatry. 2008;23:1707.
22. Tan ECK, Johnell K, Bell JS, GarciaPtacek S, Fastbom J, Nordstrom P, et al. Do acetylcholinesterase inhibitors prevent or delay psychotropic prescribing in people with dementia? Analyses of the Swedish Dementia Registry. Am J Geriatr Psychiatry. 2020;28(1):10817.

30 Comprometimento cognitivo e demência vascular

Márcia Radanovic
Giuliana Franco Facco
Romel Lenin Ibarra Fernandez
Orestes Vicente Forlenza

INTRODUÇÃO E DEFINIÇÕES

- O termo comprometimento cognitivo vascular (CCV) ou transtorno neurocognitivo vascular (TNV) refere-se à síndrome cognitiva ou demência (DV) associada à evidência clínica ou subclínica de lesão secundária à doença cerebrovascular (DCV). Nesse conceito, estão compreendidas doenças heterogêneas com uma variedade de mecanismos fisiopatológicos que determinam alterações cognitivas em graus diferentes.
- A DV é o segundo tipo mais frequente de demência, representando entre 15 e 20% dos casos de demências nos Estados Unidos e na Europa, assim como no Brasil. A forma mista da doença (DCV associada a doenças neurodegenerativas) é considerada a terceira causa mais comum de demência. Sua prevalência é estimada em cerca de 116 casos/10 mil indivíduos com mais de 50 anos, enquanto sua incidência varia de 2,2 por 1.000 indivíduos/ano a partir dos 55 anos a 3,1 por 1.000 indivíduos/ano a partir dos 65 anos.
- Estudos recentes indicam que a DCV também tem participação significativa na "expressão" de doenças neurodegenerativas, como a doença de Alzheimer. Um estudo clinicopatológico encontrou

as seguintes etiologias para quadros demenciais na comunidade: vascular pura (12%), patologia Alzheimer associada a infartos cerebrais (38%), patologia Alzheimer pura (30%) e patologia Alzheimer com infartos cerebrais e patologia por corpos de Lewy (4%). A patologia vascular em geral esteve presente em 54% dos casos de demência.

FATORES DE RISCO

- Os fatores de risco para CCV são similares àqueles para acidente vascular encefálico (AVE). Alguns dos fatores de risco não são modificáveis, como aumento da idade, fatores genéticos e sexo feminino. Por outro lado, entre os fatores modificáveis relacionados ao estilo de vida estão o tabagismo, o nível de atividade física e a obesidade. Outros fatores de risco que podem ser controlados são hipertensão arterial sistêmica (HAS), diabetes, doenças inflamatórias e os mais diretamente relacionados à doença vascular concomitante, como antecedente de AVE, doença coronariana, fibrilação atrial, doença arterial periférica e doença renal crônica.
- Entre todos os fatores de risco descritos, são de especial importância a HAS, o diabetes e a ocorrência de AVE. A presença de AVE aumenta em duas vezes o risco de demência após um ano de sua ocorrência, e a gravidade do AVE também influencia o risco de conversão para demência.

FISIOPATOLOGIA

- Em geral, entende-se que os fatores de risco vasculares e de estilo de vida, os tipos de DCV (arteriolosclerose, aterosclerose e angiopatia cerebral amiloide) e a lesão no parênquima cerebral interagem, cada um deles levando a um grau diferente de comprometimento cognitivo e outros sinais clínicos. Entre os mecanismos fisiopatológicos subjacentes ao CCV, encontra-se a hipoperfusão crônica cerebral, gerada por mecanismos que comprometem a reatividade da parede vascular, podendo estar associada à HAS e ao envelhecimento, que também levariam a um aumento da permeabilidade da barreira hematoencefálica (BHE) e à consequente entrada de componentes plasmáticos potencialmente neurotóxicos, perda neuronal e degeneração da substância branca.

- A disfunção endotelial vascular também contribuiria para o CCV, gerando diminuição da liberação de óxido nítrico, um potente vasodilatador, levando à disfunção neurovascular, trombose microvascular e aumento da permeabilidade da BHE. Por fim, inflamação local cerebral ou sistêmica, alteração da drenagem perivascular mediada por astrócitos e o impacto da atividade imune inata ou adaptativa seriam outros fatores associados ao CCV.

QUADRO CLÍNICO E DIAGNÓSTICO

- Existem diversas propostas para categorizar o CCV levando em conta seus mecanismos etiológicos. Entre elas, destacamos a de Graff-Radford, que se baseou na patologia vascular encontrada em ressonância magnética (RM) e permite uma melhor especificação de fatores de risco, quadro clínico e tratamento (Quadro 1).
- Considerando-se a heterogeneidade da etiopatogenia do CCV-DV, fica evidente que sua apresentação clínica não se limita a um padrão específico. Apesar de historicamente estar associada à ocorrência de AVE, atualmente, sabe-se que não são necessários sintomas agudos típicos dessa afecção para seu diagnóstico. Um passo importante para o diagnóstico de CCV-DV é determinar, por meio da avaliação clínica, os sinais sugestivos de etiologia vascular, na forma de sinais neurológicos como disartria, afasia, hemianopsia, hemiparesia, sinais de liberação frontal, sinal de Babinski, hipertonia muscular e assimetria de reflexos osteotendinosos.
- Certos achados clínicos indicam maior probabilidade de DV como alterações de funções executivas (p. ex., atenção, planejamento, organização) e na velocidade de processamento de informações, assim como déficit cognitivo com início e piora abrupta,

Quadro 1 Classificação etiopatogênica do comprometimento cognitivo vascular (CCV)

Doença de pequenos vasos
Arteriopatia hipertensiva • Microssangramento cerebral • Hemorragia intracraniana profunda • Infartos lacunares • Hiperintensidades da substância branca
Angiopatia amiloide • Microssangramento cerebral lobar • Hemorragia intracraniana lobar • Hiperintensidades da substância branca
Doença de grandes vasos e embólica
Infartos múltiplos
Infarto estratégico: tálamo, núcleos da base, prosencéfalo basal, entre outras topografias
Hipoperfusão global: infartos em território de fronteira arterial
Demência mista
Arteriopatias específicas
Angiopatia amiloide (esporádica, genética)
CADASIL* mutação NOTCH3
Arteriopatia por mutação HTRA1

*CADASIL: sigla em inglês para arteriopatia cerebral autossômica com infartos subcorticais e leucoencefalopatia. Fonte: adaptado de Graff-Radford, 2019.

com intervalos de doença sem progressão (p. ex., no caso de múltiplos AVE). Ainda assim, pacientes com doenças de pequenos vasos podem apresentar quadro de início insidioso, similar a outras demências, embora alterações de marcha, incontinência urinária e parkinsonismo ocorram com mais frequência (especialmente em relação à DA).

- O DSM-5 define o espectro do CCV como transtorno neurocognitivo vascular (TNC-V). O diagnóstico inicia-se a partir da identificação de TNC leve (prejuízo pequeno no desempenho cognitivo; z escore entre –1 e – 2 ao exame neuropsicológico) ou TNC maior (prejuízo cognitivo significante; z escore < –2 ao exame neuropsicológico), bem como de aspectos clínicos ou complementares de doença cerebrovascular (Quadro 2).

Quadro 2 **Critérios do DSM-5 para diagnóstico do transtorno neurocognitivo vascular (TNC-V)**

A. Preenche critérios para TNC leve ou maior
B. Aspectos clínicos consistentes com etiologia vascular, conforme sugerido por um dos seguintes: b1- O surgimento dos déficits está temporalmente relacionado com um ou mais de um evento cerebrovascular b2- Evidências de declínio são destacadas na atenção complexa (incluindo velocidade de processamento) e na função executiva frontal
C. Há evidências da presença de doença cerebrovascular a partir da história, do exame físico e/ou de neuroimagem, consideradas suficientes para responder pelos déficits cognitivos
D. Os sintomas não são mais bem explicados por outra doença cerebral ou transtorno sistêmico
Obs.: TNC-vascular provável: se um dos seguintes estiver presente: • Evidência de lesão parenquimatosa significativa em neuroimagem • Sintomas cognitivos temporalmente relacionados com um ou mais eventos cerebrovasculares documentados • Evidências clínicas e genéticas de DCV estão presentes (p. ex., CADASIL)
TNC-vascular possível: caso nenhum dos achados anteriores esteja presente

Avaliação da cognição

- Um passo inicial na evidenciação objetiva do comprometimento cognitivo é o uso de instrumentos de rastreamento diagnóstico como o *Montreal Cognitive Assessment* (MoCA) e o *Addenbrooke's Cognitive Examination-Revised* (ACE-R), que são superiores ao Miniexame do Estado Mental (MEEM) para esse propósito em pacientes pós-AVE e ataque isquêmico transitório (AIT) por incluírem testes de função executiva. Deve-se lembrar que no CCV não é possível encontrar um perfil típico de comprometimento cognitivo em razão da heterogeneidade na etiopatogenia, localização e extensão das lesões.

- Além da classificação etiopatogênica descrita no Quadro 2, a DV pode ser classificada de acordo com suas apresentações clínicas (Figura 1). Por fim, em 2018 foi publicado um novo consenso para diagnóstico do CCV (*Vascular Impairment of Cognition Classification Consensus Study 2* – VICCCS-2), representado na Figura 2.

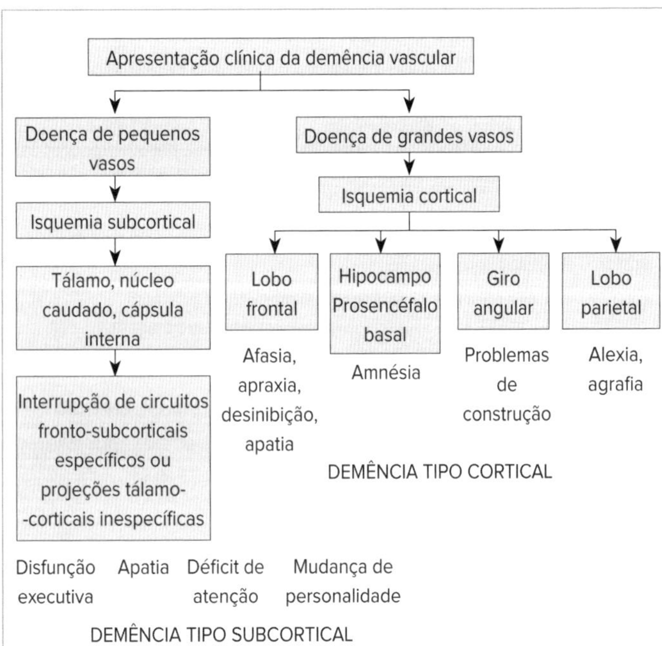

Figura 1 Classificação clínica da demência vascular.
Fonte: Román, 2002.

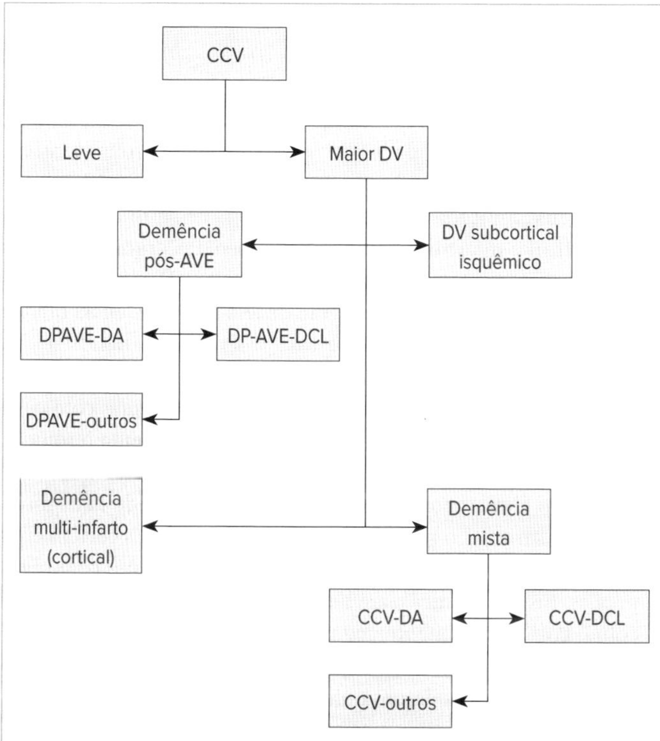

Figura 2 Classificação diagnóstica do comprometimento cognitivo vascular de acordo com o *Vascular Impairment of Cognition Classification Consensus Study 2* (VICCCS-2).

AVE: acidente vascular encefálico; CCV: comprometimento cognitivo vascular; DA: doença de Alzheimer; DCL: demência com corpos de Lewy; DV: demência vascular; DPAVE: demência pós-AVE.

Fonte: Skrobot et al., 2018.

EXAMES COMPLEMENTARES

- Os principais exames complementares para estabelecer a etiologia vascular como causa do comprometimento cognitivo, além da sua localização e gravidade, são os estudos de neuroimagem, especialmente a RM de crânio, em que a sequência FLAIR é particularmente indicada para visualizar lesões de substância branca subcortical e infartos lacunares; as sequências gradiente de eco e imagem ponderada em suscetibilidade (SWI) são ideais para avaliar micro-hemorragias. O grau de lesão de substância branca pode ser medido por meio da escala de Fazekas, variando de 0 a 3 (ausente, leve, moderado e grave). A tomografia computadorizada (TC) de crânio pode ser uma opção em pacientes com contraindicações para a realização de RM, já que apresenta resolução de imagem muito inferior.
- O subtipo clínico no qual a relação entre achado de neuroimagem/quadro clínico pode ser estabelecida com mais certeza é na demência pós-AVE, quando há ausência de alterações cognitivas prévias, história clínica clara de AVE e relação temporal evidente com o comprometimento cognitivo. É importante levar em conta o número, o volume e a localização das lesões, lembrando, no entanto, que mesmo lesões únicas podem acometer regiões cerebrais de grande relevância cognitiva, como tálamo, mesencéfalo, lobo frontal medial e temporal, e área perisylviana esquerda. Em casos de comprometimento cognitivo sem história de AVE e evidência de DCV, a estratégia inicial é considerar relevantes as lesões vasculares se elas forem suficientemente extensas e difusas.
- Angiografia por TC ou RM, Doppler de carótidas e vertebrais e Doppler transcraniano são exames úteis para detectar o grau de doença aterosclerótica e estenose dos vasos cervicais e intracranianos.

DIAGNÓSTICO DIFERENCIAL

- Em decorrência da heterogeneidade de suas apresentações clínicas, a DV permite um espectro amplo de diagnósticos diferenciais, como doença de Alzheimer (DA), demência com corpos de Lewy (DCL) e as demências do tipo degeneração lobar frontotemporal (DLFT). Mais ainda, a DCV pode estar associada a etiologias neurodegenerativas, nas formas de demência mista – nesse caso, o objetivo é verificar se a DCV concomitante ao processo neurodegenerativo também contribui para a progressão do declínio cognitivo. Não existe um padrão específico de acometimento cognitivo no CCV, mas, em geral, ocorre maior (e mais precoce) envolvimento das funções executivas do que memória episódica (diferencial com DA). Sintomas neuropsiquiátricos e alterações comportamentais graves também são menos frequentes do que na DCL e DLFT.

TRATAMENTO

- O *continuum* CCV-DV diferencia-se das formas de demência neurodegenerativas pela existência de fatores de risco que podem ser modificados. O controle dos fatores de risco cardiovascular é efetivo em prevenir o declínio cognitivo em indivíduos que não apresentam associação com demência neurodegenerativa, angiopatia amiloide cerebral ou alterações genéticas. No entanto, uma vez que o CCV esteja presente, as medidas de prevenção primária e secundária (como controle da HAS, diabetes, dislipidemia etc.) não resultam em melhora do déficit cognitivo já instalado.
- Estudos avaliando a eficácia do uso de anticolinesterásicos mostram resultados inconclusivos, mas admite-se que o uso de donepezila (5 a 10 mg/dia) pode promover melhora cognitiva, embora de pequena monta. A galantamina (8 a 12 mg/dia) pode ser uma boa opção nos casos de demência mista (DV/DA). A memantina, um antagonista NMDA, também mostrou modesto benefício em alguns estudos, na dose de 20 mg/dia. Como em todas as formas

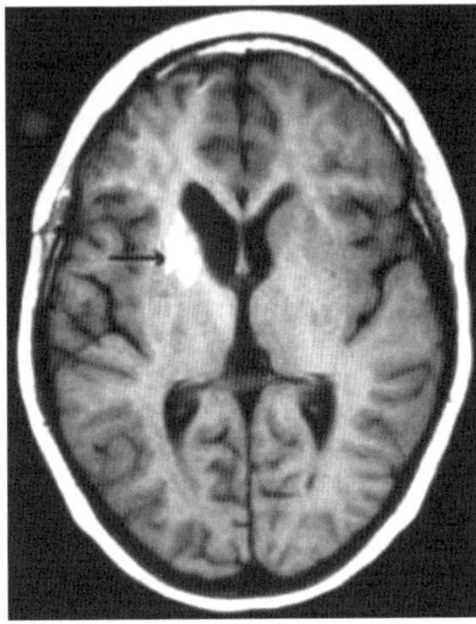

Figura 3 Corte axial em T1-FLAIR evidenciando infarto de núcleo caudado à D (seta).
Fonte: arquivo pessoal dos autores.

de declínio cognitivo, terapia de reabilitação cognitiva está indicada, especialmente programas que visem a melhora da atenção e da memória operacional.

CONSIDERAÇÕES FINAIS

- A DV é a segunda causa de demência no mundo. Além disso, frequentemente a DCV se combina com quadros neurodegenerativos e contribui para o declínio cognitivo nas demências mistas. Do ponto de vista clínico, é importante investigar a potencial contribuição da DCV em todo indivíduo com declínio cognitivo, especialmente naqueles com histórico de doença vascular sistêmica, HAS, diabetes e doenças cardíacas. A abordagem diagnóstica da DV implica identificar a presença de comprometimento cognitivo e sinais de DCV em suas múltiplas formas de apresentação e estabelecer, por meio de julgamento clínico, se há relação entre os dois (temporal ou em termos de relevância, levando em conta número, tamanho e localização das lesões).

- O tratamento do CCV inclui prevenção primária e secundária (eficazes para impedir a instalação do declínio, mas não como estratégia de melhora do déficit instalado) e intervenção farmacológica e não farmacológica nos casos em que o comprometimento cognitivo já ocorreu.

BIBLIOGRAFIA

1. American Psychiatric Association (APA). DSM-5: Manual diagnóstico e estatístico de transtornos mentais, 5. ed (DSM-5). Porto Alegre: Artmed; 2013.
2. Dichgans M, Leys D. Vascular cognitive impairment. Circulation Research. 2017; 120(3):573-91.
3. Gorelick PB, Scuteri A, Black SE, Decarli C, Greenberg SM, Iadecola C, Launer LJ, et al. Vascular contributions to cognitive impairment and dementia: a statement for healthcare professionals from the American Heart Association/American Stroke Association. Stroke. 2011;42(9):2672-713.
4. Graff-Radford J. Vascular cognitive impairment. Continuum (Minneap Minn) Lifelong Learning in Neurology. 2019;25(1):147-64.
5. Iadecola C, Duering M, Chachinski V, Joutel A, Pendlebury ST, Schneider JA, et al. Vascular cognitive impairment and dementia: JACC Scientific Expert Panel. J Am Coll Cardiol. 2019;73(25):3326-44.
6. Kuzma E, Lourida I, Moore SF, Levine DA, Ukoumunne OC, Llewllyn DJ, et al. Stroke and dementia risk: a systematic review and meta-analysis. Alzheimer's and Dementia. 2018;14(11):1416-26.
7. Molad J, Hallevi H, Korczyn AD, Kliper E, Auriel E, Bornstein NM, et al. Vascular and neurodegenerative markers for the prediction of post-stroke cognitive impairment: results from the TABASCO Study. J Alzheimer's Dis. 2019;70(3):889-98.
8. Nasreddine ZS, Phillips NA, Bedirian V, Charbonneau S, Whitehead V, Collin I, et al. The Montreal Cognitive Assessment, MoCA: a brief screening tool for mild cognitive impairment. J Am Ger Soc. 2005;53(4):695-99.
9. Pendlebury ST, Mariz J, Bull L, Mehta Z, Rothwell PM. MoCA, ACE-R, and MMSE versus the National Institute of Neurological Disorders and Stroke-Canadian Stroke Network Vascular Cognitive Impairment Harmonization Standards Neuropsychological Battery after TIA and Stroke. Stroke. 2012;43(2):464-69.

10. Pendlebury ST, Rothwell PM. Incidence and prevalence of dementia associated with transient ischaemic attack and stroke: analysis of the population-based Oxford Vascular Study. The Lancet Neurology. 2019;18(3):248-58.
11. Román GC. Defining dementia: clinical criteria for the diagnosis of vascular dementia. Acta Neurologica Scandinavica, Supplement. 2002;106(178):6-9.
12. Schneider JA, Arvanitakis Z, Bang W, Bennett DA. Mixed brain pathologies account for most dementia cases in community-dwelling older persons. Neurology. 2007;69(24):2197-204.
13. Skrobot OA, Black SE, Chen C, DeCarli C, Erkinjuntti T, Ford GA, et al. Progress toward standardized diagnosis of vascular cognitive impairment: Guidelines from the vascular impairment of cognition classification consensus study. Alzheimer's and Dementia. 2018;14(3):280-92.
14. Van Der Flier WM, Skoog I, Schneider JA, Pantoni L, Mok V, Chen CLH, et al. Vascular cognitive impairment. Nature Rev Dis Primers. 2018;4(1):1-16.
15. Wolters FJ, Ikram MA. Epidemiology of vascular dementia nosology in a time of epiomics. Arterioscler Thromb Vasc Biol. 2019;39:1542-49.
16. Wong EC, Chui HC. Vascular cognitive impairment and dementia. Continuum (Minneap Minn) Dementia. 2022;28(3):750-80.
17. Yuan J, Zhang Z, Wen H, Hong X, Hong Z, Qu Q, et al. Incidence of dementia and subtypes: a cohort study in four regions in China. Alzheimer's and dementia. 2016;12(3):262-71.

31 Demência com corpos de Lewy e demência na doença de Parkinson

Florindo Stella
Luiz Fernando de Almeida Lima e Silva
Júlia Cunha Loureiro
Orestes Vicente Forlenza

INTRODUÇÃO

- Diferentes estudos têm reportado variados dados de prevalência da demência com corpos de Lewy (DCL) dentre os demais diagnósticos de demência. Metanálises e revisões sistemáticas relatam prevalência de 4,6 a 20%, em função das estratégias de investigação adotadas, das particularidades clínicas de cada grupo avaliado e dos centros aos quais os pacientes estavam vinculados.
- Por sua vez, a doença de Parkinson (DP) afeta em torno de 1% da população acima de 60 anos, atingindo 4,3% dos indivíduos entre 85 e 94 anos. Por volta de 25% dos pacientes com DP apresentam declínio cognitivo leve, enquanto a prevalência de demência (DDP) pode alcançar taxas de 80% ao longo do curso da doença.
- Demência com corpos de Lewy (DCL) e demência decorrente de doença de Parkinson (DDP) são duas condições clínicas que compartilham manifestações sintomatológicas similares e que possuem o mesmo substrato fisiopatológico – os corpos de Lewy.
- A separação entre ambas não segue uma linha fisiopatológica capaz de distingui-las. A distinção tem por base o início, ao longo do tempo, dos sintomas cognitivos. Para o diagnóstico da DCL,

admite-se que o declínio cognitivo ocorra antes do início dos sinais extrapiramidais, ou no período de até 1 ano após o surgimento das manifestações motoras. Por sua vez, para o diagnóstico da DDP considera-se que o declínio cognitivo surja pelo menos 1 ano após o início das manifestações motoras. Geralmente, a demência inicia-se 8 anos após a deflagração dos distúrbios de movimento.

- Em 2005, um consenso internacional estabeleceu os critérios para o diagnóstico clínico da DCL, e as estratégias foram revistas em 2017, em um novo consenso. A expressão clínica, tanto da DCL como da DDP, é insidiosa e estende-se, ao longo do tempo, de uma condição prodrômica, ou seja, de comprometimento cognitivo leve, até um quadro de demência avançada.

FISIOPATOLOGIA

- A fisiopatologia de ambas as condições – DCL e DDP – caracteriza-se pela formação de corpos de Lewy, constituídos por agregados patológicos de alfa-sinucleína, ubiquitina e estruturas neurofilamentares; lembrando que, em sua atividade normal, a alfa-sinucleína tem papel contribuinte para a plasticidade neuronal na fenda sináptica. Os corpos de Lewy são lesões intraneuronais e encontram-se, com maior frequência, no neocórtex, principalmente em regiões posteriores, no sistema límbico, tronco cerebral e núcleos subcorticais. Diferentemente, na DP, inicialmente essas inclusões têm predileção pelos núcleos pigmentados do tronco cerebral e *substantia nigra*.
- Ao longo do curso da doença, os corpos de Lewy espraiam-se para o córtex cerebral, contribuindo decisivamente para a demência – DDP. As manifestações clínicas guardam relação com a localização dessas lesões. Em razão da presença dos corpos de Lewy no prosencéfalo basal, especificamente no núcleo de Meynert, há depleção da acetilcolina e redução das projeções colinérgicas para o neocórtex, fator decisivo na deterioração cognitiva. Os fenômenos fisiopatológicos eclodem tanto na DCL como na DDP.

DIAGNÓSTICO

- O diagnóstico da DCL e da DDP segue o protocolo que inclui declínio cognitivo com prejuízo das atividades diárias. Inicialmente, há a fase prodrômica, em que o paciente apresenta comprometimento cognitivo, porém, ainda com a manutenção das atividades instrumentais de vida diária. O curso da demência é insidioso e, com a progressão, há comprometimento cognitivo suficiente para interferir substancialmente no desempenho das atividades da vida cotidiana. Uma testagem específica permite a identificação do grau de comprometimento dos diferentes domínios cognitivos.
- Com a deterioração progressiva da demência, destaca-se o declínio proeminente da atenção, funções executivas, velocidade de processamento cognitivo, visuoespacialidade e visuoconstrutividade. Nas fases iniciais, memória episódica e nomeação ainda se encontram relativamente preservadas.
- Depressão, ansiedade, crises de pânico, delírios e alucinações, agitação e apatia também são manifestações psicopatológicas de ambas as demências, e que eclodem ao longo da progressão do processo neurodegenerativo.
- É comum a ocorrência de distúrbio comportamental do sono REM (movimentos oculares rápidos) nos pacientes com essas demências. Trata-se de uma parassonia que se caracteriza por sonhos vívidos, movimentos motores complexos e erráticos, eventualmente violentos, decorrentes da perda da atonia muscular esperada durante essa fase do sono, além de verbalizações aberrantes. Com frequência, o paciente não se recorda desses fenômenos, que geralmente são relatados por um familiar ou acompanhante. O Quadro 1 resume o perfil clínico do paciente com DCL e DDP.
- O curso clínico da DCL e da DDP tem componentes comuns, sendo que a distinção entre ambas, como já mencionado, deve-se ao período do início do declínio cognitivo. De modo geral, a evolução da deterioração cognitiva e funcional mostr a-se semelhante em ambas as enfermidades. A adoção de 1 ano entre o início das

Quadro 1 Quadro clínico da demência com corpos de Lewy e da demência na doença de Parkinson

• Na DCL, o início do declínio cognitivo emerge no contexto do surgimento dos sinais e sintomas motores, ou até 1 ano após a eclosão dessas manifestações.
• Na DDP, os sintomas cognitivos começam 1 ano após o surgimento das alterações motoras, geralmente vários anos mais tarde.
• Em ambas as demências, observa-se o comprometimento de funções executivas, visuoconstrutividade, visuoespacialidade e atenção, além de lentificação do processamento cognitivo.
• Declínio de memória episódica recente, linguagem e orientação temporal ocorre nos estágios posteriores do curso clínico de ambas.
• Na fase inicial da DCL, as características a seguir contribuem para a definição do diagnóstico: – Parkinsonismo do tipo rígido-acinético. – Flutuação da atenção e/ou do nível de consciência. – Alucinações visuais bem estruturadas, cênicas, dinâmicas e recorrentes; delírios também são relativamente frequentes. – Declínio cognitivo, especialmente desorientação visuoespacial e disfunção executiva. – Hipersensibilidade a antipsicóticos com agravamento dos distúrbios motores. – Distúrbio comportamental do sono REM (o quadro ocorre na DCL e na DDP).
• Quando o paciente apresenta, inicialmente, tremor de repouso, bradicinesia e rigidez muscular, e após 1 ano inicia quadro de declínio da cognição caracterizado por comprometimento das funções executivas, da atenção e lentificação do processamento cognitivo, o diagnóstico de DDP é o mais provável. Com a progressão da doença, sintomas neuropsiquiátricos do tipo delírios e alucinações, apatia, agitação, depressão e ansiedade também são frequentes.

Fonte: adaptado de McKeith et al., 2017.

manifestações motoras e a emergência do declínio cognitivo é um “marco” estabelecido sem suporte suficiente na fisiopatologia, mas que auxilia no diagnóstico diferencial entre ambas as condições. A Tabela 1 e a Figura 1 ilustram as características clínicas e a evolução de ambas as demências.

Tabela 1 Peculiaridades clínicas e neurobiológicas da demência com corpos de Lewy e da demência na doença de Parkinson

Aspectos clínicos e biológicos	
Demência com corpos de Lewy	Demência na doença de Parkinson
Características gerais	
• Declínio cognitivo suficiente para causar impacto nas atividades instrumentais • Início do declínio cognitivo 1 ano ou menos do início das manifestações motoras	• Declínio cognitivo suficiente para causar impacto nas atividades instrumentais • Início do declínio cognitivo 1 ano ou mais após o início das alterações motoras
Características específicas	
• Comprometimento proeminente da atenção, visuoconstrutividade, orientação espacial, velocidade de processamento cognitivo e funções executivas • Flutuação proeminente da atenção • Flutuação proeminente do nível de vigilância • Alucinações visuais recorrentes, bem estruturadas e detalhadas • Delírios menos frequentes do que as alucinações • Sinais extrapiramidais – geralmente rígido-acinéticos, axiais e simétricos, com tendência à bradicinesia, instabilidade postural e quedas	• Comprometimento proeminente da velocidade de processamento cognitivo e das funções executivas • Flutuação do nível da atenção menos acentuada do que em Lewy • Flutuação do nível de vigilância menos acentuada do que em Lewy • Alucinações visuais e delírios menos frequentes do que em Lewy, constantemente associados a agentes dopaminérgicos • Sinais extrapiramidais rígido-acinéticos ou tremores geralmente assimétricos com tendência à bradicinesia, instabilidade postural e quedas
Fisiopatologia	
• Corpos de Lewy (alfa-sinucleinopatia)	• Corpos de Lewy (alfa-sinucleinopatia)
Outros achados clínicos e fisiopatológicos relevantes	
• Distúrbio comportamental do sono REM • Hipersensibilidade a antipsicóticos bloqueadores D2	• Distúrbio comportamental do sono REM • Hipersensibilidade a antipsicóticos bloqueadores D2

(continua)

Tabela 1 Peculiaridades clínicas e neurobiológicas da demência com corpos de Lewy e da demência na doença de Parkinson (*continuação*)

Aspectos clínicos e biológicos	
Demência com corpos de Lewy	Demência na doença de Parkinson
Neuroimagem	
• RM pode apresentar atrofia posterior • TRODAT do corpo estriado com redução da captação do transportador de dopamina, geralmente com pouca assimetria	• RM com atrofia da *substantia nigra*; outros dados de pouca especificidade • TRODAT do corpo estriado com redução da captação do transportador de dopamina, geralmente com assimetria acentuada
Eletroencefalograma	
• Lentificação da atividade elétrica cortical posterior, com flutuações periódicas no padrão de ondas teta	• Lentificação da atividade elétrica cortical alfa difusamente e aumento da atividade delta

Fonte: adaptada de Stella et al., 2021; Lima e Silva et al., 2021.

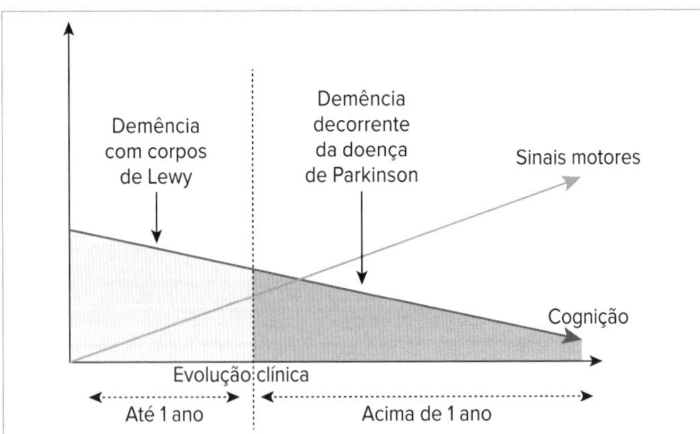

Figura 1 Evolução clínica, ao longo do tempo, da demência com corpos de Lewy e da demência na doença de Parkinson – referência de 1 ano para associação entre declínio cognitivo e sinais motores.
Fonte: Stella et al., 2021.

Avaliação cognitiva e funcional

- Cabe lembrar que testes cognitivos e funcionais que dependam de "papel e lápis" nem sempre constituem as melhores estratégias de avaliação cognitiva, uma vez que pacientes com DCL e DDP tendem a apresentar alterações motoras que dificultam a execução desse tipo de procedimento. Estratégias de medida da velocidade de processamento cognitivo que não dependam do desempenho motor seriam pertinentes. No entanto, na rotina clínica, os instrumentos mais utilizados são os testes comumente aplicados em outras demências, como doença de Alzheimer.
- Deve-se considerar que atenção, velocidade de processamento cognitivo e funções executivas são os domínios mais comumente envolvidos na DCL e na DDP. É pertinente a aferição da cognição global, incluindo-se memória e outros processos cognitivos. Convém considerar que flutuação da atenção ou alterações do nível de consciência interferem na qualidade do desempenho na avaliação cognitiva global e em seus domínios específicos (Tabela 2).
- A avaliação neuropsicológica constitui um procedimento mais complexo e refinado, e pode ser aplicada nas situações em que a definição do diagnóstico de demência não está claro, principalmente nas fases iniciais da evolução clínica de um quadro demencial.
- Quando o paciente apresentar rigidez ou tremor importante, convém utilizar testes e escalas que exijam pouco do ato de escrever ou desenhar. É preferível escolher testes e escalas que permitam aferir cognição e funcionalidade por meio da linguagem falada. A escolha do procedimento depende da familiaridade do profissional de saúde com o instrumento, da pertinência da escolha e do nível de gravidade da demência. Em geral, alguns poucos testes são suficientes para o rastreio cognitivo e funcional.

Exames complementares

- Além da avaliação clínica, vários exames complementares oferecem suporte para uma melhor definição do diagnóstico, como os mencionados a seguir.

Tabela 2 Testes e escalas de rastreio cognitivo e funcional disponíveis na rotina clínica

Miniexame do estado mental (MEEM)	Orientação espacial e temporal, memória/evocação, repetição de frase, cálculo
Montréal Cognitive Assessment (MoCA)	Funções executivas, atenção/cálculo, linguagem/fluência verbal, pensamento abstrato, memória/evocação da orientação espacial e temporal (inclui fluência verbal fonêmica e teste do desenho do relógio)
Atenção dividida/sustentada	Processo atencional
Fluência verbal semântica	Linguagem, funções executivas
Dígitos – ordem direta/inversa	Atenção, memória de trabalho
Stroop color word test	Atenção, funções executivas
Interpretação de provérbios	Pensamento abstrato
Figuras sobrepostas	Visuoespacialidade e percepção abstrativa
Bateria breve de rastreio cognitivo	Memória incidental, imediata, de aprendizagem, tardia e reconhecimento
Memória audioverbal	MKemória lógica e aprendizagem
Apraxia ideomotora	Ações hierárquicas sem utilização de objetos
Apraxia da fala	Organização cognitiva da expressão e da semântica
Testes de nomeação por confrontação	Identificar e nomear objetos ou situações
Questionário de atividades instrumentais (Pfeffer)	Funcionalidade instrumental
Avaliação de estadiamento funcional (FAST)	Aferição da progressão clínica

Fonte: Stella et al., 2021.

Neuroimagem estrutural

- De acordo com a ressonância magnética do encéfalo (RM) e a tomografia computadorizada do crânio (TC), as estruturas mesiais do lobo temporal, quando preservadas, contribuem para se distinguir entre doença de Alzheimer (DA), DCL e DDP. Atrofia mesial temporal em pacientes com DCL sugere coocorrência com DA e, por conseguinte, trajetória clínica mais agressiva. Na DCL, a RM e a TC podem evidenciar atrofia em regiões parieto-occipitais. A RM e a TC não propiciam, ainda, a definição do diagnóstico da DP, e informações objetivas sobre DDP ainda são pouco consistentes (Figura 2).

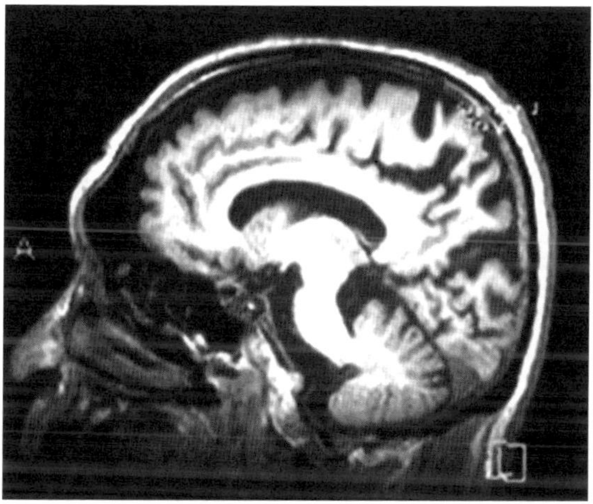

Figura 2 Ressonância magnética de paciente masculino, 78 anos, com demência com corpos de Lewy moderada, com atrofia posterior.

Neuroimagem funcional

- Análises do SPECT cerebral (perfusão) e do PET-CT/FDG-PET (metabolismo glicolítico) têm evidenciado alterações em regiões posteriores que englobam estruturas parieto-occipitais. Vale ressaltar que, em pacientes com DCL, tem sido relatada uma relativa preservação do funcionamento do cíngulo posterior, fenômeno denominado "ilha do cíngulo", que auxilia na diferenciação com DA, em que a atividade é mais comprometida.

- O exame de cintilografia cerebral com transportador de dopamina (TRODAT e outros) contribui para a caracterização de processos degenerativos, porém é insuficiente para distinguir DCL e DDP de outras condições que incluem parkinsonismo atípico.

Eletroencefalograma

- O eletroencefalograma (EEG) permite detectar atividade lentificada, especialmente nas derivações posteriores, bem como de ondas lentas transitórias em regiões temporais. O EEG tem sido utilizado como estratégia de suporte para o diagnóstico da DCL.

Biomarcadores

- Até o momento, não há nenhum biomarcador específico da patologia relacionada aos corpos de Lewy e que estivesse disponível para a definição do diagnóstico, na rotina clínica, entre a DCL e a DDP. Entretanto, vários métodos indiretos têm demonstrado elementos úteis para a definição da patologia dessas doenças (Quadro 2).

Quadro 2 Biomarcadores sugestivos da ocorrência da patologia de corpos de Lewy

Redução do transportador de dopamina (TRODAT ou outro traçador – evidência por meio do exame de cintilografia/SPECT)
Cintilografia do miocárdio com redução da captação do 123metaiodo-benzil-guanidina (123MIBG)
Polissonografia que confirme a ocorrência de distúrbio comportamental do sono REM, sem atonia
Hipometabolismo/hipoperfusão generalizada (PET-CT ou FDG-PET/SPECT), proeminente em regiões parieto-occipitais e cíngulo posterior; convém lembrar que o hipometabolismo glicolítico no cíngulo posterior tende a estar mais preservado do que na DA, e sugere a identificação da "ilha do cíngulo"
EEG com lentificação da atividade elétrica cortical posterior, flutuações periódicas no padrão de ondas alfa e teta
Preservação relativa das estruturas mesiais do lobo temporal (RM, TC)

Fonte: adaptado de Lima e Silva et al., 2021.

- Embora bem estabelecidos para a definição do diagnóstico da DA, os biomarcadores liquóricos do tipo peptídeo amiloide, proteína tau fosforilada e tau total não constituem marcadores específicos para o diagnóstico de DCL ou DDP. Atualmente, as investigações por meio da análise do liquor não têm confirmado a detecção da alfa-sinucleína como um marcador da DCL.

Testes genéticos

- Ainda não se confirmou a validade da testagem genética para o esclarecimento do processo patológico subjacente à DCL. Várias alterações pontuais no gene da alfa-sinucleína em indivíduos assintomáticos podem refletir um fator de risco para o desenvolvimento da DCL e da DP. Entretanto, a raridade desse achado não justifica a avaliação genética dos sujeitos. Alguns estudos, entretanto, sugerem que mutações no gene *leucine-rich repeat kinase 2* (LRRK2 – 12q12) podem estar associadas à alfa-sinucleinopatia, e que teriam um papel na patogênese dos corpos de Lewy e na degeneração das vias dopaminérgicas. Atualmente, contudo, os testes genéticos mostram-se inconclusivos.

TRATAMENTO

- Em geral, as intervenções farmacológicas e não farmacológicas, disponíveis para o tratamento da DCL e da DDP, são semelhantes. Por isso, elas foram consideradas abordagens comuns para ambas as demências e, quando pertinente, há a menção de cuidados específicos (Quadro 3 e Tabela 3).
- Em razão da atividade hipocolinérgica acentuada na DCL e na DDP, os anticolinesterásicos são considerados a intervenção recomendada para os pacientes, com a finalidade de atenuação do declínio clínico e controle dos sintomas neuropsiquiátricos (SNP). Obviamente, é necessário monitorar de forma rigorosa os efeitos adversos, sobretudo bradicardia e hipotensão arterial, e o consequente aumento do risco de quedas e fraturas. Sintomas gastroin-

Quadro 3 Recomendações gerais do tratamento da demência com corpos de Lewy e da demência na doença de Parkinson

Em razão da natureza complexa dessas demências, com elementos multifatoriais, o tratamento tem por base uma ação multidisciplinar que engloba estratégias não farmacológicas e intervenção farmacológica.
As estratégias não farmacológicas direcionam-se para as peculiaridades que emergem ao longo da evolução clínica. Assim, de acordo com as demandas de cada paciente, há a necessidade de programas específicos de estimulação cognitiva, terapia ocupacional, fisioterapia, enfermagem, arteterapia em suas distintas modalidades (música, dança, pintura, produção literária e outros), psicoterapia e programas de inserção social. Torna-se imprescindível propiciar ao paciente oportunidades para que ele se mantenha ativo e autônomo pelo tempo mais extenso possível.
O tratamento da DCL e da DDP exige a prescrição de anticolinesterásicos e, quando necessário, a introdução de diversas classes psicofarmacológicas de acordo com a pertinência clínica de cada paciente.
Na DCL e na DDP, a prescrição de antipsicóticos demanda cuidados especiais, em função do risco de agravamento dos sinais extrapiramidais deflagrados por essas medicações.
A intervenção não farmacológica engloba terapia ocupacional em suas diferentes modalidades, além de suporte psicológico, fisioterapia, arteterapia, cuidados de enfermagem e apoio a familiares e cuidadores, dentre outros procedimentos.

Fonte: adaptado de Lima e Silva et al., 2021.

testinais do tipo náusea, vômitos e diarreia, anorexia e emagrecimento, e secreção pulmonar também demandam cuidados por parte do clínico. A rivastigmina transdérmica tende a propiciar um perfil de efeitos gastrointestinais menos intenso do que comprimidos ou cápsulas.

- O manejo dos sintomas psicóticos é um desafio na DCL e na DDP. Diante dos riscos de agravamento dos sinais extrapiramidais, na vigência de alucinações e delírios, os anticolinesterásicos constituem a primeira escolha. Se necessário, sugere-se o uso de quetiapina em doses baixas, com suspensão da medicação quando da resolução dos sintomas psicóticos.
- Como já destacado, condutas multidisciplinares envolvendo fisioterapia, fonoaudiologia, terapia ocupacional, arteterapia, estimu-

Tabela 3 Tratamento da demência com corpos de Lewy e da demência na doença de Parkinson

Manifestação clínica		Medicamento	Comentários
Declínio cognitivo	Demência	Anticolinesterásicos: Rivastigmina Donepezila Galantamina	Monitorar bradicinesia, secreção pulmonar, efeitos gastrointestinais, anorexia e emagrecimento
SNP	Sintomas psicóticos (alucinações e delírios)	Antipsicóticos: Quetiapina Clozapina	Quetiapina e clozapina: monitorar sedação, sonolência, hipotensão arterial Clozapina: monitorar discrasia sanguínea
	Depressão	Antidepressivos: Bupropiona Venlafaxina ISRS (sertralina, citalopram, escitalopram, fluoxetina)	Venlafaxina: monitorar agitação, HAS ISRS: monitorar tremores, hiponatremia
	Ansiedade/ pânico	Antidepressivos com ação ansiolítica: Trazodona Venlafaxina ISRS	Trazodona: monitorar sedação, sonolência, hipotensão arterial Venlafaxina: monitorar agitação, HAS ISRS: monitorar tremores, hiponatremia
	Apatia	Anticolinesterásicos: Rivastigmina Donepezila Galantamina Modafinila	Anticolinesterásicos: monitorar bradicinesia, secreção pulmonar, efeitos gastrointestinais, anorexia e emagrecimento Modafinila: monitorar agitação
	Distúrbios do sono REM	Benzodiazepínico: Clonazepam	Monitorar sedação, sonolência, hipotensão arterial, efeito paradoxal (agitação)

SNP: sintomas neuropsiquiátricos; ISRS: inibidores seletivos da recaptação de serotonina; HAS: hipertensão arterial sistêmica; REM: do inglês ***rapid eye movement***, movimentos oculares rápidos. Fonte: Stella et al., 2021; Lima e Silva et al., 2021.

lação cognitiva, psicoterapia cognitivo-comportamental e suporte de enfermagem são estratégias imprescindíveis tanto para a estabilização cognitiva, pelo menos por determinado período, como para o manejo dos distúrbios de comportamento. A Tabela 3 destaca as particularidades do tratamento de ambas as demências.

CONSIDERAÇÕES FINAIS

- Demência com corpos de Lewy e demência decorrente da doença de Parkinson são condições clínicas de um mesmo espectro neurodegenerativo determinado pela presença dos corpos de Lewy em diferentes áreas cerebrais.
- O quadro clínico é similar em ambas as condições e se caracteriza por declínio cognitivo progressivo e persistente, sobretudo das funções executivas, atenção, visuoespacialidade, visuoconstrutividade e velocidade de processamento. Alucinações são evidentes na DCL desde o seu início e, na DDP, são mais tardias, geralmente relacionadas com o uso de medicações dopaminérgicas.
- O diagnóstico é clínico, e exames de neuroimagem funcional com transportador de dopamina e EEG para a investigação de lentificação da atividade elétrica cerebral são recursos que contribuem para a definição nosológica.
- O manejo de ambas as demências requer a prescrição de anticolinesterásicos, e recomenda-se cautela com a introdução de antipsicóticos em razão do risco de agravamento dos sinais e sintomas extrapiramidais.
- Intervenção não farmacológica, especialmente terapia ocupacional, em suas diferentes modalidades, traz benefícios significativos para a cognição, desempenho das atividades de vida diária e comportamento.

BIBLIOGRAFIA

1. Aarsland D, Andersen K, Larsen JP, et al. Prevalence and characteristics of dementia in Parkinson disease: an 8-year prospective study. Arch Neurol. 2003;60(3):387-92.

2. Briel RC, McKeith IG, Barker WA, et al. EEG findings in dementia with Lewy bodies and Alzheimer's disease. J Neurol Neurosurg Psychiatry. 1999;66(3):401-3.
3. Ferman TJ, Smith GE, Boeve BF, et al. Neuropsychological differentiation of dementia with Lewy bodies from normal aging and Alzheimer's disease. Clin Neuropsychol. 2006;20:623-36.
4. Ferraz HB, Santos GC. Doença de Parkinson. In: Forlenza OV, Radanovic M, Stella F. Neuropsiquiatria geriátrica. 3.ed. São Paulo: Atheneu (no prelo).
5. Harper L, Fumagalli GG, Barkhof F, et al. MRI visual rating scales in the diagnosis of dementia: evaluation in 184 post-mortem confirmed cases. Brain. 2016;139(Pt 4):1211-25.
6. Jellinger KA, Attems J. Prevalence and pathology of dementia with Lewy bodies in the oldest old: a comparison with other dementing disorders. Dement Geriatr Cogn Disord. 2011;31:309-16.
7. Johansen K, White L, Sando S, et al. Biomarkers: Parkinson disease with dementia and dementia with Lewy bodies. Parkinsonism Rel Dis. 2010;16(5):307-15
8. Kane JPM, Surendranathan A, Bentley A, Barker SAH, Taylor JP, Thomas AJ, et al. Clinical prevalence of Lewy body dementia. Alzheimers Res Ther. 2018;15;10(1):19.
9. Lezak MD, Howieson DB, Loring DW. Neuropsychological Assessment. 4.ed. New York: Oxford Press, 2004.
10. Lim SM, Katsifis A, Villemagne VL, et al. The 18F-FDG PET cingulate island sign and comparison to 123I-beta-CIT SPECT for diagnosis of dementia with Lewy bodies. J Nucl Med. 2009;50(10):1638-45.
11. Lima e Silva LFA, Radanovic M, Loureico JC, Pais MV, Stella F, Folenza OV. Tratamento dos transtornos neurocognitivos e outros sintomas associados às demências: demência na doença de Parkinson, demência com corpos de Lewy, degeneração lobar frontotemporal e demência vascular. In: Miguel EC, Lafer B, Elkis H, Forlenza OV. Clínica psiquiátrica. 2.ed. v. 3. Barueri: Manole, 2021. p. 1022-1033.
12. McKeith IG, Boeve BF, Dickson DW, et al. Diagnosis and management of dementia with Lewy bodies. Fourth consensus report of the DLB Consortium. Neurology. 2017;89:88-100.
13. McKeith IG, Dickson DW, Lowe J, et al. Diagnosis and management of dementia with Lewy bodies: third report of the DLB Consortium. Neurology.2005;65(12):1863-72.
14. Nedelska Z, Ferman TJ, Boeve BF, et al. Pattern of brain atrophy rates in autopsy--confirmed dementia with Lewy bodies. Neurobiol Aging. 2015;36(1):452-61.
15. Negrão EFP. Diagnóstico precoce da demência de corpos de Lewy. Dissertação de Mestrado. Faculdade de Medicina, Universidade de Coimbra, 2014. 80 p.
16. Rijk MC, Breteler MMB, Grave-Land GA, et al. Prevalence of Parkinsons's disease. The Rotterdam study. Neurology. 1995;45:2143-46.
17. Schrag A, Schott JM. Epidemiological, clinical, and genetic characteristics of early-onset parkinsonism. Lancet Neurol. 2006;5:355-63.
18. Stella F, Lima e Silva LFA, Loureico JC, Folenza OV. Demência com corpos de Lewy e demência na doença de Parkinson. In: Miguel EC, Lafer B, Elkis H, Forlenza OV. Clínica Psiquiátrica. 2.ed. v. 2. Barueri: Manole; 2021. p. 861-73.

32 Demência frontotemporal

Luiz Fernando de Almeida Lima e Silva
Márcia Radanovic
Júlia Cunha Loureiro
Marcos Vasconcelos Pais
Florindo Stella
Orestes Vicente Forlenza

INTRODUÇÃO

- O termo degeneração lobar frontotemporal (DLFT) engloba diferentes entidades patológicas que, por sua vez, são consequência de diferentes alterações moleculares (incluindo taupatias, alteração da proteína TDP-43 ou relacionadas ao *fused-in-sarcoma* – FUS), que resultam no acometimento preferencial do córtex frontal e/ou temporal. Dessa forma, as principais manifestações clínicas estão relacionadas à disfunção de habilidades regidas pelos lobos frontais e/ou temporais, como distúrbios no controle inibitório e funções executivas, volição (incluindo apatia) e linguagem.
- A prevalência da DLFT varia consideravelmente nos diferentes levantamentos e, de acordo com a região geográfica que esses estudos englobam, pode ser a primeira ou a segunda causa mais comum de demência pré-senil (i. e., que ocorre antes dos 65 anos), respondendo por 5 e 10% dos casos. Sua ocorrência é mais frequente entre os 50 e 60 anos, com pico de incidência em torno dos 58 anos. A sobrevida média dos pacientes é de 8 anos a partir dos primeiros sintomas, e de 4,2 anos a partir do diagnóstico.

ASPECTOS CLÍNICOS E DIAGNÓSTICOS

- A demência frontotemporal é uma síndrome clínica que pode ser dividida em dois principais subtipos: a variante comportamental (DFT-VC) e aquela em que a linguagem é acometida de forma relativamente seletiva (afasia progressiva primária – APP). Por sua vez, a variante de linguagem inclui as formas a seguir.

Agramática (APPva)

Sintaxe e tempos verbais anormais; estrutura das frases pouco polidas; fluência baixa; discurso demonstra esforço; comprometimento na repetição de frases e sentenças, bem como no entendimento de frases complexas; compreensão de palavras preservada; nomeação pode ou não estar comprometida.

Semântica (APPvs)

Comprometimento proeminente na compreensão de palavras isoladas; nomeação gravemente comprometida; gramática e repetição preservadas; discurso vago, com parafasias semânticas e circunlóquios.

- Contudo, o subtipo comportamental (demência frontotemporal variante comportamental – DFT-VC) é a forma clínica mais prevalente, respondendo por cerca de 50% dos casos de DLFT. Este é também o subtipo no qual os sintomas neuropsiquiátricos se manifestam de maneira mais precoce e exuberante, em geral sem que o indivíduo acometido apresente qualquer *insight*, exigindo intervenções terapêuticas incisivas, o que será discutido mais profundamente neste capítulo.

- É importante salientar que, com o agravamento da patologia, o desenvolvimento de sintomas neuropsiquiátricos é o caminho comum a todas as formas clínicas, e a distinção entre os diferentes subtipos em estágios avançados de progressão nem sempre é evidente.
- A DFT é caracterizada pelo início insidioso de alterações comportamentais em uma idade um tanto precoce, mais comumente entre os 50 e 60 anos, com relativa preservação da memória (dado que auxilia no diagnóstico diferencial com doença de Alzheimer – DA).
- A respeito dos sintomas neuropsiquiátricos, que se relacionam com o acometimento de diferentes circuitos da região frontotemporal, podemos agrupá-los em quatro grandes categorias (Quadro 1).
- Frequentemente, esses sintomas são acompanhados por outras manifestações neuropsiquiátricas, como oscilações de humor (incluindo euforia e depressão) e até mesmo sintomas psicóticos (com delírios e alucinações), que podem tanto anteceder o início do quadro demencial como ocorrer durante sua evolução, dificultando ainda mais o manejo clínico.
- A hiperoralidade, com comportamento alimentar aberrante, é uma manifestação comportamental frequente, e esses pacientes são mais propensos a ganho de peso, agravamento do tabagismo e ingestão de álcool.

Quadro 1 Sintomas neuropsiquiátricos que se relacionam com o acometimento de diferentes circuitos da região frontotemporal

1. Apatia
Presente em 85% dos casos
Acometimento das regiões mediais e cíngulo anterior • Empobrecimento afetivo e perda da capacidade empática. • Comportamento insensível e sem consideração pelos sentimentos alheios. • Indiferença e perda do interesse, com redução global da atividade motora. • Perda do desejo de se engajar em atividades relacionadas a um objetivo específico, com afastamento do trabalho, família e hobbies.

(continua)

Quadro 1 **Sintomas neuropsiquiátricos que se relacionam com o acometimento de diferentes circuitos da região frontotemporal (*continuação*)**

2. Desinibição e impulsividade
Presente em 76% dos casos
Região orbitofrontal • Hiper-reatividade, incluindo baixa tolerância à frustração, irritabilidade e comportamento agressivo. • Comportamento sexual aberrante, incluindo masturbação compulsiva, atos inadequados, além de discurso centrado em conteúdo sexual. • Invasão do espaço interpessoal ou excessiva intimidade e familiaridade com estranhos. • Engajamento em atos sem considerar as consequências, incluindo envolvimento compulsivo com jogos de azar, furtos ou roubos. • Perda do decoro social, com linguagem inadequada, palavras de baixo calão ou piadas inadequadas e ofensivas, sem que isso resulte em nenhum constrangimento.
3. Repetição, sintomas obsessivo-compulsivos
Presente em 71% dos casos
Regiões dorsolateral e orbitofrontal • Comportamentos motores simples como bater palmas, esfregar as mãos, cutucar ou estalar os lábios. • Comportamentos motores complexos também podem ocorrer, como rituais de contagem, colecionar objetos, idas repetidas ao banheiro. • O discurso também pode assumir caráter estereotipado e repetitivo.
4. Prejuízo atencional e da função executiva (precoce) e da memória e visuoespacialidade
Presente em 71% dos casos
Associado principalmente aos circuitos dorsolaterais • Dificuldades com atividades que exijam concentração, organização e sequência. • Dificuldades com atividades instrumentais de vida diária. • Em casos mais graves, dificuldades com a realização de atividades básicas de vida diária.

- Há, ainda, estudos que demonstram que a ocorrência de comportamentos de natureza ilegal, tais como assédio sexual, urinar em público, roubo, invasão de propriedade etc., são mais frequentes em pacientes com DFT-VC que com DA.

CRITÉRIOS DIAGNÓSTICOS DE DFT-VC (*INTERNATIONAL BEHAVIORAL VARIANT FTD CONSORTIUM* – FTDC)

- Os critérios diagnósticos para degeneração lobar frontotemporal variante comportamental foram definitos pelo *International Behavioral Variant FTD Consortium* (FTDC), no ano de 2011 (Quadro 2). Esses critérios exigem que ao menos três dos seis sintomas nucleares estejam presentes, incluindo cinco domínios comportamentais:
  - ▷ Desinibição social.
  - ▷ Apatia.
  - ▷ Perda afetiva e da empatia.
  - ▷ Comportamentos perseverativos, compulsivos ou estereotipados.
  - ▷ Hiperoralidade ou mudanças dietéticas.
  - ▷ Perfil neuropsicológico com disfunção executiva e relativa preservação de memória episódica e habilidades visuoespaciais.
- O diagnóstico é provável quando são evidenciadas alterações frontais e/ou temporais anteriores nos exames estruturais ou funcionais, associadas à perda funcional (Quadro 2).

Quadro 2 Critérios diagnósticos para demência frontotemporal variante comportamental (DFT-VC) segundo o FTDC

I. Doença neurodegenerativa: o seguinte sintoma DEVE estar presente para o diagnóstico de DFT-VC.
A. Deterioração progressiva do comportamento e/ou cognição, contatada por meio de observação direta ou história (anamnese objetiva com informante).

(continua)

Quadro 2 Critérios diagnósticos para demência frontotemporal variante comportamental (DFT-VC) segundo o FTDC (*continuação*)

II. Possível DFT-VC: três dos seguintes sintomas envolvendo o comportamento e a cognição (A-F) devem estar presentes. Os sintomas devem ser persistentes ou recorrentes, e não um evento isolado ou raro.
A. Desinibição comportamental precoce (um dos seguintes sintomas deve estar presente): A1. Comportamento social inapropriado. A2. Perda da etiqueta e decoro. A3. Ações impulsivas e impensadas/descuidadas.
B. Apatia ou inércia precoce (um dos seguintes sintomas deve estar presente): B1. Apatia. B2. Inércia.
C. Perda precoce do afeto e da capacidade de empatia (um dos seguintes sintomas deve estar presente): C1. Resposta diminuída às necessidades e sentimentos alheios. C2. Diminuição do interesse social, interpessoal ou "calor" pessoal nas relações.
D. Surgimento precoce de comportamento perseverativo, estereotipado ou compulsivo/ritualístico (um dos seguintes sintomas deve estar presente): D1. Comportamentos simples e repetitivos. D2. Comportamentos complexos, ritualísticos e compulsivos. D3. Estereotipia de fala.
E. Hiperoralidade e mudanças dietéticas (um dos seguintes sintomas deve estar presente): E1. Mudança nas preferências alimentares. E2. Comer em *binge*, aumento do consumo de álcool ou cigarros. E3. Exploração oral ou ingestão de substâncias/objetos não comestíveis.
F. Perfil neuropsicológico: déficits executivos com relativa preservação da memória e funções visuoespaciais (todos os seguintes sintomas devem estar presentes): F1. Déficit em tarefas executivas. F2. Preservação relativa da memória episódica. F3. Preservação relativa das habilidades visuoespaciais.
III. DFT-VC provável: todos os critérios devem estar presentes.
A. Preenche critério para possível DFT-VC.

(continua)

Quadro 2 Critérios diagnósticos para demência frontotemporal variante comportamental (DFT-VC) segundo o FTDC (*continuação*)
B. Apresenta declínio funcional significativo (relatado pelo cuidador ou constatado pela *Clinical Dementia Rating Scale* ou *Funcional Activities Questionnaire*).
C. Neuroimagem com resultados apontando para DFT-VC (um dos seguintes sintomas deve estar presente): C1. Atrofia frontal e/ou temporal anterior na RNM ou TC. C2. Hipoperfusão ou hipometabolismo anterior e/ou temporal anterior no SPECT/PET.
IV. DFT variante comportamental com critérios patológicos definitivos para DLFT: critério A deve estar presente, somado ao critério B ou C.
A. Preenche critérios para possível ou provável DFT-VC.
B. Evidência histopatológica de DLFT na biópsia ou no estudo post-mortem.
C. Presença de uma mutação patológica conhecida.
V. Critérios de exclusão para DFT-VC: critérios A e B devem ser negativos para o diagnóstico de DFT-VC. Critério C pode ser positivo para DFT-VC possível, mas deve ser negativo para DFT-VC provável.
A. Padrão de déficits é mais bem explicado por outra doença neurodegenerativa ou doença clínica.
B. Distúrbio comportamental é mais bem explicado por um diagnóstico psiquiátrico.
C. Biomarcadores fortemente indicativos de doença de Alzheimer ou outro processo neurodegenerativo.

FTDC: *International Behavioral Variant FTD Consortium*. Traduzido e adaptado de Rascovcky et al., 2011.

ESCALAS E INSTRUMENTOS PSICOMÉTRICOS DE AUXÍLIO – DIAGNÓSTICO

- Na avaliação ambulatorial de possíveis portadores de DLFT, testes de triagem, como o Miniexame do Estado Mental (MEEM) e o *Montreal Cognitive Assessment* (MoCA), são úteis na caracterização do perfil de déficit cognitivo, fornecendo informações valiosas para elaboração diagnóstica. Ainda assim, uma avaliação neuropsicológica completa oferece um cenário mais detalhado do funcionamento cognitivo, o que é especialmente útil nas fases iniciais, quando os sintomas clínicos são mais leves.

> O resultado dessas avaliações costuma demonstrar déficit nas funções executivas e de atenção, com preservação relativa da memória episódica declarativa e visuoespacialidade (domínios comumente comprometidos na doença de Alzheimer).

- Também pode haver déficit na memória de trabalho, e testes que avaliem particularmente as funções executivas, como o *Ineco Frontal Screening* (IFS), foram capazes de distinguir a DFT-VC de outros transtornos que também cursam com disfunção executiva, como episódios depressivos.

Exames complementares

Neuroimagem

- A neuroimagem estrutural e a funcional demonstram acometimento preferencial das regiões frontotemporais, reforçando o diagnóstico.

> Exames estruturais (tomografia computadorizada de crânio e ressonância magnética de encéfalo): atrofia preferencial do lobo frontal, com atrofia da região orbitofrontal, do cíngulo anterior, do córtex insular anterior e do córtex temporal anterior (Figura 1).

> Avaliação funcional (SPECT e FDG-PET): mostram, respectivamente, hipoperfusão e hipometabolismo frontal ou do temporal anterior, com preservação nas regiões parietais. Estas técnicas possuem 80% de sensibilidade e especificidade em distinguir DFT de DA.

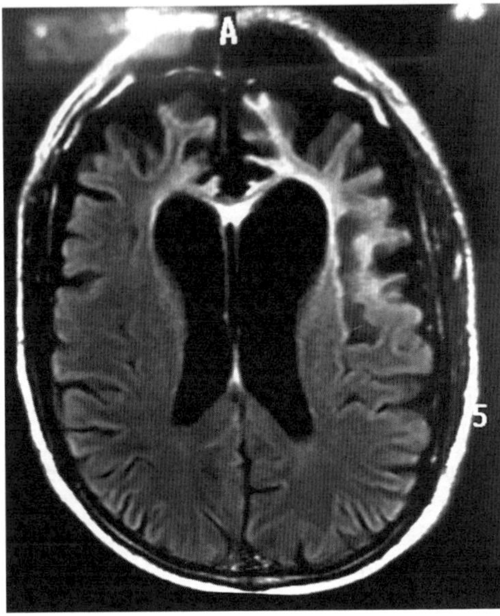

Figura 1 Paciente masculino, demência frontotemporal variante comportamental (DFT-VC), com início do quadro clínico aos 58 anos. A imagem de ressonância magnética (aquisição axial na sequência FLAIR) foi obtida aos 70 anos, e nela se observam atrofia preferencial dos lobos frontais e temporais, bem como dilatação compensatória dos cornos anteriores dos ventrículos laterais.

Genética

- Entre 30 e 50% dos indivíduos com DFT-VC apresentam história familiar positiva, com padrão autossômico dominante presente em 10 a 27% dos casos (forma genérica da DFT). Dessa forma, uma avaliação genética, em que se pesquisam as principais mutações associadas à DLFT, pode ser particularmente útil nos casos em que há dúvida diagnóstica, como – por exemplo – nos casos de surgimento precoce dos sintomas.

> Em 80% dos casos, a forma genética da DFT se relaciona a anormalidades em três domínios: 1. MAPT (*microtubule associated protein tau*); 2. C9orf72 (*chromosome 9 open reading frame 72*); 3. GRN (*glanulin*).

- Atenção especial deve ser dada aos portadores da mutação C9orf72, já que esses pacientes mais comumente apresentam sintomas psicóticos e outros sintomas neuropsiquiátricos, e costumam receber o diagnóstico de esquizofrenia, transtorno bipolar ou transtorno obsessivo-compulsivo anos antes do diagnóstico de DFT.

TRATAMENTO

- Uma vez que não existem tratamentos modificadores de doença, o manejo desses pacientes é fundamentalmente sintomático. Essa abordagem dos sintomas neuropsiquiátricos proporciona melhor qualidade de vida aos pacientes, e diminui consideravelmente a sobrecarga do cuidador.
- Nessa abordagem, é útil determinar quais sistemas de neurotransmissores são possíveis alvos de intervenção, o que tem relação direta com a escolha dos fármacos utilizados no manejo clínico.

Inibidores da recaptação de serotonina (ISRS)

- Como o córtex frontal recebe numerosas projeções serotoninérgicas dos núcleos da rafe, medicações que modulam essas vias são as com mais evidências de resultados positivos.
- Portanto, manifestações comportamentais relacionadas com a disfunção serotoninérgica, como impulsividade, agitação e oscilações de humor, são comuns, e com frequência são abrandadas com o uso de ISRS. Como são fármacos relativamente seguros, os ISRS figuram entre as intervenções terapêuticas iniciais no manejo neuropsiquiátrico dos casos de DFT.

Fármacos como trazodona, fluoxetina, sertralina, paroxetina, fluvoxamina, citalopram e escitalopram frequentemente resultam em melhora de sintomas como desinibição, comportamento alimentar aberrante, estereotipias comportamentais, irritabilidade e depressão. Outros benefícios incluem diminuição do comportamento impulsivo e compulsivo, da agressividade e agitação, e de comportamentos alimentares aberrantes.

- Apesar da relativa efetividade e segurança dos antidepressivos, distúrbios graves de comportamento comumente exigem a instituição de um antipsicótico.

Antipsicóticos (antidopaminérgicos)

- As regiões cerebrais acometidas na DFT também são ricas em projeções dopaminérgicas, que são afetadas pelo processo neurodegenerativo e resultam em parkinsonismo, com rigidez, bradicinesia e outros sintomas motores. Assim, o uso de antagonistas dopaminérgicos pode parecer ilógico nos casos de DFT e, de fato, esses fármacos costumam agravar as manifestações motoras.
- Não obstante, uma extrapolação de resultados positivos com antipsicóticos no manejo da agitação, agressividade e psicose em outras condições (como esquizofrenia e outros tipos de demência), bem como a experiência clínica mais específica nos casos de DFT, apoiam o seu uso. Como se pode imaginar, em uma condição em que os sintomas neuropsiquiátricos estão entre as principais manifestações clínicas, o uso de antipsicóticos nessa população não é raro.

Na prática clínica, deve-se dar preferência aos antipsicóticos atípicos, como olanzapina, risperidona e aripiprazol, por cursarem com menor risco de efeitos adversos motores. Ainda assim, pode haver agravamento dos sintomas extrapiramidais, acatisia, bem como outras complicações, como sedação e quedas. Outros efeitos indesejáveis são piora de quadros de humor (depressão), apatia, sintomas somáticos e incontinência urinária.

- Por fim, em especial na população geriátrica, as drogas antipsicóticas estão associadas a um considerável aumento do risco de mortalidade, e devem ser usadas com parcimônia.

Inibidores da acetilcolinesterase (IAChE)

- Sabe-se que as vias colinérgicas são particularmente comprometidas em demências como a doença de Alzheimer, e a prescrição de drogas inibidoras da acetilcolinesterase (colinérgicas, como rivastigmina, galantamina e donepezila) costuma trazer benefício clínico a esses pacientes.

> Entretanto, os ensaios clínicos com IAChE para o tratamento de portadores de DFT não encontraram benefício clínico, de modo que as evidências não apoiam o uso dos IAChE nesse tipo de demência. Alguns dados sugerem, inclusive, que o uso dos IAChE em pacientes com DFT pode resultar em agravamento de sintomas comportamentais e cognitivos.

Moduladores de receptor NMDA (glutamato)

- A memantina é um modulador (antagonista) de receptores NMDA (N-metil-D-aspartato), implicado nas vias glutamatérgicas.
- A droga é aprovada para casos moderados a graves de DA, e há evidências de benefício no manejo neuropsiquiátrico de outras demências, como demência vascular e demência na doença de Parkinson e por corpos de Lewy.

> Na DFT, os principais estudos envolvendo o uso de memantina (em doses de até 20 mg) não demonstraram ganhos com o uso do fármaco e, em alguns casos, houve até mesmo piora cognitiva. Assim, a prescrição sistemática de memantina para pacientes com DFT não apresenta suporte nas evidências atualmente disponíveis.

OUTRAS ABORDAGENS FARMACOLÓGICAS

- Psicoestimulantes: elevam a concentração de catecolaminas, e podem proporcionar melhora da função cognitiva, além de atenuação da disfunção em regiões orbitofrontais e frontoestriatais. Estudos envolvendo o uso de metilfenidato demonstraram melhora dos distúrbios comportamentais nesses pacientes.
- Ocitocina: a pouca evidência disponível aponta para melhora em aspectos emocionais de pacientes com DFT, mas são necessários mais estudos para consolidar o seu uso na prática clínica.

INTERVENÇÕES NÃO FARMACOLÓGICAS

- A proeminência dos sintomas neuropsiquiátricos na DFT faz com que as intervenções farmacológicas sejam frequentes na prática clínica. Contudo, como discutido anteriormente, essas intervenções podem resultar em efeitos indesejáveis e aumento do risco para o paciente.

Possíveis intervenções não farmacológicas

- Restringir acesso a itens perigosos na casa, como fármacos, produtos tóxicos, medicamentos, bebida alcoólica e armas de fogo.
- Adaptação da casa para minimizar acidentes (incluindo quedas) relacionados com dificuldade motora.
- Restringir/supervisionar o acesso à conta-corrente e cartões de crédito, a redes sociais e automóveis.
- Aposentadoria precoce do trabalho, em especial quando a falha na função pode trazer consequências mais graves.

- Por se mostrarem frequentemente mais efetivas do que a farmacoterapia isolada, e por ajudarem diminuir a prescrição de psicotrópicos e – consequentemente – o risco, as intervenções não farmacológicas são as primeiras medidas a serem implementadas no manejo de pacientes com quadros demenciais, incluindo DFT. Essas medidas melhoram a qualidade de vida e o bem-estar dos portadores de demência, bem como minimizam o estresse do cuidador.

- A abordagem deve ser individualizada e focar no problema mais grave no momento. Apesar de ser impossível garantir a segurança integral dos pacientes o tempo todo, abordagens que evitem acidentes graves são mandatórias, e devem considerar tanto integridade física como uma possível exposição social e financeira.
- Finalmente, a prática regular e supervisionada de atividade física traz benefícios não só em relação ao distúrbio motor (parkinsonismo), mas também nas esferas cognitiva e do humor.

CONSIDERAÇÕES FINAIS

- O manejo de paciente com degeneração lobar frontotemporal variante comportamental é frequentemente desafiador. Mesmo que tratamentos modificadores de doença não sejam disponíveis, intervenções farmacológicas e não farmacológicas podem minimizar as manifestações neuropsiquiátricas, além de diminuírem a sobrecarga do cuidador.

BIBLIOGRAFIA

1. Almeida SIL, Gomes da Silva M, Marques ASPD. Home-based physical activity programs for people with dementia. Systematic review and meta-analysis. Gerontologist. 2019;1-9.
2. Bang J, Spina S, Miller BL. Frontotemporal dementia. Lancet. 2015;386(10004):1672-82.
3. Boxer AL, Knopman DS, Kaufer DI, Grossman M, Onyike C, Graf-Radford N, et al. Memantine in patients with frontotemporal lobar degeneration: a multicentre, randomised, double-blind, placebo-controlled trial. Lancet Neurol. 2013;12(2):149-56.
4. Caceres BA, Frank MO, Jun J, Martelly MT, Sadarangani T, de Sales PC. Family caregivers of patients with frontotemporal dementia: An integrative review. Int J Nurs Stud. 2016;55:71-84.
5. Coyle-Gilchrist ITS, Dick KM, Patterson K, Vazquez Rodriquez P, Wehmann E, Wilcox A, et al. Prevalence, characteristics, and survival of frontotemporal lobar degeneration syndromes. Neurology. 2016.

6. Curtis RC, Resch DS. Case of pick's central lobar atrophy with apparent stabilization of cognitive decline after treatment with risperidone. J Clin Psychopharmacol. 2000;20(3):384-5.
7. Dodich A, Crespi C, Santi GC, Cappa SF, Cerami C. Evaluation of discriminative detection abilities of social cognition measures for the diagnosis of the behavioral variant of frontotemporal dementia: a systematic review. Neuropsychol Rev. 2021;31(2):251-66.
8. Ducharme S, Dols A, Laforce R, Devenney E, Kumfor F, Van Den Stock J, et al. Recommendations to distinguish behavioural variant frontotemporal dementia from psychiatric disorders. Brain. 2020;143(6):1632-50.
9. Filippi M, Agosta F, Barkhof F, Dubois B, Fox NC, Frisoni GB, et al. EFNS task force: the use of neuroimaging in the diagnosis of dementia. Eur J Neurol. 2012;19(12):1487-501.
10. Fiorentino N, Gleichgerrcht E, Roca M, Cetkovich M, Manes F, Torralva T. The INECO Frontal Screening tool differentiates behavioral variant-frontotemporal dementia (bv-FTD) from major depression. Rastreio Frontal Ineco Diferencia a Variante Comportamental da Demência Frontotemporal de Depressão Maior. Dement Neuropsychol. 2013;7(1):33-9.
11. Freitas S, Simões MR, Alves L, Duro D, Santana I. Montreal Cognitive Assessment (MoCA): validation study for frontotemporal dementia. J Geriatr Psychiatry Neurol. 2012;25(3):146-54.
12. Gambogi LB, de Souza LC, Caramelli P. How to differentiate behavioral variant frontotemporal dementia from primary psychiatric disorders: practical aspects for the clinician. Arq Neuropsiquiatr. 2022;80:7-14.
13. Greaves CV, Rohrer JD. An update on genetic frontotemporal dementia. J Neurol. 2019;266(8):2075-86.
14. Herrmann N, Black SE, Chow T, Cappell J, Tang-Wai DF, Lanctôt KL. Serotonergic function and treatment of behavioral and psychological symptoms of frontotemporal dementia. Am J Geriatr Psychiatry. 2012;20(9):789-97.
15. Huey ED, Putnam KT, Grafman J. A systematic review of neurotransmitter deficits and treatments in frontotemporal dementia. Neurology. 2006;66(1):17-22.
16. Jesso S, Morlog D, Ross S, Pell MD, Pasternak SH, Mitchell DGV, et al. The effects of oxytocin on social cognition and behaviour in frontotemporal dementia. Brain. 2011;134(9):2493-501.
17. Kerrsens CJ, Pijnenburg YAL. Vulnerability to neuroleptic side effects in frontotemporal dementia. Eur J Neurol. 2008;15(2):111-2.
18. Kertesz A, Morlog D, Light M, Blair M, Davidson W, Jesso S, et al. Galantamine in frontotemporal dementia and primary progressive aphasia. Dement Geriatr Cogn Disord. 2008;25(2):178-85.
19. Law CK, Lam FM, Chung RC, Pang MY. Physical exercise attenuates cognitive decline and reduces behavioural problems in people with mild cognitive impairment and dementia: a systematic review. J Physiother. 2020;66(1):9-18.
20. Lebert F, Stekke W, Hasenbroekx C, Pasquier F. Frontotemporal dementia: A randomised, controlled trial with trazodone. Dement Geriatr Cogn Disord. 2004;17(4):355-9.

21. Lebert F. Behavioral benefits of trazodone are sustained for the long term in frontotemporal dementia. Therapy. 2006;3(1):93-6.
22. Li Y, Hai S, Zhou Y, Dong BR. Cholinesterase inhibitors for neurological conditions associated with rarer dementias. Cochrane Database Syst Rev. 2013;2013(7).
23. Liljegren M, Landqvist Waldö M, Frizell Santillo A, Ullén S, Rydbeck R, Miller B, et al. Association of neuropathologically confirmed frontotemporal dementia and Alzheimer disease with criminal and socially inappropriate behavior in a Swedish Cohort. JAMA Netw Open. 2019;2(3):e190261.
24. Manoochehri M, Huey ED. Diagnosis and management of behavioral issues in frontotemporal dementia. Curr Neurol Neurosci Rep. 2012;12(5):528-36.
25. Maust DT, Kim HM, Seyfried LS, Chiang C, Kavanagh J, Schneider LS, et al. Antipsychotics, other psychotropics, and the risk of death in patients with dementia. JAMA Psychiatry. 015;72(5):438.
26. Mendez MF, Shapira JS, McMurtray A, Licht E. Preliminary findings: behavioral worsening on donepezil in patients with frontotemporal dementia. Am J Geriatr Psychiatry. 2007;15(1):84-7.
27. Mesulam M-M, Rogalski EJ, Wieneke C, Hurley RS, Geula C, Bigio EH, et al. Primary progressive aphasia and the evolving neurology of the language network. Nat Rev Neurol. 2014;10(10):554-69.
28. Miller B, Llibre Guerra JJ. Frontotemporal dementia. In: Handbook of clinical neurology. Philadelphia: Elsevier BV; 2019. p. 33-45.
29. Moretti R, Torre P, Antonello RM, Cazzato G, Griggio S, Bava A. Olanzapine as a treatment of neuropsychiatric disorders of Alzheimer's disease and other dementias: A 24-month follow-up of 68 patients. Am J Alzheimers Dis Other Demen. 2003;18(4):205-14.
30. Nomoto H, Matsubara Y, Ichimiya Y, Arai H. A case of frontotemporal dementia with sexual disinhibition controlled by aripiprazole. Psychogeriatrics. 2017;17(6):509-10.
31. Olney NT, Spina S, Miller BL. Frontotemporal dementia. Neurol Clin. 2017;35(2):339-74.
32. Peet BT, Spina S, Mundada N, La Joie R. Neuroimaging in frontotemporal dementia: Heterogeneity and relationships with underlying neuropathology. Neurotherapeutics. 2021;18(2):728-52.
33. Piguet O, Hornberger M, Mioshi E, Hodges JR. Behavioural-variant frontotemporal dementia: diagnosis, clinical staging, and management. Lancet Neurol. 2011;10(2):162-72.
34. Rahman S, Robbins TW, Hodges JR, Mehta MA, Nestor PJ, Clark L, et al. Methylphenidate ('Ritalin') can ameliorate abnormal risk-taking behavior in the frontal variant of frontotemporal dementia. Neuropsychopharmacology. 2006;31(3):651-8.
35. Rascovsky K, Hodges JR, Knopman D, Mendez MF, Kramer JH, Neuhaus J, et al. Sensitivity of revised diagnostic criteria for the behavioural variant of frontotemporal dementia. Brain. 2011;134(Pt 9):2456-77.
36. Seltman RE, Matthews BR. Frontotemporal lobar degeneration. CNS Drugs. 2012;26(10):841-70.

37. Takada LT, Bahia VS, Guimarães HC, Costa TVMM, Vale TC, Rodriguez RD, et al. GRN and MAPT Mutations in 2 Frontotemporal Dementia Research Centers in Brazil. Alzheimer Dis Assoc Disord. 2016;30(4):310-7.
38. Talerico KA, Evans LK. Responding to safety issues in frontotemporal dementias. Neurology. 2001;56(11Suppl.4).
39. Tauscher J, Hussain T, Agid O, Verhoeff NPLG, Wilson AA, Houle S, et al. Equivalent occupancy of dopamine D1 and D2 receptors, with clozapine: Differentiation from other atypical antipsychotics. Am J Psychiatry. 2004;161(9):1620-5.
40. Vercelletto M, Boutoleau-Bretonnière C, Volteau C, Puel M, Auriacombe S, Sarazin M, et al. Memantine in behavioral variant frontotemporal dementia: Negative results. J Alzheimer's Dis. 2011;23(4):749-59.

33 Manifestações psiquiátricas no contexto das pandemias: covid-19

Caio Augusto Rios Feola
Marina Barsotti Stangorlini
Pedro Fukuti
Talita Di Santi
Thais Barbieri

INTRODUÇÃO

- Em dezembro de 2019, surgiu na província de Wuhan, na China, uma doença infecciosa de transmissão respiratória, a covid-19, causada pelo vírus SARS-CoV-2. Apresentando elevada infectividade, a covid-19 se espalhou rapidamente por todo o mundo e recebeu *status* de pandemia global pela Organização Mundial da Saúde (OMS) em março de 2020.
- Descrita pela OMS como "a mais crucial calamidade de saúde do século e o maior desafio que a humanidade enfrentou desde a 2ª Guerra Mundial", 2 anos após o início de sua transmissão a covid-19 provocou mais de 5,3 milhões de mortes no mundo, sendo 600 mil delas no Brasil, o 3º país em número de mortos pela doença.
- Tanto a sobrecarga e o colapso dos sistemas de saúde e o isolamento social, consequências imediatas da pandemia de covid-19, quanto a recessão mundial e o aumento vertiginoso do desemprego implicam necessariamente em estressores psicossociais, fatores de risco para desenvolvimento de transtornos mentais.
- Transtornos ansiosos, transtornos do humor, transtorno do estresse pós-traumático e transtorno por uso de substâncias fazem par-

te dos transtornos mentais associados à covid-19 que serão tratados neste capítulo.

- Com o desenvolvimento das vacinas contra a covid-19 e a adequada cobertura vacinal da população, observou-se o declínio da transmissão e mortalidade associadas à doença. Apesar da retomada do convívio social, das atividades de comércio e educação, outra preocupação surge no campo da saúde mental, com a identificação de sintomas neuropsiquiátricos pós-covid. A literatura ainda é escassa e necessita de acompanhamento longitudinal, porém identifica elevados índices de insônia, fadiga e declínio cognitivo nos primeiros 6 meses após a recuperação da infecção por covid-19.

IMPACTO SOCIOECONÔMICO E SAÚDE MENTAL NA PANDEMIA

- É evidente o impacto socioeconômico causado pela, ainda vigente, pandemia de covid-19 ao redor do mundo. No Brasil, as consequências ainda são imensuráveis. Em novembro de 2022, o país atravessou um momento de recrudescimento do número de casos e o total de mortos ultrapassa os 680 mil.

Impacto socioeconômico

- Com a intenção de atenuar a velocidade de transmissão, desde o início da pandemia, foram implementadas medidas voltadas ao distanciamento social, as quais se intensificavam ou minimizavam de acordo com a intensidade do número de novos casos e internações. Houve o fechamento de empresas, escritórios, comércios e serviços considerados não essenciais; fechamento de instituições de ensino, de escolas a universidades; proibição de eventos públicos ou privados em que houvesse aglomeração de pessoas; fechamento de bares e restaurantes; suspensão de viagens internacionais; visitas a parentes e reuniões familiares foram desestimuladas. Recomendava-se o confinamento. Nesse sentido, estudos apontam sofrimento psicológico importante após o distanciamento social, com aumento de 18,9 para 27,3%.

- No Brasil, o vírus teve sua primeira detecção na cidade de São Paulo, em 26 de fevereiro de 2020. Dada a dimensão continental, a pandemia evoluiu com diferentes picos nas diversas regiões, primeiramente nas grandes cidades, seguida de interiorização. O Brasil, entre maio e setembro de 2020, apresentou mais de mil mortos ao dia. Já a segunda onda, entre janeiro e junho de 2021, também. Em abril de 2021, o país viveu dias em que os mortos eram mais de 3 mil. A gestão política da pandemia foi duramente criticada pela mídia internacional e por editoriais de revistas científicas de grande renome.
- Além disso, a economia tem passado por um período de frequente instabilidade desde o início da pandemia. A Organização das Nações Unidas (ONU) apontou que nos três meses iniciais de 2020, houve queda global de 14% na renda média do trabalhador, uma retração de cerca de 4,9% do PIB, queda no comércio global e um vertiginoso aumento do desemprego. Além disso, estudos demonstram que cerca de 25% dos mais de 600 empreendedores entrevistados foram muito afetados pela pandemia.
- Essa crise já é considerada a pior desde a Grande Crise de 1929. No Brasil, o Instituto Brasileiro de Geografia e Estatística (IBGE) registrou, em julho de 2020, um índice de desemprego de 13,8%, o maior de sua série histórica iniciada em 2012. Com a vacinação e o controle do número de internações, esse índice em novembro de 2022 foi de 9,3%.

Impacto na saúde mental

- Com a covid-19 e as consequências socioeconômicas, o tema saúde mental se tornou presente no cotidiano de grande parte dos indivíduos. No entanto, ainda são necessários estudos longitudinais sobre o verdadeiro impacto. Observou-se um aumento nos diagnósticos de depressão e ansiedade, de transtorno do estresse pós-traumático e insônia. Alguns dos efeitos psicológicos causaram aumento de sentimentos como solidão, desânimo e desconexão. Além disso, o medo do contágio, o isolamento e a infecção em si têm impacto direto na saúde mental; isso é especificamente relevante em grupos como adolescentes, idosos e populações mais vulneráveis. Estudos demonstraram que as pessoas referem estar mais ansiosas e deprimidas com a pandemia. Abordaremos os transtornos e seus impactos a seguir.

PSIQUIATRIA NA PANDEMIA

- É sabido que os transtornos mentais têm causas multifatoriais, uma vez que dependem da combinação de fatores genéticos, epigenéticos, ambientais, sociais e psicológicos. Algumas medidas adotadas para combater a disseminação do vírus durante a pandemia de covid-19 (como o distanciamento social, o confinamento domiciliar, a reestruturação do formato de trabalhos não essenciais para o modelo *home office*) transformaram o modo de vida e de estar no mundo de toda a população, bem como impactaram a saúde mental dos indivíduos, favorecendo o surgimento de transtornos psiquiátricos em indivíduos previamente hígidos mentalmente e contribuindo para a piora sintomatológica de pacientes com quadros psiquiátricos prévios à pandemia.

Ansiedade

- Sintomas ansiosos (sensação subjetiva de medo/angústia frente à ameaça real ou imaginada e acompanhada de sintomas físicos como taquicardia, sudorese, dispneia, parestesias em extremidades e perioral, medo de morrer/perder o controle e além) tiveram prevalência de até 50,9% nos indivíduos analisados em 19 estudos reunidos em uma revisão sistemática. Como fatores de risco associados à maior chance de desenvolver sintomas ansiosos, foram observados sexo feminino, baixo suporte social, exposição frequente a notícias sobre covid-19 e a redes sociais, antecedentes pessoais de transtornos mentais ou doenças crônicas.

Depressão

- Embora no imaginário popular depressão seja entendida por "tristeza profunda", o conceito do transtorno depressivo maior compreende, em um período de pelo menos 2 semanas e na maior parte do tempo, humor deprimido, perda ou diminuição e prazer em atividades antes prazerosas, aumento ou diminuição no peso e na quantidade de sono, agitação ou retardo psicomotor, fadiga/diminuição de energia/sensação de "corpo pesado", culpa excessiva/sentimentos de inutilidade, dificuldade de concentração/memorização, pensamentos de mote/ideação suicida (DSM-5). Uma revisão sistemática conduzida com 17 estudos (predominantemente chineses) concluiu que a prevalência de sintomas depressivos (que não necessariamente completem o diagnóstico de transtorno depressivo maior, mas que causem sofrimento significativo) após a instalação da pandemia variou de 14,6 a 48,3%, ante a prevalências populacionais anteriores, que variaram de 3,6 a 7,2%. Indivíduos do sexo feminino estiveram mais propensos a desenvolver sintomas depressivos quando comparados a indivíduos do sexo masculino. Outros fatores de risco associados a maiores chances de desenvolver sintomatologia depressiva no contexto pandêmico envolveram ser estudante, menor suporte social, vulnerabilidade socioeconômica, desemprego, antecedentes pessoais de transtornos mentais ou problemas médicos.

Transtorno do estresse pós-traumático (TEPT)

- Um estudo conduzido na China envolvendo pacientes que desenvolveram a forma grave da doença causada pelo SARS-CoV-2 revelou, de maneira alarmante, que sintomas de TEPT estavam presentes em 96% dessa população e compreenderam reexperimentação de vivências traumáticas por meio de revivescências, memórias intrusivas, pesadelos, hipervigilância e comportamentos de esquiva em relação a perigos potenciais ou imaginados.

Transtorno obsessivo-compulsivo (TOC)

- A sintomatologia do TOC compreende pensamentos/impulsos/imagens intrusivos, incômodos e ansiogênicos que podem ser seguidos de comportamentos físicos ou mentais (outros pensamentos) feitos a fim de aliviar a angústia/ansiedade causada por aqueles pensamentos egodistônicos.
- Embora a prevalência estimada de TOC pré-pandemia seja de 2 a 3% da população mundial, estudo conduzido em Wuhan (China) em julho de 2020 demonstrou que a prevalência desse transtorno, após alguns meses de instalação da pandemia, era de 17,93% da população avaliada.

Transtorno por uso de substância (TUS)

- O aumento do uso indevido de álcool e drogas durante a pandemia de covid-19 deve-se a inúmeros fatores estressores, incluindo o uso destes como mecanismo de *coping* para lidar com a ansiedade/medo de se infectar ou infectar a outros, a solidão, o trauma das mortes e o impacto socioeconômico da pandemia. Uma revisão sistemática publicada em 2021 analisou dados de diferentes países (China, Finlândia, Bélgica, Chile, Estados Unidos, Polônia) e concluiu que houve aumento no consumo de álcool durante o confinamento em comparação com o pré-confinamento, bem como aumento do comportamento de *binge drinking* e de consumo solitário de álcool.

PARTICULARIDADES DOS GRUPOS

Crianças e adolescentes

- As restrições impostas à vida cotidiana em razão da pandemia de covid-19 afetam de forma bastante particular crianças e adolescentes por, entre outras diversas razões que serão exploradas, atingirem um importante momento de desenvolvimento psicossocial.
  - Diversos estudos posteriormente agregados via metanálise mostram uma elevação em sintomas depressivos e ansiosos

mundialmente, estipulando prevalências de até 25,2 e 20,5%, respectivamente, o dobro das prevalências pré-pandemia.

- Sexo feminino foi associado à piora de sintomas ansiosos e depressivos.
- Aqueles com diagnóstico psiquiátrico preexistentes reportaram piora mais acentuada de sintomas no geral.
- Existe evidência de heterogeneidade na resposta à pandemia e ao isolamento dependendo do diagnóstico preexistente, por exemplo diminuição de ansiedade e irritabilidade naqueles com ansiedade social e dificuldades de aprendizado.
- A causa mais associada em muitos estudos com pior sofrimento mental foi o isolamento social e seus desdobramentos psicossociais.
- Outras causas incluem maior estresse parental, dificuldades com educação a distância, medo de contaminação/morte de familiares e preocupação com impactos acadêmicos.
- A perda do suporte psicossocial das escolas e evidências de aumento de violência doméstica podem ter contribuído para a piora da saúde mental nessa população.
- Possíveis intervenções consideradas foram atendimentos em telemedicina para queixas de saúde mental, condução de psicoterapia on-line (a mais estudada sendo TCC), a instituição de uma rotina previsível com tempo para sono e atividades físicas e permitir o retorno ao ambiente escolar e a participação em atividades sociais assim que possível, fazendo-o de forma segura.

Idosos

- Os idosos formam um segmento populacional bastante vulnerável no contexto da pandemia por concentrarem uma proporção significativa da mortalidade direta causada pelo vírus e, ainda, conviverem com mais comorbidades clínicas.
- A prevalência de transtornos mentais entre idosos durante a pandemia é bastante heterogênea, dependendo dos estudos conduzi-

dos, variando entre 8,3 e 49,7% para ansiedade e 14,6 e 47,2% para depressão, mostrando, no entanto, uma tendência ao aumento.

- Alguns estudos apontam para menor sofrimento mental entre idosos em comparação com os mais jovens durante a pandemia, estipulando que ao longo da vida podem ter desenvolvido mais estratégias de enfrentamento.
- Fatores adversos incluem *status* socioeconômico, transtorno mental pré-diagnosticado, acesso limitado a dispositivos de saúde e não familiaridade com tecnologia.
- Estressores incluem dificuldades no desempenho de tarefas cotidianas, restrições a sair do domicílio, restrições a atividades sociais, medo de contrair o vírus e cancelamento de avaliações em saúde.
- Suporte familiar e preservação de relacionamentos interpessoais são importantes para desfechos positivos em saúde mental.
- A solidão proporcionada pelo isolamento social e suas outras consequências negativas podem ser mitigadas por tecnologias de videoconferência, grupos de suporte psicológicos, adequação de ciclo sono-vigília e aplicativos direcionados à estimulação cognitiva.
- Foco especial tem sido dado a estudos avaliando a realização remota de TCC e telemedicina.
- A realização de atividade física está correlacionada com melhores desfechos em saúde mental e como fator protetor para desfechos clínicos negativos.

Profissionais de saúde

- Profissionais de saúde formam um grupo bastante particular no que tange à sua relação com a pandemia da covid-19, por conta de sua interação direta com os enfermos e exposição a estressores profissionais específicos.
- Profissionais de saúde demonstraram prevalências elevadas de diversos transtornos mentais como depressão (33%), ansiedade (42%), estresse agudo (40%), sintomas de TEPT (32%) e *burnout* (37%), todos consideravelmente maiores do que a população geral e com alguns estudos mostrando taxas ainda mais salientes.

- Insônia foi identificada como um importante preditor para o desenvolvimento de outros sintomas psiquiátricos.
- Fatores de risco mais associados ao aumento de sintomas são sexo feminino, idade mais jovem, enfermeiros, trabalho em contato direto com pacientes infectados, anos de experiência profissional e país de atuação.
- Ao contrário de outros recortes populacionais, as causas de sofrimento relatadas pelos profissionais de saúde estão mais relacionadas ao trabalho do que ao isolamento social.
- Possíveis causas identificadas para maior sofrimento psíquico foram escassez de equipamentos protetivos, maior carga de trabalho, interação com desafios éticos, interação com estressores traumáticos, manejo de expectativas de familiares, risco de transmitir infecção a parentes e altas taxas de mortalidade entre pacientes.
- Salientou-se a importância de apoio institucional a profissionais de saúde, principalmente focando em treinamento específico dentro do contexto de atuação na pandemia e estratégias de enfrentamento.
- Estratégias preventivas com o intuito de identificar precocemente profissionais em sofrimento mental foram recomendadas.
- Um exemplo de ação institucional foi o programa COMVC, que contava com uma equipe multiprofissional para atendimento multimodal em saúde mental para os funcionários do HCFMUSP durante o tempo em que esse hospital esteve mobilizado para o atendimento focado na covid-19.

BIBLIOGRAFIA

1. Algahtani FD, Hassan SU, Alsaif B, Zrieq R. Assessment of the quality of life during COVID-19 pandemic: A cross-sectional survey from the Kingdom of Saudi Arabia. Int J Environ Res Public Health. 2021;18(3):847.
2. Assis Silva C, Querino FF, Silva Anjo JE, Andrade DM, Ribeiro FTF. Ações das universidades federais de Minas Gerais para o enfrentamento da pandemia do COVID-19. Revista Gestão Universitária na América Latina-GUAL. 2021;25-44.
3. Aymerich C, Pedruzo B, Pérez JL, Laborda M, Herrero J, Blanco J, et al. COVID-19 pandemic effects on health worker's mental health: Systematic review and meta-analysis. Eur Psychiatry. 2022;65(1):e10.

4. Barbosa C, Cowell AJ, Dowd WN. Alcohol consumption in response to the COVID-19 pandemic in the United States. J Addict Med. 2020.
5. Chutiyami M, Cheong AMY, Salihu D, Bello UM, Ndwiga D, Maharaj R, et al. COVID-19 Pandemic and overall mental health of healthcare professionals globally: a meta-review of systematic reviews. Front Psychiatry. 2022;12:804525.
6. Cost KT, Crosbie J, Anagnostou E, Birken CS, Charach A, Monga S, et al. Mostly worse, occasionally better: impact of COVID-19 pandemic on the mental health of Canadian children and adolescents. Eur Child Adolesc Psychiatry. 2022;31(4):671-84.
7. Czeisler MÉ, Howard ME, Robbins R, Barger LK, Facer-Childs ER, Rajaratnam SMW, Czeisler CA. COVID-19: public compliance with and public support for stay-at-home mitigation strategies. medRxiv. 2020:1-28.
8. Guimarães-Fernandes F, Humes EC, Cardoso F, Hortêncio LOS, Miguel EC (eds.) Clínica psiquiátrica: guia prático, 2. ed. Santana de Parnaíba: Manole; 2021.
9. Hossain MM, Tasnim S, Sultana A, Faizah F, Mazumder H, Zou L, et al. Epidemiology of mental health problems in COVID-19: a review. F1000Research. 2020;9:636.
10. Jones EAK, Mitra AK, Bhuiyan AR. Impact of COVID-19 on mental health in adolescents: A systematic review. Int J Environ Res Public Health. 2021;18(5):2470.
11. Joseph LM. Impact of COVID-19 on mental health and emotional well-being of older adults. World J Virol. 2022;11(3):129-36.
12. Lee K, Jeong GC, Yim J. Consideration of the psychological and mental health of the elderly during COVID-19: a theoretical review. Int J Environ Res Public Health. 2020;17(21):8098.
13. Listernick ZI, Badawy SM. Mental health implications of the COVID-19 pandemic among children and adolescents: What do we know so far? Pediatric Health Med Ther. 2021;12:543-9.
14. Magson NR, Freeman JYA, Rapee RM, Richardson CE, Oar EL, Fardouly J. Risk and protective factors for prospective changes in adolescent mental health during the COVID-19 pandemic. J Youth Adolesc. 2021;50(1):44-57.
15. Mazza M, Marano G, Lai C, Janiri L, Sani G. Danger in danger: Interpersonal violence during Covid-19 quarantine. Psychiatry Research. 2020;289:113046.
16. Organização Mundial da Saúde. Risks to mental health: an overview of vulnerabilities and risk factors. Disponível em: www.who.int/news-room/detail/01-06-2020-covid-19--significantly-impacts-health-services-for-noncommunicable-diseases.
17. Pandey K, Thurman M, Johnson SD, Acharya A, Johnston M, Klug EA, et al. Mental health issues during and after COVID-19 vaccine era. Brain Res Bull. 2021;176:161-73.
18. Racine N, McArthur BA, Cooke JE, Eirich R, Zhu J, Madigan S. Global prevalence of depressive and anxiety symptoms in children and adolescents during COVID-19: A meta-analysis. JAMA Pediatr. 2021;175(11):1142-50.
19. Ren Y, Qian W, Li Z, et al. Public mental health under the long-term influence of COVID-19 in China: Geographical and temporal distribution. J Affect Disord. 2020;277:893-900.

20. Sayin Kasar K, Karaman E. Life in lockdown: social isolation, loneliness and quality of life in the elderly during the COVID-19 pandemic: a scoping review. Geriatr Nurs. 2021;42(5):1222-9.
21. Sepúlveda-Loyola W, Rodríguez-Sánchez I, Pérez-Rodríguez P, Ganz F, Torralba R, Oliveira DV, et al. Impact of social isolation due to COVID-19 on health in older people: Mental and physical effects and recommendations. J Nutr Health Aging. 2020;24(9):938-47.
22. The Lancet. COVID-19 in Brazil: "So what?". Lancet. 2020;395(10235):1461.

Índice remissivo